Dr. Dale E. Bredesen

THE AGELESS BRAIN

Dr. Dale E. Bredesen

THE AGELESS BRAIN

Wie Sie Ihren Verstand schärfen und Ihr Gedächtnis bis ins hohe Alter stärken und schützen

mvgverlag

Bibliografische Information der Deutschen Nationalbibliothek
Die Deutsche Nationalbibliothek verzeichnet diese Publikation in der Deutschen Nationalbibliografie. Detaillierte bibliografische Daten sind im Internet über https://dnb.de abrufbar.

Für Fragen und Anregungen
info@m-vg.de

Wichtiger Hinweis
Dieses Buch ist für Lernzwecke gedacht. Es stellt keinen Ersatz für eine individuelle medizinische Beratung und Ernährungsberatung dar und sollte auch nicht als solcher benutzt werden. Wenn Sie medizinischen Rat einholen wollen, konsultieren Sie bitte einen qualifizierten Arzt. Der Verlag und der Autor haften für keine nachteiligen Auswirkungen, die in einem direkten oder indirekten Zusammenhang mit den Informationen stehen, die in diesem Buch enthalten sind.

Ausschließlich zum Zweck der besseren Lesbarkeit wurde auf eine genderspezifische Schreibweise sowie eine Mehrfachbezeichnung verzichtet. Alle personenbezogenen Bezeichnungen sind somit geschlechtsneutral zu verstehen.

1. Auflage 2026

Türkenstraße 89
80799 München
Tel.: 089 651285-0

Die englische Originalausgabe erschien 2025 bei Flatiron Books unter dem Titel *The Ageless Brain.*

Übersetzung: Marion Zerbst
Redaktion: Petra Holzmann
Umschlaggestaltung: Maria Verdorfer
Umschlagabbildung: Adobe Stock /artyway
Satz: Satzwerk Huber, Germering
Druck: CPI
Printed in the EU

ISBN Print 978-3-7474-0341-9

Dieses Buch ist allen medizinischen Forschern und Praktikern (Ärzten, Wissenschaftlern, Naturheilkundlern, Krankenpflegern, Neuropsychologen, Gesundheitsberatern und anderen) gewidmet, die genügend Mut, Einsicht und Mitgefühl haben, um die personalisierte Medizin des 21. Jahrhunderts zu erforschen, zu praktizieren und voranzutreiben – eine Medizin, der es nicht um veraltete Praktiken geht, sondern darum, die besten Ergebnisse für die Patienten zu erreichen. Ich danke Ihnen im Namen der vielen Menschen, denen Sie das Leben gerettet haben.

Inhalt

Einführung

Die Zeit ist der Makler, bei dem wir unsere Jugend und Vitalität gegen Erfahrung und Weisheit eintauschen. Letztendlich handelt es sich dabei um einen Austausch von Energie gegen Informationen. Doch der Wechselkurs – also unsere biologische Alterungsrate – variiert sehr stark: Manche Menschen werden 100 Jahre alt und sind dabei immer noch im Vollbesitz ihres Wissens und ihrer Fähigkeiten, während andere mit 40 schon wie 70 aussehen und sich kaum noch an ihre eigene Telefonnummer erinnern können.

Die entscheidende Frage lautet also: Wie erzielen wir den besten Wechselkurs? Mit anderen Worten: Wie erhalten wir unser Gehirn ein Leben lang jung, gesund und funktionsfähig? Noch bis vor Kurzem lautete die Antwort darauf: »keine Ahnung«; doch in den letzten Jahren hat sich unser Instrumentarium im Kampf gegen die Gehirnalterung erheblich erweitert, und genau darum geht es in diesem Buch.

Selbst wenn Sie nur ein paar Änderungen in Richtung einer gehirnfreundlicheren Lebensweise vornehmen (und damit jetzt gleich anfangen), werden Sie sich schon bald über ein schärferes Denk- und ein kristallklares Erinnerungsvermögen freuen können. Sie werden sich neue Informationen leichter einprägen können und Ihre Stimmungen und Emotionen besser unter Kontrolle haben. Und nicht nur das: Diese Fähigkeiten werden Ihnen mindestens 100 Jahre lang erhalten bleiben.

Vielleicht erscheint Ihnen diese Behauptung sehr gewagt. Und das ist sie auch! Denn was Sie in diesem Buch lesen werden, gehört noch nicht zum aktuellen Stand der Schulmedizin.

Das möchte ich von vornherein klarstellen: Was ich Ihnen hier erklären will, ist nicht das, was Sie von den meisten Ärzten zu hören bekämen, wenn Sie sie fragen würden, wie man neurologischen Erkrankungen und dem Alterungsprozess des Gehirns vorbeugen kann. Diese Ärzte würden Ihnen wahrscheinlich sagen, dass man gegen die Gehirnalterung nichts tun kann und dass neurologische Erkrankungen schlicht und einfach Schicksal sind – wenn Sie die falschen Gene geerbt haben, dann lässt sich daran nun einmal nichts ändern. Diese Aussage entspricht leider immer noch dem allgemeinen Kenntnisstand.

Ich gehöre jedoch zu einer kleinen, aber rasch wachsenden Gruppe von Ärzten, die das menschliche Gehirn aus einer anderen Perspektive betrachten; denn schließlich wissen wir, dass der allgemeine Kenntnisstand nicht immer der Wahrheit entspricht.

Ein Beispiel: Früher gingen die Ärzte davon aus, dass unser Herz mit zunehmendem Alter naturgemäß schwächer wird – irgendwann ist dieses Organ, nachdem es sich ein Leben lang immer wieder zusammengezogen und ausgedehnt hat (ungefähr 2,5 Milliarden Mal), so erschöpft, dass es einfach nicht mehr schlagen kann. Doch heute wissen wir, dass man eine ganze Menge tun kann, um sein Herz zu stärken und dessen Lebensdauer zu verlängern. Mit einigen dieser Maßnahmen – Ernährung, Bewegung usw. – sollten wir frühzeitig beginnen und sie unser Leben lang fortsetzen. Andere Interventionen – Nahrungsergänzungsmittel, Medikamente und bestimmte medizinische Verfahren – können später hinzukommen und auch dann immer noch wirksam sein. Und wieder andere Eingriffe – Bypass-Operationen und Transplantationen – stehen uns zur Verfügung, wenn ernsthafte Komplikationen auftreten. Ich würde jedoch behaupten, dass heute eigentlich niemand mehr glaubt, man könne nichts tun, um das menschliche Herz möglichst lange funktionsfähig zu erhalten.

Früher ging man davon aus, dass unsere Zellen mit zunehmendem Alter anfälliger für Mutationen werden und dass sich diese Mutationen dann auch leichter ausbreiten. Doch wenn das wirklich stimmen würde, hätten wir früher oder später mehr kranke als gesunde Zellen in unserem Körper, und das wäre der Anfang eines unvermeidlichen und oft sehr schmerzhaften Endes. Heute wissen wir jedoch, dass es viele Möglichkeiten gibt, Krebs vorzubeugen: Wir können bösartige Tumorerkrankungen frühzeitig erkennen, ihr Wachstum verlangsamen und sie oft sogar besiegen. Genau wie bei der Vorbeugung von Herz-Kreislauf-Erkrankungen gibt es auch bei der Krebsprävention Vorbeugungsmaßnahmen, die wir möglichst früh ergreifen sollten, Interventionen, die etwas später erfolgen können, und Notfallmaßnahmen, zu denen man greifen kann, wenn es sehr schlecht steht. Und es gibt eigentlich niemanden mehr, der glaubt, dass man gegen Krebs gar nichts tun kann.

Früher ging man auch davon aus, dass unser Körper Nahrung mit zunehmendem Alter nicht mehr so effizient in Energie umwandeln kann. Irgendwann würden unsere Insulinspeicher versiegen (Insulin ist das wichtigste Hormon zur Regulation unseres Blutzuckerspiegels), und das hätte verhängnisvolle Folgen: Die Elastizität unserer Blutgefäße nimmt ab, unser Herz-Kreislauf-System kann nicht mehr so gut arbeiten, Wunden heilen schlechter, die Nieren können keine Abfallstoffe mehr aus dem Blut herausfiltern, und die Fähigkeit unserer Nerven, Signale von einem Teil des Körpers zum anderen zu senden, lässt immer mehr nach. Heute dagegen wissen wir, dass es viele Möglichkeiten gibt, einem Diabetes vorzubeugen oder diesen Krankheitsprozess sogar rückgängig zu machen. Genau wie bei unserem Herz-Kreislauf-System und unseren Zellen können wir auch hier frühzeitig vorbeugende Maßnahmen ergreifen; wenn der Diabetes bereits entstanden ist, können wir ihn mit bestimmten medizinischen Verfahren bekämpfen, und in Krisenfällen können wir eingreifen, um eine Katastrophe zu verhindern.

Aber wie steht es mit unserem Gehirn? Früher gingen die Ärzte davon aus, dass man, wenn man lange genug lebt, unweigerlich einen gewissen kognitiven Abbau durchmachen wird. Noch vor 3000 Jahren betrachteten die ayurvedischen Ärzte Demenz nicht einmal als Krankheit, sondern als normale Folge des Alterns. Und sobald sie auftritt – darüber war man sich stets einig –, geht es unaufhaltsam bergab: Es kommt zu einem Gedächtnisverlust und Verwirrtheitszustand, der sich mit der Zeit immer mehr verschlimmert, ohne Hoffnung auf Genesung – denn früher hielt man Demenz für eine unheilbare Krankheit. Und bei manchen Pechvögeln tritt dieser kognitive Verfall sogar ziemlich schnell ein. Wer an Alzheimer oder anderen Demenzformen erkrankt, fällt in ein verwirrendes Loch aus Erinnerungen und Träumen, die sich mit Wahrnehmungsfetzen aus der Gegenwart vermischen, sodass die Patienten mit der Zeit völlig die Orientierung verlieren. Die Welt um sie herum ergibt keinen Sinn mehr, eine Zukunft ist für sie nicht mehr vorstellbar, und sie können nicht einmal mehr ihre eigenen Kinder – die wichtigsten Menschen in ihrem Leben – erkennen.

Doch heute wissen wir, dass der Verlust dieser wunderbaren Fähigkeiten, die wir Menschen besitzen (zum Beispiel sprechen, lesen, lernen und sich erinnern, rechnen und logisch denken), nicht unausweichlich ist – dass er sich in zunehmendem Maß vermeiden oder sogar rückgängig machen lässt. In diesem goldenen Zeitalter, in dem wir heute leben, können wir die Alzheimer-Krankheit anhand eines einfachen Bluttests erkennen, und zwar schon Jahre, bevor es zu irreversiblen Hirnschäden kommt – oft sogar, bevor die Betroffenen überhaupt ahnen, dass sie im Begriff sind, an Alzheimer zu erkranken. Wir können die Ursachen dieser Erkrankung identifizieren und vor allem können wir den Krankheitsprozess aufhalten und in den meisten Fällen auch die Symptome beheben. Denn nun verstehen wir endlich die Grundprinzipien, die dem kognitiven Verfall zugrunde liegen; und anhand dieser Prinzipien kann man genau vorhersagen, wie er sich verhindern oder erfolgreich behandeln lässt.

Leider finden sich die meisten Menschen immer noch mit der Vorstellung ab, dass kognitiver Verfall ein unvermeidliches Schicksal ist, zu dem Hunderte von Millionen Menschen weltweit verdammt sind.

Ich bekomme immer wieder zu hören, dass jeder Mensch irgendjemanden kennt, der den Krebs überlebt hat; doch niemand kennt einen Alzheimer-Überlebenden.

Aber ich will Ihnen ein Geheimnis verraten: Ich kenne einen! Ich kenne sogar viele Alzheimer-Überlebende.

Vielleicht ist das ja auch gar kein so großes Geheimnis. Ich habe nichts unversucht gelassen, um die Menschen darüber zu informieren. Ich habe alles getan, außer es von den Dächern zu rufen; und sogar dazu wäre ich imstande, wenn es denn nur helfen würde. Doch leider sind viele Menschen noch nicht bereit, diese Wahrheit zu hören. Und das ist sogar verständlich, denn man hat ihnen – noch bis vor Kurzem (genauer gesagt: bis zum Jahr 2012) sogar zu Recht – gesagt, dass der Alterungsprozess nun mal auch zum Älterwerden dazugehört; und wenn wir altern, verlieren wir unsere Fähigkeit, die Welt so zu verstehen, wie sie ist, und uns so an die Welt zu erinnern, wie sie früher einmal war. Daher glauben die Menschen, dass zum Altern zwangsläufig auch der Verlust unserer Identität gehört.

Doch das stimmt nicht. Wir sind zwar noch lange nicht so weit, die neurologischen Komplikationen des Alterungsprozesses zu behandeln, so wie wir es bei Herz-Kreislauf-Erkrankungen, Krebs und Diabetes (nach wie vor weit verbreitete Todesursachen in unserer westlichen Welt) können. Wie Sie sehen, sind wir im Hinblick auf die Gehirngesundheit noch lange nicht so weit wie bei anderen Krankheiten, die die moderne Medizin fast oder sogar vollständig ausrotten konnte. Selbst der überzeugteste Optimist glaubt sicherlich nicht daran, dass wir morgen schon in der Lage sein werden, die Alzheimer-Krankheit zu besiegen.

Aber wir wissen heute, dass man (genau wie bei Herz-Kreislauf-Erkrankungen, Krebs und Diabetes) vieles tun kann – manches frühzeitig, manches ein bisschen später und manches erst als letzten Ausweg –, um neurodegenerativen Erkrankungen vorzubeugen, ihr Fortschreiten zu verlangsamen oder sie sogar rückgängig zu machen.

Deshalb kommen Menschen aus aller Welt zu uns, wenn sie oder ihre Familienmitglieder unter Gedächtnisproblemen und Denkstörungen leiden – oft, nachdem sie alle anderen Möglichkeiten ausgeschöpft haben oder angesichts der Katastrophe, die ihnen bevorsteht, verzweifelt und mutlos sind; denn auch diesen Leuten hat man gesagt, dass es kein Zurück mehr gibt, wenn sie sich einmal auf diesem allmählichen (oder vielleicht sogar ziemlich schnellen) Abwärtspfad des kognitiven Verfalls befinden.

Früher habe ich das auch geglaubt. Aber trotzdem habe ich mich immer wieder gefragt: Eines Tages – vielleicht in ferner Zukunft – wird irgendjemand eine Lösung für dieses zurzeit als »unlösbar« bezeichnete Problem finden und die erste wirksame Behandlung für Patienten mit altersbedingtem kognitivem Verfall entwickeln. Auf welchen Lösungsbaustein wird dieser Forscher oder dieses Forscherteam kommen, an den wir nicht gedacht haben? An welchem Punkt, an dem wir und alle anderen gescheitert sind, werden diese Wissenschaftler Erfolg haben? Werden sie diese Erkrankung mit anderen Augen sehen als wir? Werden sie innovative Behandlungsansätze entwickeln? Und was auch immer die Ärzte eines Tages dann tun werden, um Demenzerkrankungen erfolgreich zu behandeln –, könnten wir das denn nicht auch jetzt schon herausfinden?

Diese Überlegungen haben mein Team und mich dazu veranlasst, intensiv nachzuforschen, und wir verbrachten viele Jahre im Labor auf der Suche nach Antworten. Und schließlich haben unsere Forschungsarbeiten ergeben, dass Alzheimer (die Krankheit, die den schlimmsten kognitiven Abbau im Alter verursacht) in Wirklichkeit etwas ganz anderes ist als das, was wir im Medizinstudium darüber gelernt hatten, und daher auch nicht nach dem bisherigen medizinischen Standardprotokoll behandelt werden sollte.

So kamen wir auf die Idee, das sogenannte ReCODE-Protokoll zu entwickeln ReCODE (ein Name, der erstmals von meinem Kollegen Lance Kelly vorgeschlagen wurde) ist eine Abkürzung für »**Re**versal of

Cognitive **De**cline« (Umkehrung des kognitiven Abbaus). In meinem Buch *Die Alzheimer-Revolution: Das erste Programm, um Demenz vorzubeugen und zu heilen* und dessen Fortsetzung *Die Alzheimer-Revolution – Das Praxisbuch* habe ich dieses Konzept zur Behandlung neurodegenerativer Erkrankungen ausführlich beschrieben. In meinem dritten Buch – *The First Survivors of Alzheimer's* – haben einige meiner Patienten, die dieses Protokoll anwendeten, um ihren Weg in die Demenz zu verlangsamen, zu stoppen und häufig sogar rückgängig zu machen, ihre eigenen bemerkenswerten und oft ergreifenden Erfahrungen beschrieben. Doch das sind Geschichten von Menschen, die bereits unter Alzheimer litten. Mein Ziel ist es jedoch, dass Sie, liebe Leserinnen und Leser, niemals auf diese Weise leiden müssen.

Wenn Sie zur Generation Z gehören, bin ich sogar überzeugt davon, dass Sie sich über Demenz keine Sorgen zu machen brauchen. Denn es gibt allen Grund zu der Annahme, dass wir inzwischen wissen, wie man kognitiven Verfall und Demenz bei mehr oder weniger allen Menschen verhindern kann. Eine Krankheit, die für Menschen meiner Generation (die sogenannten Babyboomer) noch der allergrößte Grund zur Sorge war, wird durch wissenschaftliche Forschung besiegt! In diesem Buch werde ich beschreiben, wie genau wir das erreichen können.

Trotz all dieser Fortschritte warten viele Betroffene leider immer noch viel zu lange, bevor sie sich behandeln lassen – bis zu zehn oder sogar 20 Jahre nach Ausbruch der Krankheit. Für diese Patienten gibt es sowohl gute als auch schlechte Nachrichten. Die gute Nachricht lautet: Wir haben inzwischen festgestellt, dass das Protokoll Wunder wirkt. Viele Erinnerungen kehren zurück. Oft gewinnen Demenzpatienten auch die Fähigkeit zurück, geliebte Menschen zu erkennen und mit ihnen zu interagieren. Manche erlangen sogar ihre sprachlichen Fähigkeiten, die Fähigkeit, für sich selbst zu sorgen, und die Fähigkeit, sinnvoll mit ihrem Umfeld zu interagieren, zurück. Aber es gibt leider auch eine schlechte Nachricht: Je später Sie mit der Behandlung beginnen, desto unwahrscheinlicher ist es, dass eine Besserung eintritt; eine fortgeschrittene Demenz lässt sich dann nur noch teilweise rückgängig machen – obwohl wir beobachten, dass auch solche Besserungen jahrelang anhalten können. Man muss auch sagen, dass das Behandlungsprotokoll für Patienten im Spätstadium einer Demenz umfangreicher und schwieriger durchzuführen ist.

Im Gegensatz dazu sprechen die meisten Patienten in frühen Stadien sehr gut auf das Protokoll an und viele gewinnen ihre normale kognitive Funktion vollständig zurück. Das sind die weltweit ersten Alzheimer-Überlebenden – die Pioniere, die allen anderen Patienten den Weg zu einem besseren Leben geebnet haben. Wenn wir die Menschen also davon überzeugen könnten, bei den ersten Anzeichen einer Beeinträchtigung ihrer kognitiven Fähigkeiten (oder noch besser: *vor* dem Auftreten von Symptomen) einen Arzt aufzusuchen, könnten wir die globale Belastung durch Demenzerkrankungen erheblich verringern.

Dieses Buch habe ich für die vielen Menschen geschrieben, die noch am Anfang ihrer Reise stehen – für diejenigen, die den schrecklichen Abstieg in die Demenz noch vermeiden können. Da wir Demenzpatienten am Ende dieser Reise ein viel besseres Leben ermöglichen und den kognitiven Verfall von Patienten im mittleren Demenzstadium noch rückgängig machen können, sollten wir auch in der Lage sein, ihn bei symptomfreien Patienten völlig zu verhindern. (Tatsächlich ist bei keinem der Menschen, die unser Präventionsprotokoll befolgen, eine Demenz aufgetreten.) In diesem Buch finden Sie alles, was Menschen meiner Meinung nach tun können, um dem furchtbaren Abstieg in die Demenz vorzubeugen, also gewissermaßen die Lebensdauer ihres Gehirns zu verlängern – und sich bis zu ihrem Tod ein altersloses, aktives Gehirn zu bewahren.

Meine Hoffnung ist eine Welt, in der wir bis an unser Lebensende klar denken, lernen und uns erinnern können – in der wir uns keine Sorgen über Demenz mehr zu machen brauchen. Ich glaube, dass das inzwischen tatsächlich möglich ist. Mögen die Informationen in diesem Buch Ihnen dabei helfen, dieses Ziel zu erreichen!

1

Leistungsfähigkeit und Schutz

Egal ob Sie erst in den Zwanzigern oder schon in den Neunzigern sind oder irgendwo dazwischen liegen: Ein leistungsfähiges, vor Degeneration geschütztes Gehirn ist Ihr wichtigster Besitz – vor allem, wenn Sie eine lebenslange Garantie dafür erwerben können. Noch bis vor Kurzem war so etwas schlicht und einfach nicht möglich. Doch das hat sich von Grund auf geändert! In diesem Buch werde ich Ihnen zeigen, wie Sie Ihr Gehirn ein Leben lang jung erhalten können. Außerdem will ich Ihnen erklären, warum Sie heute gar nicht mehr an Alzheimer erkranken müssen, wenn Sie von vornherein alles dafür tun, Ihr Gehirn zu schützen. (Ja, das stimmt tatsächlich – wir haben Daten, die das beweisen!) In meinem Buch erfahren Sie, was Sie tagtäglich tun können, um die Leistungsfähigkeit Ihres Gehirns zu verbessern. Und ich werde Ihnen klarmachen, warum die Beziehung zwischen Ihrem Gehirn und Ihrem Geist wirklich umwerfend ist. Also schnallen Sie sich jetzt bitte an, atmen Sie tief durch und genießen Sie diese Reise durch ein bisher unbekanntes Territorium Ihres Gehirns! Unser Ziel besteht darin, uns durch Neurobiologie ein besseres Leben zu sichern. Wir wollen geistig jünger und gleichzeitig weiser werden. Um das zu erreichen, müssen wir unser Gehirn sowohl leistungsfähiger machen als auch schützen. Beides ist gleichermaßen wichtig.

Leistung ohne Schutz ist leicht zu erreichen. Kokain, Amphetamine und Zucker können problemlos für einen schnellen Leistungsschub sorgen, allerdings auf Kosten des langfristigen Schutzes Ihres Gehirns. Und auch Schutz ohne Leistung ist kein Problem. Sie könnten Ihr

Gehirn zum Beispiel in flüssigem Stickstoff einfrieren lassen. Wenn Sie das tun, ist Ihr Risiko für eine Neurodegeneration gleich null; aber mit der Leistungsfähigkeit Ihrer grauen Zellen werden Sie dann wohl nicht sonderlich zufrieden sein. Der Trick bei der Sache besteht also darin, beides zu erreichen – eine verbesserte Gehirnleistung *plus* lebenslangen Schutz Ihres Gehirns –, ohne nach irgendeiner Seite hin Kompromisse eingehen zu müssen.

Doch eine der am häufigsten unterschätzten Tatsachen im Hinblick auf die Leistungsfähigkeit und den Schutz unseres Gehirns ist, dass sich Kompromisse eben leider doch oft unbemerkt einschleichen. Wie schon der berühmte Physiker Richard Feynman erfahren musste, verliert ein beeinträchtigtes Gehirn nämlich die Fähigkeit, seine eigene Beeinträchtigung zu erkennen; und tatsächlich ist Feynman hin und wieder selbst in diese heimtückische Falle getappt. Mitte der 1980er-Jahre stolperte er auf dem Weg zu einem Geschäft, in dem er sich einen neuen Computer kaufen wollte, über eine Parkplatzbegrenzung, stürzte gegen eine Wand und verletzte sich am Kopf. In den Wochen danach waren seine Fahrkünste miserabel, seine Vorlesungen unsinnig und sein Verhalten beunruhigend; doch Feynman selbst merkte gar nicht, dass mit ihm etwas nicht stimmte. Erst als seine Frau darauf bestand, dass er einen Arzt aufsuchte, erfuhr Feynman, dass er an einem subduralen Hämatom litt. Ein solches Hämatom tritt auf, wenn Blutgefäße im Raum zwischen Schädel und Gehirn beschädigt werden und ein Blutgerinnsel entsteht, das Druck aufs Gehirn ausübt. Oft führt das zu verworrenem oder undeutlichem Sprechen, zu Problemen beim Gehen oder Autofahren und zu Verwirrtheit.

»Im Nachhinein kam es mir sehr merkwürdig vor, wie ich alle Schwächen meines Gehirns rationalisierte«, sagte Feynman. »Das ist eine Art Lektion für mich. Ich weiß zwar nicht genau, was sie bedeutet; aber es ist interessant, wie man sich, wenn man etwas Unvernünftiges tut, davor schützt, sich seiner eigenen Unvernunft bewusst zu werden.«

Wenn es um die Alterung unseres Gehirns geht, verhalten wir uns ganz ähnlich. Eine der Aussagen, die ich in diesem Zusammenhang am häufigsten höre, lautet: »Gedächtnisverlust gehört einfach zum normalen Alterungsprozess dazu.« Diese Überzeugung ist sowohl veraltet als auch gefährlich, denn sie führt dazu, dass viele Menschen wichtige Untersuchungen und Behandlungen hinauszögern.

Beinahe wäre das auch meiner Patientin Nina passiert. Diese Frau lernte ich bei einem Aktionswochenende kennen, bei dem Menschen, die sich Sorgen um die Alterung ihres Gehirns machten, sich umfassenden Tests zur Prüfung des Gesundheitszustands ihres Gehirns unterziehen konnten. Nina war nicht gekommen, weil sie sich besondere Gedanken um ihre Gesundheit machte, sondern weil sie neugierig war. Eigentlich hielt sie sich fast schon für übervorsichtig.

»In meiner Familie sind viele Menschen an Alzheimer erkrankt«, erklärte sie mir. »Wahrscheinlich ist bei mir alles in Ordnung. Aber es gibt da ein paar Sachen – eigentlich nur Kleinigkeiten. Ich bin sicher, es ist nichts Ernstes.«

»Was meinen Sie mit ›Kleinigkeiten‹?«, fragte ich sie.

»Na ja, Sie wissen schon – Kleinigkeiten eben«, sagte sie. »Ab und zu verlege ich Sachen oder bin ein bisschen neben der Spur. Ich kann mich nicht mehr so gut konzentrieren. So etwas passiert doch, wenn man älter wird, oder nicht?«

Ich warf einen Blick auf ihren Bericht. Sie war erst Mitte vierzig. »Das *kann* sein«, sagte ich und betonte das Verb. »Aber es *muss* nicht unbedingt so sein. Wir wollen uns mal anschauen, was mit Ihnen los ist.«

Im Lauf der Jahre hat sich gezeigt, dass das, was man gemeinhin als »normalen altersbedingten Gedächtnisverlust« bezeichnet, in Wirklichkeit alles andere als normal ist. Das ist ungefähr so, als würde man von »normalem altersbedingtem Bluthochdruck« oder »normaler altersbedingter Insulinresistenz« sprechen. Kommen diese Erkrankungen häufig vor? Sicher, und das ist bedauerlich. Aber deshalb sind sie noch lange nicht normal. All diesen Erkrankungen liegen Probleme zugrunde, die behandelt werden können und sollten; doch in den meisten Fällen hätte man ihnen auch vorbeugen können.

An unserem Aktionswochenende sollten die Besucher eine Version des Montreal-Cognitive-Assessment-Tests (auch unter der Bezeichnung MoCA-Test bekannt) absolvieren. Dieser Test, bei dem man maximal 30 Punkte erreichen kann, ist schnell und einfach durchführbar und hat sich in Hunderten von peer-reviewten Studien als recht genaues Instrument erwiesen, um festzustellen, ob jemand im Begriff ist, eine leichte kognitive Beeinträchtigung oder Demenz zu entwickeln. Jede Aufgabe dieses Tests fragt die Fähigkeit eines anderen Gehirnbereichs ab, Wissen schnell zu erwerben, diese Informationen anschließend zu verarbeiten und richtig darauf zu reagieren. Er ist kein perfektes Instrument, bietet Ärzten aber innerhalb von zehn Minuten einen ziemlich guten Überblick über die kognitive Gesundheit des Patienten, der vor ihnen sitzt. Der Erfinder dieses Tests, ein kanadischer Neurologe namens Ziad Nasreddine, ging davon aus, dass jemand mit einer ganz normalen Ausbildung – zum Beispiel ein Abiturient mit durchschnittlichem Abschlusszeugnis – dabei in der Regel 26 bis 30 Punkte erzielen würde. Eine Punktzahl zwischen 19 und 25 entspricht einer leichten kognitiven Beeinträchtigung; und alle Testergebnisse unter 20 Punkten deuten auf eine Demenz hin – vor allem, wenn die betreffende Person gleichzeitig auch noch Probleme bei der Durchführung alltäglicher Aktivitäten wie Anziehen und Körperpflege hat oder Hilfsmittel wie Brillen oder Kontaktlinsen nicht mehr richtig benutzen und pflegen kann. *Demenz* ist ein Oberbegriff für verschiedene Erkrankungen, die durch eine fortschreitende Verschlechterung der geistigen Fähigkeiten, Gedächtnisverlust und Persönlichkeitsveränderungen gekennzeichnet sind und deren häufigste Form die Alzheimer-Krankheit ist.

Ich schaute wieder in Ninas Bericht hinein, blätterte eine Seite weiter und fand das Testergebnis. Sie hatte 23 Punkte erreicht.

Wie jeder andere Test liefert auch der MoCA nicht immer 100-prozentig zuverlässige Ergebnisse. Um mehr Gewissheit über den geistigen Gesundheitszustand dieser Patientin zu erlangen, war es sinnvoll, noch ein paar weitere kognitive Tests, eine Blut-Biomarker-Untersuchung und ein paar bildgebende Untersuchungen ihres Gehirns durchzuführen.

Aber Ninas Testergebnis in Verbindung mit der Tatsache, dass sie sich so große Gedanken über ihre zunehmende Vergesslichkeit und ihre Konzentrationsstörungen machte (denn sonst wäre sie ja nicht zu unserem Aktionswochenende gekommen), fand ich schon sehr besorgniserregend.

Aufgrund ihrer familiären Alzheimer-Vorgeschichte lag bei ihr mit großer Wahrscheinlichkeit bereits eine Neurodegeneration vor – ein Prozess, von dem man allgemein annimmt, dass er zum Tod von Nervenzellen und zu irreversiblen Hirnschäden führt.

Als ich an diesem Abend nach Hause fuhr, gingen Ninas Worte mir nicht mehr aus dem Kopf. Sie hatte zwar die Initiative ergriffen und Hilfe gesucht, sich bis zu ihrer Begegnung mit mir aber immer noch eingeredet, keinerlei Probleme zu haben.

»Wahrscheinlich ist bei mir alles in Ordnung«, hatte sie gesagt. »Ich bin sicher, es ist nichts Ernstes.«

Aber bei ihr war *nicht* alles in Ordnung. Es war eben *doch* etwas Ernstes.

Nina brauchte Hilfe.

Ein flüsternder Dämon

Demenz ist eine heimtückische Erkrankung – so etwas wie ein Sensenmann im Clownskostüm. Wir verwenden im Gespräch ein falsches Wort und alle lachen herzlich darüber. Wir vergessen oder verlegen irgendetwas und niemand denkt sich etwas Schlimmes dabei. Immer wieder bekomme ich von meinen Patienten zu hören, dass sie ihre ersten erkennbaren Symptome einer kognitiven Beeinträchtigung zunächst als flüchtige Momente der Unaufmerksamkeit, Zerstreutheit oder Müdigkeit abtaten. Sie vergessen ihre Schlüssel. Sie können sich nicht mehr an den Namen eines Kollegen erinnern. Sie schauen aus dem Fenster, sehen eine Katze, die auf einem Zaun entlangbalanciert, bleiben stehen, um sie kurz zu beobachten – und können sich dann nicht mehr daran erinnern, was sie vorher getan haben. Sie verlassen das Haus und vergessen, wo sie eigentlich hinwollten. Sie öffnen eine E-Mail – eine ganz normale Einladung zu irgendeinem Meeting –, und es fällt ihnen schwer zu verstehen, wo oder wann diese Besprechung stattfindet, wie sie dort hinkommen sollen, wer sonst noch daran teilnehmen wird oder worum es dabei eigentlich geht. Wir lachen über diese kleinen geistigen Ausrutscher – zunächst kommt uns das alles noch ganz normal vor.

Natürlich passiert so etwas manchmal auch völlig gesunden Menschen. Genau wie Kopfschmerzen normalerweise nicht darauf hindeuten, dass man an einem Gehirntumor leidet, bedeuten Schwierigkeiten mit dem Gedächtnis, dem logischen Denken und der Aufmerksamkeit nicht immer, dass man im Begriff ist, an Demenz zu erkranken. Vielleicht hat die Katze uns einfach nur von unserer Beschäftigung abgelenkt. Manchmal schreiben Kollegen E-Mails, die schwer zu verstehen sind. Und manchmal ist ein Clown tatsächlich nur ein Clown.

Ich habe schon oft beobachtet, wie diese Krankheit meinen Patienten beruhigende Worte ins Ohr flüsterte, fast so wie ein böser Dämon. »Keine Sorge«, sagt der Dämon. »Das ist völlig normal. Mit dir ist alles in Ordnung. Du bist überarbeitet. Du hast letzte Nacht schlecht geschlafen. In deiner Familie ist gerade viel los. Aber du bist immer noch ein guter, leistungsfähiger Mitarbeiter. Du bist immer noch ein guter Freund. Du bist immer noch du selbst!«

Doch währenddessen verlieren die Synapsen in ihrem Gehirn (die Verbindungen zwischen Nervenzellen, über die elektrische oder chemische Impulse weitergeleitet werden) nach und nach ihre Struktur und Funktion. Zuerst sind es nur ein paar, dann Hunderte, dann Tausende. Und erst viel später erkennen diese Menschen – oder noch häufiger: erkennt irgendjemand aus ihrem Umfeld –, dass sie tatsächlich ein Problem haben.

Nina ist ein hervorragendes Beispiel dafür, warum es so wichtig ist, sich nicht von diesen Dämonen der Verleugnung in die Irre führen zu lassen. Obwohl sie angenommen hatte, dass es eigentlich »Unsinn« sei, sich Sorgen zu machen, beschloss sie dennoch, lieber auf Nummer sicher zu gehen, weil sie wusste, was mit ihren Familienangehörigen passiert war. Ich wünsche niemandem, mitansehen zu müssen, wie geliebte Menschen an Alzheimer erkranken; aber die geschärfte Wahrnehmung, die aus dieser Situation entstand, hat Nina wahrscheinlich das Leben gerettet.

Vielleicht ist Ihnen aufgefallen, dass ich Neurodegeneration noch vor ein paar Seiten als Prozess bezeichnet habe, von dem *allgemein* angenommen wird, dass er zu irreversiblen Hirnschäden führt. In dieser Hinsicht unterscheide ich mich jedoch von der Allgemeinheit: Ich halte die Symptome neurodegenerativer Erkrankungen nämlich nicht für irreversibel, denn ich konnte schon oft Verbesserungen beobachten – nicht nur bei den Symptomen, sondern auch bei den Ergebnissen kognitiver Tests oder elektrophysiologischer Untersuchungen und sogar beim Hirnvolumen im MRT.

Ich halte Alzheimer für eine schwer erträgliche Erkrankung. Außerdem glaube ich, dass wir bei Weitem noch nicht genug wissen, um die Symptome in *allen* Fällen rückgängig machen zu können. Aber ich bin sicher, dass wir schon *viele* ermutigende Fälle beobachtet und veröffentlicht haben[2] und dass wir in den kommenden Jahren noch viele weitere sehen werden; und dann werden die Menschen erkennen, dass es Grund zur Hoffnung gibt. Julie – eine jener Patientinnen, bei denen sich der kognitive Verfall rückgängig machen ließ und deren Zustand nun schon seit über zehn Jahren stabil ist – hat für die düstere Sichtweise rückständiger Ärzte und Stiftungen, die das Auftreten neurologischer Erkrankungen und den Prozess der Gehirnalterung für unvermeidlich halten, sogar den Begriff »falsche Hoffnungslosigkeit« geprägt.

Dabei gibt es viel Hoffnung und Nina ist nur ein Beispiel dafür. Wir haben diese Patientin untersucht, diagnostiziert, sie mehreren rigorosen medizinischen Tests unterzogen, ihr eine Therapie verschrieben und ihre Fortschritte über das nächste Jahr hinweg verfolgt, bis sich ihr MoCA-Testergebnis auf den Höchstwert von 30 Punkten verbessert hatte. Und was noch viel wichtiger war: Sie klagte jetzt auch nicht mehr über die kognitiven Defizite, von denen sie vorher angenommen hatte, dass »so etwas eben einfach passiert, wenn man älter wird«. Sie verlor keine Gegenstände mehr, vergaß keine Termine mehr, und es fiel ihr auch nicht mehr schwer, sich auf eine Aufgabe zu konzentrieren.

Nina ist aber auch ein gutes Beispiel dafür, dass wir nicht erst dann Hilfe suchen dürfen, wenn wir Symptome eines kognitiven Abbaus bei uns feststellen. Schließlich ist mir diese Patientin unter anderem deshalb in Erinnerung geblieben, weil sie so außergewöhnlich vorsichtig war. Und doch deuteten, als sie zu unserem Aktionswochenende kam, bereits etliche Anzeichen darauf hin, dass sie auf eine Demenz zusteuerte.

Demenz ist aber erst das vierte und letzte Stadium eines Prozesses, der sich über ungefähr 20 Jahre erstreckt, sodass vorher immer noch jede Menge Zeit für eine Behandlung bleibt.

Zuerst kommt das präsymptomatische Demenzstadium, in dem die biochemischen Prozesse der Neurodegeneration bereits eingesetzt haben, unser Leben aber noch nicht beeinträchtigen. Wir sind schon seit vielen Jahren in der Lage, dieses Stadium anhand von Untersuchungen wie PET-Scans oder Liquoranalysen zu erkennen. Mittlerweile gibt es jedoch auch einen sensitiven Bluttest für p-Tau 217, auf den ich in Kapitel 6 noch näher eingehen werde und der uns ebenfalls schon lange vor dem Auftreten von Symptomen wie beispielsweise Gedächtnisverlust ein wichtiges Frühwarnsignal sein kann.

Das zweite Stadium bezeichnet man als subjektive kognitive Beeinträchtigung (SCI). In diesem Stadium wissen Sie, dass mit Ihnen in kognitiver Hinsicht irgendetwas nicht in Ordnung ist, können bei entsprechenden Tests aber immer noch Ergebnisse erzielen, die im normalen Bereich liegen. Dieses Stadium halten viele Menschen für einen »normalen« kognitiven Alterungsprozess und rechnen einfach damit, dass solche Probleme irgendwann im Alter von über 40 oder über 50 Jahren beginnen. Neue wissenschaftliche Untersuchungen haben jedoch gezeigt, dass das Gedächtnis von Menschen, die die häufigste genetische Risikokonstellation für Alzheimer haben, sich bereits im späten Teenageralter vom Gedächtnis anderer Menschen ohne erhöhtes Demenzrisiko unterscheidet. Ja, es ist tatsächlich so: Manche Menschen leiden bereits an einer messbaren kognitiven Beeinträchtigung, wenn sie vom Gymnasium abgehen![3] Das ist einer der vielen Gründe, warum es so wichtig ist, unsere kognitiven Fähigkeiten zu optimieren und zu schützen. Bei den meisten Menschen dauert das SCI-Stadium ungefähr zehn Jahre – und es lässt sich problemlos wieder rückgängig machen.

Das dritte Stadium ist die leichte kognitive Beeinträchtigung (MCI). In diesem Stadium liegen Sie bei kognitiven Tests nicht mehr im Normbereich (wie Ninas MoCA-Test gezeigt hat), können sich aber immer noch selbst versorgen und Aktivitäten des täglichen Lebens wie beispielsweise Körperpflege, Auto fahren und der Nutzung Ihres Mobiltelefons oder anderer Geräte nachgehen und auch Ihre Finanzen selbstständig verwalten. Es ist bedauerlich, dass dies als »leichte« kognitive Beeinträchtigung bezeichnet wird, weil es sich dabei in Wirklichkeit bereits um ein relativ fortgeschrittenes Stadium des kognitiven Abbauprozesses handelt. Jemandem zu sagen, er solle sich keine Sorgen machen, weil er nur eine leichte kognitive Beeinträchtigung habe, ist also in etwa so, als würde man jemandem erklären, er brauche keine

Angst zu haben, weil sein Krebs bisher erst leicht metastasiert sei. »An dem, was in diesem Stadium mit mir passierte, war nichts Leichtes«, hat ein Patient einmal zu mir gesagt. Bei ungefähr fünf bis zehn Prozent aller Patienten pro Jahr geht eine MCI in eine Demenz über.

Das vierte und letzte Stadium ist die Demenz, bei der Sie Ihren Alltagsaktivitäten nicht mehr nachgehen können. Jetzt haben Sie möglicherweise Schwierigkeiten beim Autofahren, Berechnen eines Trinkgelds oder Anziehen. Leider entwickeln Demenzpatienten letztendlich Probleme bei allen Aufgaben des täglichen Lebens und sind früher oder später gar nicht mehr in der Lage, sich selbst zu versorgen. Die einzig gute Nachricht dabei ist, dass sich der Zustand von Patienten (wie wir schon öfters beobachten konnten) selbst in diesem späten Stadium noch über Jahre hinweg stabilisieren und oft sogar ein bisschen verbessern lässt. Wenn jedoch alle Menschen ernsthaft Prävention betreiben würden oder sich schon frühzeitig (während des SCI-Stadiums) behandeln ließen, wäre Demenz eine sehr seltene Erkrankung. Und das ist nicht nur eine Fantasievorstellung von mir – es ist *heute* bereits möglich.

Doch genau da liegt das Problem: Die meisten Menschen zeigen bei Weitem nicht so viel Eigeninitiative wie Nina. Und wenn dann ernsthafte Symptome auftreten (und vor allem, wenn die Menschen aufhören, die Einflüsterungen ihres Dämons zu ignorieren), sind sie oft schon viel, viel schlechter dran als diese Patientin.

Eine Neudefinition unserer Gesundheitsversorgung

All das bedeutet, dass wir nicht warten sollten, bis sich die ersten Symptome kognitiver Einschränkungen zeigen; man sollte schon vorher etwas dagegen unternehmen. Inzwischen bin ich sogar zu der Überzeugung gelangt, dass symptomatische Erkrankungen in *allen*

Bereichen der medizinischen Versorgung als schwerwiegender Misserfolg zu werten sind. Mir ist durchaus bewusst, dass das eine radikale Neuinterpretation des Zwecks und der Funktion unseres Gesundheitswesens darstellt, das sich schon seit Langem auf die Behandlung kranker Menschen konzentriert, statt Krankheiten von vornherein vorzubeugen; aber ich bin nicht der Einzige, der so denkt.

Anfang der 1970er-Jahre, als ich noch am California Institute of Technology in Pasadena studierte, war der Ansprechpartner für diejenigen von uns, die ein Medizinstudium in Betracht zogen, ein Doktor der Medizin namens Leroy Hood. Heute ist Lee – einer der Begründer des Humangenomprojekts und Entwickler der Technologie, die die Sequenzierung des ersten menschlichen Genoms ermöglichte – eine absolute Legende in der wissenschaftlichen Welt. Doch schon damals war dieser junge Professor eine eindrucksvolle Persönlichkeit auf unserem Campus, und ich weiß noch heute, dass ich von seinem Witz und seiner Weisheit total begeistert war. Sein wichtigster Ratschlag lautete: Besuchen Sie eine Hochschule, die sich nicht nur das Ziel gesetzt hat, hervorragende Ärzte auszubilden, sondern auch hervorragende Wissenschaft betreibt. »Vielleicht konzentrieren Sie sich später auf die Forschung, vielleicht auch auf die Patientenversorgung«, sagte er. »Doch beides gehört zusammen. Es ist die *Kombination* aus Wissenschaft und Medizin – und nicht nur die Konzentration auf eines von beiden –, die unsere medizinische Versorgung in der Vergangenheit verändert hat und sie auch in Zukunft weiter verändern wird.«

Meine Achtung vor Lee ist im Lauf der Jahre sogar noch gestiegen – vor allem, weil es ihm immer irgendwie gelungen ist, viele der wichtigsten Entwicklungen im Gesundheitswesen vorherzusagen und mitzugestalten: Die Verschmelzung von Ingenieurwissenschaften und Biologie. Die Bedeutung des Genoms. Die Integration interdisziplinärer Forschung in die Biologie. Die wachsende Nachfrage nach personalisierter Medizin. Bei all diesen Veränderungen stand Lee an vorderster

Front. Wenn er also sagt »Passen Sie mal auf: Dies oder jenes wird bald passieren«, sollten wir alle aufhorchen und zuhören. Ab dem Jahr 2015 sprach Lee immer öfter von einer weiteren bevorstehenden Revolution, die er als »wissenschaftlich definierbares Wohlbefinden« bezeichnete. Diese Revolution beruht auf der radikalen Prämisse, dass wir fast alle chronischen Krankheiten auf der Welt ausmerzen könnten, wenn es uns gelänge, den Übergang von Wohlbefinden zu Krankheit schon lange vor dem Auftreten der ersten Symptome zu erkennen.[4] Lee glaubt (und darin stimme ich ihm voll und ganz zu), dass Alzheimer und andere Demenzformen, die sich bisher anscheinend unmöglich behandeln, geschweige denn heilen lassen, zu den Erkrankungen gehören, die wir in den nächsten ein bis zwei Jahrzehnten ausrotten können.

Noch wichtiger ist aber vielleicht die Tatsache, dass wir bei der systematischen Bekämpfung der Ursachen dieser Erkrankungen *noch* weiter oben – so nah wie möglich am Wendepunkt zwischen Gesundheit und Krankheit – ansetzen müssen. Dann werden wir nicht nur neurodegenerative Erkrankungen, sondern auch alle anderen häufigen Formen des kognitiven Abbaus ausmerzen können – auch solche, die sich vielleicht nie zu einer Demenz entwickeln, die wir aber hinnehmen, weil so etwas unserer Meinung nach »eben einfach passiert, wenn man älter wird«.

Darum geht es in diesem Buch. Wir können diese Krankheiten stoppen und das werden wir auch tun. Aber wir werden die Welt auch von der schrecklichen Vorstellung befreien, dass unsere geistigen Fähigkeiten mit zunehmendem Alter *überhaupt* nachlassen *müssen*.

Ja, wir hoffen, dass wir alle gemeinsam die Alzheimer-Krankheit besiegen können – indem wir bei der Diagnostik einen neuen, sensitiven Bluttest einsetzen, die Menschen davon überzeugen, sich vorbeugend oder frühzeitig medizinisch behandeln zu lassen, und uns bei dieser Behandlung an das von uns entwickelte Protokoll halten. Damit sollten wir diesem Ziel einen großen Schritt näher kommen. Und wenn uns das gelingt, können wir auch alle anderen Demenzerkrankungen und die übrigen häufigsten neurodegenerativen Erkrankungen ausmerzen. Wir können uns dann zum Beispiel endgültig von der Parkinson-Krankheit verabschieden, Prionenerkrankungen ausrotten – und hoffentlich werden wir den Namen Lou Gehrig nie wieder in Zusammenhang mit irgendetwas anderem als seinen historischen 17 Spielzeiten und sechs World-Series-Meisterschaften mit den New York Yankees erwähnen müssen, weil die amyotrophe Lateralsklerose (ALS, auch Motoneuronerkrankung genannt) dann endgültig der Vergangenheit angehört. Wir können die Huntington-Krankheit besiegen und brauchen uns nie wieder über spinale Muskelatrophie oder spinozerebelläre Ataxien Sorgen zu machen. Damit könnten wir Hunderten von Millionen Menschen helfen.

Doch selbst wenn wir all diese Krankheiten bereits im Stadium diagnostizierbarer Symptome ausmerzen könnten, hätten wir immer noch nicht annähernd so viel erreicht, wie wenn es uns gelänge, *allen* Formen des kognitiven Abbaus bei *allen* Menschen vorzubeugen.

Ich verstehe, dass viele Menschen, die genau wie Nina daran glauben, dass Verwirrtheit, Gedächtnisprobleme und Konzentrationsschwäche *unvermeidliche* Begleiterscheinungen des Älterwerdens sind (also keine Krankheit im eigentlichen Sinn, sondern eher so etwas Ähnliches wie graue Haare, Falten oder die Neigung von Senioren, sich über die Musik zu beschweren, die die jungen Leute heutzutage hören), diese hochgesteckten Gesundheitsziele als verwirrend empfinden werden.[5] Und Menschen, die überzeugt davon sind, dass kognitiver Abbau schlicht und einfach in den Genen liegt, die wir von unseren Eltern geerbt haben, finden solche Aussagen wahrscheinlich *erst recht* verwirrend. All diese Ansichten sind leider weit verbreitet, und daher verstehe ich, dass es vielen Menschen vielleicht merkwürdig vorkommt, wenn ich sage, dass jeder gegen diesen kognitiven Abbau ankämpfen sollte. Tatsächlich sollten wir damit am besten sogar schon bei den Gewohnheiten beginnen, die wir als Kinder entwickeln, gefolgt von sehr gezielten Maßnahmen im frühen Erwachsenenalter –

egal, welche Gene wir mit auf den Weg bekommen haben. Denn wenn wir das alle tun würden, könnten diese Krankheiten Millionen von Menschen erspart bleiben; und außerdem würden unsere Gehirne dann während unserer ganzen Lebensdauer uneingeschränkt funktionieren – unser Nervensystem wäre sowohl leistungsfähig als auch gut geschützt. Und in den Genuss dieser Powergehirne würden dann auch alle anderen Milliarden und Abermilliarden von Menschen auf dieser Welt kommen.

Eine beunruhigende Entwicklung

Mir ist bewusst, wie kühn sich das alles anhört. Aber ich bin überzeugt davon, dass es stimmt. Und was könnte wichtiger sein, als Demenzerkrankungen zu besiegen und unser Gehirn gesund und leistungsfähig zu erhalten? Denn bisher stand die Menschheit im Kampf gegen Demenz leider auf verlorenem Posten.

Es ist nicht nur so, dass immer mehr Menschen ein hohes Alter erreichen und daher auch immer mehr Menschen ihre kognitiven Fähigkeiten verlieren und letztendlich an Demenz erkranken. Leider ist es auch so, dass das – aus Gründen, über die sich die Wissenschaft bisher noch nicht einig ist – in immer jüngeren Jahren passiert.

Es ist schon ein paar Jahrzehnte her, seit ich Lee Hoods Rat befolgt und an der medizinischen Fakultät der Duke University studiert habe. Seitdem hat sich an unserem Verständnis von Gesundheit und Wohlbefinden sicherlich vieles verändert. Aber nichts beeindruckt und beunruhigt mich mehr als die Tatsache, dass wir während meiner medizinischen Ausbildung praktisch *nie* Menschen gesehen haben, die in ihren Dreißigern, Vierzigern oder Fünfzigern schon unter Alzheimer litten, während das heute sogar ziemlich häufig der Fall ist.

Vorzeitig beginnende Demenzerkrankungen waren früher Gegenstand faszinierender Einzelfallstudien in medizinischen Fachzeitschriften – seltene Ausnahmen, die die Regel zwar infrage stellten, aber letztendlich doch bestätigten: Denn in den allermeisten Fällen traten die Symptome – ja sogar die ersten Anzeichen – der Alzheimer-Krankheit früher erst in einem viel späteren Lebensalter auf. Doch heute überrascht es mich schon gar nicht mehr, auf Patienten zu treffen, bei denen eine früh beginnende Alzheimer-Demenz diagnostiziert worden ist, und zwar schon in einem Lebensabschnitt, der normalerweise dem Aufbau einer Karriere und der Gründung einer Familie vorbehalten ist.

Und das ist nicht nur meine persönliche Erfahrung. Auch Forscher der Blue Cross Blue Shield Association – der Dachorganisation für Dutzende lokal tätiger Unternehmen, bei denen ungefähr ein Drittel aller Amerikaner krankenversichert ist – waren von der offenbaren Zunahme früh einsetzender Alzheimer-Demenzen und anderer Demenzerkrankungen überrascht und beschlossen, dieses Phänomen genauer zu untersuchen. Im Jahr 2020 veröffentlichte die Organisation die erstaunlichen Ergebnisse dieser Untersuchung. Die Autoren des Berichts schrieben, dass die überwiegende Mehrheit dieser Fälle bei Amerikanern über 65 Jahren auftritt. Aber zwischen 2013 und 2017 haben die Diagnosen, wie die Forscher feststellten, bei den 55- bis 64-Jährigen *um ganze 143 Prozent zugenommen.*

Bei den 45- bis 54-Jährigen ist ein Anstieg der Diagnosen um 311 Prozent zu verzeichnen. Und bei den 30- bis 44-Jährigen beträgt der Anstieg sogar 373 Prozent![6] In dieser letzten Altersgruppe, so schätzten die Forscher, ist innerhalb eines einzigen Jahres bei fast 20.000 Amerikanern in den Dreißigern und frühen Vierzigern eine früh einsetzende Alzheimer-Krankheit diagnostiziert worden.

Hierbei handelte es sich um eine Untersuchung von Amerikanern mit privater Krankenversicherung. Das bedeutet, dass die Prävalenz von Demenzerkrankungen darin wahrscheinlich sogar noch zu niedrig angegeben ist, da Einkommen und Beschäftigung – die beiden wichtigsten Faktoren, von denen die Art der Krankenversicherung in den USA abhängt – Einfluss auf die Häufigkeit von Alzheimer-Erkrankungen haben.[7]

Wenn das *nur ein einziger* Bericht wäre, würde selbst ich ihn mit Skepsis betrachten. Aber das ist nicht so. Es gibt immer mehr Publikationen, die darauf hindeuten, dass die früh einsetzende Demenz entweder rapide im Zunehmen begriffen ist oder dass es sich dabei um ein Problem handelt, das es schon seit Langem gibt und von dem wir bisher nur nichts wussten.[8] Ich vermute, dass die Antwort auf diese Frage irgendwo in der Mitte zwischen diesen beiden Extremen liegt.

Wir sind heute eindeutig besser in der Lage, neurodegenerative Erkrankungen zu erkennen als noch vor ein paar Jahrzehnten. Heutzutage sind einfache kognitive Tests online frei verfügbar, sodass viele Menschen schon lange vor dem ersten Arztbesuch in ihren eigenen vier Wänden mit der Diagnostik beginnen können; wir haben die Hürden für die Erstuntersuchung also eigentlich gesenkt. Mittlerweile gibt es zusätzlich zu den Gehirnscans auch noch eine weitere minimalinvasive Diagnostikmethode: Blut-Biomarker, mit denen man feststellen kann, ob es sich bei einem Merkmal wie beispielsweise zunehmender Vergesslichkeit um ein Krankheitssymptom handeln könnte.[9] Diese Veränderungen der Diagnosemöglichkeiten sind wahrscheinlich zumindest teilweise für den sprunghaften Anstieg der Demenzdiagnosen verantwortlich.

Aber es steckt noch mehr dahinter. Manche Forscher glauben, dass übermäßiger Konsum von Fernsehen, Computern und Mobiltelefonen in wichtigen Phasen der Gehirnentwicklung zu kognitiven Beeinträchtigungen im frühen Erwachsenenalter führen kann, die sich dann später in einer deutlich erhöhten Rate früh beginnender Demenzerkrankungen äußern.[10] Auch andere negative gesundheitliche Auswirkungen von übermäßigem Bildschirmkonsum sind bei Personen, die nach 1980 geboren wurden, gut dokumentiert – und genau in dieser Altersgruppe beobachten wir in den letzten Jahren einen sehr starken Anstieg von Demenzerkrankungen. Fettleibigkeit wird ebenfalls mit kognitiven Defiziten, Hirnatrophie und Beeinträchtigungen der synaptischen Aktivität in Verbindung gebracht;[11] und die Häufigkeit, mit der krankhaftes Übergewicht auch schon bei jüngeren Menschen auftritt, hat in den letzten Generationen ebenfalls rapide zugenommen. In Anbetracht dieser Forschungsergebnisse möchte ich an dieser Stelle nun auch meine eigenen Erfahrungen als Arzt einbringen, der Tausende von Patienten untersucht hat. Für mich steht außer Frage: Die Menschen entwickeln heute früher als je zuvor Symptome von Demenzerkrankungen.

Trotzdem behandeln Ärzte junge Patienten meistens genauso wie sehr alte: Sie erklären ihnen, dass sie leider nicht viel für sie tun können. Neurodegenerative Erkrankungen – so hört man auch heute noch von vielen Ärzten – seien nichts weiter als »Pech«. Und obwohl es ein paar Medikamente gebe, mit denen man bei manchen Patienten in bestimmten Fällen bescheidene Erfolge erzielen könne, würde kein ehrlicher Arzt jemals so optimistisch sein zu behaupten, dass diese Medikamente allen Patienten helfen oder dass sie mehr bewirken als eine vorübergehende Verbesserung der kognitiven Fähigkeiten oder eine leichte Verlangsamung des Krankheitsverlaufs. Im besten Fall – so sagen die Ärzte – handle es sich dabei also um einen palliativen Therapieansatz, der darauf abziele, das Leiden der Patienten so lange wie möglich zu lindern. Im schlimmsten Fall sei es jedoch lediglich eine Hospizpflege im Zeitlupentempo, die davon ausgehe, dass bei solchen Patienten nichts anderes mehr zu erwarten sei als ein kontinuierlicher, zunehmender Verlust der neurologischen Funktionen, begleitet von Stimmungs- und Persönlichkeitsveränderungen, Verwirrtheit, Misstrauen, Depressionen, Ängstlichkeit – alles in allem also der reine Horror.

Ich sage schon seit Jahren, dass solche Botschaften – die sich an Menschen im Alter von 60, 70 oder 80 Jahren richten – eine grausame, aber leider nur allzu häufige Bestrafung für das bloße Vergehen sind, krank zu werden. Aber inzwischen – nach all den Verbesserungen in der Diagnostik und Therapie von Demenzerkrankungen, die wir beobachtet und veröffentlicht haben (und die allmählich auch von immer mehr anderen Wissenschaftlern publiziert werden) – ist es nicht einfach nur grausam, wenn Ärzte Menschen mit über 30 oder 40 (oder irgendeiner anderen Altersgruppe) sagen, dass es keine Hoffnung für sie gibt. Es ist ein Behandlungsfehler.

Und zumindest meiner Meinung nach besteht kein großer Unterschied zwischen der Aussage »Bei Ihnen wurde eine neurodegenerative Erkrankung diagnostiziert, und es gibt keine Hoffnung für Sie« und »Sie werden alt und vergesslich werden, und es wird Ihnen immer schwerer fallen, sich zu konzentrieren und neue Ideen und Konzepte zu verstehen«. Die erste dieser Botschaften richtet sich zufällig nur an einen bestimmten Teil der Bevölkerung, während die zweite Botschaft leider alle Menschen früher oder später von ihren Ärzten zu hören bekommen.

Und das ist wirklich gewissenlos. Dieser furchtbare Unsinn hat jetzt lange genug gedauert; wir sollten ihn nicht noch länger hinnehmen.

Denn der Alterungsprozess muss überhaupt nicht mit irgendeiner Form von kognitivem Verfall einhergehen. Sicherlich nicht mit über 50 oder über 60, wie es heutzutage immer noch ziemlich häufig vorkommt, aber auch nicht mit über 70 oder 80 (was von den meisten Ärzten und medizinischen Laien als völlig normal akzeptiert wird) und auch nicht, wenn wir das 90. oder 100. Lebensjahr überschritten haben. Wir müssen nicht mehr im bisher üblichen Tempo mit einer Alterung des Gehirns und mit dem Auftreten neurodegenerativer Erkrankungen rechnen. Wir können unser Gehirn ein Leben lang schützen und leistungsfähig erhalten.

Um zu verstehen, wie das möglich ist, müssen wir uns mit dem Kernproblem befassen, das uns mit zunehmendem Alter immer mehr von unserer optimalen Funktionsfähigkeit raubt. Und das hat eine Menge mit dem Thema Evolution zu tun. Wir müssen also in die Vergangenheit zurückgehen – und zwar ziemlich weit zurück: bis zu den Anfängen des Lebens auf diesem Planeten.

Ein System stößt an seine Grenzen

Es gibt mehrere miteinander konkurrierende Theorien darüber, wie das Leben auf der Erde entstanden ist. Manche Wissenschaftler glauben, dass die ersten Lebensformen in der Nähe vulkanisch aktiver hydrothermaler Quellen tief im Ozean entstanden sind. Andere glauben, dass sie aufgrund der Hitze, des Säuregehalts und der Nass-Trocken-Zyklen heißer Quellen an Land das Licht der Welt erblickt haben. Und einige wenige Forscher vermuten, dass das irdische Leben durch Asteroiden zustande kam, die auf unseren Planeten herabstürzten und biotische und präbiotische Substanzen über den Ur-Globus verstreuten – eine Theorie, die unter dem Namen »Panspermie-Hypothese« bekannt ist. Es spielt keine Rolle, welche dieser Theorien Sie für am wahrscheinlichsten halten oder ob Sie überhaupt an eine davon glauben, denn so ziemlich alle Wissenschaftler sind sich darüber einig, was *als Nächstes* geschah.

Es kam zu einem Wettbewerb. Um Nahrung. Um die Fähigkeit, aus Kämpfen als Sieger hervorzugehen. Um die Fortpflanzung. Organismen kämpften mit anderen Organismen um Ressourcen. Arten kämpften mit ihren Artgenossen ums Überleben. Diejenigen, die gewannen, entwickelten sich weiter, und ihre Nachkommen leben heute unter uns. So entstand aus einem Bakterium ein hochintelligenter Mensch – es dauerte nur eine Weile! Diejenigen, die den Kampf verloren, sind verschwunden und in den Abgründen des Genpools versunken. Sie sehen also, warum selbst ein winziger Überlebensvorteil von der Evolution sofort selektiert wird: Am richtigen Ort und zur richtigen Zeit konnten sehr kleine Veränderungen in der Physiologie eines Lebewesens sehr wohl darüber entscheiden, was überlebte und was starb. Aber die Energie, die für solche Veränderungen aufgewendet werden konnte, war stets begrenzt. Daher musste man immer Kompromisse eingehen – und in allen Phasen der Evolution hatte die sofortige Leistungsfähigkeit dabei normalerweise einen höheren Stellenwert als der langfristige Schutz: Wenn man schnell lebt und sich jung fortpflanzt, lebt das »egoistische Gen« weiter.[12]

Diese selektive Bevorzugung der Leistungsfähigkeit gegenüber dem Schutz ist eine Form der *antagonistischen Pleiotropie.* Dieses Konzept wurde im Jahr 1957 erstmals vom Evolutionsbiologen George C. Williams eingeführt, der vermutete, dass Gene, die für Fitness in jungen Jahren kodieren, auf Kosten des Leistungsabfalls im späteren Leben selektiert werden.[13] Dieses Konzept hat sich in Studien an Organismen aller Größenordnungen bestätigt, sodass es heute die am meisten akzeptierte Theorie zur Evolution des Alterns ist.[14] Sie lässt sich auch auf die Alterung des Gehirns anwenden – vor allem bei einer Spezies, die aufgrund ihrer Neigung zu genauer Wahrnehmung und Planung zu einer so dominierenden Instanz auf diesem Planeten geworden ist. Das bedeutet: Wenn wir die Fähigkeit besitzen, unsere Konkurrenz zu überlisten oder auszumanövrieren, sind wir andererseits anfällig für Gehirnalterung und Krankheiten wie Alzheimer, Parkinson und ALS.

In seinem Buch *The Character of Physical Law* (*Vom Wesen physikalischer Gesetze)* hat der berühmte Physiker Richard Feynman festgestellt: »Die Natur verwendet nur die längsten Fäden, um ihre Muster zu weben, sodass jedes kleine Stück ihres Gewebes die Struktur des ganzen Wandteppichs widerspiegelt.«[15] Diese Aussage bezog sich auf die Universalität des Gravitationsgesetzes, wonach ein kleines Experiment im Labor denselben Regeln unterliegt wie das ganze Sonnensystem, das wiederum denselben physikalischen Prinzipien folgt wie die Billionen von Galaxien im beobachtbaren Universum. Dieses Muster lässt sich auch auf die Biologie übertragen, wo man den Selektionsprozess beobachten kann, der hinter den Phänomenen der Alterung und Neurodegeneration steckt; man sieht ihn aber auch in winzigen Zellorganellen wie den Mitochondrien, den »Batterien« unserer Zellen. Wie der weltweit führende Mitochondrienphysiologe Professor David G. Nicholls mir einmal erzählte, gingen die ersten Untersuchungen über Mitochondrien davon aus, dass sie wie Lastwagen gebaut seien – langlebig und zuverlässig. Doch später stellte sich heraus, dass diese Organellen viel größere Ähnlichkeit mit Formel-1-Rennwagen haben – hyperfein abgestimmt, aber sehr anfällig für Beschädigungen und Funktionsstörungen. Niemand erwartet, dass ein Hochleistungsrennwagen 800.000 Kilometer überdauert!

Was für unsere Mitochondrien gilt, trifft auch auf unser Gehirn zu. Unsere neuronalen Subnetzwerke sind wahre Wunderwerke der Gentechnik. Stellen Sie sich einmal die enorme Kraftverstärkung vor, die Sie erhalten, wenn Sie in Ihrem Auto aufs Gaspedal treten – von der bescheidenen Kraft, mit der Sie den Fuß nach unten drücken, bis zur dröhnenden PS-Leistung, die der Motor Ihres Autos daraufhin erbringt. Aber Sie erhalten eine noch größere Leistungssteigerung – mehr als das Zehntausendfache im Bruchteil einer Sekunde –, wenn Sie die für einen einzigen Gedanken erforderliche Kraft (die etwa ein Millionstel Kalorie pro Sekunde beträgt – nur ein kleiner Bruchteil des Kalorienverbrauchs Ihres ganzen Gehirns, der ein paar Tausendstel Kalorien pro Sekunde beträgt) aufbringen, um die maximale Kraft zu erzeugen, zu denen der Rest Ihres Körpers in der Lage ist: Sei es zum Überleben oder zum Heben von Gewichten im Fitnessstudio (was ungefähr einer halben Kalorie pro Sekunde entspricht).

Um diese dramatische, fast sofortige Leistungssteigerung zu erreichen, hat die Evolution sich ein – im wahrsten Sinn des Wortes – explosives System ausgesucht. Angenommen, Sie betanken Ihr Auto mit Kerosin und fahren dann mit einem Tempo von 320 Stundenkilometern durch die Gegend, obwohl Sie wissen, dass es jederzeit explodieren könnte! Genau das passiert auf submikroskopischer Ebene in unserem Körper. Denn Ihr Motoneuronensystem nutzt einen »exzitotoxischen« Neurotransmitter, nämlich das Glutamat, das nicht nur diese wunderbare Verstärkung vom Gedanken zur Kraftausübung bewirkt, sondern die Neuronen, die es stimuliert, leider auch abtötet, wenn es nicht sofort wieder aus dem synaptischen Spalt entfernt wird.

Daher besteht die Gefahr, dass dieses »Power-Netzwerk« versagt – und dass Sie an ALS erkranken –, wenn das Glutamat zu langsam abgebaut wird oder wenn bei Ihnen jahrelang ständig Glutamat-Ausschüttungen getriggert werden und das Netzwerk dadurch überlastet wird. Daher ist es eigentlich kein Wunder, dass erfolgreiche Sportler wie Lou Gehrig – der den Rekord für die meisten aufeinanderfolgenden Spiele aufgestellt hat und dessen Name inzwischen gleichbedeutend mit ALS ist – ein erhöhtes Risiko für diese Erkrankung haben, ebenso wie Menschen, die zufällig Mutationen in den Glutamat-Transportern aufweisen und bei denen die exzitotoxische Wirkung dieses Neurotransmitters sich daher nur langsam abschwächt.

Fein abgestimmte Systeme sind anfällig für Regulationsstörungen. Und das metastabile System, das für den Transport von Glutamat zuständig ist, bildet in dieser Hinsicht keine Ausnahme. Wir haben gelernt, dass dieses System durch verschiedene Faktoren aus dem Gleichgewicht geraten kann, nämlich durch Exposition gegenüber Blei, Herbizide wie Glyphosat, Krankheitserreger, die Lyme-Borreliose verursachen, und ein bakterielles Toxin namens Beta-Methylamino-L-Alanin, das Glutamat nachahmt.

All das sind keine »Ursachen« für die Alterung des Gehirns und für neurologische Erkrankungen an sich, sondern eher »Belastungen« – so wie Unebenheiten auf einer Rennstrecke, auf der ein Rennwagen mit mehreren hundert Stundenkilometern entlangfährt.

Folgendes Thema kehrt in der Medizin immer wieder: Über 200 Millionen Menschen weltweit leiden an Makuladegeneration. In den USA erkrankt jeder zehnte über 50-Jährige daran. Denn hier haben wir ein weiteres neuronales System, das an seine Grenzen stößt und mit zunehmendem Alter störanfällig wird: Die Makula – jener Teil unseres visuellen Systems, der für das Farbensehen und die Wahrnehmung feiner Details besonders wichtig ist – hat den höchsten Stoffwechselbedarf in unserem Körper. Sobald Licht auf die Makula fällt, werden die Photorezeptorzellen ununterbrochen aktiviert. Daher erhöht alles, was die Versorgung der Makula mit Nährstoffen beeinträchtigt (wie beispielsweise Zigarettenrauchen, Gefäßerkrankungen oder Leben in großen Höhenlagen) oder ihren Nährstoffbedarf erhöht (zum Beispiel längere Lichtexposition, blaues Licht oder Entzündungen), das Risiko für eine Makuladegeneration.

All unsere superfein abgestimmten neuronalen Subnetzwerke, die im Lauf der Evolution durch eine jahrmillionenlange Leistungsselektion perfektioniert wurden, sind mit zunehmendem Alter einem hohen Risiko ausgesetzt. Dazu gehören sehr verschiedene Netzwerke:

- das Netzwerk, das unsere Neuroplastizität vermittelt und bei der Alzheimer-Krankheit beeinträchtigt wird,
- das Netzwerk, das unsere motorische Modulation vermittelt und bei der Parkinson-Krankheit und parkinsonähnlichen Erkrankungen wie beispielsweise der progressiven supranukleären Lähmung degeneriert,
- das Netzwerk, das unsere motorische Kraft vermittelt und bei ALS degeneriert,
- und das Netzwerk, das unser feines zentrales Sehvermögen vermittelt und dessen Leistung bei einer Makuladegeneration nachlässt.

Jedes dieser Netzwerke hat sein ganz besonderes »Angebot und Nachfrage«-Profil und seine individuellen Schwachstellen, die am ehesten zu einer Dysregulation des Systems führen können. Diese Schwachstellen sind aber gleichzeitig auch unsere Ansatzpunkte für eine wirksame Krankheitsvorbeugung und Therapie.

Angebot und Nachfrage

Konzeptionell gesehen ist unsere Aufgabe im Kampf gegen neurodegenerative Erkrankungen eigentlich ganz einfach: Wir müssen für jede Krankheit das Angebot an Nährstoffen und/oder Sauerstoff und den Bedarf (der sich unter anderem auch durch altersbedingte Veränderungen ändern kann) ermitteln und dann mit einem personalisierten, präzisen Behandlungsprotokoll dafür sorgen, dass der Bedarf wieder durch das Angebot gedeckt wird.

In der Praxis gibt es da noch einiges zu tun, denn wir sind uns noch lange nicht über all die vielen verschiedenen Belastungen im Klaren, denen unser Gehirn ausgesetzt ist, und wir wissen auch nicht, einen wie großen Beitrag sie zur gesamten Belastungssituation leisten. Mithilfe von Patientendaten und künstlicher Intelligenz (KI) lässt sich dieses Problem aber durchaus lösen. Und in der Zwischenzeit können wir vielen Menschen in medizinischen Notsituationen helfen, indem wir die Informationen über diese verschiedenen Netzwerke nutzen, die uns bereits vorliegen.

Zum Beispiel weiß man inzwischen, dass die Achillesferse des motorischen Modulationsnetzwerks, das bei der Parkinson-Krankheit degeneriert, eine bestimmte Gruppe von Proteinen in den Mitochondrien – der sogenannte Atmungskomplex I – ist. Die Aufgabe dieses Atmungskomplexes besteht darin, die Umwandlung von Nahrung in Energie für Ihre Zellbatterien in Gang zu setzen. Alles, was diesen Prozess hemmt, kann zur Entstehung von Parkinson führen; inzwischen weiß man, dass es in dieser Hinsicht gleich mehrere häufige »Übeltäter« gibt: unter anderem organische Giftstoffe wie Trichlorethylen (TCE), ein in der Elektronikfertigung und der chemischen Reinigung verwendeter Entfetter, das Herbizid Paraquat und möglicherweise auch noch ein weiteres häufig verwendetes Herbizid namens Glyphosat.[16] Natürlich sollten wir uns nicht erst dann über diese chemischen Substanzen Gedanken machen, wenn bei uns bereits

Symptome einer Parkinson-Krankheit aufgetreten sind. Es ist für uns alle ratsam, uns so früh wie möglich auf diese Toxine testen zu lassen, um diesen und anderen Erkrankungen von vornherein vorbeugen zu können.

Bei Alzheimer ist das Subnetzwerk für Neuroplastizität gefährdet – jene biochemische Funktion unseres Gehirns, die es uns ermöglicht, neue Informationen zu lernen, dieses Wissen für Änderungen unseres Verhaltens zu nutzen, uns zu ernähren und unsere Feinde zu überlisten. Dieses Netzwerk ist der Speicherort für eine enorme Menge an Erinnerungen. Ihr Gehirn kann 2,5 Petabyte an Daten (das sind 2,5 Millionen Gigabyte) speichern, was der Kapazität von mehreren tausend Heimcomputern entspricht. Es ist also eine Art Supercomputer, der so wenig Energie braucht, wie wir sie zum Betreiben einer kleinen Glühbirne benötigen. Der Preis, den wir für diese hohe Leistungsfähigkeit zahlen müssen, ist jedoch ein langfristiger Abbau: Das System, das die Erzeugung und Aufrechterhaltung dieser Erinnerungen ermöglicht, versagt mit zunehmendem Alter häufig, und meistens ist die Alzheimer-Krankheit daran schuld.

Durch alles, was die *Versorgung* dieses Netzwerks (also das Angebot) verringert oder die *Anforderungen* daran (die Nachfrage) erhöht, steigt Ihr Risiko für einen kognitiven Abbau. Ich werde an späterer Stelle noch näher auf diese Themen eingehen; aber es ist durchaus sinnvoll, wenn Sie sich jetzt schon einmal vor Augen halten, wie das Zusammenspiel zwischen Angebot und Nachfrage das empfindliche Gleichgewicht unseres Gehirns beeinflusst, das auf sofortige Hochleistung ausgelegt ist – allerdings auf Kosten eines langfristigen Schutzes.

An erster Stelle auf der Versorgungsliste für Ihre Gehirngesundheit steht Energie: Durchblutung, Sauerstoffversorgung, Brennstoff (Glukose oder Ketone) und die Funktion der Mitochondrien (Ihrer »Zellbatterien«) sind die wichtigsten Faktoren, von denen Ihr Alzheimer-Risiko abhängt. Eine verminderte Durchblutung (wie sie beispielsweise bei Vorhofflimmern auftritt), eine verminderte Sauerstoffversorgung (häufig bei Schlafapnoe), eine verminderte Mitochondrienfunktion (durch Quecksilberbelastung und andere Toxine) und eine verminderte Glukoseverwertung (bei Typ-2-Diabetes und Insulinresistenz) sind also allesamt Alzheimer-Risikofaktoren. Umgekehrt verbessern sich die kognitiven Fähigkeiten, wenn man diese Defizite behebt. Das konnte ein internationales Forscherteam im Jahr 2023 in einer randomisierten, doppelblinden, placebokontrollierten Humanstudie mit Stoffwechselaktivatoren wie L-Serin, Nicotinamid-Ribosid, N-Acetyl-L-Cystein und L-Carnitin-Tartrat nachweisen.[17]

An zweiter Stelle auf der Versorgungsliste stehen trophische Faktoren – also Faktoren, die das Überleben und die Regeneration von Zellen unterstützen. Es gibt drei verschiedene Arten von trophischen Faktoren: Nährstoffe (wie Vitamin D), Hormone (wie Östradiol) und Neurotrophine (wie beispielsweise der Wachstumsfaktor BDNF). Wie zu erwarten, erhöht eine Abnahme dieser Faktoren das Alzheimer-Risiko, während eine Supplementierung zu einer Verbesserung der kognitiven Fähigkeiten führt.

Der drittwichtigste Faktor auf der Versorgungsliste sind Neurotransmitter. Der wichtigste Neurotransmitter für unser Gedächtnis ist Acetylcholin. Auch hier steigt – wie zu erwarten – durch eine zu geringe Cholinzufuhr (Vitamin B_4, ein Baustein von Acetylcholin, ist unter anderem in Eiern, Leber, Fisch und Kohlgemüse enthalten) das Alzheimer-Risiko.[18] Daher ist es besorgniserregend, dass die meisten Menschen ihrem Körper zu wenig Cholin zuführen.

Und welche Faktoren erhöhen die Anforderungen an das Subnetzwerk der Neuroplastizität? Hier spielen vor allem Entzündungsprozesse eine Rolle, und ausgerechnet Amyloid – seit über 30 Jahren als »Ursache« von Alzheimer verschrien[19] – ist in Wirklichkeit ein Bestandteil unseres angeborenen Immunsystems (und zwar des älteren, weniger spezifischen Teils). Amyloid ist ein antimikrobielles Peptid. Wenn Ihr Gehirn also das für Alzheimer charakteristische Amyloid-beta produziert, versucht es damit nicht, bei Ihnen Alzheimer zu *verursachen*, sondern Krankheitserreger, die für Ihr Gehirn gefährlich werden könnten, zu umzingeln, einzuschließen und zu zerstören. Man kann sich die Alzheimer-Krankheit also als eine Netzwerkinsuffizienz vorstellen, die durch eine Entzündung im Gehirn entsteht – ausgelöst durch eine Infektion oder Autoimmunreaktion. Erschwerend kommt hinzu, dass diese Reaktion Energie erfordert, sodass das Gleichgewicht noch weiter in Richtung Degeneration kippt. Man kann also davon ausgehen, dass alles, was Entzündungen verschlimmert – von schlechter Mundhygiene über einen undichten Darm bis hin zum metabolischen Syndrom und zu immer wiederkehrenden Herpesbläschen –, Ihr Risiko für einen kognitiven Abbau erhöht. Ebenso können Sie damit rechnen, dass die Erkennung und Behandlung dieser Krankheitserreger und die Eindämmung von Entzündungsprozessen sich positiv auf Ihr Alzheimer-Risiko auswirken.

Die zweitwichtigste Herausforderung für das Subnetzwerk der Neuroplastizität sind Toxine (die eigentlich gleich mehrere negative Auswirkungen haben, da sie die Energieversorgung verschlechtern, Entzündungen verursachen, trophische Faktoren und Neurotransmitter beeinträchtigen und unsere Stressbelastung erhöhen können). Es gibt drei verschiedene Arten von Toxinen: anorganische (wie beispielsweise Luftverschmutzung und Quecksilber), organische (wie Anästhetika und Glyphosat) und Biotoxine (wie sie zum Beispiel von Schimmelpilzen produziert werden). Daher spielt Entgiftung für die Prävention und Umkehrung des kognitiven Abbaus eine wichtige Rolle. Das ist allerdings, wie man inzwischen weiß, der schwierigste Teil der Ermittlung und Behandlung negativer Einflussfaktoren, weil es viele Toxine gibt, weil deren Entgiftung Jahre dauern kann und weil der jetzige Behandlungsstandard für die Alzheimer-Demenz Biotoxine als häufige Mitverursacher völlig außer Acht lässt.

Der dritte und letzte Punkt auf der Liste der wichtigsten negativen Faktoren ist Stress. Häufige Formen und Ursachen von Stress – beispielsweise Angstzustände, Depressionen und Schlafstörungen – sind allesamt Indikatoren dafür, dass das Nervensystem überlastet ist und sich nicht mehr richtig koordinieren kann. Wir haben schon öfters beobachtet, dass Patienten, die gut auf eine Behandlung ansprechen, bei ihrem Genesungsprozess einen großen Rückschlag erleiden, wenn sie unter Stress stehen. Das gilt vor allem für diejenigen, bei deren Demenzerkrankung Toxine eine vorherrschende Rolle spielen. Nachtflüge, schwierige Beziehungen, chirurgische Eingriffe, Unfälle – all das verschlimmert den kognitiven Verfall sehr häufig. Im Gegensatz dazu sind Meditation, Yoga, besserer Schlaf und andere Strategien zum Stressabbau ein wichtiger Bestandteil eines optimalen Behandlungsprotokolls.

Vorbeugen ist besser als Heilen

Insgesamt sagt uns diese neue Erkenntnis über neurodegenerative Erkrankungen als Netzwerkinsuffizienzen, die (gemäß dem Konzept der »antagonistischen Pleiotropie«, das George Williams bereits Mitte des letzten Jahrhunderts entwickelt hat) durch die evolutionäre Selektion zugunsten von Leistung statt Dauerhaftigkeit entstanden sind und sich durch die Belastungen unseres modernen Lebens noch verschlimmern, sehr viel: Sie verrät uns nämlich, wie wir Risiken einschätzen und nach welchen Kriterien wir Patienten mit Symptomen eines kognitiven Abbaus beurteilen können. Außerdem erklärt sie, warum es so unterschiedliche Risikofaktoren gibt, und zeigt uns, wie man Krankheitsprozesse rückgängig machen kann.

Doch was vielleicht am allerwichtigsten ist: Aus dieser Erkenntnis geht hervor, wie man *symptomatischen* neurodegenerativen Erkrankungen vorbeugen kann – und zwar durch eine Therapie, die sowohl der Alterung des Gehirns als auch kumulativen Belastungen vorbeugt, lange bevor der Kipppunkt von Wohlbefinden zu Krankheit erreicht ist. Damit ersparen wir uns die derzeitige Vorgehensweise, die mit der Behandlung bis zu den späteren, schwerer behandelbaren Demenzstadien wartet (die normalerweise einfach nur deshalb eintreten, weil die Menschen nicht glauben, dass man gegen Demenz etwas tun kann).

Die Vorbeugung von Symptomen der Gehirnalterung mag schwierig, ja sogar unmöglich erscheinen; doch in Wirklichkeit hat dieser Ansatz erstaunliche Ähnlichkeit mit dem Vorgehen, das uns vor Alzheimer und anderen neurodegenerativen Erkrankungen schützt. Der Hauptunterschied zwischen diesen beiden Vorgehensweisen besteht darin, dass die Alzheimer-Diagnose eine gewisse Entzündung voraussetzt (da das Amyloid Teil einer Entzündungsreaktion ist), während bei altersbedingten Gehirnveränderungen, die nichts mit Alzheimer zu tun haben, eher eine energetische Insuffizienz im Mittelpunkt des Geschehens steht. Somit sind die Vorbeugung von Alzheimer und die Vorbeugung der Gehirnalterung von ihrer Konzeption her nahezu identisch.

Wenn wir diesem Alterungsprozess vorbeugen und die Belastungen, denen unser Gehirn im Lauf unseres Lebens ausgesetzt sind, eindämmen, brauchen wir uns keine Sorgen mehr über Krankheiten wie Alzheimer zu machen. Wir können ein Leben lang leistungsfähig bleiben und uns mindestens 100 Jahre lang eines funktionstüchtigen Gehirns erfreuen.

2

Wie zusätzliche Belastungen die Gehirnalterung beschleunigen

Niemand kann dem Altern entgehen.

Zumindest bekommen wir das schon seit langer, langer Zeit zu hören. Und bei allem Respekt gegenüber meinen Kollegen aus der Wissenschaft, die behaupten, dass das nicht unbedingt so sein muss, gibt es immer noch keine *schlüssigen* Beweise dafür, dass wir in naher Zukunft in einer alterslosen Welt leben werden.[1] Das bedeutet aber nicht unbedingt, dass der Alterungsprozess so aussehen muss, wie wir es vielleicht befürchten – schon gar nicht, wenn es um die Gehirnalterung geht.

Altern ist ein biologischer Prozess, der oft mit der chronologischen Anzahl der Jahre korreliert, die wir auf diesem Planeten verbringen. Er wird aber nicht durch diese Jahre *verursacht*. Wir alle kennen Menschen, die älter aussehen und sich älter verhalten, als sie sind. Und heutzutage begegnen uns auch immer mehr Menschen, die viel jünger aussehen und sich viel jünger verhalten, als sie sind. Intuitiv wissen wir also, dass Alter und Altern nicht gleichbedeutend sind. Altern – zumindest so, wie wir den Begriff im weiteren Verlauf dieses Buches verwenden werden – ist nichts, was in einem genau festgelegten Tempo abläuft, sondern eine variable Verschlechterung physiologischer Funktionen. In diesem Buch werden wir hauptsächlich über Funktionen sprechen, die mit der Kognition zusammenhängen – obwohl es, wie wir noch sehen werden, nicht sinnvoll ist, unseren Körper von unserem Gehirn zu trennen, da auch das Altern in anderen Bereichen unseres Körpers sich ziemlich rasch auf unsere kognitiven Fähigkeiten auswirkt.

Lange Zeit glaubte man, dass die frühesten Lebensformen, die es auf der Erde gab, nicht alterten. Inzwischen wurde jedoch nachgewiesen, dass sogar Bakterien einen Zustand durchlaufen, der auf molekularer Ebene große Ähnlichkeit mit dem Altern hat. Somit ist der Alterungsprozess nach dem Konzept der antagonistischen Pleiotropie – jenem uralten Kompromiss, sofortige Leistungsfähigkeit auf Kosten von Langlebigkeit und Schutz zu erreichen – teilweise wahrscheinlich bereits bei den frühesten Lebensformen der Welt entstanden.[2]

Das Altern spielt bei den krankheitsverursachenden Ungleichgewichten, die ich in Kapitel 1 erwähnt habe, eine sehr wichtige Rolle. Ein Körper, der schneller altert, kann weniger gut Insulin verarbeiten, Toxine von sich fernhalten oder ausscheiden und Krankheitserreger abwehren. Er ist anfälliger für Genmutationen, die für das Überleben in unserer modernen Welt möglicherweise nicht förderlich sind, und auch nicht mehr so gut in der Lage, die neurotrophen Faktoren zu produzieren, die alle unsere Systeme regulieren – einschließlich derjenigen, die unsere Reaktion auf Stress steuern, wie beispielsweise Cortisol. Daher kann man das Altern als »integrative Belastung« betrachten, die alle Körpersysteme betrifft.

Man darf aber nicht vergessen, dass kognitiver Abbau und Neurodegeneration auch unabhängig vom Alterungsprozess auftreten können – der Verlust unserer kognitiven Fähigkeiten kann nämlich auch einfach eine Folge von Schädigungen (zum Beispiel Infektionen und Toxinen) sein, denen wir ausgesetzt sind. Die Bekämpfung des Alterns ist zwar ein sehr guter Anfang, um kognitiven Abbau zu verhindern; doch wenn wir 100 Jahre lang mit der Fähigkeit leben möchten, zu denken und zu argumentieren, uns zu erinnern und Probleme zu lösen, uns an neue Ideen und Umgebungen anzupassen und schnelle, logische

Entscheidungen zu treffen, können wir uns nicht nur auf den biologischen Alterungsprozess konzentrieren. Wir müssen auch die kumulativen Belastungen berücksichtigen, denen unser Gehirn im Laufe unseres Lebens ausgesetzt ist.

Doch das Gute an der Sache ist: Alles, was wir tun, um uns vor diesen Belastungen zu schützen, scheint sich auch positiv auf den Alterungsprozess auszuwirken – das heißt: Dadurch verlangsamen wir die integrativen Belastungen so weit, dass sie keinen so großen Risikofaktor für einen kognitiven Abbau mehr darstellen. Und dann ist unser Gehirn gut dafür gerüstet, solche Belastungen auch im Alter von 80, 90, 100 oder mehr Jahren noch problemlos zu bewältigen.

Das süßeste Gift

Eine der häufigsten Fragen, die mir gestellt werden, lautet: »Was ist das Wichtigste, was man tun kann, um Gehirnalterung und kognitivem Verfall vorzubeugen?«

Ich erkläre den Leuten dann immer, dass es dabei nicht um *eine einzige* Vorbeugungsmaßnahme geht. Wie wir bereits besprochen haben, gibt es sechs Hauptgruppen von Einflussfaktoren: drei Angebotsbedürfnisse und drei Belastungen, die die Nachfrage erhöhen. Diese Faktoren müssen wir berücksichtigen, um unser metastabiles Gehirn zu schützen und gleichzeitig seine volle Leistungsfähigkeit zu erhalten; und jede dieser sechs Gruppen umfasst viele negative Einflussfaktoren, sodass bei jedem Menschen andere Aspekte zu einem etwaigen Ungleichgewicht beitragen. Es gibt jedoch einen Faktor, der sich auf alle sechs Gruppen auswirkt. Wenn Sie sich also für eine einzige Vorbeugungsmaßnahme entscheiden *müssten,* die den größten Einfluss hat – einen wichtigen Feind, den es zu besiegen gilt –, dann wäre das der Zucker. (Auf das Thema Ernährung und Nährstoffe werde ich in Kapitel 7 noch näher eingehen.) Zucker ist das biochemische Äquivalent von einer Million Jahren Evolution, komprimiert auf einen Zeitraum von 30 Minuten: So wie die DNA unserer Vorfahren im Laufe von Jahrmillionen aufgrund ihrer Leistungsfähigkeit und zuungunsten ihrer Langlebigkeit selektiert wurde, wählen wir Zucker als Nahrungsmittel für einen kurzen Energieschub – auf Kosten unserer Lebenserwartung und unserer geistigen Leistungsfähigkeit.

Leider ist es gar nicht so einfach, auf Zucker zu verzichten. Wir sind von unserer Evolution her darauf programmiert, ihn zu lieben, weil er uns einen ungeheuer schnellen Energieschub verschafft – genau die Art von Elan, den unsere Vorfahren brauchten, um in einer Welt zu überleben, in der kurzfristige Leistungsfähigkeit – vom evolutionären Standpunkt aus gesehen – Vorrang vor langfristigem Schutz hatte. Das wäre nicht möglich gewesen, wenn wir uns nicht zu so schnellen Insulinproduzenten entwickelt hätten. (Insulin stärkt die Fähigkeit der Skelettmuskulatur, mitochondriales Adenosintriphosphat [ATP] – die Quelle des größten Teils der Energie in unseren Zellen – zu produzieren.) In unserer modernen Welt haben wir jedoch gelernt, Zucker effizient zu verarbeiten, ihn in alle möglichen essbaren Produkte hineinzustopfen und zusätzlich sogar noch auf und in Lebensmittel und Getränke zu streuen, von denen wir irgendwie glauben, dass sie von Natur aus nicht »süß genug« sind.

Die Auswirkungen von Zucker auf den Alterungsprozess lassen sich am größten Organ des menschlichen Körpers leicht beobachten: unserer Haut, die oft widerspiegelt, was in unseren anderen Körpersystemen vor sich geht. Glukose und Fruktose gehen chemische Verbindungen mit den Fasern von Kollagen und Elastin (den wichtigsten Strukturproteinen unserer Haut) ein, wodurch sich die Fasern nicht mehr so gut reparieren können und die benachbarten Proteine spröde und brüchig werden. Dieser Prozess, der zur Entstehung fortgeschrittener Glykationsendprodukte (AGEs) führt, findet im gesamten Körper statt – auch im Gehirn, wo AGE-Rezeptoren eine wichtige Rolle bei der Entzündung von Amyloid und seinen negativen Auswirkungen auf das

Gedächtnis spielen. Am deutlichsten lässt sich dieser Prozess jedoch an der Haut beobachten, unter anderem deshalb, weil er durch ultraviolettes Licht noch verstärkt wird.[3]

Wenn Zucker nur unseren Alterungsprozess beschleunigen würde, wäre das schon schlimm genug; aber er beschleunigt auch unabhängig davon die Entstehung von Krankheiten.

Die meisten Menschen würden, wenn man sie nach den chronischen Folgen eines übermäßigen Zuckerkonsums fragte, wahrscheinlich an Diabetes denken, den sie vielleicht mit vielen körperlichen Krankheitssymptomen in Verbindung bringen: zum Beispiel Sehstörungen, einem tauben Gefühl in den Gliedmaßen, Erschöpfung, trockener Haut, Infektionsanfälligkeit und zu langsamer Wundheilung. Und damit liegen sie auch gar nicht so falsch. Zurzeit leiden weltweit fast 500 Millionen Menschen an Diabetes, und bis 2050 wird ein Anstieg auf etwa 725 Millionen Diabetiker erwartet.[4] Wenn *ich* jedoch an Zucker denke, kommen mir sofort die verheerenden Auswirkungen dieses *Gifts* auf unser Gehirn in den Sinn. (Ja, ich bin in dieser Hinsicht genau der gleichen Meinung wie Dr. Robert Lustig, der Spezialist für hormonelle Störungen bei Kindern, der Zucker schon seit Jahrzehnten als Gift bezeichnet.)[5]

Insulinresistenz – eine verminderte biologische Reaktion auf Insulin, die auftritt, wenn Zellen immer wieder durch dieses Hormon stimuliert werden und ihre Fähigkeit, darauf zu reagieren, daher herunterregulieren – hat einen tiefgreifenden Einfluss darauf, wie Gehirnzellen Energiequellen in Arbeit umwandeln. Wenn die Insulinsignalisierung beeinträchtigt ist, wirkt sich das auch negativ auf die Zellkommunikation und das Überleben der Zellen aus. Insulinmangel schränkt bekanntermaßen auch die gesunde Funktion von Zehntausenden verschiedener Peptide und Proteine im menschlichen Körper ein, darunter Amyloid-beta und Tau. Und Amyloid-beta- und Tau-Ablagerungen im Gehirn sind zwei typische Merkmale der Alzheimer-Krankheit.[6]

Tatsächlich gibt es mehrere direkte Zusammenhänge zwischen Zucker und Alzheimer:

Erstens: Wenn Glukose im Blut Ihren Insulinspiegel in die Höhe treibt, muss Ihr Körper das Insulin abbauen, um eine Hypoglykämie (Unterzuckerung, die das Gehirn schädigt) zu vermeiden. Das geschieht mithilfe von Insulysin – auch als »Insulin abbauendes Enzym« (kurz: IDE) bezeichnet. Dieses Enzym baut in einem gesunden, gut funktionierenden Gehirn auch Amyloid ab. Bei einem zu hohen Insulinspiegel sammelt sich jedoch Amyloid im Gehirn an, da das IDE zu sehr mit dem Abbau von Insulin beschäftigt ist.

Zweitens ist das typische Bild von Alzheimer im klassischen PET-Scan (dem Fluor-O-Desoxyglukose-PET) das Ergebnis einer Insulinresistenz: Im Temporallappen und Parietallappen wird weniger Glukose verwertet, sodass das Muster beim Scannen des radioaktiven Tracers auf jeder Seite Ihres Gehirns wie ein L aussieht, das entlang Ihrer Schläfen und von Ihren Ohren nach oben verläuft.

Drittens erhöhen Typ-2-Diabetes, Prädiabetes, Präprädiabetes (Insulinresistenz) und das metabolische Syndrom – allesamt Zustände mit verminderter Insulinsignalisierung – das *gesamte* Alzheimer-Risiko. Das Amyloid bei Alzheimer blockiert die Signalübertragung der Insulinrezeptoren sogar; die Amyloidproduktion ist also nicht nur eine Schutzreaktion auf Mikroben, sondern auch eine regulierende Reaktion auf hohe Insulinspiegel.

Viertens gehört Insulin zu den trophischen Faktoren für Neuronen, sodass der Verlust der Insulinsignalisierung aufgrund von Insulinresistenz auch unsere neuronale Unterstützung untergräbt.

Fünftens bindet sich Glukose in einem als »nichtenzymatische Glykierung« bezeichneten Vorgang an viele Proteine (einschließlich Hämoglobin; deshalb ist A1c so ein gutes Maß für Ihren durchschnittlichen Blutzuckerspiegel der letzten Monate), Fette und andere Zellmoleküle, verändert deren Form und Funktion, aktiviert Ihr Immunsystem und führt zu Entzündungen und zur Bildung von Autoantikörpern.

Ich möchte nicht zu lange auf diesem Thema herumreiten; aber es ist wichtig, sich darüber klar zu werden, dass Zucker tatsächlich eine enorme Belastung für unsere kognitiven Fähigkeiten darstellt. Und was ich gerade beschrieben habe, sind leider nur einige von vielen Wegen, auf denen eine Dysregulation von Glukose und Insulin zur Neurodegeneration führen kann.[7]

Erschwerend kommt noch hinzu, dass an die Stelle des Zuckers, den wir aufnehmen, mittlerweile hauptsächlich Maissirup mit hohem Fruktosegehalt getreten ist. Manche Menschen bezeichnen diese klebrige Substanz euphemistisch als »genau wie Zucker«, wohinter die Vorstellung steckt, dass wir alle an normalen Zucker (Saccharose) gewöhnt sind und dieser eigentlich gar nicht so schlecht ist(!). Doch so gefährlich Zucker auch sein mag – Fruktose ist sogar noch schädlicher für unsere Gesundheit. Wie Prof. Richard Johnson von der University of Colorado gezeigt hat, gibt es erstaunlich viele Parallelen zwischen den Auswirkungen des Fruktosestoffwechsels auf das Gehirn und dem Frühstadium der Alzheimer-Krankheit – und diese Parallelen erstrecken sich sogar auf die Gehirnbereiche, die am stärksten davon betroffen sind.[8] Und erinnern Sie sich noch an die AGEs – diese schädlichen Substanzen, die den Alterungsprozess beschleunigen? Beim Vorhandensein von Fruktose werden diese AGEs ungefähr zehnmal schneller gebildet als bei Glukose![9]

Manchen Lesern mag das paradox erscheinen: Schließlich wird Zucker in Energie umgewandelt, unser Gehirn braucht viel Energie und zu wenig ist genauso problematisch wie zu viel. Aber bei einem Menschen, der sich gesund ernährt, verfügt der Organismus über jede Menge Glukose, die er verbrennen kann. Wenn wir unserem Körper noch mehr Zucker zuführen, ist das vergleichbar mit einem Auto, dessen Tank bereits voll ist und den man trotzdem weiter mit Benzin vollzutanken versucht, sodass er überläuft!

Ja, Zucker ist der große Buhmann. Aber er ist nicht der einzige. Den »Big Boss« auszuschalten, ist ein wichtiger erster Schritt, aber gleichzeitig fast so etwas wie eine »unendliche Geschichte«: Um sich ein altersloses Gehirn zu sichern, müssen Sie alle Feinde besiegen; und das können Sie auch. Zum Glück müssen Sie ja nicht gegen sämtliche Kontrahenten auf einmal antreten. Unser Leben ist lang und unser Körper ist widerstandsfähig. Sie können die Sache also ganz langsam angehen lassen. Zucker ist ein wichtiger erster Gegner; aber es gibt auch noch andere negative Einflussfaktoren, die das Gehirn schädigen und an denen wir arbeiten müssen.

Giftige Todesengel unseres Gehirns

Weitere häufige Einflussfaktoren, von denen man heute weiß, dass sie zur Entstehung von Demenz beitragen, sind Giftstoffe – aber das hat nichts mit jener beliebten Filmszene zu tun, in der »der Bösewicht in ein Fass mit giftigen Chemikalien fällt«, sondern vielmehr mit den winzig kleinen Belastungen, denen Sie heutzutage wahrscheinlich ausgesetzt sind – in Ihrem eigenen Zuhause, auf dem Weg zur Arbeit und am Arbeitsplatz. Wie bereits erwähnt, lassen sich diese Toxine in drei Gruppen unterteilen: anorganische (wie beispielsweise Luftverschmutzung und Quecksilber), organische (wie Anästhetika und Glyphosat) und Biotoxine (wie die von Schimmelpilzen gebildeten Mykotoxine, zum Beispiel Trichothecene, Ochratoxin A, Gliotoxin, Zearalenon und Citrinin). Mit diesen verschiedenen Kategorien werden wir uns in Kapitel 11 noch näher befassen; aber bevor wir dazu kommen, möchte ich Sie darauf hinweisen, dass sich Toxine – genau wie Zucker – unmittelbar auf die Gehirnalterung auswirken und sich außerdem als Mitverursacher von Krankheiten in unserem Körper ansammeln.

Eine Toxinbelastung kann zum Beispiel durch die Ausgasung flüchtiger organischer Verbindungen in neu gekauften Möbeln, Teppichen, Farben und Kleidungsstücken entstehen. Dazu gehören auch die chemischen Bestandteile von Feinstaub in der Luft, die Sie einatmen, wenn Sie nach draußen gehen. Tatsächlich stammt ein Drittel der Feinstaubbelastung in den USA von Bränden, die noch nicht einmal unbedingt in unserer Nähe ausbrechen müssen, um unsere Luft zu verschmutzen. Außerdem gehören dazu Arsen, Blei, Nitrate, chlorierte Desinfektionsnebenprodukte, Uran und polyfluorierte Alkylsubstanzen (die leider nur allzu oft im kommunalen Trinkwasser zu finden sind), Insektizide, Pestizide und Herbizide. Die Exposition gegenüber diesen und anderen potenziellen »Dementogenen« – und vor allem die langfristige Speicherung dieser Toxine im Gehirn, in den Knochen, in inneren Organen und im Blut – wird zunehmend mit der Entstehung von Demenz in Verbindung gebracht.[10]

Inzwischen weiß man, dass solche Toxine ein besonderes »Talent« dafür haben, die Muster bestimmter Moleküle, genauer gesagt der Methylgruppen, zu verändern. Diese Methylgruppen lagern sich an der DNA an und modulieren das Genverhalten. Das ist genau die Art von »epigenetischer« Dysregulation, die viele Forscher mittlerweile für eine wichtige, wenn nicht sogar die Hauptursache der Zellalterung halten.[11] »Epigenetische« Veränderungen sind solche, die die Auslesung Ihrer DNA beeinflussen – sich also darauf auswirken, welche Gene in jeder Zelle ein- oder ausgeschaltet werden. Außerdem können diese Veränderungen auch in Spermien und Eizellen überleben, sodass die Auswirkungen einer toxischen Belastung in einer Generation an die nächste, übernächste und darauffolgende Generation weitergegeben werden können.[12] In einer Umgebung, die sich von einer Generation zur nächsten nicht wesentlich verändert hat, könnte die epigenetische Vererbung die Nachkommen bereits Generationen vor ihrer Geburt auf das Überleben unter entsprechenden Bedingungen vorbereiten.[13] So haben Untersuchungen beispielsweise gezeigt, dass Kindheitstraumata zu den am stärksten generationenübergreifend übertragbaren Erfahrungen gehören;[14] und sie manifestieren sich oft in Form von Angstzuständen und angstähnlichen Verhaltensweisen.

Möglicherweise liegt das daran, dass in einer sehr gefährlichen Welt junge Menschen, denen durch die Erfahrungen ihrer Vorfahren ein etwas risikoscheueres Verhalten einprogrammiert wurde, früher bessere Chancen hatten, das Erwachsenenalter zu erreichen und sich fortzupflanzen. Doch in einer sich stark verändernden Umgebung – zum Beispiel in einer Welt, in der die Industrialisierung schnell voranschreitet und in der wir mit allen möglichen neuen Giftstoffen konfrontiert werden – könnte ein Epigenom, das sich sehr gut »erinnern« kann, unser Untergang sein. Die Toxine, denen unser Gehirn heutzutage ausgesetzt ist, sind schon schlimm genug, auch ohne dass wir uns zusätzlich noch mit den Giftstoffen auseinandersetzen müssen, mit denen sich unsere Großeltern und Urgroßeltern herumschlagen mussten.

Es besteht wenig Hoffnung, allen Giftstoffen dieser Welt aus dem Weg gehen zu können; doch zum Glück verfügt unser Körper über ein dynamisches System, mit dessen Hilfe er die vielen Toxine, denen wir ausgesetzt sind, immer wieder ausscheidet, bindet oder inaktiviert. Daher ist es für uns alle sinnvoll, über die toxische Belastung unseres Körpers Bescheid zu wissen und dafür zu sorgen, dass wir den Kipppunkt unseres Gleichgewichts nicht durch die Ansammlung von noch mehr schädlichen Substanzen überschreiten.

Von Krankheitserregern und den unzähligen Kleinlebewesen in unserem Körper

Wenn Sie zu den vielen Millionen Menschen gehören, die während einer COVID-19-Infektion unter »Gehirnnebel« gelitten haben, dann wissen Sie, wie sehr ein Krankheitserreger – in diesem Fall das neuartige Coronavirus, das vor ein paar Jahren eine globale Epidemie ausgelöst hat – Ihr Gedächtnis und Ihre Konzentrationsfähigkeit beeinträchtigen kann. Doch was Ihnen vielleicht nicht bewusst ist: Diese und andere neurokognitive Symptome können bei dem beschleunigten biologischen Alterungsprozess, der bei Menschen nach einer schweren Corona-Infektion häufig eintritt, eine wichtige Rolle spielen.[15] Das ist eines von vielen Beispielen dafür, wie Viren, Bakterien, Pilze und Parasiten unseren Körper »kapern« und unseren Alterungsprozess negativ beeinflussen können.[16]

Wie gesagt: Wenn Krankheitserreger wie das Coronavirus (das COVID verursacht) nur den Alterungsprozess beschleunigen würden, wäre das schon schlimm genug. Aber solche Pathogene können leider auch direkt Krankheiten verursachen bzw. bereits bestehende Erkrankungen verschlimmern. Wenn Patienten, die bereits an einer Demenz litten, beispielsweise an COVID erkrankten, beschleunigte sich dadurch die strukturelle und funktionelle Verschlechterung ihres Gehirns. In einer Studie klagten alle Patienten ein Jahr nach ihrer Genesung von COVID-19 über deutlich mehr Fatigue, Depressionen, Aufmerksamkeits- und Gedächtnisverlust, Sprachschwierigkeiten und andere Probleme. Und Gehirnscans zeigten, dass bei diesen Patienten dann auch tatsächlich mehr Gehirnzellen abstarben – weit mehr, als bei einem normalen Verlauf ihrer Demenz zu erwarten gewesen wäre.[17]

Und leider kann COVID auch bei Menschen, bei denen noch keine Neurodegeneration vorliegt, massive Schäden an den Gehirnzellen verursachen. Deshalb kam es bei vielen jungen, scheinbar gesunden Menschen schon nach einer einzigen Corona-Infektion zu akuten Nervenzellverlusten.[18]

Es gibt viele besorgniserregende Parallelen zwischen COVID-19 und Alzheimer. Wenn das Virus, das COVID verursacht, vom Immunsystem früh genug bekämpft und beseitigt wird, zieht diese Infektion normalerweise nur geringe langfristige Folgen nach sich. Doch leider reagiert unser angeborenes Immunsystem in vielen Fällen übermäßig stark auf das Coronavirus, denn dieses Virus verfügt über einen raffinierten Mechanismus, mit dessen Hilfe es sich in unseren Zellen tarnen und unsere angeborene Immunreaktion dadurch verzögern kann.[19] Und wenn das Immunsystem dann schließlich in Gang kommt, ist es bereits überfordert, und unser Körper wird mit Zytokinen überschwemmt – jenen lebenswichtigen Botenproteinen, die dem Immunsystem signalisieren, dass es einen Feind zu bekämpfen gibt, die aber eben leider auch dazu führen können, dass das Immunsystem überaktiv wird und nicht nur eindringende Krankheitserreger, sondern auch gesunde Zellen angreift. Dieses Phänomen bezeichnet man als »Zytokinsturm«. Ähnlich verhält es sich auch bei der Alzheimer-Krankheit: Das adaptive Immunsystem schafft es nicht mehr, die verschiedenen Belastungen, die auf unseren Körper einstürmen – und zu denen, wie wir heute wissen, auch viele Arten von Krankheitserregern gehören –, abzuwehren. Der Tod wird jedoch nicht durch einen Zytokinsturm verursacht, sondern durch einen »Zytokinschauer«, also eine jahrelange leichte Erhöhung des Spiegels proinflammatorischer (entzündungsfördernder) Zytokine wie beispielsweise Interleukin-1-beta, Interleukin-6, Interleukin-8 und Tumornekrosefaktor alpha.

In den letzten Jahren kam es ziemlich häufig vor, dass Patienten, die wegen eines Abbaus ihrer kognitiven Fähigkeiten behandelt wurden – und auch gute Fortschritte gemacht hatten –, an COVID-19 erkrankten und sich ihre kognitive Leistungsfähigkeit daraufhin wieder verschlechterte. Es scheint auch einige Fälle zu geben, in denen die Verabreichung eines Impfstoffs – obwohl dieser für viele Menschen unbedenklich ist – das Immunsystem aktiviert und einen erneuten kognitiven Abbau auslöst. Das zeigt, wie »anfällig« unser Gehirn ist: Eine gesunde Gehirnfunktion kann schon durch scheinbar minimale Belastungen beeinträchtigt werden.

Im krassen Gegensatz zur früheren Auffassung, dass Gehirnalterung, kognitiver Verfall und neurologische Erkrankungen unvermeidlich sind und man nichts dagegen tun kann, wissen wir aber inzwischen, dass sich solche Rückschläge häufig wieder beheben lassen.

Zum Beispiel habe ich vor Kurzem mit einem Ehepaar gesprochen, das seit einigen Monaten unser ReCODE-Protokoll befolgt. Beim Ehemann, der an Alzheimer im Stadium einer leichten kognitiven Beeinträchtigung leidet, zeigten sich bereits erste Verbesserungen. Die Ehefrau, die sich an das Protokoll hält, um ihren Mann zu unterstützen und gleichzeitig auch etwas für den Erhalt ihrer eigenen kognitiven Fähigkeiten zu tun, stellte fest, dass der mit ihren Long-COVID-Symptomen einhergehende Gehirnnebel dadurch verschwand.

Aber COVID ist natürlich nur einer von vielen Krankheitserregern. Eine aktuelle Studie mit 1,7 Millionen Menschen zeigte einen starken Zusammenhang zwischen im Krankenhaus behandelten Infektionen (wie beispielsweise Lungenentzündung, Harnwegs- oder chirurgische Infektionen) und nachfolgenden Demenzerkrankungen. Das Beunruhigende daran ist, dass dieser Effekt nicht sofort eintritt – der Zeitraum zwischen Infektion und Demenz betrug im Durchschnitt neun Jahre.[20] Parodontitis – eine chronische Infektion, bei der ständig kleine Mengen von Bakterien in den Blutkreislauf eindringen – ist ebenfalls eine tickende Zeitbombe für unsere geistige Gesundheit und erhöht das Alzheimer-Risiko.[21] Das ist auch durchaus nachvollziehbar: Alles, was das angeborene Immunsystem aktiviert und Entzündungen hervorruft, kann zur Alterung des Gehirns und zur Entstehung neurologischer Erkrankungen beitragen.

Diese wichtige Ursache für einen Abbau unserer kognitiven Fähigkeiten wird leider oft ignoriert. Die meisten Neurologen suchen bei Patienten mit altersbedingtem kognitivem Abbau nicht nach Krankheitserregern, und solche Pathogene werden von ihnen auch weder berücksichtigt noch behandelt. Doch zum Glück beginnt sich daran nun allmählich etwas zu ändern: Die Ärzte wissen inzwischen immer mehr über die verschiedenen Mikrobiome – Darm, Mund, Haut, usw. –, und auch die Zusammenhänge werden immer klarer: Da es im menschlichen Körper mehr Bakterien als menschliche Zellen gibt,[22] ist es plausibel, dass diese winzig kleinen Organismen wichtige kommensale Rollen spielen (unter anderem als Wirkstoffe gegen Krankheitserreger).[23] Tatsächlich haben wir Menschen uns nach dem klassischen »Wenn du sie nicht schlagen kannst, dann verbünde dich mit ihnen«-Prinzip so entwickelt, dass wir Bakterien *brauchen*: Ohne Bakterien in unserem Körper würden wir wahrscheinlich höchstens ein paar Tage lang überleben.[24] Das Gleichgewicht zwischen dem Nutzen und dem potenziellen Schaden, den Bakterien uns bringen können, besser zu verstehen – auf dieses Ziel arbeitet heute eines unserer wichtigsten Forschungsgebiete hin.

Auch Protozoen, Würmer und fehlgefaltete infektiöse Proteine (sogenannte Prionen), vor allem aber Pilze können verheerende Auswirkungen auf ein Gehirn haben, das auf Hochtouren arbeitet. Mit diesem Thema werden wir uns in Kapitel 12 noch näher befassen; einstweilen genügt es zu erwähnen, dass die unzähligen winzigen Lebewesen, die uns vom Fötalstadium bis weit nach unserem Tod begleiten, eine wichtige Rolle bei der langfristigen Gesundheit unseres Gehirns spielen.

Energie und ihre Quellen

Angenommen, Sie fahren mit dem Rad bergauf, und hinten hängt ein Anhänger dran. In diesem Anhänger befinden sich Lebensmittel für eine Woche für Ihre ganze Familie, eine Sauerstoffflasche für einen älteren Angehörigen und eine große Tüte Blumensamen, die Sie in Ihrem Vorgarten aussäen möchten. Sie radeln mit maximaler Kraft und im Moment geht es Ihnen noch gut. Allmählich nähern Sie sich Ihrem Zuhause.

Aber angenommen, Sie fahren versehentlich über ein paar Unkräuter, die aus einer Ritze in der Straße hervorwuchern, und zu Ihrem Unglück handelt es sich dabei um *Tribulus terrestris*, auch

Erd-Burzeldorn, Erdsternchen oder Erdstachelnuss genannt – den letzteren Namen verdankt die Pflanze wohl ihren stacheligen, holzigen Früchten, die wie Kletten aussehen und eine unheimliche Anziehungskraft auf Fahrradreifen ausüben. Dabei geht Ihr Hinterreifen kaputt und verliert Luft. Er ist zwar noch nicht ganz platt, aber bis nach Hause sind es noch ungefähr anderthalb Kilometer, und Sie haben einfach keine Kraft mehr für die zusätzliche Anstrengung, die das Fahren mit einem platten Reifen erfordert. Also müssen Sie wohl irgendetwas von Ihrem Gepäck zurücklassen. Vielleicht können Sie später zurückkommen, um es zu holen.

Was würden Sie aus dem Anhänger herausnehmen?

Ja, ich auch. Hoffentlich klaut niemand die große Blumensamentüte, die am Straßenrand zurückbleibt – aber das war eindeutig die richtige Entscheidung. Und nun, da Ihr Anhänger ein bisschen leichter geworden ist, haben Sie *gerade noch genug* Kraft, um nach Hause zu radeln. Wenigstens wird Ihre Familie etwas zu essen haben und Ihr älterer Angehöriger wird atmen können. Und dafür mussten Sie nur einen relativ kleinen Preis zahlen: Sie mussten etwas Schönes, was man zum Überleben aber nicht unbedingt braucht, zurücklassen.

Und genau das Gleiche passiert letztendlich auch dann, wenn wir in unserem Leben auf so eine »Klette« stoßen. Wenn wir verschmutzte Luft einatmen oder mit schädlichen Chemikalien in Berührung kommen. Wenn wir uns eine üble bakterielle Infektion oder Virusinfektion einfangen. Wenn wir sehr vielen solchen Belastungen ausgesetzt sind, wird das Leben schon ein bisschen schwieriger. Und genau dann wird die Energie, die unser Gehirn jung erhält, für uns so wichtig.

In diesem Buch geht es in erster Linie um vier Energiequellen.

Die erste ist eine ausreichende Durchblutung. Wir benötigen rund 750 Milliliter Blut (also so viel, wie in eine Weinflasche hineinpasst) pro Minute: 250 Milliliter fließen durch jede Halsschlagader (um die Frontal-, Temporal- und Parietallappen unseres Gehirns zu versorgen) und 125 Milliliter durch jede Wirbelarterie (damit auch der Hirnstamm, das Kleinhirn und der Okzipitallappen nicht zu kurz kommen). Es ist allgemein bekannt, dass Veränderungen der Gefäßstruktur und -funktion, die der Alterungsprozess mit sich bringt, unsere Durchblutung – und damit auch die jugendliche Funktionsfähigkeit unseres Gehirns – beeinträchtigen.[25]

Eines der wichtigsten Proteine in unserem Blut ist Hämoglobin – eine Substanz in den roten Blutkörperchen, die ein Leben lang Sauerstoff durch unseren Körper transportiert. Eine ausreichende Sauerstoffsättigung (SpO_2) – am besten im Bereich von 96 bis 98 Prozent – ist ein weiterer wichtiger Energieträger für unsere Gehirnfunktion. Allerdings weiß man, dass auch die Sauerstoffverwertung durch den Alterungsprozess beeinträchtigt wird,[26] was einen weiteren erheblichen Nachteil für unsere kognitive Funktion mit sich bringt. Schlafapnoe, Lungenerkrankungen, Herzinsuffizienz, Luftverschmutzung und eine sitzende Lebensweise sind weitere Faktoren, die dieses wichtige Element unserer Energieversorgung beeinträchtigen können.

In Kapitel 1 habe ich darauf hingewiesen, dass unsere Mitochondrien (ein weiterer wichtiger Energieträger) wie fein abgestimmte Rennwagen konstruiert sind; doch die hervorragende Leistung, die diese Organellen erbringen, solange wir noch jung sind, hat leider einen langfristigen Preis: Größe, Volumen, Kraft und Funktionalität der Mitochondrien nehmen mit zunehmendem Alter ab.[27]

Die letzte Energiequelle, die wir in diesem Buch ausführlich besprechen wollen, sind die Rohstoffe – Kohlenhydrate, Fette und Proteine –, die wir unserem Körper mit der Nahrung zuführen. Auch auf die Aufnahme dieser Nährstoffe wirkt sich der Alterungsprozess negativ aus. Man weiß schon seit Langem, dass unser Stoffwechsel mit zunehmendem Alter nachlässt; unser Körper kann diese Roh- bzw. »Brennstoffe« dann einfach nicht mehr so gut in Energie umwandeln.[28]

Wenn wir von der Prämisse ausgehen, dass alle hier genannten Energiequellen durch eine Hunderte Millionen Jahre dauernde Evolution darauf vorbereitet wurden, mit maximaler Kapazität zu arbeiten, und dass ihre Leistungsfähigkeit daher mit zunehmendem Alter nachlässt, ist es eigentlich ganz logisch, dass wir dann auch mit einer Verschlechterung unserer kognitiven Fähigkeiten rechnen müssen. Irgendetwas muss geopfert werden; und ähnlich wie bei der Tüte mit den Blumensamen ist es am folgerichtigsten, auf etwas zu verzichten, was zwar »ganz schön«, aber nicht »unbedingt notwendig« ist.

Aber was fällt in die Kategorie »ganz schön«? Nun ja, zum einen die Fähigkeit, etwas Neues zu lernen. Mit dem, was wir bereits wissen, können wir lange auskommen.

Was noch? Erinnerungen an Dinge, die vor langer Zeit passiert sind. Oder Dinge, die erst gestern passiert sind, aber für den heutigen Tag wahrscheinlich nicht besonders wichtig sind. Oder die Fähigkeit, zu wissen, ob etwas Wichtiges gestern oder vor langer Zeit passiert ist.

Genau das tut unser Gehirn, wenn wir zu wenig Energie haben: Es verwirft alles, was für die gerade anstehende Aufgabe wahrscheinlich nicht sofort wichtig ist; und diese Aufgabe ist *immer* unser Überleben im jetzigen Augenblick. Manchmal sind die Dinge, auf die unser Gehirn verzichtet, tatsächlich nicht so wichtig. Und man darf dabei auch nicht vergessen, dass Erinnerungen keine direkten Rückblicke auf bestimmte Erlebnisse sind, sondern vielmehr eine Neuinterpretation dieser Erlebnisse auf der Grundlage anderer Informationen – vor allem der Erinnerungen, die wir mit anderen Menschen teilen. Wenn es also irgendetwas gibt, das man »am Straßenrand liegen lassen« kann, dann sind es diese gemeinsamen Erinnerungen. Denn als soziale Spezies haben wir uns so entwickelt, dass andere Menschen uns dabei helfen können, uns an wichtige Dinge zu erinnern, wenn wir sie vergessen.

Deshalb vergessen wir so oft Dinge wie das, was wir gestern zu Mittag gegessen haben, was wir am Vortag bei der Arbeit oder in der Schule anhatten oder welche Fernsehsendung wir gestern gesehen haben. Die meisten dieser Fakten sind für unser Überleben nicht wichtig; und wenn sie sich doch als wichtig erweisen sollten, gibt es wahrscheinlich irgendjemanden aus unserem Umfeld, der unserer Erinnerung auf die Sprünge helfen kann. Außerdem ziehen in solchen Situationen heutzutage die meisten Menschen einen kleinen Computer aus der Tasche, überprüfen Fotos, Nachrichten und ihren Terminkalender und finden auf diesem Weg genügend kontextbezogene Hinweise – wenn nicht sogar direkte Beweise –, um sich die benötigten Fakten wieder in Erinnerung zurückrufen zu können. Wir können diese Dinge also getrost am Straßenrand liegen lassen; denn wir können entweder später zurückgehen, um sie zu holen, oder irgendjemand kann uns helfen, sie wiederzufinden.

Und genau deshalb ist dieser nervige kleine Dämon, der uns ins Ohr flüstert, wir sollten uns keine Sorgen um Dinge wie Gedächtnis, Konzentrationsvermögen oder geistige Flexibilität machen, so überzeugend. Denn wir können tatsächlich *einen Großteil* unserer exekutiven Funktionen und unseres Gedächtnisses verlieren und im Leben trotzdem immer noch zurechtkommen. Meistens merken wir erst, wenn wir wieder mal einen platten Reifen haben, die Achse unseres Fahrradanhängers gebrochen ist oder die Lenkstange wackelt, dass wir es nicht mehr bis nach Hause schaffen. Und dann müssen wir uns zwischen dem Sauerstoff und den Lebensmitteln entscheiden! Aber natürlich sind das keine bewussten Entscheidungen. Unser Gehirn entscheidet für uns. Und leider ist das, was im Anhänger zurückbleibt, nicht immer das, was wir wirklich brauchen.

Gut konstruiert – nur leider für eine andere Aufgabe

Vor einiger Zeit hörte ich die interessante Geschichte von Craig Humburg, einem Schreiner, der erst Anfang 50 war, als bei ihm im Juni 2006 ALS diagnostiziert wurde. Die Ärzte erklärten ihm, dass die durchschnittliche Überlebensdauer für jemanden mit seiner Diagnose drei bis fünf Jahre beträgt; doch er wollte in diesen Jahren, die ihm noch blieben, nicht einfach resignieren und sich mit seinem furchtbaren Schicksal abfinden. Sogar als seine Muskeln zu schwinden begannen und er nicht mehr richtig sprechen konnte, fuhr er an fünf Tagen pro Woche mit dem Rad – jedes Jahr Tausende von Kilometern – auf den Straßen rund um sein Zuhause im Norden von Iowa herum. »Das ist meine Freiheit«, sagte er im Jahr 2014 – viele Jahre, nachdem er eigentlich schon aus dem Leben geschieden sein sollte.[29] Dank körperlicher Aktivität schaffte es Craig, weit über seine ursprüngliche Prognose hinaus zu überleben.

Bewegung ist ein sehr wichtiges Werkzeug im Kampf gegen Neurodegeneration – und nicht nur das: Wie wir später noch ausführlich besprechen werden, kann man einer Neurodegeneration und sämtlichen Formen des kognitiven Abbaus damit auch *vorbeugen* – selbst jenen Formen, die wir für einen »normalen« Bestandteil des Alterungsprozesses zu halten gelernt haben.

Für meine nun folgende Analogie möchte ich auf Craigs cooles Liegedreirad zurückgreifen, das mit speziell entwickelten Armlehnen und Bedienelementen zum Schalten und Bremsen ausgestattet war – ein Fahrzeug, das perfekt auf seine Bedürfnisse beim Befahren der relativ flachen Straßen des Cerro Gordo County (Iowa) zugeschnitten war. Würden wir uns mit demselben Fahrzeug auf einen unwegsamen Bergpfad wagen, so befänden wir uns schon in einer deutlich schwierigeren Lage. Denn für solche Fahrten eignen sich am besten Mountainbikes, die auf Langlebigkeit ausgelegt sind und über Federgabeln zur Stoßdämpfung, große Stollenreifen für guten Grip auf unbefestigtem Untergrund, breite Lenker für mehr Balance und viele Gänge verfügen, um das erforderliche Drehmoment auf schnell wechselndem Gelände zu liefern.

Beide Radtypen sind gut auf die Bedürfnisse ihrer Nutzer zugeschnitten und das Ergebnis langjähriger Spezialisierung; aber keiner von beiden Typen wäre ein guter Ersatz für den anderen. Und das Gleiche gilt auch für unsere Gene.

Entgegen der landläufigen Meinung lassen sich unsere persönlichen Nukleotidsequenzen eigentlich nicht in »gute« oder »schlechte« Gene unterteilen. Vielmehr sind die Genvarianten, die wir in uns tragen, oft auf die eine oder andere Weise spezialisiert, was sie für ihren heutigen Verwendungszweck geeignet oder auch ungeeignet machen kann – vor allem, wenn es sich dabei um Gene handelt, die sich über viele Generationen hinweg entwickelt haben, um eine sehr wichtige Aufgabe zu erfüllen, aber dann in eine moderne Welt versetzt wurden, in der diese Aufgabe für unser Überleben nicht mehr relevant ist.

Ein gutes Beispiel dafür sind genetische Varianten, die mit einem deutlich erhöhten Risiko für eine andere neurodegenerative Erkrankung, nämlich die Multiple Sklerose (MS), einhergehen. Im Grunde ist MS nichts anderes als eine verstärkte Immunreaktion. Im Jahr 2024 berichteten die Mitglieder eines internationalen Teams von Wissenschaftlern aus 20 verschiedenen Universitäten und Forschungseinrichtungen, dass sie die Entwicklung vieler dieser Genvarianten bis zu einer Gruppe von Hirtenvölkern zurückverfolgen konnten, die vor Jahrtausenden in der pontischen Steppenregion Osteuropas und Mittelasiens lebten.[30] Ihre Ergebnisse: Für diese Hirten aus grauer Vorzeit wäre es sehr vorteilhaft gewesen, im Zuge der Evolution eine ausgeprägtere Fähigkeit zur Erkennung und Bekämpfung eindringender Krankheitserreger zu entwickeln, nämlich zum Schutz vor Zoonosen – also Erkrankungen, die von Tieren auf Menschen übertragen werden, vor allem, wenn zwei oder noch mehr Arten sehr nah beieinander leben. Ironischerweise könnte diese Immunreaktion (MS) nach allem, was wir heute über Krankheitserreger wissen, sogar dazu beigetragen haben, diese Hirten vor einem kognitiven Abbau zu schützen. Und die Tatsache, dass dieser zusätzliche Schutz zu übermäßigen Entzündungsprozessen geführt hätte, deren Anhäufung im Alter von ungefähr 40 oder 50 Jahren schädliche Auswirkungen gehabt hätte, wäre aus evolutionärer Sicht nicht so wichtig gewesen. Schließlich hätten diese Hirten bis dahin ihre Gene weitergegeben und wären Eltern und Großeltern geworden, während diejenigen ohne antizoonotische genetische Veranlagung möglicherweise schon vor der Fortpflanzung gestorben wären; und dadurch wären diese MS-Risikogene selektiert worden.

In unserer heutigen Welt, in der nur noch sehr wenige Menschen in unmittelbarer Nähe zu Herdentieren leben, und diejenigen, die das tun, durch moderne Hygienepraktiken, Impfungen und andere Formen der medizinischen Versorgung vor Zoonosen geschützt sind, ist diese Spezialisierung jedoch nicht mehr von Vorteil. Statt zu einer ständigen Flut von Krankheitserregern, die bekämpft werden müssen, führen die mit MS assoziierten Genvarianten das Immunsystem heutzutage eher zu einer Mission der verbrannten Erde, die die Myelinscheiden (die Schutzschicht, die die Nervenfasern in Gehirn und Rückenmark umgibt) der betroffenen Personen zerstört.

Ein besonders aufschlussreiches Beispiel für dieses Phänomen ist die Tatsache, dass Antikörper, die gegen das Kernprotein des Epstein-Barr-Virus (EBNA1) gerichtet sind, eine Kreuzreaktion mit einem Adhäsionsmolekül namens Glial CAM eingehen, das von den Myelin produzierenden Zellen (Oligodendrozyten) gebildet wird.[31] Dabei handelt es sich um eine molekulare Mimikry, bei der die Immunreaktion des Patienten gegen das Epstein-Barr-Virus (EBV) Autoantikörper gegen die weiße Substanz seines eigenen Gehirns erzeugt und auf diese Weise MS verursacht oder dazu beiträgt. Noch unklar ist bisher, warum fast alle Menschen mit dem EBV in Kontakt kommen, aber nur sehr wenige an MS erkranken: Wenn man nach dem Zufallsprinzip 1000 Personen auswählt, waren ungefähr 940 von ihnen irgendwann einmal diesem Virus ausgesetzt, aber nur einer von ihnen erkrankt an MS. Warum ist das so? Es könnte genetische Ursachen haben (und zumindest teilweise mit dem oben beschriebenen zoonotischen Schutz in Zusammenhang stehen), aber auch mit der jeweiligen Art der Exposition oder irgendetwas anderem zusammenhängen.

Wir beobachten dieses Phänomen immer wieder bei Genen, die oft als »schlecht«, »fehlerhaft« oder »defekt« bezeichnet werden. Ärzte und Forscher nennen sie »pathogene Varianten«; doch selbst dieser Begriff ist eine Verunglimpfung einer Sequenz des genetischen Codes, die unseren Vorfahren wahrscheinlich Vorteile gebracht hat, auch wenn man nicht genau weiß, inwiefern. Zugegebenermaßen ändert diese Denkweise jedoch wenig an der Tatsache, dass diese Gene uns in unserer heutigen Welt nicht mehr dienlich sind, weil sie zur Erfüllung eines Zwecks entstanden sind, der mit dem Zweck, für den wir sie tatsächlich brauchen (falls wir sie *überhaupt* benötigen), schlicht und einfach unvereinbar ist. Letztendlich gehören diese Genvarianten zu einem systemischen Netzwerk, das auf Belastungen reagiert, die zu kognitivem Verfall und Neurodegeneration beitragen können.

Wie bei den anderen Kategorien neurologischer Belastungsfaktoren, die wir bisher besprochen haben, würde es auch in diesem Fall nicht ausreichen, »unsere Gene zu reparieren«, um einen kognitiven Abbau zu verhindern. Auch wenn das Zeitalter der Genmanipulation in vielerlei Hinsicht spannend sein mag und Menschen mit Genvarianten, die besonders schlecht in unsere moderne Welt hineinpassen, Hoffnung gibt, ist es doch so, dass neurodegenerative Erkrankungen nur in sehr wenigen Fällen durch (deterministische) Gene verursacht werden. Bei der Alzheimer-Krankheit handelt es sich beispielsweise nur in rund fünf Prozent aller Fälle um familiären Alzheimer, und diese Erkrankungen sind auf Mutationen in einem von drei Genen zurückzuführen: Amyloid-Vorläuferprotein (APP), Präsenilin-1 oder Präsenilin-2. Daher ist die Gentherapie kein Wundermittel für die Heilung von Gehirnerkrankungen.

Das Problem mit den trophischen Faktoren

Wir haben das Thema »trophische Faktoren« – also Faktoren, die für das Überleben von Zellen wichtig sind – bereits in Kapitel 1 angeschnitten. Dabei handelt es sich um Substanzen, die unseren Zellen eine Art kugelsichere Panzerung bieten und ihre Überlebenschancen dadurch selbst dann verbessern, wenn sie Belastungen ausgesetzt sind. Der erste dieser Faktoren wurde bereits in den 1950er-Jahren entdeckt, als Rita Levi-Montalcini den Nervenwachstumsfaktor (NGF) identifizierte. Inzwischen kennt man Dutzende solcher Faktoren, die das Zellwachstum stimulieren und sich positiv auf das Überleben der Zellen auswirken. Für das Überleben von Gehirnzellen sind drei Arten trophischer Faktoren besonders wichtig:

Die ersten sind neurotrophische Faktoren, die das Gehirn beeinflussen, wie beispielsweise der Nervenwachstumsfaktor (NGF) und der Wachstumsfaktor BDNF. (Letzterer spielt für die Vorbeugung von Alzheimer eine besonders wichtige Rolle, und sein Spiegel steigt durch Bewegung an.)

Zur zweiten Kategorie gehören trophische Nährstoffe wie Vitamin D, und die dritte Kategorie beinhaltet trophische Hormone wie Östradiol, Testosteron und Schilddrüsenhormone, die unserem Gehirn helfen, komplexe Funktionen über umfangreiche physiologische Netzwerke zu kommunizieren: zum Beispiel, wann wir schlafen und aufwachen, wie wir emotional auf verschiedene Reize reagieren und wie wir verschiedene Arten von Nahrungsmitteln verarbeiten sollen.

Wir werden uns in Kapitel 13 noch näher mit diesen Faktoren befassen, da die Optimierung unterstützender Stimuli dazu beiträgt, der Gehirnalterung vorzubeugen.

Mit zunehmendem Alter fällt es unserem Körper schwerer, Nährstoffe so effizient zu verarbeiten wie früher. Der Brennstoff, der zu einer ausreichenden neurotrophischen Funktion und Signalübertragung führt, ist vielleicht genauso gut wie immer, und wir können die Qualität dieses Brennstoffs sogar noch *verbessern,* indem wir uns mit zunehmendem Alter (und zunehmender Weisheit) bewusster ernähren; aber die Maschinerie, die wir zur Verarbeitung dieser Nahrung benötigen, funktioniert einfach nicht mehr so gut wie früher. Das ist ein weiterer Nachteil, der im Zuge der Evolution über einen Zeitraum von Hunderten Millionen von Jahren entstanden ist. Aus Sicht des Überlebens der menschlichen Spezies spielt die Wirksamkeit *aller Arten* von Brennstoffen in der ersten Lebenshälfte – bis hin zur Fortpflanzung und Kindererziehung – die wichtigste Rolle. Bis dahin hat die trophische Maschinerie, deren Leistungsfähigkeit nach dem 40. oder 50. Lebensjahr nachlässt, ihre darwinistische Aufgabe erfüllt. Für diejenigen von uns, die danach noch weiterleben möchten (und unverfroren genug sind, sich für den Rest ihres Lebens auch noch eine gute kognitive Gesundheit zu wünschen), sind Veränderungen im System unserer trophischen Faktoren jedoch ein großes Problem – eine Herausforderung, die die Evolution noch nicht bewältigt hat, weil es für sie eben nicht so einfach ist, sich an unsere heutige Lebenserwartung anzupassen.

Wenn wir doch nur die Zeit zurückdrehen könnten! Aber dafür muss man einen hohen Preis bezahlen …

In der *Harry-Potter*-Buchreihe gibt es einen Zeitumkehrer, das ist ein magisches Gerät, mit dem man – wie der Name schon sagt – in die Vergangenheit zurückkehren und auf diese Weise den Lauf der Ereignisse in der Gegenwart verändern kann. Aber *Harry Potter* ist natürlich nicht die einzige Geschichte, in der Zeitreisen eine wichtige Rolle spielen. Geschichten über Menschen mit der magischen Fähigkeit, in die Vergangenheit zu reisen, gibt es schon seit vielen Jahrhunderten; doch in unserer realen Welt haben wir leider noch nicht die Fähigkeit entwickelt, die Zeit zurückzudrehen, sodass wir Gefahren nicht immer aus dem Weg gehen können. Die Evolution hat uns aber vielleicht das nächstbeste Hilfsmittel geschenkt: nämlich das Hormon Cortisol, das die fast schon magische Fähigkeit besitzt, unseren Blutzuckerspiegel sofort anzuheben. Das gibt uns einen Energieschub, mit dessen Hilfe wir uns Gefahren entweder entgegenstellen oder davor fliehen können.

Cortisol ist etwas Wunderbares – solange es sparsam eingesetzt wird. Bei Gehirnen, die bereits wie Rennwagen laufen, können zu viele Energieschübe die Maschinerie allerdings zum Überhitzen bringen. Aber auch das ist im Zusammenhang mit dem Überleben unserer Spezies kein so großes Problem. Solange Cortisol dazu beiträgt, unser kurzfristiges Überleben zu sichern, sodass wir uns fortpflanzen können, spielen die langfristigen Folgen keine so große Rolle. Die Probleme, mit denen wir heute konfrontiert sind, bestehen nicht nur darin, dass wir aufgrund unserer längeren Lebenserwartung mehr solche Energieschübe erleben, sondern auch darin, dass wir heute viel häufiger auf das »Stresshormon« Cortisol zurückgreifen, als wir es in unserer evolutionären Vergangenheit jemals mussten.

Ein Beispiel dafür ist der Lärm unserer modernen Welt. Wenn wir alle vom Menschen verursachten Geräusche aus der gesamten Geräuschkulisse der Welt herausrechnen, würden die lautesten Geräusche in der Natur nur sehr selten 40 Dezibel überschreiten; und in manchen Teilen der Welt wären die lautesten Geräusche selten lauter als 20 Dezibel. Im Gegensatz dazu liegt der Geräuschpegel in einem typischen Restaurant oft bei etwa 80 Dezibel und bei einem Rockkonzert beträgt er sogar 90 bis 120 Dezibel. Somit könnten Sie *schon während einer einzigen Mahlzeit* Geräuschen ausgesetzt sein, die viel lauter sind als alles, was die meisten Ihrer Vorfahren je zu hören bekommen haben und was wir Menschen aufgrund unserer Evolution verkraften können. Und natürlich sind Restaurants noch bei Weitem nicht die lautesten Umgebungen, in denen wir uns aufhalten. Die Geräusche, denen wir in Sportstadien und Konzertsälen, auf Baustellen und Flughäfen häufig ausgesetzt sind, heben unseren Cortisolspiegel nachweislich auf Werte an, die in unserer Evolutionsgeschichte nur sehr sporadisch erforderlich waren.

Aber Geräusche sind bei Weitem nicht der einzige Stressfaktor, der den Spiegel dieses Stresshormons in die Höhe schießen lässt. Untersuchungen zufolge können Cortisolspitzen auch durch Arbeitsumfelder mit hohem Termin- oder Leistungsdruck, durch finanziellen Stress und Beziehungsprobleme, ja sogar durch etwas ausgelöst werden, das wir oft mit Entspannung assoziieren: Fernsehen. Wissenschaftliche Untersuchungen haben gezeigt, dass Fernsehen und Filme den Cortisolspiegel erhöhen können; und das kann die Cortisol-Dysregulation, zu der durch Bildschirme verursachte Schlafstörungen und das Sitzen vor dem Fernseher führen, noch weiter verschlimmern.

Unser Leben ist voller solcher Stressfaktoren und somit auch voller Cortisol (und übrigens auch anderer Stresshormone, die sich aus ähnlichen Gründen entwickelt haben und die wir in unserer heutigen Welt viel zu oft ausschütten). Und der Alterungsprozess geht mit Veränderungen im Haushalt all dieser Hormone einher,[32] sodass sich im Lauf der Zeit nicht nur Stress bei uns ansammelt, sondern unser Körper auch die biochemischen Substanzen, die wir zur Bewältigung dieses Stresses brauchen, nicht mehr so gut herstellen kann.

Eigentlich ist es ganz logisch, dass kognitiver Abbau in einem bestimmten Alter als normal angesehen wird. Denn schließlich haben wir bis dahin unsere neurologischen Systeme immer wieder überlastet, ohne auch nur eine einzige Begegnung mit einem Säbelzahntiger überlebt zu haben!

Ja, ich weiß, man muss vieles berücksichtigen

Ich kann verstehen, dass die Konsequenzen dessen, was ich Ihnen gerade erklärt habe, Sie vielleicht ein bisschen überwältigen. Tatsächlich scheint es angesichts dieser Tatsachen unmöglich zu sein, etwas gegen den Gehirnalterungsprozess zu unternehmen. Ich habe schon viele Patienten protestieren hören, dass sie es zwar *vielleicht* schaffen könnten, weniger Zucker zu sich zu nehmen; doch die negativen Auswirkungen von Toxinen rückgängig zu machen, dem Kontakt mit Krankheitserregern vorzubeugen und etwas gegen Gene zu tun, die für eine andere Zeit mit völlig anderen Lebensbedingungen entwickelt wurden – das erscheint ihnen doch ziemlich unrealistisch. Und sie können auch nichts an der Entwicklung ihrer trophischen Faktoren ändern, Stress abbauen und darüber hinaus auch noch gegen etwas scheinbar so Unvermeidliches wie das Altern ankämpfen!

Meine Antwort darauf lautet: Ich habe selbst erlebt, wie Menschen das geschafft haben. Ich habe ihnen sogar dabei geholfen. Und wir finden von Tag zu Tag immer bessere Wege, Menschen bei dieser scheinbar überwältigenden Aufgabe zu unterstützen.

Außerdem litten viele Menschen, die das ReCODE-Protokoll durchlaufen haben, bereits unter einem *erheblichen* kognitiven Abbau. Und wenn diese Patienten es unter solchen Umständen geschafft haben, können wir das als *Vorbeugung* gegen Demenzerkrankungen auch hinkriegen.

Damit will ich nicht behaupten, dass das, was ich in diesem Buch beschreibe – der Weg zu einem gesunden, voll funktionsfähigen Gehirn in allen Lebensphasen – einfach ist. Ich möchte lediglich darauf hinweisen, dass dieser Prozess umso einfacher ist, je früher man damit beginnt; und dass er mit kleinen Schritten und ständiger Optimierung sehr effektiv und auch gar nicht so schwierig ist.

Außerdem möchte ich an dieser Stelle anmerken, dass man einen kognitiven Abbau durch die Überwindung einer einzelnen Belastung zwar höchstwahrscheinlich nicht völlig verhindern oder rückgängig machen kann. Es kommt aber sehr selten vor, dass der kognitive Zustand eines Patienten sich *nicht* verbessert, wenn man Maßnahmen ergreift, die auf eine bestimmte Belastung abzielen. Mit jedem kleinen Erfolg entwickeln wir die Fähigkeit, noch einen Schritt weiterzugehen und wieder ein neues Problem in Angriff zu nehmen, und kommen unserem ultimativen Ziel näher: uns ein jugendliches, funktionsfähiges Gehirn zu erhalten, und zwar unser ganzes Leben lang.

3

Was ist ab einem Alter von 100 Jahren noch möglich?

Im Jahr 2024 veröffentlichte ein Team aus Genetikern, Neurowissenschaftlern und Supercomputing-Experten aus Spanien und den USA eine Studie, die anscheinend genau die richtigen Resultate erbrachte, um Millionen von Menschen auf der ganzen Welt zu beunruhigen: Fast sieben Millionen Amerikaner und 150 Millionen Menschen weltweit haben zwei Kopien einer Variante des Apolipoprotein-E-Gens (ApoE), die man als ApoE4 bezeichnet. Die düstere Prognose der Wissenschaftler lautete, dass so gut wie jeder Mensch mit dieser genetischen Veranlagung an Alzheimer erkranken wird. Laut den Ergebnissen der Studie lag das durchschnittliche Alter beim Auftreten der ersten Symptome bei 65 Jahren.[1]

Es gibt aber einen Unterschied zwischen »so gut wie jeder« und »jeder«. Und zumindest bisher scheint dieser Unterschied durch einen Mann namens Henry repräsentiert zu werden.

Wie sieben Millionen anderer Amerikaner und viele Menschen weltweit ist Henry homozygot für ApoE4: Er besitzt zwei identische Varianten (Allele) dieses Gens. Zum Zeitpunkt der Abfassung dieses Buches verfügte er aber immer noch über hervorragende kognitive Fähigkeiten und wollte sich diese auch noch viele Jahre lang bewahren.

Vielleicht sollte ich an dieser Stelle erwähnen, dass Henry 100 Jahre alt ist. Und wenn Henry mit zwei Kopien von ApoE4 100 Jahre alt werden und immer noch ein jugendliches Gehirn haben kann, bin ich überzeugt davon, dass wir das auch können.

Kann man sogar noch mehr schaffen? Vielleicht! In den letzten Jahren wurde viel darüber diskutiert, ob es möglich – oder sogar wahrscheinlich – ist, weit über die absolute Obergrenze der menschlichen Lebenserwartung hinauszugehen. Könnten wir, wie manche Forscher postulieren, vielleicht sogar bis zu 150 Jahre alt werden?[2] Oder ist es (wie andere Wissenschaftler vermuten)[3] eventuell sogar möglich, unser Leben bis auf die maximale bekannte Lebenserwartung anderer Säugetiere auszudehnen: nämlich auf 200 Jahre – das Alter, das einer unserer entfernten Verwandten, der Grönlandwal,[4] erreicht? Andere Wirbeltiere, die nicht ganz so eng mit uns verwandt sind, wie beispielsweise der Grönlandhai, werden bis zu 500 Jahre alt;[5] könnten wir vielleicht sogar diese erstaunliche Lebensdauer erreichen? Auch wenn das schwer vorstellbar ist, weil wir glauben, uns so sehr von anderen Zweigen des Lebensbaums zu unterscheiden, sind wir im Grunde auch nicht außergewöhnlicher als die neun Millionen anderen eukaryotischen Lebensformen, mit denen wir uns diesen Planeten teilen. Mit »eukaryotisch« meine ich Lebensformen, deren DNA in Form von Chromosomen in einem echten Zellkern enthalten ist. Manche Organismen mit dieser Eigenschaft werden bekanntermaßen Jahrtausende alt;[6] und wenn man von einem Tod durch Raubtiere oder katastrophale Veränderungen ihres Lebensraums absieht, gelten einige sogar als funktional unsterblich.[7] Daher stellen sich manche Menschen die Frage, ob man vielleicht auch den menschlichen Organismus so verändern kann, dass das möglich wird.

Das sind keine dummen Fragen und auch keine bloßen Fantasievorstellungen; und ich halte auch keine dieser Ideen für vollkommen unrealistisch. Mit genügend Zeit und Mühe können wir vielleicht tatsächlich irgendwann herausfinden, wie man länger überlebt, als unsere Vorfahren es sich jemals hätten träumen lassen. Schließlich haben Menschen auch früher schon scheinbar unmögliche Dinge geschafft; also besteht eine gute Chance, dass uns so etwas irgendwann wieder gelingt – vielleicht auch in Bezug auf die Anzahl der Jahre, die uns auf diesem Planeten vergönnt sind.

Wenn es um eine Lebenserwartung geht, die bisher noch niemand erreicht hat, bin ich von drei Dingen überzeugt.

Erstens hat heutzutage fast jeder die Chance, eine Zeit zu erleben, in der unsere Spezies die bisher bekannten Grenzen der Langlebigkeit überschreiten wird. Mit Ausnahme von Menschen, die bereits schwerkrank sind, haben wir alle die Möglichkeit, schon jetzt von den revolutionären und rasanten Fortschritten zu profitieren, die die Wissenschaft in dieser Hinsicht macht. Schließlich beobachten wir jetzt schon Verbesserungen bei den »normalen« kognitiven Einbußen, die viele Menschen ab dem 30. oder 40. Lebensjahr erleiden. Die Wahrscheinlichkeit einer solchen Langlebigkeit wird sich erheblich, vielleicht sogar exponentiell erhöhen, je nachdem, wie gesund wir bis dahin bleiben. Der biologische Alterungsprozess ist einer der Schlüsselfaktoren, wenn nicht sogar *der* wichtigste Faktor für die Erreichung einer so hohen Lebensdauer.

Zweitens müssen wir, um einen revolutionären Einfluss auf die Lebenserwartung der meisten Menschen ausüben zu können, eigentlich nur unserem bisher bereits bekannten Potenzial näherkommen. Und dazu bräuchten wir an unserer jetzigen Lebenserwartung gar nichts zu ändern. Selbst unter den heutigen Umständen besteht eine enorme Diskrepanz zwischen dem Durchschnittsalter, in dem wir diese Welt verlassen (das in den meisten Industrienationen bei rund 80 Jahren liegt), und der bekannten maximalen menschlichen Lebenserwartung, die ungefähr 120 Jahre beträgt.

Drittens möchte praktisch niemand ein hohes Alter erreichen, ohne bei klarem Verstand zu sein. Ich kann schon gar nicht mehr zählen, wie viele Menschen mir gesagt haben, dass ihre größte Angst darin besteht, alt zu werden, ohne rational denken zu können, ihre Lieben noch zu erkennen und ein halbwegs vernünftiges Erinnerungsvermögen zu besitzen. (Wenn Sie diese Sorge ebenfalls haben, können Sie – egal wie Sie in ethischer Hinsicht zum assistierten Suizid stehen – sicherlich verstehen, warum das ein so häufiges Diskussionsthema unter Menschen ist, bei denen vor Kurzem eine Alzheimer-Krankheit diagnostiziert wurde. Die Aussicht auf ein Leben ohne gesunden Verstand ist begreiflicherweise erschreckend.)

Ja, wir können von 120, 150 Jahren oder jedem beliebigen anderen Alter träumen, das wir gerne erreichen würden. Gegen solche Träume ist nichts einzuwenden. Oder wie es so schön heißt: Ein Ziel ist einfach nur ein Traum mit einer Frist. Das gilt vor allem dann, wenn Sie sich bei diesem Traum von einem rationalen Verständnis der sozialen und wissenschaftlichen Entwicklungen leiten lassen, die so etwas vielleicht tatsächlich ermöglichen könnten. Doch wenn wir *irgendeines* dieser Lebensalter erreichen möchten – und zwar bei klarem Verstand –, müssen wir uns trotzdem zunächst einmal auf das Ziel konzentrieren, von dem wir bereits wissen, dass es erreichbar ist. Daher ist die Zahl, mit der wir uns in diesem Kapitel und im Rest dieses Buches beschäftigen werden, eine Lebensdauer von 100 Jahren. Und das Ziel, das wir uns setzen, besteht darin, dieses Alter ohne Beeinträchtigung unserer geistigen Fähigkeiten zu erreichen: Wir sprechen hier also von einer *Gehirn*lebensdauer von 100 wunderschönen Jahren.

Schon allein dadurch würde sich die ganze Welt verändern! Denn lange Zeit ging man davon aus, dass bei den meisten Menschen bereits ab dem 40. Lebensjahr ein gewisser Abbau der kognitiven Fähigkeiten einsetzt – und wie wir in Kapitel 1 besprochen haben, beginnt dieser Prozess mit Belastungen und Schädigungen, die *schon lange* vor diesem Zeitpunkt auf unseren Körper einstürmen. Insulinresistenz, Ablagerung von Toxinen, Pathogenexposition, Verschlechterung der Energieversorgung, genetische Risiken und Schäden, trophische Veränderungen und negativer Stress – all das sind Faktoren, die bereits im Mutterleib anfangen können, die Weichen für einen kognitiven Verfall zu stellen. Und vielen aktuellen Forschungsergebnissen zufolge beginnt ab diesem Zeitpunkt wahrscheinlich auch schon der biologische Alterungsprozess.[8] Es ist also keine leichte Aufgabe, mit maximaler geistiger Leistungsfähigkeit 100 Jahre alt zu werden. Tatsächlich sind

Menschen wie Henry auch heute noch sehr selten, selbst wenn sie nicht mehrere Kopien eines Allels tragen, das ein höheres Risiko für neurodegenerative Erkrankungen mit sich bringt. Aber wir wissen auch, dass eine so lange Gehirnlebensdauer tatsächlich möglich ist. Denn das ist nicht nur Henry, sondern auch schon etlichen anderen Menschen gelungen.

Man könnte meinen, dass Leute wie Henry kognitive »Einhörner« sind – so selten, dass man sich zu Recht fragen kann, ob es sie auch wirklich gibt. Genau das wollten Forscher in den Niederlanden herausfinden, als sie mehr als 200 Hundertjährige untersuchten, die ihren eigenen Angaben zufolge kognitiv gesund waren. Nun werden Sie vielleicht (zu Recht) einwenden, dass das keineswegs eine repräsentative Stichprobe von Personen ist, die ihr 100. Lebensjahr erreicht haben. Menschen, die sich für kognitiv gesund halten, sind das höchstwahrscheinlich auch. Aber uns geht es hier nicht um die *durchschnittliche* Erfahrung von Menschen, die 100 Jahre alt sind, sondern um eine realistische *potenzielle* Erfahrung von Menschen in diesem Alter. Das Forscherteam hat von diesen Personen, die sich für kognitiv gesund hielten, gelernt, dass diese Selbsteinschätzungen oft zutrafen.

Die Forscher verwendeten einen Test, der dem MoCA ähnelt – allerdings mit einem weniger einprägsamen Akronym. Beim »Mini-Mental-Status-Test (MMST)« – auch »Mini-Mental State Examination (MMSE)« genannt – handelt es sich um eine schnell durchführbare Beurteilung des Gedächtnisses, der Aufmerksamkeit, der exekutiven Funktionen und anderer kognitiver Fähigkeiten. Ähnlich wie beim MoCA kann man dabei insgesamt 30 Punkte erreichen; er ist jedoch nicht ganz so sensitiv wie der MoCA. Normalerweise gilt ein MMSE-Wert von 25 Punkten aufwärts als Zeichen für eine normale kognitive Gesundheit, und zwar in *jedem* Alter.[9] Wie sich bei dieser Untersuchung herausstellte, konnten einige Teilnehmer den Test nicht durchführen, und zwar nicht aufgrund kognitiver Probleme, sondern weil ihr Seh- oder Hörvermögen eingeschränkt war. Von den 151 Personen, die den Test absolvierten, erzielte jedoch ungefähr die Hälfte eine Punktzahl von mindestens 26, was ein Arzt normalerweise als unauffälligen Wert interpretieren würde – selbst bei jemandem, der mehrere Jahrzehnte jünger ist. Ungefähr jeder 20. Testteilnehmer erzielte sogar die höchste Punktzahl von 30.[10] Das heißt, diese Probanden waren in einem Alter von mindestens 100 Jahren geistig so fit, wie man es von einem Menschen auf dem Höhepunkt seiner kognitiven Gesundheit erwarten würde!

Aber was bedeutet diese Studie über relative Ausnahmen für den Rest der Menschheit? Was sagen solche Ergebnisse über das tägliche Leben einer Person aus? Und können wir wirklich 100 Jahre alt werden, und das womöglich auch noch bei perfekter kognitiver Gesundheit?

Die letzte dieser drei Fragen möchte ich zuerst beantworten: Ja. Und ich will Ihnen auch erklären, wie man das schaffen kann.

Kognitive Vorbilder

Als Les Savino im Alter von 61 Jahren mit seinem fast täglichen Training begann, war er bereits einer der ältesten Stammgäste seines Fitnessstudios in Hanover (Pennsylvania). 40 Jahre später umfasste sein regelmäßiger »Trainingstag« im Fitnessstudio mehr als 900 Wiederholungen an 15 verschiedenen Geräten. An seinen Ausdauersporttagen absolvierte der ehemalige Produktionsleiter und Pilot des US Army Air Corps knapp 13 Kilometer auf dem Fahrradergometer und drei Kilometer auf dem Laufband.[11] »Die meisten Menschen geben auf, wenn sie älter werden«, sagte Les im Jahr 2022. »Es ist schon anstrengend, jeden Morgen hierher zu kommen. Das macht Mühe, und die Menschen möchten diese Anstrengung nicht auf sich nehmen. Sie wollen einfach nur noch im Sessel sitzen und fernsehen.«[12] Aber so wollte Les seine sogenannten »goldenen Jahre« nicht verbringen. Und was viele

Mitarbeiter des Fitnessstudios und auch alle anderen Menschen in seinem Umfeld beeindruckte, war nicht nur seine Fähigkeit, im Alter von 100 Jahren jeden Tag drei Stunden lang zu trainieren, sondern auch sein unfehlbares Gedächtnis, sein scharfer Verstand und sein bissiger Humor. Les war kein Mann, bei dem Körper und Geist in zwei verschiedene Richtungen gingen, sondern jemand, der mit 100 Jahren in kognitiver Hinsicht genauso fit war wie die meisten Menschen in ihren Dreißigern oder Vierzigern.

Howard Tucker war noch immer als Neurologe am Saint Vincent Charity Medical Center in Cleveland (Ohio) tätig, als er seinen 100. Geburtstag feierte. Er behandelte Patienten und betreute Ärzte, die jung genug waren, um seine Urenkel zu sein. Als die COVID-19-Pandemie ausbrach, war Howard Ende 90; und obwohl älteren Menschen damals überall auf der Welt empfohlen wurde, Kontakt mit anderen Menschen zu meiden, hielt Howard sich nicht daran: »Ich musste einfach arbeiten. Also habe ich eine Maske aufgesetzt. Niemand im Krankenhaus hat mir gesagt, ich solle zu Hause bleiben. Sie sagten, alle sollten zur Arbeit kommen. In der Medizin haben wir eine Verantwortung. Wenn man diese Verantwortung ernst nimmt, muss man sich auch dementsprechend verhalten.«

Wenn er gerade nicht im Krankenhaus war, lasen er und seine zehn Jahre jüngere Frau jeden Morgen beim Frühstück gemeinsam die Zeitung. Howard war bekannt für seine Fähigkeit, alle möglichen Persönlichkeiten zu zitieren – vom Staatsmann Winston Churchill bis hin zur Dichterin Dorothy Parker –,[13] und schon bald hatte er eine große Fangemeinde in den sozialen Medien. Was ich an Howard so bewundere, ist, dass er seine bemerkenswerte geistige Gesundheit nicht nur für sich selber nutzte, sondern sie auch in den Dienst vieler anderer Menschen stellte.

Die beiden Schwestern Ruth Sweedler und Shirley Hodes wussten auch lange nach ihrem 100. Geburtstag immer noch genau über die Details ihres erstaunlichen Lebens und über alles Bescheid, was in der Welt um sic herum passierte. »Mein Arzt unterhält sich sehr gerne mit mir«, erzählte die jüngere Schwester Ruth im Jahr 2023. »Einmal hat er zu mir gesagt: ›Sie sind eine ganz erstaunliche Person.‹ ›Warum? Weil ich alt bin?‹, fragte ich. Und er antwortete: ›Nein! Weil Sie kultiviert sind.‹« Shirley, die drei Jahre älter war als Ruth, stiegen schon beim bloßen Gedanken ans Alter vor Empörung die Haare zu Berge. »Ich bin nicht so alt!«, sagte sie kurz nach ihrem 106. Geburtstag und fügte hinzu, dass niemand, der sich seine Neugierde bewahrt habe, jemals *wirklich* alt sei. »Manche Menschen interessieren sich nur für sich selber«, sagte sie. »Aber ich war schon immer sehr daran interessiert, etwas über die Geschichten und die Vergangenheit anderer Menschen zu erfahren. Dabei erlebt man viele Überraschungen.«[14]

Solche Menschen können uns als Vorbilder dienen, denn sie bieten uns die Möglichkeit, unsere eigene Lebensreise anhand dessen zu beurteilen, was wir für möglich halten. Und das sind keineswegs nur seltene Ausnahmen! Im Jahr 2024 gab es weltweit rund 750.000 Hundertjährige und diese Zahl wird sich in den nächsten 30 Jahren voraussichtlich verfünffachen.[15] Das bedeutet, dass zwar nicht jeder, der 100 Jahre alt wird, dieses Lebensalter bei hundertprozentiger geistiger Gesundheit erreichen wird – diese Fälle werden schon noch eine Zeit lang Ausnahmen bleiben –, aber wir werden in Zukunft mit Sicherheit mehr Geschichten von Menschen wie Henry, Les, Howard, Ruth und Shirley hören.

Mir ist durchaus bewusst, dass es nicht immer einfach ist, sich mit Menschen zu identifizieren, über die wir in Büchern und Zeitungsartikeln lesen oder die wir in Fernsehsendungen oder Videos in den sozialen Medien sehen. Ich bin zwar der festen Überzeugung, dass wir nach solchen Geschichten suchen und uns davon inspirieren lassen sollten; aber ich möchte die Menschen auch dazu ermutigen, sich in ihrer eigenen Familie und ihrem eigenen näheren Umfeld nach Personen umzuschauen, die dem Ziel einer 100-jährigen Gehirnlebensdauer besonders nah gekommen sind. Oft handelt es sich dabei um Menschen, die ohne erkennbaren kognitiven Verfall ein Alter von 80 oder 90 Jahren erreicht haben. Der Vorteil einer solchen Betrachtung vorbildlicher Menschen in unserem eigenen Umfeld besteht darin, dass wir nicht nur sehen, was möglich ist, sondern dass uns auch bewusst wird, was diese Menschen vielleicht *besser* gemacht haben als wir, damit wir auf dem Weg zu einer 100-jährigen Gehirnlebensdauer *noch weiter* kommen als bisher.

Über dieses Thema denke ich in letzter Zeit sehr viel nach.

Geistig fit bis ans Lebensende

Philip war 92 Jahre alt. Die meisten seiner Freunde waren schon lange in Rente, und einige waren sogar bereits verstorben. Er stammte aus einer Einwandererfamilie, die Anfang der Achtzigerjahre in die USA gekommen war – und zwar im Rahmen einer großen Einwanderungswelle aus Norwegen, die einen wichtigen Beitrag zur Besiedlung des Mittleren Westens geleistet und auch die landwirtschaftliche Arbeitsethik geprägt hatte, für die diese Region bis heute bekannt ist. Diese Werte blieben sein Leben lang tief in Philips Denken verankert.

In der Schule und zu Beginn seiner Karriere hatte er sich den Ruf erworben, elegante Lösungen für Probleme der angewandten Physik zu finden – und diese Vorliebe für das Lösen von Problemen nahm er nach dem Zweiten Weltkrieg, in dem er an der Verbesserung der Raketentechnologie der Alliierten gearbeitet hatte, in den Zivildienst mit. Nach dem Krieg, als die USA in eine Phase des industriellen Wachstums und der Kommerzialisierung eintraten, die oft auf technischen Lösungen beruhte, war Philip für die Entwicklung eines Förderbands mit variabler Geschwindigkeit zuständig, wie man es heute in Fastfood-Restaurants findet, wo es Hamburger-Patties über einen Flammengrill transportiert. Im Lauf der Jahre gründete er mehrere Unternehmen.

Und obwohl sein Körper im Vergleich zu vielen seiner Altersgenossen recht gut in Form blieb, als er sein 70., 80. und 90. Lebensjahr überschritt, verdankte er es in Wirklichkeit seinem wachen Geist, dass er immer noch in der Lage war weiterzuarbeiten.

»Wenn ich noch etwas leisten kann, warum soll ich es dann nicht tun?«, antwortete er, als ich ihn einmal fragte, ob es für ihn jemals infrage käme, in den Ruhestand zu gehen.

Noch heute weiß ich, wie sehr sein scharfer Verstand mich beeindruckt hat und dass ich ihn bei meinen eigenen beruflichen Vorhaben stets um Rat fragte. Obwohl er keine formale Ausbildung in Medizin oder biologischer Forschung hatte, waren seine Äußerungen und Ratschläge sehr aufschlussreich, häufig sogar vorausschauend, und ich dachte oft darüber nach, was dieser Mann im Umgang mit seinem Gehirn wohl richtig gemacht haben musste, um mit fast 100 Jahren noch so mühelos solche Gespräche führen zu können. Offensichtlich hatte er sein Gehirn aktiv gehalten und seine grauen Zellen ständig mit irgendetwas beschäftigt. Er war immer auf der Suche nach neuen Problemen, die es zu lösen galt; Ergebnisse wissenschaftlicher Untersuchungen zeigen, dass sich so ein Verhalten positiv auf die langfristige Gehirngesundheit auswirkt.[16]

Philip war ein charmanter Mann, sodass immer viele Menschen seine Nähe suchten; aus vielen Studien wissen wir, dass starke soziale Bindungen ebenfalls mit einer längeren Gehirnlebensdauer einhergehen.[17] Außerdem war er ein begeisterter Leser und hatte immer ein neues Buch dabei. Da er geschäftlich recht erfolgreich gewesen war, hatte er alles, was er brauchte, und konnte sich fast alles leisten, was er wollte; aber er gab sich nie irgendwelchen Exzessen hin. Er ernährte sich gesund,[18] nahm auch im Alter nicht zu,[19] arbeitete oft im Garten und hielt sich fit. Außerdem unterzog er sich regelmäßigen Vorsorgeuntersuchungen[20] und hatte sein Leben lang einen normalen Blutdruck.[21] Wissenschaftliche Untersuchungen deuten darauf hin, dass all diese Lebensgewohnheiten dazu beitragen, einem kognitiven Abbau im Alter vorzubeugen; und tatsächlich sah Philip an seinem 90. Geburtstag immer noch so aus wie jemand mit Anfang 60.

Er verstarb nach einer Krankheit kurz nach seinem 93. Geburtstag, war aber (bis auf die letzten ein oder zwei Monate seines Lebens) geistig fit geblieben. Meiner Meinung nach ist und war er ein hervorragendes Beispiel dafür, dass wir bis zum Schluss ein gesundes, erfülltes Leben führen und dann schnell sterben können, statt über viele Jahre oder Jahrzehnte hinweg einen langsamen, schmerzhaften Verfall durchmachen zu müssen. Wenn jeder Mensch so leben könnte, hätte das enorme Auswirkungen auf unser Gesundheitssystem und auf unsere Vorstellungen davon, wie das Leben aussehen kann und sollte. Philip war ein ausgezeichnetes Beispiel dafür, was alles möglich ist.

Trotzdem habe ich nach seinem Tod noch eine Zeit lang darüber nachgedacht, was er vielleicht *noch besser* hätte machen können. In seinem Leben hatte es einige Konflikte gegeben. Er war ein Veteran aus dem Zweiten Weltkrieg, und ich weiß, dass ihn die Kriegs-Erfahrungen sehr belasteten. Außerdem hatte er zwei gescheiterte Ehen hinter sich, und es gab vieles in seinem Leben, was er bereute. Es gibt Hinweise darauf, dass eine Scheidung ein starker Prädiktor für vorzeitige Sterblichkeit ist, vor allem bei Männern.[22] Und wie viele Menschen aus seiner Generation trank er Alkohol, wenn auch nie übermäßig. Eine Zeit lang ging man davon aus, dass moderater Alkoholkonsum das Risiko für Herz-Kreislauf-Erkrankungen senkt; doch neuere wissenschaftliche Untersuchungen, die die potenziellen Vorteile von Alkohol für ein Körpersystem gegen die negativen Folgen für andere Systeme abwägen, deuten darauf hin, dass es keine Alkoholmenge gibt, die sich alles in allem nicht schädlich auf unsere Gesundheit auswirkt.[23]

Es ist sinnlos, etwas an der Vergangenheit ändern zu wollen; aber ich werde mich trotzdem immer fragen, ob dieser bemerkenswerte Mann, der mit Anfang 90 geistig immer noch so fit war, noch weitere zehn Jahre lang so hätte weiterleben können, wenn er in mancher Hinsicht gesündere Lebensentscheidungen getroffen hätte; denn dann wäre es ihm vielleicht gelungen, die Krankheit zu überwinden, an der er gestorben ist.

Ich hätte fast alles dafür gegeben, um das herauszufinden. Philip war mein Vater.

Länger auf diesem Planeten bleiben

Rund 110 Milliarden Menschen sind vor uns auf diese Welt gekommen und wieder von ihr gegangen.[24] Vorerst kann man davon ausgehen, dass wir ihnen alle folgen werden – wahrscheinlich irgendwann zwischen dem Alter von 80 Jahren (das ist in etwa der globale Durchschnitt in entwickelten Ländern) und 120 Jahren, was ungefähr der Obergrenze der bekannten menschlichen Lebenserwartung entspricht.[25]

Unsere Kinder werden uns wahrscheinlich vermissen, wenn wir nicht mehr da sind. Unsere Enkel und Urenkel ebenfalls. Und wenn wir ein gutes, ehrenhaftes Leben geführt haben, werden auch unsere Freunde und Angehörigen um uns trauern.

Vielleicht wird die maximale Lebenserwartung des Menschen tatsächlich irgendwann steigen. Wenn wir nicht gleichzeitig auch die Lebensdauer unseres Gehirns verlängern, wäre das ein schwerwiegendes Vergehen gegenüber unseren Lieben, denn die würden dann umso früher und umso länger um uns trauern. Daher halte ich den Schutz unserer kognitiven Gesundheit nicht nur für ein Geschenk an unser zukünftiges Ich, sondern auch für eine Verpflichtung gegenüber allen Menschen, die uns jetzt lieben oder uns später einmal lieben und versorgen werden.

Für jeden Menschen sollte es eine Pflicht sein, sich irgendjemanden zum Vorbild zu nehmen, der dieses Ziel so gut wie möglich erreicht hat; und als Nächstes sollte er sich vornehmen, es noch ein bisschen besser zu machen als diese Person.

Wenn wir diesen Ratschlag beherzigen, wird unser Gehirn auch noch im Alter von 100 Jahren zu den im Folgenden beschriebenen wichtigen Leistungen in der Lage sein.

Ein gutes Gedächtnis

Jemand, der sich im Alter von 100 Jahren noch einer exzellenten kognitiven Leistungsfähigkeit erfreut, kann sich lebhaft an Details aus der Vergangenheit erinnern – bis in seine frühe Kindheit hinein. Wie bereits erwähnt, verlieren Menschen, die an Alzheimer oder altersbedingtem kognitivem Verfall leiden, mit der Zeit die Fähigkeit, neue Erinnerungen zu bilden; sie können sich an Ereignisse aus früheren Lebensabschnitten aber immer noch sehr gut erinnern. Letztendlich steht ihr Gehirn vor dem Problem, dass es nicht mehr genügend Kapazitäten für alle seine Aufgaben hat, und hält sich daher an die Strategie, das, was es früher einmal gelernt hat, im Gedächtnis zu behalten. In den meisten Fällen ist diese Strategie sehr erfolgreich. Ich begegne oft neuen Patienten, die die Fähigkeit verloren haben, sich neue Informationen einzuprägen, mit dem, was sie im Lauf ihres Lebens gelernt haben, geistig aber trotzdem immer noch auf einem sehr hohen Niveau funktionstüchtig sind. Natürlich besteht das Ziel darin, auch die neuen Erinnerungen in unserem Gedächtnis zu verankern; aber diese Beobachtung, die ich immer wieder mache, zeigt, wie erfolgreich diese Strategie unseres Gehirns ist.

Etwas Neues zu lernen, ist so ähnlich wie ein chirurgischer Eingriff: Damit wir das beabsichtigte Ergebnis erzielen können, müssen viele Prozesse in der richtigen Reihenfolge ablaufen. Zunächst einmal müssen Sie sich konzentrieren (weshalb Menschen mit einer Aufmerksamkeitsdefizitstörung oft unter Lernschwierigkeiten leiden). Ihr Gehirn weist allen Stimuli, die bei ihm eintreffen, eine bestimmte Wichtigkeit zu (deshalb vergisst man es nicht so leicht, wenn man sich einmal die Hand an der Herdplatte verbrannt hat). Außerdem müssen auch noch viele andere Voraussetzungen erfüllt sein. Man benötigt zum einen mehrere Formen der synaptischen Übertragung (vor allem durch Acetylcholin, den »Gedächtnis-Neurotransmitter«, dessen Spiegel bei Alzheimer zu niedrig ist); zum anderen eine ausreichende trophische Unterstützung durch Neurotrophine wie BDNF, Hormone wie Östradiol und Nährstoffe wie Vitamin D, um diese Synapsen zu bilden und aufrechtzuerhalten; sowie eine gute Versorgung mit einem intrazellulären Botenstoff namens zyklisches AMP; dann noch genügend Thiamin; des Weiteren die Fähigkeit, bestimmte Ionenkanäle zu verändern, um seine neuronale Erregbarkeit zu modifizieren; und funktionierende Mitochondrien[26] sowie die Fähigkeit, die Architektur von Neuronen durch den Aufbau dendritischer Dornen (winziger Ausstülpungen an Neuronen, an denen sich Synapsen bilden) zu verändern; dann nicht zu viele Entzündungsprozesse, nicht zu viele Amyloid-beta-Oligomere (denn diese interagieren mit Komplement C1q an Synapsen und schädigen sie auf diese Weise),[27] keine übermäßige Toxinexposition und eine intakte Neuroanatomie (was insbesondere für den Hippocampus und verwandte Strukturen gilt).

Ich drücke mich hier ganz bewusst schwer verständlich aus, um Ihnen vor Augen zu führen, was für ein Wunder es ist, dass unser Gedächtnis so zuverlässig funktioniert, obwohl dafür so viele verschiedene Faktoren zusammenkommen müssen!

Und nun stellen Sie sich einmal vor, was im Kopf von Catherine Walter, die sich im Alter von 107 Jahren noch immer an alles erinnern konnte, wenn man sie nach ihrer Kindheit im Chicagoer Stadtteil Riverdale zu Beginn des Ersten Weltkriegs fragte, alles *richtig gelaufen* sein muss. Fast 100 Jahre nach Kriegsbeginn konnte sich diese Frau noch lebhaft an die Soldaten erinnern, die kamen, um die Brücke über den Little Calumet River in der Nähe ihres Hauses zu bewachen. »Jeden Tag gingen sie in die Stadt, um ihre Einkäufe zu erledigen, und kamen dabei immer an unserem Haus vorbei«, erinnerte sie sich im Jahr 2017. »Sie blieben stehen und unterhielten sich mit uns Kindern, wenn wir draußen waren. Alle Familien schickten ihnen abwechselnd Leckereien.«[28]

Hundertjährige mit einem so hervorragenden Gedächtnis erinnern sich nicht nur an ein paar Ereignisse wie dieses, sondern an viele. Und was besonders wichtig ist: Sie können sich auch an neuere Ereignisse erinnern und sich neue Informationen einprägen und vergessen dabei kaum etwas.

Komplizierte Probleme lösen

Im Alter von 100 Jahren und darüber hinaus viele Erinnerungen abrufen zu können, ist eine erstaunliche Fähigkeit; aber wenn es uns schwerfällt, dieses ganze Wissen auch in unserem gegenwärtigen Leben *anzuwenden,* ist diese Gabe längst nicht mehr so wertvoll. Trotzdem wissen wir, dass Menschen mit einem 100-jährigen Gedächtnis in der Lage sind, komplizierte Probleme zu lösen, Informationen zu analysieren und effektive Lösungen zu entwickeln – ein hervorragender Beweis dafür, dass sie ihre kognitive Flexibilität und Anpassungsfähigkeit nicht verloren haben. Genau das gelang Yuri Averbakh noch mit 100 Jahren – er war der erste Schachgroßmeister, der dieses Alter erreichte. Dieser lebenslange Problemlöser, der Ingenieurwesen studiert und während des Zweiten Weltkriegs Panzer repariert hatte, versuchte auch im Alter von 100 Jahren immer noch, die komplizierten Rätsel seines Spiels zu lösen.[29] Und selbst in diesem Alter traf er sich noch mit Kollegen, um mit ihnen über die Ideen zu sprechen, die ihm durch den Kopf gingen. »Manchmal analysiere ich Endspielpositionen«, sagte er an seinem 100. Geburtstag im Jahr 2022. »Ich verstehe, dass diese Analysen im Computerzeitalter keinen praktischen Wert haben, aber diese Tätigkeit hilft mir, meinen Geist wachzuhalten.«[30]

Neue Fähigkeiten erlernen

Mit 100 Jahren sollte ein kognitiv gesundes Gehirn immer noch in der Lage sein, etwas Neues zu erlernen – sei es eine Sprache, ein Musikinstrument oder eine neue Technologie.

Selbst komplizierte Videospiele sollten für jemanden mit einem 100-jährigen Gehirn kein Problem darstellen. Als Kit Connell zu ihrem 96. Geburtstag von ihrer Tochter eine Handheld-Spielkonsole geschenkt bekam, lernte sie mühelos, wie man damit umgeht, und legte sich eine große Sammlung von Spielen zu, die sie auch an ihrem 100. Geburtstag noch spielte. Zu ihren Favoriten gehörte zufällig ein Spiel namens »Brain Age«, das auf kognitiven Trainingsaktivitäten beruhte, die der Neurowissenschaftler Ryuta Kawashima – einer der ersten und lautstärksten Befürworter von »Gehirntraining« zur Bekämpfung des kognitiven Abbaus – entwickelt hatte. »Ich kann dieses Nintendo gar nicht genug loben«, sagte Kit im Jahr 2012 über ihre Spielkonsole. »Es hilft mir, mein Gehirn im Alter so aktiv wie möglich zu halten. Wenn es irgendein Geheimnis für ein langes Leben gibt, dann besteht es darin, positiv zu denken und geistig aktiv zu bleiben.« Tatsächlich benutzte sie ihre erste Konsole so häufig, dass sie sich mit der Zeit abnutzte und sie sich eine neue anschaffen musste.[31]

Die Fähigkeit, sich auch weiterhin neue Fähigkeiten anzueignen (wie beispielsweise Kit Connells Fähigkeit, neue Spiele zu erlernen), ist ein Beweis für eine gesunde neuronale Plastizität; und das bedeutet, dass das Gehirn selbst im Alter von 100 Jahren immer noch seine Struktur und Funktion verändern kann, um neue Ziele zu erreichen.

Logisches Denkvermögen

Ein gesundes 100-jähriges Gehirn verfügt auch immer noch über die Fähigkeit, kritisch zu denken und fundierte Urteile zu fällen, und ist zu logischen Denkprozessen in der Lage.

Eines meiner Lieblingsbeispiele für jemanden, der sich all diese kognitiven Fähigkeiten bewahrt hat, ist Stanley Sacks, der nach seinem Dienst in der US-Luftwaffe während des Zweiten Weltkriegs eine Anwaltskarriere einschlug und auch über 75 Jahre später immer noch Personenschadensfälle verhandelte, was ihn zum ältesten damals praktizierenden Anwalt in den USA machte. »Das interessiert mich immer noch genauso wie am Anfang«, sagte er im Jahr 2023. »Die Wortgefechte zwischen Anwälten … Das ist fast schon so etwas wie Krieg. Genau diese Auseinandersetzungen machen mir so viel Spaß.«[32]

Um sich auf solche Wortgefechte einlassen zu können, wie Stanley es im Alter von 101 Jahren immer noch gerne tat, braucht man gut funktionierende exekutive Fähigkeiten – also die mentalen Prozesse, mit deren Hilfe wir planen, organisieren, Probleme lösen, uns auf etwas konzentrieren, unsere Emotionen regulieren und unsere Impulse unter Kontrolle halten, um bestimmte Ziele zu erreichen. Wer diese Funktionen beherrscht, hat sehr viel bessere Chancen auf sozialen und beruflichen Erfolg in allen Lebensphasen – und natürlich auch noch viele Jahrzehnte, nachdem sich die meisten Menschen bereits aus geistig anspruchsvollen Berufen zurückgezogen haben.

Emotionale Bindungen aufrechterhalten

Ich kann mir kaum etwas Beglückenderes vorstellen, als mein Leben auch noch im Alter von 100 Jahren mit meiner schönen, hochintelligenten Frau Aida zu verbringen. Und wenn ich tatsächlich so lange leben sollte, habe ich das ganz sicher ihr zu verdanken – denn als integrative Ärztin hat sie mir mehr über dieses Thema beigebracht als jeder andere Mensch. Ein kognitiv gesundes Gehirn kann im Alter von 100 Jahren immer noch sinnvolle Beziehungen pflegen, die seinem Besitzer emotionale Unterstützung und geistige Anregung bieten.

Inzwischen gibt es immer mehr Menschen, die uns diesen Indikator für eine lange, gesunde Gehirnlebensdauer vorleben; aber es gab ein

Paar, dessen Geschichte mich ganz besonders fasziniert: Morrie und Betty Markoff, die nach fast acht Jahrzehnten Ehe 100 Jahre alt wurden und sich »trotzdem immer noch nicht gegenseitig umgebracht hatten«, wie Morrie im Jahr 2017 scherzhaft bemerkte. »Obwohl wir es ein paarmal versucht haben«, setzte Betty hinzu. »Wir hatten oft Krach miteinander. Das war wirklich furchtbar.«[33] Leider schaffen es nur sehr wenige Menschen, die 100 Jahre alt werden, diesen denkwürdigen Tag zusammen mit der Liebe ihres Lebens zu erleben (tatsächlich liegt die Wahrscheinlichkeit dafür zurzeit nur bei ungefähr einem Tausendstel von einem Prozent); aber es ist sehr schwer, dieses Lebensalter ohne starke emotionale und soziale Bindungen zu erreichen. Andererseits sind – wie Morrie und Betty gezeigt haben – tatsächlich auch Hundertjährige mit einem kognitiv gesunden Gehirn zu solchen Beziehungen fähig.

Emotionale Stabilität

Jemand mit einer Gehirnlebensdauer von 100 Jahren ist in diesem Alter emotional immer noch genauso belastbar und auch immer noch genauso gut in der Lage, effektiv mit Stress umzugehen und die Herausforderungen des Lebens konstruktiv zu bewältigen. Und da sich das Leben um uns herum bestimmt sehr stark verändern wird, wenn wir so alt werden, ist diese emotionale Stabilität eine sehr wichtige kognitive Eigenschaft.

Jemand, der im Jahr 2025 beispielsweise 100 Jahre alt wurde, hat als Kind wahrscheinlich zumindest ein paar negative Auswirkungen einer globalen Depression erlebt. Nachdem er diese Erfahrung überstanden hatte, musste er einen Weltkrieg miterleben. Die restlichen Jahre seines frühen Erwachsenenalters verbrachte er in einer Welt, die sich durch Globalisierung, Massenvernichtungswaffen und Terrorismus von Grund auf veränderte. In einem Alter, in dem viele Menschen Großeltern werden, sah er, wie sich die Welt unter dem Einfluss zweier

Supermächte spaltete, von denen jede mehr oder weniger mit einem einzigen Knopfdruck das ganze Leben auf der Erde hätte zerstören können. Als seine Enkel Kinder bekamen, erlebte er eine Welt, die sich durch eine Informationsrevolution plötzlich total veränderte – eine Vernetzung, die die Möglichkeit mit sich brachte, Fehlinformationen in unvorstellbarem Ausmaß zu verbreiten. Und als er sich seinem 100. Geburtstag näherte, wurde er mit einer Pandemie konfrontiert, die Millionen von Menschen das Leben kostete und unendliches Leid und große soziale Isolation mit sich brachte. Das sind natürlich nur ein paar der geopolitischen Belastungen, denen Menschen in diesen 100 Jahren ausgesetzt waren. Außerdem mussten sie auch noch den Tod ihrer eigenen Großeltern, Eltern, Geschwister und Freunde verkraften. Die Gemeinschaften, in denen sie lebten, veränderten sich mehrfach, ebenso wie die dort herrschenden Sitten.

Ein gesundes Gehirn hat im Alter von 100 Jahren all das durchgemacht und kann trotzdem noch weitere Belastungen wegstecken. Es kann sogar immer noch Mitgefühl und Empathie für andere Menschen aufbringen, die mit den Schwierigkeiten des Lebens zu kämpfen haben.

Das tat Hedda Bolger noch bis weit über ihren 100. Geburtstag hinaus. Die Psychologin behandelte weiterhin an vier Tagen pro Woche Patienten, bildete neue Therapeuten aus und reiste kreuz und quer durch die USA, um Vorträge zu halten – zum Beispiel eine viel beachtete Rede vor einer Bildungseinrichtung der American Psychoanalytic Association, in der sie über die Notwendigkeit sprach, Dogmen abzulehnen und im Umgang mit Patienten, deren Lebenserfahrungen sich von Generation zu Generation stark unterscheiden, flexibel zu bleiben.

Um es ganz klar zu sagen: Es ist nicht so, dass ein kognitiv gesunder Mensch nicht trauert und nicht darunter leidet, wenn seine Welt sich verändert. Das ging Hedda sicherlich auch so. Zum Beispiel, als ihr Mann starb: »Sein Tod war viele Jahre lang wie das Ende der Welt für mich«, erinnerte sie sich. »Meine Trauer schien kein Ende zu nehmen –

bis ich mich eines Tages daran erinnerte, dass *ich* ja immer noch lebte.« Daraufhin begann sie ihr Leben wieder anderen Menschen zu widmen. »Letztendlich interessiert es mich zu sehen, wie Menschen sich verändern und es schaffen, wieder ein besseres Leben zu führen«, sagte sie im Jahr 2011.[34]

Geistige und körperliche Kreativität

Menschen, die mit 100 Jahren immer noch kognitiv gesund sind, bleiben kreativ, entwickeln neue Ideen, bringen ihre künstlerischen Talente zum Ausdruck und denken in verschiedenen Bereichen ihres Lebens über den Tellerrand hinaus. Gerade diese positive Eigenschaft kann man sich bei einem Menschen mit einer Gehirnlebensdauer von 100 Jahren anscheinend am leichtesten vorstellen – vielleicht, weil viele Leute Hundertjährige automatisch für häusliche Menschen mit eher sitzender Lebensweise halten und man viele kreative Hobbys auch praktizieren kann, ohne besonders mobil sein zu müssen. Und tatsächlich hört man immer wieder Geschichten von Menschen, die mit 100 Jahren oder darüber hinaus immer noch malen, schnitzen, stricken oder schreiben.

Man sollte aber auch nicht vergessen, dass die Gabe, Körperkoordination, Gleichgewicht und motorische Fähigkeiten für kreative Aktivitäten wie Sport und Tanz einzusetzen, nicht nur einen gesunden Körper, sondern auch einen gesunden Geist voraussetzt; und ich bin mir nicht sicher, ob ich jemals ein besseres Beispiel dafür gesehen habe als Shirley Goodman, eine Stepptänzerin, die mit Ende 90 noch zur Social-Media-Berühmtheit wurde, als ihre Familie begann, Videos der »Dancing Nana« ins Internet zu stellen. Auch an ihrem 100. Geburtstag tanzte sie immer noch Shim Sham und Shuffling. »Ich würde allen Menschen, die Musik mögen, raten, nicht nur zu Hause in ihrem Schaukelstuhl zu sitzen, sondern sich diese Liebe zur Musik zu bewahren«, sagte sie im Jahr 2023.[35]

Ich empfehle Ihnen dringend, sich mal ein Video von Shirley anzuschauen. Achten Sie dabei darauf, dass sie nicht nur die Tanzschritte ausführt, die sie seit ihrem achten Lebensjahr beherrscht, als ihr Vater, ein Varietékünstler, ihr das Steppen beibrachte. Beobachten Sie ihre Augen und ihre Mimik, wenn sie mit den Menschen um sich herum in Kontakt tritt. Beobachten Sie ihre eleganten Übergänge, wenn die Begleitband von einem Song zum nächsten wechselt. Beobachten Sie ihren Mund, während sie mitsingt. Ihr Gehirn ist auf vielen Ebenen gleichzeitig aktiv; und wenn man das erkennt, ist es umso inspirierender, sich diese Videos anzusehen.

Das Mögliche wahrscheinlich machen

Wir wissen, dass man 100 Jahre alt werden und sich dabei trotzdem immer noch kristallklare Erinnerungen an seine Jugend bewahren kann, so wie es Catherine Walter gelungen ist. Und wir wissen auch, dass Menschen in diesem Alter noch komplizierte Probleme lösen können, so wie Yuri Averbakh es in seinem 100. Lebensjahr getan hat. Man kann neue Fähigkeiten erlernen wie Kit Connell, sich ein hohes Maß an logischem Denkvermögen bewahren wie Stanley Sacks, emotionale Bindungen aufrechterhalten wie Morrie und Betty Markoff, emotionale Stabilität zeigen wie Hedda Bolgar und geistig und körperlich kreativ sein wie Shirley Goodman.

Jemand, der mit 100 Jahren auch nur *eine* dieser Eigenschaften aufweist, wäre für viele Menschen eine Inspiration, so wie all diese Leute es für mich sind. Doch ein Hundertjähriger, der *all diese* Eigenschaften besitzt, hat das Ziel erreicht, das ich in diesem Buch beschreibe. Denn so jemand erfreut sich letztendlich eines alterslosen Gehirns. Und die wichtige Schlussfolgerung daraus ist, dass man, wenn man auf diese Weise 100 Jahre alt wird, auf die gleiche Weise auch 90 Jahre alt geworden ist. Und wenn Sie bei hundertprozentiger kognitiver Gesundheit 90 werden, dann sind Sie auch auf die gleiche Art und Weise 80 geworden usw. Natürlich wissen wir, dass man seine kognitive Gesundheit auch wieder *zurück*gewinnen kann; aber selbstverständlich würde jeder Mensch den oben beschriebenen Weg bevorzugen: 100 Jahre alt zu werden, ohne zwischendurch kognitive Einbußen zu erleiden. Das ist eine echte 100-jährige Gehirnlebensdauer!

Wir wissen, dass so etwas möglich ist; und jetzt ist es an der Zeit, dafür zu sorgen, dass es auch wahrscheinlich wird. Das kostet Arbeit. Aber mir ist noch niemand begegnet, der seine kognitive Gesundheit nicht zumindest *verbessern* konnte, egal in welchem Alter er war und in welchem Stadium der Neurodegeneration er sich befand. Daher gibt es keinen Grund, warum wir nicht in der Lage sein sollten, einem kognitiven Verfall von vornherein vorzubeugen – und das geht meistens auch noch in den Sechzigern, Siebzigern, Achtzigern und Neunzigern. Trotz sogenannter »schlechter Gene«, wie Henry sie hat. Trotz unglücklicher Lebensereignisse, wie Hedda Bolgar sie durchmachen musste, und trotz der paar ungesunden Lebensgewohnheiten, wie mein Vater sie beispielsweise gehabt hat.

Ich verstehe, dass eine 100-jährige Gehirnlebensdauer momentan schwer vorstellbar sein mag – vor allem, wenn Sie wissen, dass Ihr Gesundheitszustand inzwischen schon in mancherlei Hinsicht zu wünschen übrig lässt. Aber denken Sie daran: Es gibt niemanden, der hundertprozentig gesund ist!

Das gilt auch für mich.

Wie wir später in diesem Buch noch ausführlich besprechen werden, ist Schlaf für die kognitive Gesundheit ungeheuer wichtig. Ich selbst habe jedoch einen Großteil meiner Karriere damit zugebracht, bis spät in die Nacht hinein wach zu bleiben, mich um Patienten zu kümmern, mich mit Forschern auf der ganzen Welt auszutauschen oder allein an meinem Schreibtisch zu sitzen, um komplizierte Probleme im Kampf gegen neurodegenerative Erkrankungen zu lösen. Wir werden in diesem Buch auch noch ausführlich über Stress und gesunde Ernährungsgewohnheiten sprechen. Auch in dieser Hinsicht habe ich leider hin und wieder versagt, und daher gab es auch ein paar Phasen in meinem Leben, in denen mein Blutdruck nicht optimal war, was sich bekanntlich negativ auf Gehirn und Nervensystem auswirkt.[36]

Mir ist bewusst, dass ich einiges von dem, was mein eigenes kognitives Vorbild – mein Vater Philip – richtig gemacht hatte, nicht hinbekommen habe. Ich bemühe mich, das jetzt besser zu machen, und in manchen Bereichen bin ich sogar erfolgreicher als er. Außerdem orientiere ich mich auch noch an anderen Vorbildern – zum Beispiel an einigen der Hundertjährigen, die Sie in diesem Kapitel kennengelernt haben – und treffe meine Lebensentscheidungen aufgrund der zurzeit verfügbaren wissenschaftlichen Erkenntnisse. Natürlich weiß niemand, was im nächsten Jahr, in der nächsten Woche oder auch nur in der nächsten Minute seines Lebens passieren wird; aber ich bin inzwischen über 70, fühle mich in kognitiver Hinsicht ziemlich fit und habe allen Grund zu glauben, dass ich es auch schaffen werde, geistig weiterhin so gesund zu bleiben. Sie sehen also: Das Ziel besteht nicht darin, in jeder Hinsicht perfekt zu sein. Das wäre eine unrealistische Erwartung, und außerdem wäre es heuchlerisch, wenn ausgerechnet jemand wie ich so etwas von Ihnen erwarten würde.

Stattdessen möchte ich Sie dazu einladen, zunächst einmal *einen* Schritt zu tun, mit dem Sie Ihren persönlichen kognitiven Vorbildern nacheifern. Sobald Sie diesen Schritt erfolgreich gemeistert haben, machen Sie den nächsten. Ich habe bei meinen Patienten beobachtet (und auch durch eigene Erfahrung bestätigt gefunden), dass jeder kleine Schritt in Richtung einer besseren kognitiven Gesundheit uns dazu befähigt, einen weiteren Schritt zu gehen; und normalerweise ist der nächste Schritt immer ein bisschen leichter als der vorige. Ganz ohne Mühe geht so etwas leider nie; aber mit der Zeit fühlt es sich immer *natürlicher* an – vor allem, wenn wir erste positive Auswirkungen unserer Bemühungen zu spüren bekommen: Dann kommt es uns so vor, als würden wir auf unseren wahren Bestimmungsort zusteuern.

4

Tod durch Profitgier

Mein Neffe Bryan ist ein außergewöhnlich begabter Mensch, der Sinfonien und moderne Musik komponiert, viele Instrumente spielt und in einer Band mitwirkt, die inzwischen schon mehrere Alben veröffentlicht hat.

Ich würde sagen, er hat sich zu einem ganz netten und erfolgreichen jungen Mann entwickelt. Doch als er drei Jahre alt war, wohnte bei ihm im Nachbarhaus ein älterer Junge namens Paulie, der Bryan beibrachte, wie ein Seemann zu fluchen. Das führte dazu, dass Bryan zur Strafe für seine unflätige Ausdrucksweise viele, viele Stunden allein in seinem Zimmer verbringen musste. Eines Tages setzte meine Mutter, die Bryan sehr liebte und ihm diese schreckliche Angewohnheit daher unbedingt ausreden wollte, sich mit ihm zusammen, um ein ernstes Wort mit ihm zu reden.

»Denk mal darüber nach, wie viele Stunden du schon allein in deinem Zimmer sitzen musstest, Bryan – und das alles nur wegen der hässlichen Wörter, die du von Paulie gelernt hast«, sagte sie.

Sie sah dem Gesichtsausdruck des Jungen an, dass ihm allmählich ein Licht aufging; da wusste sie, dass sie auf dem richtigen Weg war. »Hast du daraus irgendetwas gelernt?«

Bryan kniff die Augen zusammen, was – wie sie vermutete – darauf hindeutete, dass ihm eine wichtige neue Erkenntnis gekommen war. Dann platzte es plötzlich aus ihm heraus: »Ja! Dieser verfickte Paulie mit seinen Scheiß-Sprüchen ist an allem schuld!«

Der dreijährige Bryan war noch nicht hundertprozentig zur Einsicht gelangt (was in seinem Alter ja auch verständlich ist); doch leider sehen wir den gleichen Mangel an Einsicht – mit katastrophalen Folgen für die Patienten – auch in vielen Fällen, in denen die Medizin von

Profitgier bestimmt wird. Diese Missstände werden in drei aktuellen Dokumentarfilmen angeprangert – atemberaubend guten Filmen, die erstaunliche medizinische Fortschritte zeigen, uns aber gleichzeitig auch vor Augen führen, wie oft diese Fortschritte absichtlich verlangsamt und Forschungsergebnisse sogar verschleiert werden, weil bestimmte Menschen eine Menge Kapital aus dem Status quo schlagen. Obwohl alle drei Filme die engagierte Suche nach besseren Therapien für drei verschiedene Krankheiten schildern, beschlich mich trotzdem ein unbehagliches Gefühl, nachdem ich sie gesehen hatte.

Der erste Film heißt *The Quiet Epidemic* und handelt von Patienten, die an einer chronischen Lyme-Borreliose (CLB) leiden. Der Begriff »chronisch« ist in diesem Zusammenhang sehr wichtig, da die meisten Ärzte die Lyme-Borreliose als akute Infektion betrachten, die zwar gefährlich und in manchen Fällen sogar tödlich sein kann, aber normalerweise schnell wieder abklingt, ohne langfristige Folgeschäden zu hinterlassen. Die ergreifenden Geschichten in diesem Film schildern jedoch das Leben von Menschen, die nach ihrer Ansteckung mit dieser Krankheit lange Zeit gelitten haben – manche sind an den Rollstuhl gefesselt, bei anderen musste eine Herztransplantation durchgeführt werden, und einige haben sich sogar das Leben genommen. Der Film dokumentiert auch genau die Bluttests und die bildgebenden und elektrophysiologischen Untersuchungen, aus denen hervorgeht, was für chronische Schäden diese Krankheit verursachen kann.

Der wohl weltweit führende CLB-Experte Richard Horowitz hat Bücher geschrieben und Protokolle entwickelt, mit deren Hilfe viele Menschen nach einer chronischen Lyme-Borreliose überleben und wieder ein erfülltes Leben führen können. Doch trotz der vielen Patienten, Symptome, Tests und Untersuchungen, der zugegebenermaßen schwierigen Behandlung und der Erfahrungen einer wachsenden Anzahl von Ärzten, die genau wie Horowitz glauben, dass Lyme eine potenziell chronische Erkrankung ist, *leugnen die Versicherungs-*

gesellschaften in den USA die Existenz dieser Erkrankung! (Das ist ungefähr so, als würde ein Klimawandel-Leugner an einem Tag mit 40 Grad Celsius einen Vortrag halten.) Und nicht nur das: Auch die Schulmedizin wurde unter Druck gesetzt, sich dieser Meinung anzuschließen – und hat leider nachgegeben. Dieser Film liefert nun überzeugende Argumente dafür, dass die Krankenkassen recht schnell erkannt haben, wie teuer die Behandlung einer chronischen Lyme-Borreliose werden würde und dass der beste Weg, Geld zu sparen, darin bestand, ihre Existenz einfach zu leugnen. Natürlich mussten diese Versicherungsgesellschaften dann ein paar »medizinische Experten« auf ihre Seite ziehen; aber wie wir bei der Alzheimer-Krankheit gesehen haben, gibt es immer jemanden, der sich kaufen lässt. (Genau das hat eine Gruppe von Lyme-Borreliose-Patienten der Infectious Diseases Society of America in einem langjährigen Rechtsstreit vorgeworfen: Nach Einschätzung der Kläger hatte diese Gesellschaft mit den Versicherern gemeinsame Sache gemacht, um völlig willkürliche Richtlinien zu erstellen, nach denen Lyme in praktisch allen Fällen mit einer 28-tägigen Antibiotikatherapie geheilt werden könne. Dadurch waren einige Patienten gezwungen, Hunderttausende von Dollar für Behandlungen zu zahlen, die ihrer Meinung nach eigentlich ihre Krankenversicherung hätte übernehmen müssen. Im November 2023 bestätigte das US-Berufungsgericht die Abweisung ihrer Klage mit der Begründung, dass »es sich bei Aussagen über chronische Lyme-Borreliose um nicht einklagbare medizinische Meinungen handele«.[1] Diese erstaunlich erfolgreiche (und unverschämte) Praxis der Leugnung medizinischer Tatsachen trotz überwältigender Beweise wirft die Frage auf, ob dieselben Unternehmen wohl auch die Existenz anderer Krankheiten wie Krebs und Herz-Kreislauf-Erkrankungen leugnen könnten. Ich halte es für sehr wahrscheinlich, dass sie auch das tun würden, wenn es möglich wäre; doch da diese Krankheiten schon existierten, bevor es diese Krankenversicherungen gab, greifen die Versicherer auf andere Tricks zurück; zum Beispiel pochen Sie auf »vorbestehende

Erkrankungen«, um möglichst viele Ansprüche abzulehnen und möglichst viel Geld zu sparen.

Die beiden anderen Dokumentarfilme erzählen sehr ähnliche Geschichten, nur dass es dabei um andere Erkrankungen geht. In *Living Proof* [»Lebender Beweis«] wird zum Beispiel die Kostenerstattung für eine neue, wirksame Multiple-Sklerose-Therapie von den Versicherungen abgelehnt, obwohl die Patienten selbst den titelgebenden Nachweis für den Erfolg dieser Therapie liefern.

In *Memories for Life – Reversing Alzheimer's* berichten mehrere Patienten, mit denen ich im Lauf der Jahre gesprochen oder korrespondiert habe (zum Beispiel Lucy, Sally, Deborah und Frank) über die Verbesserungen, die bei ihnen stattgefunden haben und die auch allesamt gut dokumentiert sind; trotzdem wird eine Kostenübernahme von den Entscheidungsträgern der Versicherungen abgelehnt.

Gibt es noch ein anderes System auf der Welt, bei dem man sein Geld abgibt, dann einen Teil davon zurückfordert, die Entscheidung über die Rückgabe aber ausschließlich in den Händen der Gruppe liegt, die von der Verweigerung der Kostenübernahme profitiert? Was für ein Interessenkonflikt! Das ist keine Versicherung. Das ist Betrug.

Andere Krankheitsexperten, die oft als Berater von den Versicherungsgesellschaften und Gesundheitsdienstleistern bezahlt werden, welche von ihren Meinungsäußerungen profitieren, argumentieren, dass es ihnen lediglich um »evidenzbasierte« Medizin gehe. Oder sie behaupten, dass eine Intervention zwar durchaus vielversprechend erscheinen mag, aber erst noch größere Studien dazu durchgeführt werden müssen. Solche Bedenken können ja manchmal auch durchaus berechtigt sein. Woran erkennt man also den Unterschied zwischen dem Wunsch nach Fortschritt und dem Wunsch nach Profit? Ganz einfach: Wenn es dem Ansprechpartner um Fortschritt geht, werden Debatten und Diskussionen angeregt mit dem gemeinsamen Ziel, die Ergebnisse zu verbessern. Geht es dagegen nur um Profit, so werden Debatten unterbunden, damit keine gegenteiligen Meinungen gehört oder womöglich gar akzeptiert werden können. Und genau das ist auf dem Alzheimer-Markt eindeutig passiert ... Ich meine, auf dem *Forschungsgebiet* der Alzheimer-Demenz ... Nein, eigentlich meine ich doch den Markt!

Die Grundlage für diese arglistige Täuschung schildert Dr. Robert Lustig in seinem ausgezeichneten Buch mit dem Titel *Metabolical*, in dem Big Food, Big Pharma und Big Healthcare in einem sehr negativen Licht dargestellt werden. Die hohe See zu Zeiten des Piraten Blaubart war bei Weitem nicht so heimtückisch wie die Welt, die diese modernen Gesundheitspiraten in den USA geschaffen haben:

- ein Nahrungsmittelsystem mit ultra-verarbeiteten »Lebensmittelprodukten«, das zu einer Epidemie von Stoffwechselerkrankungen geführt hat (und somit auch die Gesundheit und Langlebigkeit unserer Gehirne beeinträchtigt);
- ein Pharmasystem, das extrem teure Medikamente pusht, die oft nur wenig (oder – im Fall von Arzneimitteln zur Bekämpfung der Gehirnalterung und zur Vorbeugung neurodegenerativer Prozesse – gar nichts) bringen;
- und ein Gesundheitssystem, das diesen unwirksamen Medikamenten oberste Priorität einräumt, statt sich um die Vorbeugung und Behandlung der eigentlichen Krankheitsursachen zu kümmern (und das Ihre Anträge auf Kostenerstattung von Maßnahmen zur Bekämpfung Ihrer Gehirnalterung mit ziemlicher Sicherheit ablehnen wird).

Das Ergebnis: eine kurze gesunde Lebensdauer, eine kurze Gehirnlebensdauer und eine kurze allgemeine Lebensdauer. Die USA gehören noch nicht einmal zu den 30 Ländern mit der höchsten Lebenserwartung weltweit, und trotzdem zahlen die Bürger dieses Landes sehr viel mehr für ihre Gesundheitsversorgung als in jedem anderen Land!

Machen wir uns nichts vor: Die USA haben eindeutig gezeigt, dass sie in Sachen Gesundheit den Unternehmensgewinnen Vorrang vor den Behandlungsergebnissen der Patienten einräumen. Bitte prüfen Sie selbst, wie es in Ihrem Land um diese Problematik bestellt ist. Doch wenn wir ein Jahrhundert lang geistig fit bleiben wollen, müssen wir sehr viel mehr tun als das, was uns zurzeit von Big Pharma, Big Healthcare & Co aufgezwungen wird. Und ich hoffe, dass mein Buch Sie in dieser Hinsicht weiterbringt: Es will Ihnen dabei helfen, sich einem Protokoll für langfristige Gehirngesundheit und -leistungsfähigkeit zuzuwenden.

Warum unser Gesundheitssystem Angst vor Hundertjährigen hat

Kognitive Leitfiguren wie Catherine, Yuri, Kit, Stanley, Morrie, Betty, Hedda und Shirley sind nicht nur Ausnahmen, sondern sogar die *extremsten* Ausnahmen; denn sie gehören zu dem äußerst geringen Prozentsatz von Menschen, die nicht nur 100 Jahre alt geworden sind, sondern diesen runden Geburtstag sogar in erstaunlich guter kognitiver Verfassung erlebt haben. Es gibt gute Gründe dafür, anzunehmen, dass wir Geschichten wie diesen in den kommenden Jahrzehnten immer öfter begegnen werden.

Die heutigen Hundertjährigen sind Menschen, die in den ersten Jahrzehnten des 20. Jahrhunderts zur Welt kamen. Globale demografische Trends deuten stark darauf hin, dass jemand, der in der Mitte dieses Jahrhunderts geboren wurde, mit noch höherer Wahrscheinlichkeit 100 Jahre alt werden wird; jemand, der in den letzten Jahrzehnten dieses Jahrhunderts geboren wurde, hat noch bessere und jemand, der um die Jahrhundertwende geboren wurde, die *allerbesten* Chancen. Manchen Schätzungen zufolge wird die Hälfte der Menschen, die seit dem Jahr 2000 auf die Welt gekommen sind, 100 Jahre alt werden.[2] Andere Forscher, die versucht haben, Modelle für mögliche Veränderungen der Lebenserwartung bis zum Ende dieses Jahrhunderts zu entwickeln, sind weniger optimistisch, sehen aber trotzdem eine Verbesserung der Lebenserwartung, und zwar auf der ganzen Welt. So kam beispielsweise ein Forscherteam vom Imperial College London im Jahr 2017 zu dem Schluss, dass sich der enorme Anstieg der Lebenserwartung in den kommenden Jahrzehnten weltweit zwangsläufig verlangsamen wird; doch in keinem der von ihnen untersuchten 35 Länder wird es ihrer Einschätzung nach wahrscheinlich zu einem Rückgang des bisher erzielten Anstiegs der Lebenserwartung kommen.[3] In mehr oder weniger allen Gegenden der Welt leben die Menschen inzwischen länger, und man geht davon aus, dass das auch so bleiben wird.

Eine längere Lebensdauer bedeutet aber nicht zwangsläufig auch eine längere *Gehirn*lebensdauer. Den meisten Menschen, mit denen ich mich unterhalte, scheint das klar zu sein. Das zeigte sich zum Beispiel in einem Gespräch, das ich vor Kurzem mit einem Patienten namens Prakash geführt habe, der gerade einmal 56 Jahre alt war, als bei ihm eine mittelschwere kognitive Beeinträchtigung diagnostiziert wurde. Wie bei so vielen anderen Patienten, mit denen unsere Teams gearbeitet haben, haben auch Prakashs Symptome sich inzwischen wieder zurückgebildet. Er vergisst die Namen seiner Kollegen nicht mehr, ihm entfallen keine Termine und sozialen Verpflichtungen mehr und er verliert bei seinen Gedankengängen auch nicht mehr täglich den Faden wie noch vor wenigen Jahren. Infolge dieser Verbesserungen haben auch die Depressionen und Ängste, unter denen er nach seiner Diagnose litt, nachgelassen. Da ein Großteil dieser Kehrtwende auf bessere Lebensstilentscheidungen zurückzuführen ist – zum Beispiel mehr Bewegung, gesündere Ernährung und besserer Schlaf –, funktioniert jetzt nicht nur sein Gehirn besser, sondern sein ganzer Körper. Daher hat Prakash meiner Meinung nach allen Grund, optimistisch zu sein und sich noch auf viele gesunde Jahrzehnte zu freuen. Als ich jedoch im Scherz vorschlug, er solle doch ein Sparkonto für den Kauf von 100 Geburtstagskerzen einrichten, sah Prakash mich so entsetzt an, als hätte ich ihm empfohlen, auf eine Reise zum Mittelpunkt der Erde zu sparen.

»Oh, Herr Doktor«, protestierte er. »Verfluchen Sie mich doch nicht so!«

»Wie meinen Sie das?«, fragte ich.

»Sie dürfen nicht denken, dass ich für das, was sich bei mir im letzten Jahr getan hat, nicht dankbar bin«, meinte er. »Ich bin so gesund wie schon lange nicht mehr und kann klarer denken als je zuvor. Aber ich habe ein paar Leute kennengelernt, die dieses Alter erreicht haben, und …«

Er schwieg ein paar Sekunden lang, als überlegte er, wie er seine Gedanken auf möglichst taktvolle Weise zum Ausdruck bringen könnte.

»Und es sah nicht so aus, als hätten sie besonders viel Spaß an ihrem Leben?«, fragte ich ihn lächelnd.

Da fing er ebenfalls an zu lachen. »Das ist eine gute Formulierung«, sagte er. »Ich sehe ja ein, dass so etwas möglich ist; aber besonders wahrscheinlich kommt es mir nicht vor. Also denke ich, dass 85 oder 90 Jahre vielleicht ganz schön wären – wenn mein Körper und mein Geist das mitmachen. Das sind immerhin schon ein paar Jahrzehnte mehr, als ich erwartet hatte.«

»Sie halten es nicht für wahrscheinlich, dass Sie mit einem gesunden Körper und einem gesunden Geist älter werden können als 85 oder 90 Jahre?«, fragte ich.

»Möglich ist das natürlich«, sagte er. »Alles ist möglich. Aber wahrscheinlich? Daran glaube ich nicht so recht. Jedenfalls nicht für mich; und eigentlich für niemanden.«

»So war das früher tatsächlich – so etwas war zwar möglich, aber nicht wahrscheinlich«, erklärte ich ihm. »Aber wenn ich Ihnen jetzt sagen würde: Es ist sowohl möglich als auch wahrscheinlich, dass Sie Ihren 100. Geburtstag bei bester geistiger Gesundheit feiern werden – würden Sie mir dann glauben?«

Er dachte einen Augenblick nach.

»Wahrscheinlich müsste ich es glauben«, sagte er. »Bei unserer ersten Begegnung hätte ich ja auch nicht für möglich gehalten, dass ich mich geistig irgendwann wieder so fit fühlen würde. Aber vermutlich würde ich mich dann dasselbe fragen, was ich mich schon damals zu Beginn unserer Zusammenarbeit gefragt habe.«

»Und das wäre?«

»Wenn das wirklich möglich oder sogar wahrscheinlich ist, wie Sie sagen, warum wissen es dann nicht alle?«

Diese Frage stelle ich mir schon seit Langem. Anfangs bezog sie sich nur auf die enormen Verbesserungen,[4] die wir bei der Behandlung von Alzheimer-Patienten erzielt haben. Doch in letzter Zeit frage ich mich auch, warum nicht jeder Mensch weiß, dass so gut wie jeder altersbedingte kognitive Verfall vermeidbar ist. Warum ist es so schwierig, diese Informationen ins öffentliche Bewusstsein zu bringen?

Diese Frage lässt sich, wie Sie vielleicht bereits vermutet haben, mit einem einzigen Wort beantworten: Profit.

Präventive Profitgier

Angenommen, Sie hätten die Möglichkeit, in ein neues Unternehmen namens Iasie zu investieren, und zwar zu einem Ausgabepreis von 26,50 Dollar pro Aktie. Nehmen wir außerdem an, dass Sie wirklich an dieses Unternehmen glauben. Es bietet den Nutzern etwas völlig Neues. Es wird von sehr intelligenten Menschen geführt, die schon seit Langem erfolgreich in ähnlichen Bereichen tätig sind. Sie haben den Prospekt genau studiert. Sie haben Berechnungen angestellt. Und Sie sind ziemlich sicher, dass diese Aktie in einem Jahr nicht weniger als 37,60 Dollar wert sein wird. Das entspricht einer Wertsteigerung von rund 42 Prozent – ungefähr dem Vierfachen der durchschnittlichen Rendite, die sich in den letzten 50 Jahren auf dem US-Aktienmarkt erzielen ließ. Keine schlechte Investition – wenn tatsächlich alles so läuft, wie Sie es erwarten.

Und nehmen wir nun einmal an, dass Sie zurzeit Ihr gesamtes Anlagekapital nur in ein einziges Unternehmen investiert haben, das wir

Uoy nennen wollen. (Das ist übrigens eine sehr unkluge Anlagestrategie; aber für dieses Beispiel wollen wir einmal so tun, als stamme Ihr Startkapital von irgendeinem exzentrischen Großvater, der in seinem Testament festgelegt hat, dass Sie, um das Kapital – und die gesamte damit erzielte Rendite – behalten zu dürfen, immer nur in eine einzige Aktie investieren dürfen. Und siehe da – meistens hat das ja auch funktioniert: Jahr für Jahr lag Ihre Rendite knapp über dem Marktindex. In letzter Zeit ist Ihnen jedoch aufgefallen, dass diese Aktie nicht mehr so gut abschneidet wie früher; außerdem ist Ihrer Meinung nach vorauszusehen, dass das Unternehmen es auf die Dauer nicht schaffen wird, sich über Wasser zu halten. Der Aktienkurs wird mit ziemlicher Sicherheit Jahr für Jahr an Wert verlieren, bis die Aktie irgendwann gar nichts mehr wert ist.

Wie schnell würden Sie Ihr Geld aus dieser Investition abziehen? Ziemlich schnell, nicht wahr?

Genau auf dieses Anlegerverhalten hatten die Führungskräfte eines tatsächlich existierenden Unternehmens namens Eisai für das Jahr 2023 gehofft. Die US-amerikanische Arzneimittelbehörde FDA erteilte dem Unternehmen eine beschleunigte Zulassung für sein neues Alzheimer-Medikament Lecanemab (vertrieben unter dem Markennamen Leqembi®). Eisai legte den Preis für eine Jahresverschreibung auf 26.500 US-Dollar fest. Nach den Berechnungen des Unternehmens betrug der »gesellschaftliche Wert« des Medikaments jedoch 37.500 US-Dollar pro Jahr. Und in einer Welt, in der Alzheimer-Patienten schon seit Langem prophezeit wird, dass es ohnehin keine Hoffnung für sie gibt – was hätten diese armen Menschen denn da zu verlieren? Daher kam das Führungsteam des japanischen Pharmaunternehmens zu dem Schluss, dass ihr Medikament jeden Cent wert ist.

Vielleicht ist Ihnen aufgefallen, dass unsere fiktiven Unternehmen Iasie und Uoy lediglich die rückwärts geschriebenen Namen von Eisai und You sind. Und tatsächlich wiesen viele Experten darauf hin, dass die Berechnungen von Eisai ein bisschen »hinter dem Mond« – wenn nicht sogar völlig absurd – zu sein schienen, da Leqembi® bei vielen Patienten einfach nicht sehr gut wirkt und außerdem gefährliche Nebenwirkungen haben kann.

Markku Kurkinen, Professor am Zentrum für Molekulare Medizin und Genetik der Wayne State University in Michigan, bestätigte, dass Leqembi® in zwei klinischen Studien tatsächlich zu einer Abnahme der Amyloidablagerungen im Gehirn geführt hat. Das ist ein wichtiger Marker für Alzheimer und auch schon seit Langem eine wichtige Zielgröße für alle Ärzte und Wissenschaftler, die diese Krankheit zu bekämpfen versuchen. Kurkinen wies aber auch darauf hin, dass das Medikament den kognitiven Abbau bei Frauen (die ein doppelt so hohes Alzheimer-Risiko haben wie Männer) offenbar nicht verlangsamt. Darüber hinaus, so Kurkinen, verlangsame es den kognitiven Verfall auch nicht bei Personen mit den genetischen Markern, die das Auftreten von Alzheimer am wahrscheinlichsten machen – oder in der Gruppe mit dem höchsten Risiko, nämlich den Personen mit ApoE 4/4 (ungefähr sieben Millionen Amerikaner), bei denen das Medikament sogar *zu einem schlechteren Ergebnis führt als Placebo*. Außerdem *stoppt* dieses Mittel die Alzheimer-Krankheit bei niemandem, sondern verlangsamt den Krankheitsverlauf bestenfalls ein kleines bisschen. Angesichts dieser und anderer Ergebnisse, so schrieb Kurkinen im Jahr 2024, »stellt sich mir die Frage, ob die Zulassung von Lecanemab womöglich die bisher schlechteste Entscheidung der FDA war«. An zweiter Stelle, so witzelte er, stehe die zwei Jahre zuvor erteilte Zulassung eines weiteren »Blockbuster«-Medikaments gegen Alzheimer: Aducanumab, das unter dem Markennamen Aduhelm® verkauft wird und einen noch gewagteren Einführungspreis von 56.000 Dollar pro Jahr hatte.[5]

Nun ja, die Sache ist die: Die Unternehmen, die Leqembi® und Aduhelm® auf den Markt brachten, haben in einer Hinsicht absolut Recht – man hat Alzheimer-Patienten tatsächlich lange Zeit gesagt, dass es sowieso keine Hoffnung für sie gibt. Doch Studien, die ich zusammen mit ein paar Kollegen durchgeführt habe, zeigen, dass das schlichtweg nicht stimmt.[6] Aber nehmen wir einmal an, es wäre richtig: Menschen, die am Ende ihres Lebens stehen – und die entweder 26.500 Dollar pro Jahr ausgeben können oder eine Versicherung haben, die bereit ist, diesen Betrag (oder wenigstens einen Teil davon) zu übernehmen –, schadet es vielleicht tatsächlich nicht, auf ein Wunder durch ein Medikament zu hoffen, das bei manchen Patienten manchmal irgendwie zu wirken scheint – und wenn auch nur, um ihren unvermeidlichen geistigen Verfall hinauszuzögern.

Doch diese Herangehensweise nach dem Motto »Verzweifelte Situationen erfordern verzweifelte Maßnahmen« ist weit von dem entfernt, was die Alzheimer's Association (deren größter Einzelsponsor zufälligerweise schon seit vielen Jahren Eisai ist) auf ihrer internationalen Jahrestagung im Juli 2023 in Amsterdam vorgeschlagen hat. Bei dieser Konferenz, an der ungefähr 11.000 Ärzte und Wissenschaftler teilnahmen, empfahl ein 20-köpfiges Gremium aus Fachkollegen eine völlig neue Methode zur Diagnostik der Alzheimer-Krankheit: Unabhängig davon, ob jemand tatsächlich Symptome eines kognitiven Abbaus aufweist, schlug das Gremium vor, bei jedem, der positiv auf erhöhte Amyloid-Werte (oder Tau, ein weiteres Protein, das schon seit Langem mit der Alzheimer-Krankheit in Verbindung gebracht wird) getestet wird, Alzheimer in »Stadium 1« zu diagnostizieren. Damit wären diese Personen aus medizinischer Sicht Kandidaten dafür, ein verschreibungspflichtiges Medikament – Leqembi®, Aduhelm® oder das ähnliche Kisunla® (Donanemab)* – einzunehmen, obwohl es gar keine Beweise dafür gibt, dass diese Arzneimittel das Risiko einer Demenzerkrankung bei symptomfreien Menschen senken.[7]

* Aduhelm® ist in den USA mittlerweile nicht mehr auf dem Markt, weil die klinische Wirksamkeit nicht eindeutig belegt war und widersprüchliche Studienergebnisse vorlagen. Auch die europäische Arzneimittelagentur (EMA) lehnte die Zulassung ab und inzwischen wurde das Mittel weltweit vom Markt genommen. Leqembi® wurde 2025 in der EU zugelassen, hat allerdings gefährliche Nebenwirkungen wie z. B. Hirnschwellungen oder Blutungen. Auch Kisunla® ist inzwischen in der EU zugelassen. Dabei können aber ebenfalls schwerwirkende Nebenwirkungen wie Hirnschwellungen oder Blutungen auftreten. (Anm. d. Übs.)

Nach dieser Konferenz im Jahr 2023 begann Melody Petersen, investigative Reporterin bei der *Los Angeles Times* und langjährige Beobachterin der Pharmaindustrie, sich zu fragen, wer denn in dem Gremium saß, das diese revolutionäre Empfehlung ausgesprochen hat.

Melody Petersen fand heraus, dass zu diesem Gremium mindestens sieben Personen gehörten, die bei Pharmaunternehmen und Herstellern medizinischer Tests beschäftigt waren, und sieben weitere Personen, die von diesen Unternehmen Geld für Beratung oder Forschung erhielten. Außerdem waren mindestens vier »externe Berater« des Gremiums Führungskräfte von Eisai oder einem anderen Unternehmen, das ähnliche Medikamente verkauft oder entwickelt. Melody Petersen interessierte sich auch dafür, warum der Vorschlag des Gremiums den Namen des National Institute on Aging in seinem Titel trug. Stand das für Alzheimer und andere Demenzerkrankungen zuständige führende Forschungszentrum der US-Regierung tatsächlich hinter diesem Gremium? Auf ihre Nachfrage hin entfernte das Institut seinen Namen sofort aus dem Statement des Gremiums.

Kaum verhüllte Geschäftstüchtigkeit

Ich wünschte, ich könnte behaupten, dass mich diese Enthüllungen schockiert haben. Doch leider wundert mich das alles überhaupt nicht.

Vor einigen Jahren lud man mich zu einer Konferenz von Alzheimer-Spezialisten ein, die von einem großen Pharmahersteller veranstaltet wurde. »An dieser Konferenz werden Experten aus der ganzen Welt teilnehmen«, erklärte mir einer der Organisatoren der Veranstaltung. »Wir treffen uns in San Francisco. Dort werden wir über die Zukunftsvisionen der verschiedenen Experten sprechen, und wir würden uns freuen, wenn auch Sie Ihre Meinung dazu äußern.«

Damals war ich wohl noch ein bisschen naiv. »Was für eine tolle Idee!«, dachte ich. »Das ist genau mein Ding! Denn wenn wir über die

Zukunft sprechen, ist das schließlich der erste Schritt, um die Welt zu verändern!«

Doch als ich zusammen mit ungefähr 20 anderen Wissenschaftlern dort ankam, wurde sofort eine Änderung des Plans bekannt gegeben. »Wir möchten, dass Sie uns etwas über Ihre Zukunftsvision erzählen«, wurden wir von einem Vertreter des Pharmaunternehmens gebrieft. »Aber Ihre Visionen müssen unsere beiden neuen Alzheimer-Arzneimittelkandidaten beinhalten.«

In Wirklichkeit suchten die Organisatoren also nur nach einer Methode, um ihre Medikamente so schnell und profitabel wie möglich an den Mann zu bringen. Ihr Hauptanliegen – der Grund für die Veranstaltung dieser Konferenz – bestand darin, dass es ihrer Meinung nach nicht genügend Neurologen gab, um die Medikamente so schnell zu verschreiben, wie sie es sich wünschten. Denn nach der Zulassung dieser beiden Arzneimittel würden die Neurologen mit der Nachfrage nach Verschreibungen überfordert sein. Daher bestand eine der Strategien, die die Organisatoren der Konferenz vorschlugen, darin, auch sämtliche Hausärzte an der Verschreibung zu beteiligen. Auf diese Weise könnten viel mehr Rezepte für die neuen Medikamente ausgestellt werden.

Ich wunderte mich ein bisschen darüber, dass sich außer mir keiner der Teilnehmer darüber zu ärgern schien, unter einer solchen Vorspiegelung falscher Tatsachen zu dieser Konferenz eingeladen worden zu sein. Denn bei dieser Veranstaltung ging es eindeutig nicht um Visionen oder um die Zukunft, sondern darum, wie man noch mehr Medikamente noch schneller verkaufen kann.

Später scheiterten beide Medikamente in klinischen Studien. Die Zukunft, die wir uns nach Meinung der Führungskräfte des Unternehmens ausmalen sollten, ist also nicht eingetreten. Wirklich schade, oder nicht?

Tests? Ja. Medikamente? Noch nicht!

Das Schändliche an dem Vorschlag des mit lauter Vertretern großer Pharmaunternehmen besetzten Gremiums der Alzheimer's Association (siehe zwei Kapitel vorher) war, dass es sich dabei zwar nur um einen weiteren kaum verhüllten Versuch handelte, mehr Medikamente zu verkaufen, die Organisatoren *einen* Aspekt des Problems aber trotzdem richtig erkannt hatten.

Viele Jahre lang haben wir mit der Behandlung von Gehirnerkrankungen so lange gewartet, bis die Symptome des kognitiven Abbaus so schlimm wurden, dass die Patienten nicht mehr auf ihre trügerische innere Stimme hörten, die ihnen einreden wollte, das sei alles »normal«, sondern ärztliche Hilfe suchten. Leider haben Patienten zu diesem Zeitpunkt oft schon die Phase der subjektiven kognitiven Beeinträchtigung überschritten und leiden an einer voll ausgebildeten Demenz. Und lange Zeit glaubte man, zu diesem Zeitpunkt einfach nichts mehr für diese Menschen tun zu können. In den letzten Jahren sind *ein paar* Ärzte zu dem Schluss gekommen, dass es *ein paar* Maßnahmen gibt, die *manchmal* bei *ein paar* Patienten sinnvoll sein *könnten* – aber nur, um das Fortschreiten der Symptome zu verlangsamen, und nicht, um sie zum Stillstand zu bringen. Heute wissen wir, dass es durchaus möglich ist, diese Symptome zu verlangsamen, zu stoppen und sogar rückgängig zu machen; doch selbst die optimistischsten Ärzte sind sich darüber im Klaren, dass sie sich umso schwieriger zum Stillstand bringen lassen, je schlimmer sie bereits sind. Der Schlüssel zum Erfolg liegt also darin, den Übergang von kognitiver Gesundheit zu Krankheit schon lange zu erkennen, bevor Symptome auftreten, und – noch besser – dem Eintreten dieses Kipppunkts durch wissenschaftlich validierte Maßnahmen von vornherein vorzubeugen.

Wenn man so denkt, ist es tatsächlich sinnvoll, bei jedem Patienten, der einen wichtigen Alzheimer-Biomarker aufweist, »Alzheimer in Stadium 1« zu diagnostizieren. Das ist eine ähnliche Entwicklung wie bei Prädiabetes und Präprädiabetes (Insulinresistenz vor Prädiabetes): Auch da sind die Ärzte in ihrer Vorgehensweise in letzter Zeit sehr viel aggressiver geworden – im Anschluss an die medizinische Diagnose wird gleich mit verschiedenen Interventionen reagiert. Zu diesen Maßnahmen gehören zwar auch Medikamente; aber es gibt noch so vieles andere, was man tun kann, bevor man solchen Risikopersonen ein Rezept ausstellt. Früher wurde das Medikament Metformin zum Beispiel fast ausschließlich Patienten mit einer Stoffwechselstörung verordnet, die die Diagnosekriterien für Typ-2-Diabetes erfüllten; heute dagegen verschreiben die Ärzte es manchmal auch schon Menschen, die »auf dem Weg« zu einer voll ausgebildeten Diabeteserkrankung sind, welche irgendwann auftreten wird, wenn man nichts dagegen tut. Für solche Fälle gibt es aber auch noch viele andere Therapieansätze, zum Beispiel eine ketogene Ernährung mit hohem Anteil an pflanzlicher Kost, Bewegung und Nahrungsergänzungsmitteln (unter anderem Bergamotte und Berberin). Tatsächlich kommt es ziemlich häufig vor, dass Menschen, die mit einem präzisionsmedizinischen Behandlungsprotokoll gegen kognitiven Abbau begonnen haben, am Ende gar keine Antidiabetika, Antihypertensiva oder Blutfettsenker mehr brauchen.

Sicherlich wären die Führungskräfte von Eisai und anderen Alzheimer-Medikamentenherstellern hellauf begeistert, wenn sie auch nur einen kleinen Prozentsatz der Menschen, bei denen aufgrund der vorgeschlagenen neuen Diagnosekriterien »Alzheimer in Stadium 1« diagnostiziert wird, dazu bewegen könnten, ihre Medikamente einzunehmen. Denn bei den Preisen, die diese Unternehmen verlangen, braucht man nicht allzu viele Patienten, um einen Gewinn zu erzielen – vor allem, wenn man sie dazu bringen kann, diese Medikamente nicht nur über ein paar Jahre, sondern über mehrere Jahrzehnte hinweg zu schlucken. Der große Unterschied zum Diabetesmedikament Metformin besteht jedoch darin, dass dieses schon seit über 80 Jahren verschrieben wird und nur minimale bekannte Nebenwirkungen verursacht. Und selbst wenn man nicht krankenversichert ist, hat man damit überhaupt kein Problem, denn dieses Medikament kostet nur ein paar Cent pro Dosis. Trotzdem waren die Ärzte noch bis vor Kurzem recht zögerlich, wenn es darum ging, dieses Arzneimittel bei Prädiabetes zu verschreiben. Das liegt zumindest teilweise daran, dass es – wenn möglich – immer vorzuziehen ist, Krankheiten durch Lebensstiländerungen und andere physiologische Maßnahmen vorzubeugen. Bei Diabetes gehören dazu die Überwachung des Blutzuckerspiegels, Ernährungsvorschriften und körperliche Aktivität.

Solche und ähnliche Maßnahmen stehen auch am Anfang des Protokolls, das wir zur Behandlung von kognitivem Verfall in sämtlichen Stadien einsetzen. Auf breiter Basis genutzte und biochemisch umfassende diagnostische Tests – wie sie das Konferenzgremium der Alzheimer's Association zur Feststellung sogenannter »Stadium-1-Fälle« vorgeschlagen hat – wären eine große zusätzliche Bereicherung für unser Protokoll. Unser Ansatz beruht auf der Prämisse, dass es viele, viele Möglichkeiten gibt, kognitive Beeinträchtigungen zu verlangsamen, zum Stillstand zu bringen oder sogar rückgängig zu machen, lange bevor jemand in die Demenz abgleitet und lange bevor wir auf ein starkes, den Körper veränderndes Medikament mit schweren Nebenwirkungen (beispielsweise Blutungen) zurückgreifen müssen, um eine Verschlechterung seines Zustands zu verhindern.

Eines möchte ich von vornherein klarstellen: Ich bin nicht gegen Medikamente. Ich bin für alles, womit man die besten Ergebnisse erzielen kann, und ich glaube, dass die Heilmethoden der Zukunft eine Kombination aus personalisierten, präzisionsmedizinischen Behandlungsprotokollen und gezielt eingesetzten Arzneimitteln sein werden. Aber die Idee, die Behandlung einer Krankheit auf ein einziges, nur minimal wirksames Medikament zu beschränken, obwohl es viel bessere publizierte Ergebnisse zu anderen Behandlungsmaßnahmen gibt, ist eine Entscheidung, die sich lediglich am Einkommen des betreffenden Unternehmens und nicht am gewünschten Ergebnis orientiert.

Ich habe meinen Patienten auch früher schon Medikamente verschrieben und werde das auch weiterhin tun, wenn diese Arzneimittel im Rahmen der wirksamsten Intervention erforderlich sind. Wie könnte man überhaupt auf eine andere Idee kommen, als Patienten die wirksamsten Behandlungsmaßnahmen anzubieten?

Im Fall der sogenannten Alzheimer-Krankheit in Stadium 1 wären – genau wie bei Diabetes – eindeutig Behandlungsstrategien vorzuziehen, die keine potenziell schwerwiegenden Nebenwirkungen wie Übelkeit, Blutdruckschwankungen, grippeähnliche Symptome, Schwindel, Kopfschmerzen, Sehstörungen, Verschlimmerung der Verwirrtheit, Gehirnschwellungen, Mikroblutungen im Gehirn, Hirnatrophie – und in seltenen Fällen sogar Tod – haben. Das sind übrigens nur die bisher bekannten Nebenwirkungen von Leqembi®. Wir werden mit ziemlicher Sicherheit noch viele weitere Nebenwirkungen entdecken, wenn dieses Medikament – das nur in ein paar begrenzten klinischen Studien untersucht und ausschließlich Patienten verschrieben wurde, die nur noch wenige Jahre zu leben hatten – als Behandlungsmaßnahme erster Wahl für Patienten an Bedeutung gewinnt, die es über einen viel längeren Zeitraum einnehmen werden.

Wenn das geschieht, bin ich mir ziemlich sicher, dass wir auf diese Zeit später mit dem gleichen kritischen Blick zurückschauen werden, mit dem wir auch andere pharmazeutische Debakel unserer jüngeren Vergangenheit betrachten.

Eine Rechnung, die bezahlt werden muss

Ein ehemaliger Pharma-Manager hat mir einmal erklärt: »In meinem früheren Berufsumfeld hieß es immer: ›Wo ein Wille ist, da ist auch ein Weg – und wenn es mehr Menschen gibt, denen man eine Rechnung stellen kann, dann gibt es auch mehr Menschen, die bezahlen.«« Wenn Ihnen diese Devise bekannt vorkommt – und wenn Ihnen bei dem Plan der großen Pharmaunternehmen, immer mehr Menschen häufig unwirksame Alzheimer-Medikamente zugänglich zu machen, ein bisschen unwohl zumute ist –, dann könnte das daran liegen, dass das Drehbuch, auf dem die Geschichte basiert, alles andere als neu ist.

Der Aufstieg und Fall von Purdue Pharma ist ein gutes Beispiel dafür. Dieses berüchtigte Pharmaunternehmen wurde von John Purdue Gray mitbegründet, der mit dem Verkauf eines Tonikums aus Glyzerin, Sherry, Blütenextrakten, Phosphorsäure und noch ein paar anderen chemischen Substanzen Erfolg hatte. Damals gab es noch keine Gesetze, die regelten, welche Aussagen über Heilmittel wie dasjenige von Mr. Gray gemacht werden durften; und das Etikett auf der Flasche suggerierte, dass das Mittel den Appetit anrege, die Verdauung fördere und die Aufnahme von Vitaminen und die Ernährung verbessere. Hätte es das alles tatsächlich bewirkt, dann wäre es wahrscheinlich auch 100 Jahre später immer noch auf dem Markt gewesen. Das war es zwar nicht, aber das Unternehmen, das auf solchen Behauptungen aufgebaut worden war, existierte weiterhin. Inzwischen war Purdue Pharma bereits bis in den Wilden Westen des Morphiumverkaufs vorgedrungen und begann im Jahr 1984 mit dem Vertrieb einer Version dieses Opiats, die so konzipiert war, dass der Wirkstoff nur langsam in den Organismus abgegeben wurde. Als Nächstes brachte Purdue Pharma eine scheinbar verbesserte Version namens OxyContin auf den Markt, die im Jahr 1996 von der FDA zugelassen wurde und sich schnell zu einem beliebten Schmerzmittel entwickelte – obwohl zu jenem Zeitpunkt noch keine Langzeitstudien zu seiner Wirksamkeit und seinen Nebenwirkungen vorlagen.

Heute wissen wir, dass Purdue Pharma mit der Unterstützung eines Mediziners, der später zufällig eine gut dotierte Stelle bei dem Unternehmen erhielt, an der offiziellen Bewertung des Medikaments durch die FDA mitwirken durfte. Und wir wissen noch sehr viel mehr: zum Beispiel, dass Purdue sich intensiv darum bemühte, dieses Medikament als Schmerzmittel erster Wahl zu vermarkten. Dass Purdue über die süchtig machende Wirkung des Medikaments nicht die Wahrheit gesagt hatte. Dass Ärzte, die ihren Patienten besonders viel von diesem Medikament verschrieben, oft mit Reisen in exotische Länder und gut bezahlten Plätzen in einem Referentenpool belohnt wurden. Und dass die Familie, die an der Spitze von Purdue stand – die Sacklers –, Milliarden Dollar in Offshore-Konten versteckte, Insolvenz wegen Schulden in den USA anmeldete, einer Zahlung zustimmte, die sie vor weiteren gerichtlichen Maßnahmen gegen sie schützen sollte, und letzten Endes »außerordentlich, unfassbar und zähneknirschend reich« blieb.[8]

Wäre dies ein Einzelfall, so wäre es schon schrecklich genug. Doch leider wurde das Vorgehen von Purdue Pharma immer wieder kopiert und verfeinert mit dem Ziel, Medikamente zu verkaufen, die nur knapp – und oft nur aufgrund betrügerischen Handelns – die Anforderungen der Zulassungsbehörden erfüllten. Diese Zulassungen nutzten die Unternehmen, um bei Ärzten Fuß zu fassen; und die gaben das Evangelium dieser Medikamente dann an Patienten weiter, die nicht die geringste Ähnlichkeit mit denjenigen hatten, die an den Zulassungsstudien teilgenommen hatten. Ein Beispiel dafür ist die Firma Insys Therapeutics. Diese vertrieb ein stark süchtig machendes Fentanyl-Spray, das zur Behandlung von Schmerzen bei Krebspatienten bestimmt war. Das Unternehmen ermutigte Ärzte dazu, dieses Medikament auch an Patienten mit unzähligen anderen Beschwerden zu verschreiben, und bot ein fingiertes Referentenprogramm an, bei dem die Ärzte, die die meisten Rezepte ausstellten, mit hohen Geldsummen belohnt wurden.[9]

In den letzten 20 Jahren sind in den USA Hunderttausende von Menschen an Opioid-Überdosen gestorben; das sind bis zu achtmal mehr als vor der Zulassung von OxyContin durch die FDA. Viele dieser Todesfälle gehen auf das Konto von Heroin; doch bis zu 80 Prozent aller Heroinkonsumenten haben ihren tödlichen Abstieg in die Opioidabhängigkeit mit einem ärztlichen Rezept über Medikamente begonnen, wie sie von Unternehmen wie Purdue Pharma und Insys Therapeutics hergestellt und vermarktet werden.[10]

Heute liegt auf der Hand, dass die engen Beziehungen zwischen FDA-Beamten, Unternehmen, die Opioide herstellten, und vielen Ärzten äußerst konfliktgeladen waren. Trotzdem werden viele der gleichen Fehler heute bei Alzheimer-Medikamenten erneut begangen. Zum Glück ist es unwahrscheinlich, dass diese Katastrophe zu einer Sucht-Epidemie führen wird; aber sie wird Kosten verursachen – nicht zuletzt deshalb, weil diese Unternehmen sich große Mühe geben, ein falsches Bild von den Krankheiten aufrechtzuerhalten, die sie angeblich bekämpfen wollen: nämlich, dass ihre eigenen Medikamente die einzigen Mittel sind, die auch nur ein kleines bisschen »wirken«. Das ist natürlich Unsinn. Aber mit jedem Dollar, den wir ausgeben, jeder Minute, die wir vergeuden, und jeder Gelegenheit, die wir versäumen, Patienten mit Maßnahmen zu behandeln, die tatsächlich helfen, verzögern wir den Fortschritt hin zu einer Welt, in der das Problem der Neurodegeneration gänzlich ausgerottet ist.

Und dagegen haben die großen Pharmaunternehmen auch gar nichts einzuwenden, denn solange wir krank sind und unser Leben lang Medikamente einnehmen, bleiben sie erfolgreich.

Sie sehen also, dass diese Branche nicht nur Medikamente vermarktet, die kaum besser wirken als ein Placebo, sondern auch die Vorstellung unter die Leute zu bringen versucht, dass es sich dabei lediglich um die *neuesten* Medikamente handelt, und den Patienten damit suggeriert, dass irgendwann noch andere Arzneimittel auf den Markt kommen werden, die noch ein kleines bisschen besser sind. Denn diese Industrie weiß: Wenn Sie glauben, dass es *irgendwann einmal* ein Medikament geben wird, das das Demenzproblem löst, sind Sie weniger geneigt, heute andere Maßnahmen zu ergreifen, die dieses

Problem von vornherein verhindern – und das macht Sie zu einem wahrscheinlicheren (und vielleicht auch längerfristigen) Kunden für die Zukunft.

Wenn Patienten wie Prakash mich fragen »Aber warum sind Ihre erfolgreichen und in medizinischen Fachzeitschriften veröffentlichten Ergebnisse denn nicht allgemein bekannt?«, erkläre ich ihnen, dass unser Gesundheitssystem schon vor langer Zeit zu dem Zweck eingerichtet wurde, kranke Menschen zu behandeln. Und heute lässt sich genau damit eine Menge Geld verdienen. Wir sind gerade erst dabei, herauszufinden, wie wir das System so verändern können, dass das Hauptziel darin besteht, Menschen von vornherein gesund zu erhalten – aber ich bin überzeugt davon, dass wir eines Tages so weit kommen werden. Die Physiologie von Gesundheit und Krankheit ist umfangreich und kompliziert; doch mit größeren Datensätzen für jeden Patienten, KI-Analysen und personalisierten präzisionsmedizinischen Behandlungsprotokollen wird sich die Gesundheitsversorgung und die Gesundheit der Patienten verbessern.

Das ist die Wahrheit. Ich bin fest davon überzeugt, dass wir dieses Ziel erreichen werden. Aber denjenigen, die schneller an dieses Ziel kommen wollen, muss klar sein, dass sie dabei mit einer Vielzahl von Herausforderungen konfrontiert sind, die sich negativ auf unsere kognitive Gesundheit auswirken: den Dämonen der Verleugnung, die uns beruhigende Lügen einflüstern; unserer evolutionären Programmierung, die eine robuste Gesundheit in jungen Jahren über Langlebigkeit stellt; Ärzten, die den altersbedingten Verfall für unvermeidlich halten, und einem Mangel an kognitiven Vorbildern, die uns das Gefühl geben, dass eine Lebenserwartung von 100 Jahren kein unrealistisches Ziel ist. Außerdem haben sie eine mächtige Industrie gegen sich, die Medikamente zur ersten Wahl, zur zweiten Wahl und zur *einzigen* Wahl für die Demenztherapie machen möchte.

Flucht in die Zukunft

Obwohl Albert Einsteins allgemeine Relativitätstheorie und auch andere Überlegungen von ihm (beispielsweise seine Konzepte über Wurmlöcher und geschlossene zeitartige Kurven) darauf hindeuten, dass es unter bestimmten Bedingungen möglich sein könnte, Zeitreisen zu unternehmen, ist die Frage, ob wir die Vergangenheit *verändern können*, um unsere Gegenwart zu beeinflussen, doch bestenfalls spekulativ. Warum erwähne ich das an dieser Stelle? Ganz einfach: Weil ich meinen Patienten immer wieder sage, dass wir an unserer Vergangenheit beim besten Willen nichts ändern können. Was geschehen ist, ist geschehen. Die Schäden, die unser Körper erlitten hat (oder die wir ihm vielleicht sogar selber angetan haben), lassen sich nicht wieder rückgängig machen. Aller Wahrscheinlichkeit nach gibt es leider keinen Weg zurück, und wir können nachträglich nichts mehr an unserem Leben korrigieren, egal wie viele DeLoreans wir mit atombetriebenen »Fluxkompensatoren« frisieren.[11]

Und wir können auch nichts an der Geschichte ändern, die uns an einen Punkt gebracht hat, an dem Profit den Menschen oft wichtiger ist als das, was praktisch ist oder was man schon allein aus Prinzip tun sollte, wenn es um die Gesundheit und das Wohlbefinden der Menschen geht. Seitdem das biomedizinische Modell sich Anfang der 1900er-Jahre in der medizinischen Ausbildung als Goldstandard etabliert hat, konzentrieren sich die Gesundheitssysteme weltweit fast ausschließlich auf die Entwicklung oder den Erwerb von Arzneimitteln zur Behandlung von Krankheiten – die aber erst dann in Aktion treten, wenn sich diese Krankheiten durch Symptome äußern. Wir können nicht in die Vergangenheit zurückgehen und den Kurs der globalen Medizinindustrie ändern, egal wie viele Polizeizellen wir mit der Energie antreiben könnten, die durch kollabierende Sterne freigesetzt wird.[12]

Da schwelge ich nun in Geschichte, Popkultur und utopischen Fantasien, dabei ist das alles bitterer Ernst: Die Vergangenheit ist vorbei, und die Zukunft hängt von der Gegenwart ab, obwohl sie ungewiss ist. Also ist die Gegenwart das Einzige, was wir haben; und damit müssen wir arbeiten. Und zurzeit müssen Menschen, die von vornherein jedem kognitiven Abbau vorbeugen möchten, um auf gar keinen Fall in die schrecklichen Abgründe von Neurodegeneration und Demenz abzugleiten, tatsächlich gegen viele Widrigkeiten ankämpfen. Deshalb müssen wir gut auf diesen Kampf vorbereitet sein und alle Waffen dafür nutzen, die uns zur Verfügung stehen.

Und die vielleicht mächtigste Waffe in Ihrem Kampf gegen die Demenz ist Ihre Fähigkeit, sich immer wieder vor Augen zu führen, *warum* dieser Kampf sich lohnt.

5

Werden Sie sich über Ihr Warum klar

Eigentlich liegt es auf der Hand, dass jeder Mensch eine Gehirnlebensdauer von 100 Jahren für erstrebenswert halten würde. Doch wenn es eine Binsenweisheit aus der Gesundheitsverhaltensforschung gibt, dann diese: Was für die langfristige Gesundheit ganz offensichtlich vorteilhaft ist, entspricht nicht immer (und noch nicht einmal besonders oft) dem, was die Menschen in ihrem persönlichen Leben tatsächlich tun.

Wohl das beste Beispiel dafür ist die Ernährungsweise vieler Leute. Jahrzehntelange wissenschaftliche Untersuchungen zeigen fast ausnahmslos, dass Menschen, die sich pflanzlich ernähren, länger und gesünder leben – vor allem, weil ihre Arterien dadurch sehr viel seltener verstopfen, sodass sie ein niedrigeres Risiko für Herz-Kreislauf-Erkrankungen haben und somit auch weniger herzinfarkt- und schlaganfallgefährdet sind. In einer Metaanalyse untersuchten Wissenschaftler und Kliniker der Universität Kopenhagen die Ergebnisse von 30 randomisierten Studien, um die Auswirkungen verschiedener Ernährungsweisen auf das Alter, den Body-Mass-Index und den Gesundheitszustand aufzuzeigen. Die Daten waren eindeutig: Vegetarische und vegane Ernährungsweisen gingen mit erheblich niedrigeren ApoB-Werten einher (ApoB ist ein viel besserer Prädiktor für Herz-Kreislauf-Erkrankungen als die bloße Überprüfung des Cholesterinspiegels).[1] Es war fast so, als würden Menschen, die sich pflanzlich ernähren, eine niedrige Statindosis einnehmen, ohne jedoch von den mit diesen Medikamenten verbundenen Nebenwirkungen wie beispielsweise einem erhöhten Diabetesrisiko betroffen zu sein.[2]

Und dieses Ergebnis kam eigentlich auch nicht sonderlich überraschend. Die meisten Menschen wissen sehr gut, dass eine der wichtigsten Maßnahmen zur Verbesserung verschiedener Gesundheitsparameter darin besteht, mehr pflanzliche Lebensmittel zu sich zu nehmen; und viele Menschen können die Richtigkeit von Forschungsergebnissen, die die spürbaren, fast sofortigen Auswirkungen des Ersatzes von verarbeiteten Getreideprodukten, Fleisch und Milchprodukten durch Gemüse belegen, auch persönlich bestätigen.[3] Trotzdem hat die US-amerikanische Seuchenschutzbehörde Centers for Disease Control and Prevention festgestellt, dass nur ungefähr jeder zehnte erwachsene Amerikaner die empfohlene Tagesmenge an Gemüse zu sich nimmt,[4] geschweige denn Gemüse, Obst, Bohnen und andere Hülsenfrüchte, Getreide und Nüsse zu den Hauptbestandteilen seiner Nahrung macht.

Damit möchte ich keineswegs die unzähligen sozioökonomischen Hindernisse außer Acht lassen, die vielen Menschen eine gesunde Ernährung erschweren; doch der Prozentsatz der Menschen in den USA, die in sogenannten »Food Deserts« leben – also Gegenden, in denen man keinen ausreichenden Zugang zu frischen Lebensmitteln hat –, ist in den letzten Jahren zurückgegangen. Heute leben rund 95 Prozent aller Amerikaner in Regionen, bei denen Wissenschaftler davon ausgehen, dass sie den Menschen einen angemessenen Zugang zu Lebensmittelgeschäften, Nachbarschafts- oder Bauernmärkten bieten.[5] Und obwohl klar ist, dass frische Lebensmittel oft teurer sind (ein weiteres Hindernis, das man nicht außer Acht lassen sollte), zeigen Untersuchungen, dass es unter Umständen günstiger ist, frische Lebensmittel zu kaufen, da diese oft für ein nachhaltigeres Sättigungsgefühl sorgen.[6] Für viele Menschen ist die Wahl zwischen einer gesunden, weniger gesunden oder eindeutig ungesunden Ernährung also genau das: Sie haben die Wahl. Und die meisten entscheiden sich tatsächlich dafür, mehr Zucker, mehr Transfette und gesättigte Fette und mehr ultra-verarbeitete Lebensmittel wie beispielsweise verpackte Snacks oder Frühstücksflocken zu essen.

All das bedeutet, dass die Herausforderung, sich gesünder zu ernähren, eigentlich keine Frage unzureichender wissenschaftlicher Erkenntnisse, sondern eine Frage der Verhaltenspsychologie ist. Denn leider herrscht eine gewisse Diskrepanz zwischen dem, was wir in unserem Kopf als gut erkennen, und den Handlungen, für die wir uns in unserem Alltagsleben entscheiden, obwohl wir wissen, dass sie uns nicht guttun. Bevor wir also auf die Bedeutung der Ernährung für unsere Gehirngesundheit zu sprechen kommen (ganz zu schweigen von all den anderen Faktoren, die für ein gesundes Gehirn wichtig sind), müssen wir uns zunächst einmal über die Psychologie der Optimierung persönlicher Verhaltensweisen unterhalten, denn offensichtlich ist es gar nicht so einfach, zu sagen: »Tja, dass das richtig ist, sagt mir nicht nur meine Intuition, sondern es ist auch wissenschaftlich belegt, also werde ich mich daran halten.«

Zunächst einmal muss ich Ihnen allerdings ein Geständnis machen: Auf dem Gebiet der menschlichen Psychologie kenne ich mich überhaupt nicht aus. Normalerweise konzentriere ich meine Energie auf das Thema Problemlösung. Aber wir Menschen scheinen Logik und Mathematik im Nu über Bord zu werfen, wenn Emotionen und Psychologie die Regie übernehmen.

»Ich spreche hier nicht von deinem Intelligenzquotienten«, hat meine unendlich geduldige Frau mir mehr als einmal erklärt, wenn sie das Gefühl hatte, dass ich etwas nicht verstehe, was für sie, unsere Familie oder bestimmte uns nahestehende Menschen wichtig ist. »Ich spreche von deiner *emotionalen* Intelligenz.« Und da hat sie leider absolut Recht. Ich gebe zu, dass ich auf diesem Gebiet einige Defizite habe, an denen ich noch arbeiten muss.

In diesem Kapitel wollen wir uns auf die psychischen Gewohnheiten konzentrieren, die dazu beitragen können, unsere kognitiven Fähigkeiten sofort zu verbessern und eine Lebenserwartung von 100 Jahren somit wahrscheinlicher zu machen. Daher wäre es absolut unangemessen, mich hier als Experten hinzustellen, denn ich bin kein

Psychologe, und meine Umgangsformen und meine Kommunikationsfähigkeiten als Arzt sind nicht unbedingt immer optimal. Außerdem finde ich es selber ziemlich frustrierend, dass ich nicht immer in der Lage bin, mich in meinem täglichen Leben für die Dinge zu entscheiden, von denen ich weiß, dass sie gut für mich sind. Stattdessen will ich Ihnen hier die psychologischen Eigenschaften schildern, die andere Experten in wissenschaftlichen Studien zum Thema der gesunden Entscheidungsfindung ermittelt haben, und auch auf die Lebensgewohnheiten eingehen, die ich bei meinen erfolgreichsten Patienten beobachtet habe. Denn schließlich haben diese Menschen es geschafft, mit den enormen Herausforderungen fertig zu werden, die ein kognitiver Abbau mit sich bringt. Außerdem haben sie sich über die Botschaften der Verkünder der Hoffnungslosigkeit hinweggesetzt, die sich offenbar alle dazu verschworen haben, uns von sinnvollen Maßnahmen zum lebenslangen Schutz unseres Gehirns und zur lebenslangen Sicherung unserer Leistungsfähigkeit abzuhalten. Wenn diese Patienten das geschafft haben, obwohl sie bereits unter einem gewissen – oft sogar erheblichen – kognitiven Verfall litten, dann stellen Sie sich nur einmal vor, was Menschen leisten können, bei denen dieser Verfall noch gar nicht eingetreten ist!

Wo ein Wille ist …

Bis Ende der 2010er-Jahre hatten wir bereits Hunderte von Patienten beobachtet, deren kognitiver Abbau sich durch unser ReCODE-Protokoll rückgängig machen ließ, und andere, deren Zustand unter diesem Protokoll über Jahre hinweg stabil geblieben war. Und uns wurde auch allmählich klar, welche Verhaltensmuster mit den besten Ergebnissen einhergingen: Bei guter Einhaltung des Protokolls ließ sich der kognitive Abbau bei den meisten Patienten rückgängig machen, und je früher man mit der Behandlung begann, desto restloser verschwanden die Symptome normalerweise. »Wir wollen Ihren Zustand Schritt für Schritt immer weiter optimieren«, erklärte ich meinen Patienten oft, denn diese Strategie hat zu den größten und nachhaltigsten Verbesserungen geführt. Bei vielen Patienten verbessert sich der Zustand über mehrere Jahre hinweg, bevor er entweder ein Plateau erreicht oder wieder ein leichter sekundärer kognitiver Abbau eintritt. Bei letzteren Patienten stellten wir fast immer neue oder zuvor unerkannte Faktoren fest, die zu diesem Rückfall beitrugen. Doch wenn man dann auch diese Faktoren angeht und die Patienten sich an das dementsprechend angepasste Protokoll halten, verbessert sich ihr Zustand wieder. Um es ganz klar zu sagen: Die Physiologie des menschlichen Gehirns ist kompliziert, und niemand kann alles hundertprozentig richtig machen. Aber vielleicht ist das ja auch ein gutes Zeichen, denn ich kenne viele Patienten, die ihre Sache *tatsächlich* nicht hundertprozentig richtig gemacht haben und deren kognitive Gesundheit sich trotzdem erheblich verbessert hat.

Doch ich will keinen Hehl daraus machen: Für viele Menschen ist dieses Protokoll gar nicht so einfach zu befolgen. Und in fast allen Fällen, in denen der Zustand eines Patienten sich gar nicht oder zumindest nicht so stark verbesserte wie erhofft, haben wir festgestellt, dass es ihm schwerfiel, unsere Anweisungen zu befolgen. Außerdem handelt es sich bei unserem Protokoll ja auch nicht um einmalige oder kurzfristige Veränderungen, sondern um Lebensstilkorrekturen, die Teil eines positiven Kreislaufs zur Verbesserung des geistigen Wohlbefindens unserer Patienten sind. Daher ist dieser Prozess per definitionem niemals ganz abgeschlossen und erfordert immer wieder kleine Kurskorrekturen, Veränderungen, neue Maßnahmen und vielleicht auch noch etwas mehr Engagement als bisher.

Da ich erlebt habe, wie viele Menschen sich mit diesem Protokoll schwertaten, muss ich zugeben, dass ich ein bisschen besorgt war, als ich Bruce kennenlernte. Denn dieser Patient litt unter kognitiven Beeinträchtigungen, die schon an die ersten Stadien einer Demenz grenzten. Selbst für jemanden, der in jeder anderen Hinsicht gesund zu sein schien, deutete Bruces Diagnose darauf hin, dass bei ihm bereits ein ganzes Netzwerk von Schädigungen und daraus entstandenen Defiziten vorlag, das schwer festzustellen und zu überwinden sein würde.

Aber Bruce war eben *doch nicht* in jeder anderen Hinsicht gesund. Ganz im Gegenteil: Er hatte starkes Übergewicht. Seine Haut war gerötet und fleckig – oft ein eindeutiges Anzeichen für Entzündungsprozesse im ganzen Körper. Obwohl er bereits mehrere Minuten lang gesessen hatte, bevor ich zu ihm kam, atmete er immer noch schwer. Und obwohl er erst 50 Jahre alt war, sah er meiner Einschätzung nach zehn Jahre älter aus. So kam es, dass meine Vorurteile mich in die Irre führten: Als ich mir in Gedanken ein Bild davon machte, wie ein Behandlungserfolg bei diesem Mann wohl aussehen würde, sah ich vor meinem geistigen Auge eine Linie, die zunächst steil abfällt und sich dann vielleicht irgendwann begradigt. Mit anderen Worten: Mein Bauchgefühl sagte mir, dass wir seine kognitive Beeinträchtigung vielleicht verlangsamen, aber wahrscheinlich nicht aufhalten, geschweige denn den bereits entstandenen Schaden rückgängig machen konnten.

Aber das war genau die falsche Einstellung. Und fast von den ersten Minuten unseres Gesprächs an lernte ich von Bruce, warum man die Fähigkeit eines Menschen, sein Leben zu verändern und seine kognitiven Fähigkeiten zurückzugewinnen, niemals unterschätzen sollte – egal, um wen es sich dabei handelt. Tatsächlich steckte viel mehr hinter Bruce, als ich gedacht hätte.

»Ich habe Ihr Buch gelesen«, erklärte er mir, als wir uns die Hand gaben. »Ehrlich gesagt habe ich lange dazu gebraucht, weil es mir inzwischen nicht mehr so leichtfällt, mich zu konzentrieren; aber ich war fest dazu entschlossen. Ich habe eine Seite gelesen, mir Notizen gemacht, eine Pause gemacht und dann weitergelesen; und ich weiß, dass es viel Arbeit kosten wird, alles, was bei mir schiefgelaufen ist, wieder in Ordnung zu bringen. Aber ich bin dazu bereit.«

Ich war beeindruckt von seinem Mut. Aber ich weiß auch noch, dass ich damals dachte: So etwas ist sehr viel leichter gesagt als getan. Ich wollte schon den Mund öffnen, um so etwas Ähnliches zu sagen, überlegte es mir dann aber doch noch anders – warum sollte ich ihm seine Motivation nehmen?

»In Ordnung«, sagte ich. »Lassen Sie uns loslegen.«

Der Zusammenhang zwischen Fettleibigkeit und neurodegenerativen Erkrankungen ist gut erforscht. Eine Metaanalyse von 13 Studien, die alle über mehrere Jahre liefen und an denen jeweils mindestens 1000 Probanden teilnahmen, kam zu dem Schluss, dass Fettleibigkeit im mittleren Alter, wie sie bei Bruce vorlag, das Risiko für Alzheimer und andere Demenzerkrankungen um fast 100 Prozent erhöht.[7] Das ergibt sich auch eindeutig aus meinen vorigen Ausführungen zum Thema Insulinresistenz: Um optimale Ergebnisse zu erzielen, müssen wir alle Probleme angehen, die die Energieversorgung des Gehirns beeinträchtigen.

Außerdem verursacht Körperfett systemische Entzündungen und kann somit zur Entstehung einer Demenz beitragen; und dadurch wird es noch schwieriger, etwas am Gesundheitszustand eines Patienten zu verändern.[8] Eine unserer ersten Aufgaben musste also darin bestehen, Bruces Gewicht zu reduzieren und ihm dabei zu helfen, »metabolisch flexibel« zu werden: Das heißt, man musste ihn wieder in die Lage versetzen, sowohl Ketone als auch Glukose als Energiequelle zu nutzen – und zwar so schnell, wie es auf gefahrlose und nachhaltige Weise möglich ist. Das bedeutete, dass ich ihn mit einem in der Anwendung des ReCODE-Protokolls ausgebildeten Ernährungsberater zusammenbringen musste. Bruce hatte sich auch bereits über bariatrische Operationen informiert; also sprachen wir über die Möglichkeit, dass man durch einen Eingriff wie beispielsweise einen Roux-en-Y-Magenbypass, ein verstellbares Magenband oder eine Schlauchmagenoperation vielleicht der Entstehung weiterer neurologischer Schäden entgegenwirken könnte.[9]

Egal wie wir dieses Problem angingen, eine erfolgreiche Gewichtsreduktion hätte bei Bruce wahrscheinlich großen Einfluss auf sein Entzündungsniveau[10], das anhand des Spiegels des in seinem Blutkreislauf zirkulierenden C-reaktiven Proteins getestet wird. Dieser Test wird im Rahmen einer einfachen Blutuntersuchung durchgeführt, und der Spiegel sollte bei ungefähr 0,3 Milligramm pro Deziliter liegen. Bruces Wert – 3,8 Milligramm pro Deziliter – bestätigte, dass sich die Entzündung tatsächlich bereits so weit in seinem Körper ausgebreitet hatte, wie ich vermutete. Durch eine Gewichtsabnahme bildet sich die Entzündung bei fettleibigen Patienten normalerweise zurück, denn übermäßiges Fett geht oft mit einem Überschuss an Makronährstoffen einher, die im Fettgewebe gespeichert werden. Diese Makronährstoffe regen die Freisetzung von Proteinen, Peptiden, Zytokinen und anderen Entzündungsmediatoren an, die dann durchs Blut wandern und sämtliche Körpersysteme infiltrieren.[11] Und da Entzündungsprozesse bekanntlich auch zu kognitiven Beeinträchtigungen führen,[12] würde eine Gewichtsabnahme gleich mehreren Faktoren entgegenwirken, von denen man weiß, dass sie zu einem kognitiven Abbau beitragen.

Da Fettleibigkeit aber nicht die alleinige Ursache für Bruces Entzündungsprozess war, besprach ich auch gleich mit ihm, wie wichtig es wäre, seinen Darm zu heilen, Stress abzubauen,[13] besser zu schlafen,[14] auf Alkohol zu verzichten[15] und auch die Limonaden, die er regelmäßig trank, durch entzündungshemmenden grünen Tee zu ersetzen, weil sein kognitiver Gesundheitszustand sich dadurch ebenfalls sehr stark verbessern würde.[16] Außerdem sprach ich mit ihm über die vielen Medikamente, die zur Behandlung chronischer Entzündungen häufig eingesetzt werden: zum Beispiel nichtsteroidale Entzündungshemmer wie Ibuprofen (die vor allem bei langfristiger Einnahme erhebliche Nebenwirkungen haben können), Kortikosteroide wie Prednison (die das Immunsystem unterdrücken und ebenfalls am unbedenklichsten sind, wenn man sie nur für kurze Zeit einnimmt) und Biologika wie Adalimumab (die ebenfalls das Immunsystem unterdrücken – wenn auch gezielter –, aber dennoch das Infektionsrisiko erhöhen können). Aufgrund dieser Nebenwirkungen eignen sich solche Medikamente nicht zur Behandlung von Entzündungen bei Patienten, bei denen der kognitive Abbau bereits im Gang ist.

Die gute Nachricht ist jedoch, dass praktisch jeder Mensch Entzündungsprozessen entgegenwirken kann, indem er einfach seine Physiologie normalisiert; und dafür gibt es viele Möglichkeiten. Zunächst einmal muss man sich über die Ursache der Entzündung klar werden – die bei Bruce wahrscheinlich größtenteils durch Übergewicht entstanden war, sich aber durch einen undichten Darm, eine nicht diagnostizierte chronische Infektion, Zahnfleischentzündung oder Parodontitis, eine chronische Sinusitis oder andere Probleme verschlimmern kann.

Anschließend gingen wir die Ursachen der Entzündung an – sei es durch eine Heilung der Darmschleimhaut, eine Verbesserung des oralen Mikrobioms oder die Behandlung einer durch Zecken übertragenen Infektion wie beispielsweise Lyme-Borreliose. Und schließlich bekämpften wir den Entzündungsprozess auch noch mit Resolvin – einer mit Omega-3-Fettsäuren verwandten Substanz, die von Harvard-Professor Charles Serhan entdeckt wurde und angeborene Immunreaktionen schwächt, die Fähigkeit des Körpers zur Bekämpfung von Entzündungen verbessert und die Organe schützt.[17] Viertens beschränkten wir Entzündungsprozesse, die danach immer noch nicht abgeklungen sind, mit Kurkuma, Omega-3-Fettsäuren wie DHA und EPA (die in Lachs und anderen fettreichen Fischen enthalten sind), einem vielversprechenden traditionellen pflanzlichen Entzündungshemmer namens Katzenkralle[18] und anderen bekannten entzündungshemmenden Substanzen wie beispielsweise Ingwer oder Pregnenolon auf ein Minimum.[19]

Übergewicht und chronische Entzündungen können die körperliche Aktivität erschweren, und dadurch wird es wiederum schwieriger, etwas gegen Herz-Lungen-Probleme wie Bruces Atemnot zu tun.

Doch da eine schlechte Lungenfunktion das Fortschreiten einer Demenz beschleunigen kann[20] und das Ausmaß unserer körperlichen Aktivität in umgekehrtem Verhältnis zur Neurodegeneration steht,[21] stand fest, dass Bewegung bei Bruce oberste Priorität haben musste. Daher besprach ich auch gleich mit ihm, dass ich ihn mit einem Personal Trainer in Kontakt bringen würde, der darauf spezialisiert war, Patienten bei einer gesunden Gewichtsabnahme zu helfen.

Und schließlich kamen wir auch auf das Thema Altern zu sprechen. Ich vermutete – und Bruce stimmte mir darin zu –, dass er wahrscheinlich das Gefühl hatte, viel schneller zu altern als die meisten Menschen. Damals gab es mehrere vielversprechende Tests zur Messung des biologischen Alterungsprozesses (zum Beispiel epigenetische biologische Uhren und Gefäßelastizitätstests) und wir sprachen über die Korrelation zwischen diesen Markern und dem Vorliegen neurodegenerativer Erkrankungen.[22] Heute werden diese Tests routinemäßig zur Bestimmung des biologischen Alters eingesetzt; anhand dieser Tests ließ sich aber auch zeigen, dass man dieses Alter[23] in manchen Fällen schon allein durch Ernährungs- und Lebensstiländerungen senken kann, die große Ähnlichkeit mit den Prinzipien unseres Behandlungsprotokolls zur Umkehrung des kognitiven Abbaus haben.[24] Solche Erfolge sind einer der Gründe, warum ich so optimistisch bin, was unsere Fähigkeit angeht, dem biologischen Alterungsprozess unseres Gehirns vorzubeugen und dadurch unsere geistige Leistungsfähigkeit zu verbessern. Eine gesündere Ernährung, mehr Bewegung, besserer Schlaf, weniger Übergewicht, weniger Entzündungsprozesse im Körper und gesündere Lungen – all diese Faktoren würden wahrscheinlich zu einer Verbesserung von Bruces Zustand und einer Verlangsamung seines Alterungsprozesses beitragen; aber wir diskutierten auch über Strategien zur Erhöhung seines Nicotinamidadenindinukleotid-(NAD+)-Spiegels, der für den Alterungsprozess und für die Entstehung von Krankheiten ebenfalls eine zentrale Rolle spielt.[25]

Doch selbst wenn wir in all diesen Bereichen erfolgreich wären, so erklärte ich Bruce, gäbe es wahrscheinlich auch noch andere Probleme, die wir erkennen und angehen müssten.

»Da steht uns ja eine Menge Arbeit bevor«, meinte er.

»Ja, das stimmt«, sagte ich und hatte das Gefühl, aus seiner Stimme allmählich die Hoffnungslosigkeit herauszuhören, die so viele meiner Patienten überkommt, wenn sie erfahren, wie schwierig dieser Prozess für sie werden wird. »Und ich hätte durchaus Verständnis dafür, wenn Sie sich damit überfordert fühlen. Wenn Sie also glauben, dass Ihnen das alles zu viel ist …«

»Oh nein«, unterbrach er mich. »Es *ist* viel. Aber was mich wirklich überfordert, ist der Gedanke an eine Zukunft, in der meine Tochter keinen Vater mehr hat. Oder vielleicht noch schlimmer: eine Zukunft, in der ich körperlich zwar noch da bin, aber geistig nicht mehr.«

»Oh«, sagte ich. »Wie alt ist Ihre Tochter?«

»Sie ist vier Jahre alt, Herr Doktor«, antwortete er. »Ich weiß, dass ich spät mit dem Vaterwerden angefangen habe; aber das soll nicht bedeuten, dass ich kein richtiger Vater mehr sein kann. Ich kann das schaffen. Ich kriege das schon hin.«

Er hielt kurz inne und sah mir ins Gesicht. Tränen stiegen ihm in die Augen.

»Ich *werde* das hinkriegen«, sagte er.

»Wo ein Wille ist, da ist auch ein Weg« ist ein sehr beliebtes Sprichwort, das man immer wieder hört. Doch von Patienten wie Bruce habe ich gelernt, dass das eine etwas naive Denkweise ist, denn man kann Willenskraft nicht einfach aus dem Nichts hervorzaubern. Die Fähigkeit, unsere Handlungen, Emotionen und Triebe im Griff zu haben – das, wovon wir *wissen,* dass wir es tun müssen –, mit unserem *tatsächlichen* Verhalten in Einklang zu bringen, fällt uns nicht einfach zu. Dazu müssen wir aus allen möglichen Quellen Kraft schöpfen – vor allem aus den Ursachen, Gründen oder Zielen, die hinter unserem Wunsch stecken, jetzt ein gesünderes Gehirn zu haben und es auch mindestens bis zu unserem 80., 90. oder 100. Lebensjahr gesund zu erhalten. Daher sollte man diese alte Spruchweisheit lieber ein bisschen umformulieren und stattdessen sagen:

»Wo ein Wille ist, da ist auch ein *Warum*« – oder noch passender: »Wo ein Warum ist, da ist auch ein Wille.«

… da ist auch ein Warum

Bevor ich anfing, mich intensiv mit den psychischen Eigenschaften meiner erfolgreichsten Patienten zu beschäftigen, war ich davon ausgegangen, dass die beste Methode, in unserem Alltagsleben Entscheidungen zu treffen, darin besteht, diese Entscheidungen auf ein langfristiges Ziel auszurichten – also alles, was wir tun, vom Ende her zu denken, wie der Autor Stephen Covey in seinem berühmten Buch *Die 7 Wege zur Effektivität* schreibt.

Wenn Ihr Ziel beispielsweise darin besteht, mit mindestens fünf Millionen Dollar auf dem Konto in den Ruhestand zu gehen (und Sie nicht zufällig bereits mehrere Millionen Dollar auf einem Anlagekonto haben), dann wäre es sehr wichtig, Ihre täglichen finanziellen Entscheidungen auf dieses ultimative Ziel auszurichten. Das könnte bedeuten, Beförderungen anzunehmen, für die Sie mehr Zeit im Büro verbringen müssen, unnötige Ausgaben zu vermeiden oder berufliche Chancen in den ganzen USA und vielleicht auch im Ausland zu verfolgen. Solche Entscheidungen sind nicht immer leicht; aber wenn man sich die Frage stellt »Bringt mich diese Entscheidung meinem langfristigen Ziel näher?«, dann steht der Entschluss eigentlich von vornherein fest.

Aber vielleicht ist Geld ja gar nicht Ihr Endziel. Vielleicht besteht Ihr langfristiges Ziel darin, möglichst viel Zeit mit Ihrer Familie zu verbringen. Wenn Sie dieses Ziel verfolgen, könnte es durchaus sinnvoll sein, eine besser bezahlte, aber zeitaufwendigere Arbeit abzulehnen oder geografisch so nah wie möglich bei Ihren Lieben zu bleiben – auch wenn das bedeutet, dass Sie dafür auf berufliche Chancen in anderen Ländern der Welt verzichten müssen.

Diese Beispiele müssen sich nicht unbedingt gegenseitig ausschließen. Für die meisten Menschen umfasst ein klar definiertes, langfristiges Ziel viele verschiedene Aspekte eines erfüllten Lebens; und sich auf einen dieser Aspekte zu konzentrieren, bedeutet nicht unbedingt, auf andere Erfolge zu verzichten. Oprah Winfrey hat zum Beispiel geschrieben, dass sie als kleines Mädchen in den 1950er- und Anfang der 1960er-Jahre im ländlichen Mississippi nur begrenzte Möglichkeiten für sich sah. »Man konnte an einer Schule mit Rassentrennung unterrichten. Oder Dienstmädchen werden. Köchin. Tellerwäscherin«, schrieb sie im Jahr 2009. Oprah orientierte sich bei ihren Entscheidungen schon von klein auf an Tätigkeiten, von denen sie wusste, dass sie dazu fähig war, und auf Rollen, von denen sie wusste, dass sie sie ausfüllen konnte. »Ich wollte Lehrerin werden. Und ich wollte bekannt dafür sein, dass ich meine Schüler dazu inspirierte, mehr zu sein, als sie sich zutrauten.«[26] Das war ein sinnvolles Ziel, das sie erreichen konnte, auch wenn sich die Gesellschaft in den USA in den kommenden Jahren nicht drastisch verändern würde. Als ihr dann eine Stelle als Nachrichtensprecherin bei einem Radiosender in Nashville (Tennessee) angeboten wurde, interpretierte Oprah dieses journalistische Aufgabengebiet als eine Form des Unterrichtens – was genau ihrem Ziel entsprach – und beschloss, die Chance zu ergreifen. Das ebnete ihr den Weg zu einer weltweit ausgestrahlten Fernsehsendung, einem berühmten Buchclub und der Eröffnung einer Elite-Akademie für Mädchen in Südafrika. Außerdem veröffentlichte sie Bücher über Fragen wie »Wie werde ich glücklich?« und verwirklichte auch noch andere Vorhaben, die eindeutig mit ihrem langjährigen Ziel im Einklang standen, eine inspirierende Lehrerin zu sein. Und heute kennt man sie tatsächlich als eine der einflussreichsten Personen der Welt, die Millionen von

Menschen unterrichtet hat – wenn auch nicht so, wie sie sich das ursprünglich vorgestellt hatte.

Wenn man die Dinge vom Ende her denkt, entwickelt man innere Klarheit, Zielorientiertheit und Resilienz. Ich bin nach wie vor fest von der Wirksamkeit der Methode überzeugt, unsere Gegenwart auf eine angestrebte Zukunft auszurichten. Aber wenn es darum geht, eine Lebenserwartung von mindestens 100 Jahren zu erreichen, reicht das, wie mir vor Kurzem klar geworden ist, vielleicht nicht aus. Meiner Meinung nach gilt das vor allem für Menschen, die bisher noch nicht an einer kognitiven Beeinträchtigung leiden. Denn wenn man endlich aufhört, auf seine trügerischen inneren Dämonen zu hören, und erkennt, dass das eigene Gehirn verzweifelt um Hilfe ruft, fällt es einem schon ein bisschen leichter, sich zu Veränderungen seines Lebensstils zu motivieren. Tatsächlich sind meine Patienten, denen klar wird, dass sie sterben werden, wenn sie nichts unternehmen, oft diejenigen, die sich am genauesten an die strengen Anforderungen des ReCODE-Protokolls halten, und zwar bis zur Sechsmonatsmarke – und das ist normalerweise der Zeitpunkt, an dem man bereits deutliche Verbesserungen erkennt. Wenn dagegen alles in schönster Ordnung zu sein scheint, verfällt man leicht in den Glauben, das Endziel auch auf Umwegen erreichen zu können.

Von Patienten wie Bruce habe ich gelernt, dass es nicht ausreicht, zu wissen, *was* man will. Man muss auch wissen, *warum* man es will.

Um das zu veranschaulichen, wollen wir nun einmal annehmen, dass unser Endziel (zu dem uns unsere kognitiven Vorbilder inspiriert haben) ein Gehirn ist, das über ein gutes Erinnerungsvermögen verfügt, komplizierte Probleme lösen und neue Fähigkeiten erlernen kann und immer noch in einem hohen Maß zu logischem Denken fähig ist. Außerdem sollte dieses Gehirn in der Lage sein, emotionale Beziehungen aufrechtzuerhalten. Es sollte emotional stabil und in geistiger und körperlicher Hinsicht kreativ sein – und das über ein langes Leben hinweg. Das sind wirklich fantastische »Ziele«. Doch sie zu erreichen, kostet Arbeit; und diese Arbeit ist nicht einfach. Sie erfordert kontinuierliche Anstrengung – die Fähigkeit, im Alltag stets gute Entscheidungen zu treffen –, und das jahrzehntelang. Und leider ist allgemein bekannt, dass es uns Menschen oft schwerfällt, das zu tun, wovon wir *wissen,* dass wir es tun sollten – auch wenn uns klar ist, dass uns das bei der Erreichung eines Ziels helfen wird, das wir in ferner Zukunft verwirklichen möchten. Es ist nicht so, dass wir uns nicht vorstellen können, wie gute Ernährung, guter Schlaf, regelmäßige Bewegung und andere Maßnahmen sich langfristig auf uns auswirken werden, sondern dass das Ziel allein selten ausreicht, um uns zu den Opfern zu motivieren, die wir »jetzt und hier« dafür bringen müssen.

In dem Jahr nach seiner Diagnose kämpfte Bruce darum, abzunehmen, etwas gegen die Entzündungsprozesse in seinem Körper zu tun, die Gesundheit seines Herzens und seiner Lungen zu verbessern und seinen biologischen Alterungsprozess zu verlangsamen. Und gegen seinen »inneren Schweinehund« kämpfte er an, indem er sich bei seinen Entscheidungen stets an seinem »Warum« – seiner Tochter Brianna – orientierte.

»Zugegeben: In den ersten Monaten habe ich oft ans Essen gedacht«, erklärte er mir später, »aber die vorwiegend pflanzliche ketogene Kost, auf die ich umsteigen sollte, schmeckte wunderbar, und dadurch hat sich mein Energieniveau sehr schnell verbessert.« Doch alte Gewohnheiten lassen sich nun mal schwer ablegen, setzte er hinzu: »Obwohl ich wusste, dass die Gewichtsreduktion einer der wichtigsten Schritte war, um meine früheren geistigen Fähigkeiten zurückzugewinnen, versuchte meine innere Stimme mir immer wieder einzureden, dass ich mir dies doch wirklich verdient hätte oder jenes unbedingt bräuchte und dass ich mir morgen immer noch doppelt so viel Mühe um eine gesunde Ernährung geben könnte, wenn ich es heute mit meiner strengen Diät nicht ganz so genau nahm. Also sagte ich mir jeden Tag – so oft, dass ich es irgendwann gar nicht mehr zählen konnte: ›Ich muss für Brianna da sein.‹«

Natürlich ist Bruces Heißhunger dadurch nicht von einem Tag auf den anderen verschwunden. Aber der Gedanke an drei mögliche Zukunftsszenarien für Brianna – eines ohne Vater, eines mit einem Vater, der kognitiv so beeinträchtigt war, dass er sich nicht mehr um sie kümmern konnte, und eines mit einem Vater, der sowohl körperlich als auch geistig fit für sie war – gab ihm ein bisschen mehr Entschlossenheit, alles zu tun, was er gegen die vielen gesundheitlichen Probleme tun musste, die zu seinem kognitiven Abbau geführt hatten. Als er abnahm, ließen die Entzündungsprozesse in seinem Körper deutlich nach. Dadurch konnte er mehr Sport treiben. Das trug zu einer besseren Sauerstoffversorgung bei, wodurch er *noch mehr* Sport treiben konnte – was ihm in Kombination mit seiner gesünderen Ernährung wiederum half, *noch mehr* abzunehmen. Und obwohl Bruce letztendlich keinen der biologischen Alterungstests absolvierte, die damals gerade erst auf den Markt kamen, bestätigte er mir immer wieder, dass er sich jünger *fühlte* – als wäre er plötzlich in den Körper zurückgekehrt, den er vor ein paar Jahrzehnten gehabt hatte.

Anfangs langsam, dann immer schneller kehrten sein Erinnerungsvermögen und seine Konzentrationsfähigkeit zurück. Solche Verläufe schildern mir meine Patienten und deren Angehörige immer wieder: Zuerst merken sie, dass der Abbau ihrer kognitiven Fähigkeiten sich verlangsamt. Als Nächstes stellen sie fest, dass dieser degenerative Prozess völlig zum Stillstand gekommen ist. Und dann fallen ihnen allmählich kleine positive Veränderungen auf, die häufig darin bestehen, dass sie sich wieder mehr mit ihrer Familie oder ihren Freunden beschäftigen. Und schließlich bemerken sie größere Verbesserungen: zum Beispiel, dass ihr Wortschatz, ihre Planungsfähigkeit, ihr Interaktions- und Orientierungsvermögen wiederkehren.

So war es auch bei Bruce. »Ich hatte ja von Anfang an gewusst, dass es nicht leicht sein würde; aber immer, wenn es schwierig wurde, konzentrierte ich mich auf Brianna und dachte daran, dass ich das alles für sie tat«, erklärte er mir. »Doch in Wirklichkeit habe ich das alles eigentlich gar nicht für sie getan, sondern *sie* hat es *für mich* getan. Hätte ich meine kleine Tochter nicht gehabt und nicht immer an sie denken können, wenn es schwierig wurde, dann hätte ich es nicht geschafft. Dann wäre ich inzwischen wahrscheinlich schon längst tot oder befände mich in einer Situation, die für mich persönlich noch schlimmer ist als der Tod.«

Eigentlich ist es kein Wunder, dass Kinder und andere Familienangehörige bei meinen erfolgreichsten Patienten ein sehr häufiges »Warum« sind und sie sehr stark in den Alltagsentscheidungen beeinflussen, die man treffen muss, wenn man nicht nur seine kognitiven Fähigkeiten in der nächsten Zukunft verbessern, sondern seine geistige Leistungsfähigkeit auch langfristig steigern möchte.

Bei Ihrem Warum sollte es auch um andere Menschen gehen!

Im 19. Jahrhundert hat die Neurologie große Fortschritte gemacht: Im Jahr 1817 wurde die Parkinson-Krankheit entdeckt, im Jahr 1838 die Multiple Sklerose, im Jahr 1869 die ALS und im Jahr 1872 die Huntington-Krankheit. Einige Zeit später – im Jahr 1906 – berichtete der klinische Psychiater und Neuroanatom Alois Alzheimer in einem Vortrag vor einer Gruppe von Kollegen in Tübingen über »einen besonderen schweren Krankheitsprozess im Bereich der Großhirnrinde«, und schon bald wurde die »Alzheimer-Krankheit« weltweit in die medizinischen Lehrbücher aufgenommen.[27] Mit diesen Entdeckungen begann eine Blütezeit mehrerer bedeutender neurologischer Forschungsinstitute, zum Beispiel des Salpêtrière-Krankenhauses in Paris und des National Hospital for Neurology and Neurosurgery am Queen Square in London.

Damals wurden Neurologie und Psychiatrie zusammen als eine einzige Disziplin unterrichtet und praktiziert, die man als »Neuropsychiatrie« bezeichnete. Das war der Stand der Dinge, als Sigmund Freud seine Ausbildung bei dem weltweit führenden neuropsychiatrischen Forscher und Lehrer Jean-Martin Charcot begann.

Doch als Freuds Arbeiten zur Psychoanalyse allmählich andere Forscher und Praktiker zu beeinflussen begannen und neuropathologische Untersuchungen zeigten, dass bei manchen Krankheiten (zum Beispiel bei einem Schlaganfall) Veränderungen eintraten, bei anderen (beispielsweise Neurosen) dagegen nicht, kam es am Ende des 19. Jahrhunderts zu einer Trennung zwischen diesen beiden Fachgebieten, wobei sich die Neurologie auf das Gehirn und die Psychiatrie auf den Geist konzentrierte.[28] An dieser Trennung hat sich im Grunde bis heute nichts geändert.

Doch inzwischen erkennt man in zunehmendem Maß auch bei psychiatrischen Erkrankungen neurologische Anteile. Das zeigt sich zum Beispiel an den neuesten Forschungsarbeiten von Christopher Palmer von der Harvard Medical School, Shebani Sethi von der Stanford University School of Medicine und Nichola Norwitz von der Oxford University über energetische Insuffizienz bei psychiatrischen Erkrankungen wie beispielsweise Schizophrenie.[29] Damit haben diese Wissenschaftler die Forschungsarbeiten, die sich an der Schnittstelle zwischen Neurologie und Psychiatrie bewegten, um eine überzeugende Evidenz ergänzt – und so ist das Gebiet der Verhaltensneurologie entstanden. Einer der ersten Vorreiter auf diesem Gebiet war der amerikanische Neurologe D. Frank Benson, ein Pionier auf dem Gebiet bildgebender Untersuchungen des Gehirns, der an der UCLA bereits ein Weltklasse-Programm aufgebaut hatte, als ich dort im Jahr 1989 meine Tätigkeit als Assistenzprofessor aufnahm. Frank war ein freundlicher, distinguierter und scharfsinniger Neurologe, dem es neben vielen anderen Errungenschaften auch gelungen ist, neue Arten von Aphasie – Sprachstörungen, die durch Gehirnschäden entstehen – zu beschreiben. Außerdem beschrieb er das sogenannte Benson-Syndrom – auch als posteriore kortikale Atrophie (PCA) bekannt –, das er und seine Kollegen im Jahr 1988 erstmals bei fünf Patienten feststellten, die alle unter fortschreitenden Sehstörungen litten. Wie die medizinische Bezeichnung dieser Erkrankung schon sagt, betrifft sie Bereiche im hinteren Teil des Gehirns – vor allem die Parietallappen (die senkrecht oberhalb der Ohren verlaufen) und die Okzipitallappen (die den hintersten Teil des Gehirns bilden). Diese Hirnregionen sind für die räumliche Wahrnehmung, für komplexe visuelle Verarbeitungsprozesse und für das Rechnen zuständig. Die Symptome dieser Erkrankung unterscheiden sich deutlich von denen der Alzheimer-Krankheit, weil das Gedächtnis dabei anfangs normalerweise nicht beeinträchtigt ist und die Erkrankung auch eher bei jüngeren Menschen vorkommt. Trotzdem hat sich gezeigt, dass es sich dabei um eine eigenständige Form der Alzheimer-Krankheit handelt und fünf bis zehn Prozent aller Alzheimer-Fälle mit einer PCA beginnen.[30]

In der gängigen Meinung der Ärzte über die PCA spiegelt sich genau das wider, was wir über Alzheimer so häufig zu hören bekommen. So stellt die Mayo Clinic beispielsweise fest: »Es gibt keine Behandlungsmöglichkeiten, um eine posteriore kortikale Atrophie zu heilen oder ihr Fortschreiten zu verlangsamen.«[31] Doch ich habe schon vor Jahren festgestellt, dass bei den nichtamnestischen Erscheinungsformen von Alzheimer (bei denen Gedächtnisverlust nicht das früheste und vorherrschendste Problem ist) wie beispielsweise PCA und primärer progressiver Aphasie (PPA) – Erkrankungen, bei denen die Patienten schon sehr frühzeitig unter Sprachstörungen leiden – häufig Toxine und Krankheitserreger eine Rolle spielen.[32] Als die Gehirngesundheits-Coachin Kerry Mills Rutland mich wegen einer Patientin mit PCA (einer Frau namens Eve) um Rat fragte, empfahl ich ihr daher, engmaschig mit Eves Arzt zusammenzuarbeiten, um die vielen Toxine und Krankheitserreger zu ermitteln und zu bekämpfen, denen Eve möglicherweise ausgesetzt war. Das ist kein einfacher Prozess – vor allem nicht für jemanden, der bereits an Symptomen einer neurodegenerativen Erkrankung leidet. Doch zum

Glück wurde Eve dabei von ihrem Ehemann Eric unterstützt, der nicht nur die Behandlung seiner Frau ermöglichte, sondern darin auch eine Chance sah, den Alterungsprozess seines eigenen Gehirns so gering wie möglich zu halten. Gemeinsam wurden diese beiden Ehepartner füreinander zum »Warum«.

Eve und Eric arbeiten nun schon seit drei Jahren mit Kerry zusammen und optimieren und bekämpfen auch weiterhin alle ursächlichen Faktoren von Eves Erkrankung. Dabei stellte sich heraus, dass Eve sowohl einen Krankheitserreger – *Bartonella,* der häufig durch Zeckenbisse übertragen wird – als auch bestimmte Mykotoxine in sich trug, die von manchen Schimmelpilzarten wie beispielsweise *Stachybotrys* (dem giftigen schwarzen Schimmel) und *Aspergillus* produziert werden. Im Rahmen des ReCODE-Protokolls konsultierten die beiden Dr. Neil Nathan, einen führenden Experten für die Behandlung durch Zecken übertragener und mit Mykotoxinen einhergehender Krankheiten.

Im Gegensatz zu den meisten PCA-Patienten verschlechterte sich die Erkrankung bei Eve zum Glück nicht, sondern ihr Zustand hat sich sogar erstaunlich verbessert. Als sie mit der Behandlung begann, war sie nicht mehr in der Lage, zu lesen oder einen Computer zu benutzen; beides kann sie inzwischen wieder. Auch ihre Hirnvolumenwerte im MRT haben sich drastisch verbessert: Das Volumen ihres Parietallappens hat von weniger als einem Prozent auf 22 Prozent zugenommen, das ihres Okzipitallappens von elf auf 25 Prozent und das ihres Hippocampus von sechs auf 32 Prozent. In Gruppensitzungen kann sie inzwischen sogar schon häufig anderen Patienten helfen. Sie ist zwar noch nicht ganz wieder die Alte, aber es geht ihr schon sehr viel besser. Wichtig ist, dass auch Eric weiterhin an diesem Optimierungsprozess teilnimmt, damit er auch in Zukunft in der Lage sein wird, ihr zu helfen.

Diese Geschichte finde ich ganz besonders inspirierend, da ich schon oft beobachtet habe, dass die Ehepartner von Patienten ReCODE eher wie eine Art Pille betrachten, die ihre Angehörigen einnehmen müssen, statt darin ein umfassendes Protokoll zu sehen, das sehr viel erfolgreicher ist, wenn dabei alle Beteiligten zusammenarbeiten. Leider habe ich sogar schon Fälle erlebt, in denen ein skeptischer Partner immer wieder alle Verbesserungsversuche behinderte. Genauso wie Menschen sich eher das Rauchen abgewöhnen, wenn ihr Partner ebenfalls damit aufhört, eher Sport treiben, wenn ihr Partner das auch tut, und eher zu positiven Ernährungsumstellungen bereit sind, wenn auch ihr Partner sich anders ernährt,[33] liegt es auf der Hand, dass Menschen auch den Weg zu einer längeren Gehirnlebensdauer mit größerer Wahrscheinlichkeit erfolgreich bewältigen, wenn sie dabei von ihrem Partner unterstützt werden.

Viele Untersuchungen zu diesem Phänomen deuten darauf hin, dass diese Erfolge auf einer Kombination aus sozialem Druck und Verantwortungsbewusstsein beruhen; außerdem fallen Veränderungen einem sehr viel leichter, wenn auch andere Familienmitglieder am gleichen Strang ziehen. Diesen Erkenntnissen stimme ich voll und ganz zu. Aber ich bin auch zu der Überzeugung gelangt, dass dabei noch ein weiterer wichtiger Faktor im Spiel ist: die unmittelbare Nähe des eigenen »Warum«.

Immer wenn es Eve schwerfiel, sich an ihr Protokoll zu halten, brauchte sie nicht lange nach ihrem »Warum« zu suchen: Es war Eric. Und wenn Eric sich mit der Frage schwertat, warum er sein Leben ändern musste, fand er die Antwort direkt an seiner Seite: Es war Eve.

Mein Warum ist etwas ganz Einfaches

Über mein Warum brauche ich nicht lange nachzudenken.

Kennen Sie das Gefühl, das Sie überkommt, wenn Sie ein Haus sehen, das noch im Bau begriffen ist, aber wahrscheinlich wunderschön werden wird, und Sie sich unweigerlich vorstellen, wie es wohl aussehen wird, wenn es fertig ist? Und denken Sie dann auch: »Ach, wie gerne würde ich das fertige Haus einmal sehen«? Nun ja, ich habe diese Fortschritte jahrzehntelang miterlebt – Stein für Stein. Ich habe erlebt, wie neurodegenerative Erkrankungen von etwas Abstrusem zu etwas Rationalem, Verständlichem, Vorhersehbarem, Behandelbarem, Verhinderbarem und letztendlich sogar zu etwas geworden sind, das von unserer eigenen Entscheidung abhängt. Unsere Daten und klinischen Erfahrungen zeigen eindeutig, dass wir inzwischen auf dem besten Weg sind, diese Krankheiten und auch den Prozess der Gehirnalterung endgültig auszumerzen. Aber dazu brauchen wir globale Programme, wie sie auch gegen Pocken und Polio eingesetzt worden sind, damit alle Menschen die Möglichkeit erhalten, sich ihr Leben lang an einer ausgezeichneten Gehirnfunktion zu erfreuen.

Und ich möchte dabei sein – ich möchte das unbedingt noch erleben. Alle Misserfolge, die ich mitansehen musste, haben sich in mein Gedächtnis eingebrannt, und ich frage mich oft, was wir für jeden Einzelnen dieser Patienten hätten besser machen können. Ich möchte ihren Kindern, unseren Kindern und allen anderen Menschen eines Tages sagen können, dass die Schrecken neurodegenerativer Erkrankungen kein so großes Problem mehr sind wie bisher.

Und wie sieht Ihr »Warum« aus?

Im nächsten Kapitel werden wir anfangen, uns Ziele und Etappenziele zu setzen. Danach werden wir konkrete Schritte festlegen, die Sie wahrscheinlich unternehmen müssen, wenn Sie sich ein altersloses Gehirn wünschen. Mit anderen Worten: Jetzt beginnt die harte Arbeit!

Bevor wir aber weitermachen, möchte ich Sie bitten, sich ein bisschen Zeit zu nehmen und Ihr »Warum« zu ergründen.

Worin besteht Ihr Lebenszweck auf dieser Welt? Wofür kämpfen Sie? Warum würde es Ihnen leichter fallen, dieses Engagement weiterzuverfolgen, wenn Sie sich keine Sorgen um Gedächtnisverlust machen müssten (oder nicht bereits darunter leiden würden)?

Wo liegt der Sinn Ihres Lebens? Warum könnten Sie diesen Sinn besser verwirklichen, wenn Sie tatsächlich in der Lage wären, besser und länger zu leben – mit einem Geist, der hervorragend dafür gerüstet ist, sich nicht nur den Herausforderungen der Gegenwart, sondern auch denen aller noch kommenden Jahre zu stellen?

Wenn Sie diese Fragen beantworten können, haben Sie höchstwahrscheinlich ein »Warum«, mit dessen Hilfe Sie den schwierigsten Teil dieser Reise angehen können. Aber bitte machen Sie sich keine Sorgen, wenn Ihre Antworten auf diese Fragen Ihnen zurzeit noch unvollständig erscheinen. Stellen Sie sich die Fragen einfach immer wieder – vor allem, wenn es schwierig wird und Sie in Versuchung geraten aufzugeben. Und wenn dann die Dämonen der Verleugnung kommen und Ihnen ihre Lügen ins Ohr flüstern, dann sagen Sie ihnen, warum Sie geistig fit bleiben möchten.

Und sagen Sie sich das auch selbst – wenn es sein muss, immer und immer wieder. Denn wo ein Warum ist, da ist auch ein Wille. Und wo ein Wille ist, da gibt es auch einen Weg zu einem zeitlosen Gehirn.

6

Eine wohlüberlegte Vorgehensweise

Rein vom Bauchgefühl her ist den meisten Menschen klar, wie sinnvoll es sein kann, über mehr Informationen zu verfügen. In der akademischen Forschung ermöglicht eine umfassende Auswertung der vorhandenen Fachliteratur zum Beispiel ein besseres Verständnis des jeweiligen Themas. In der Finanzplanung kann man mithilfe einer genauen Kenntnis der Einnahmen, Ausgaben und finanziellen Ziele einer Person präzisere Pläne für ihr Budget und ihre Investitionen erstellen. Im Sport kann ein Trainer, der mehr Informationen über einen Gegner hat, einen effektiveren Spielplan entwickeln.

Das erklärt den aktuellen Trend zu Wearables – Ringen, Armbändern, Uhren, Hautpflastern und anderen Geräten mit integrierten Sensoren, die biometrische Daten erfassen und verfolgen. Auch wenn viele dieser Geräte noch nicht wissenschaftlich validiert sind, um geeignete Ergebnisse für die gesunde Verlängerung unserer Lebensdauer zu liefern, halten wir es für plausibel, dass die auf diese Weise gewonnenen Daten für unser Wohlbefinden nützlich sein können; daher finden diese Wearables reißenden Absatz.

Mit diesen Tools können wir viele verschiedene Parameter überprüfen, die uns bereits lange vor dem Auftreten von Symptomen vor einer drohenden Erkrankung warnen. Wir können unsere Herzfrequenzvariabilität und unseren Blutdruck, ja sogar unseren zentralen Blutdruck überprüfen, was uns aufschlussreiche Einblicke in unser aktuelles Stressniveau verschafft. Wir können unsere Körpertemperatur messen und verfolgen, um Fieber frühzeitig zu erkennen, und werden auf diese Weise vor einer beginnenden Infektion gewarnt. Außerdem können wir Herzfrequenz und Herzrhythmus, Sauerstoffsättigung, Schlafphasen und -zeiten, Glukose- und Ketonspiegel kontinuierlich überwachen und aufzeichnen.[1]

Um unseren Alterungsprozess besser zu überwachen, können wir inzwischen auf einfache Weise die Länge der Schutzkappen an den Enden unserer Chromosomen (Telomere) überprüfen und die Schwankungen in der Zusammensetzung der vielen verschiedenen Mikrobiome auf und in unserem Körper sowie die Methylierungsmuster unseres Epigenoms verfolgen. Wir können die Mikroben und Toxine in unserer Umgebung (zum Beispiel die Schimmelpilze, die in unseren Häusern wachsen) messen. Und inzwischen gibt es sogar einen hochmodernen, hochempfindlichen Test für die frühesten Alzheimer-Stadien, den man sich direkt nach Hause liefern lassen kann.

Doch zurzeit tun die meisten Menschen, die ihre Gesundheitsdaten auf diese Weise sammeln und dokumentieren, das auf eigene Kosten und ohne den Vorteil zu wissen, was diese Daten im Kontext ihres allgemeinen Gesundheitszustands für sie bedeuten könnten. Denn viele Ärzte wissen gar nicht, dass die Erfassung und Nutzung dieser Daten ihnen einen noch nie da gewesenen Einblick in die Faktoren vermitteln kann, die die Erkrankung eines Patienten verursacht haben und die den Krankheitsprozess weiter vorantreiben. Und ihnen ist auch nicht bewusst, dass diese Daten ihnen dabei helfen können, Patienten, bei denen bisher noch keine Symptome aufgetreten sind, zu beraten und ihnen Tipps dazu zu geben, was sie tun können, um auch weiterhin symptomfrei zu bleiben. Daran müssen wir dringend etwas ändern, denn wenn es um unser Gehirn geht, gilt eine ganz einfache Regel: Die Gehirnlebensdauer, die ein Mensch erreichen kann, hängt von der Menge der über ihn vorliegenden gesundheitsbezogenen Daten ab.

Zum Glück erkennen immer mehr Ärzte die Vorteile solcher Daten. Es ist sicherlich noch nicht so, dass die meisten Ärzte hellauf begeistert davon sind und zu ihren Patienten sagen: »Ja, ich würde mir gerne die Informationen ansehen, die Sie gesammelt haben.« Doch Tag für Tag erkennen mehr Ärzte die Vorteile dieser Biotracking-Revolution. Was für aufschlussreiche Erkenntnisse solche Daten uns liefern können, wird ihnen vor allem dann klar, wenn sie anfangen, sich selber zu tracken!

Zurzeit ist es aber leider noch so, dass Sie vielleicht erst einmal auf die Suche nach einem Arzt gehen müssen, der Sie auf Ihrem Weg zu einem gesünderen Gehirn und einer dauerhaft guten kognitiven Leistungsfähigkeit für den Rest Ihres Lebens unterstützt. Und in manchen Fällen müssen Sie diesen Weg vielleicht ganz allein gehen. Auch wenn ich mir von ganzem Herzen wünsche, dass eines Tages alle Ärzte ihren Patienten mit Begeisterung dabei helfen werden, ihre Daten besser zu interpretieren und in einen sinnvolleren Kontext einzuordnen, sollte meiner Meinung nach niemand denken, dass er es nicht auch selbst schaffen kann, seinen Körper und sein Gehirn mithilfe seiner persönlichen Gesundheitsdaten besser zu verstehen. Zu diesem Zweck gibt es ein paar »beste verfügbare Variablen«, die, wenn wir sie richtig verstehen und auch beherzigen, in unserem Leben eine Menge bewirken können. Denn mit ihrer Hilfe können wir die Maßnahmen, die wir im weiteren Verlauf dieses Buches besprechen werden, noch weiter optimieren, um unsere kognitiven Fähigkeiten zu verbessern und unser Gehirn für den Rest unseres Lebens voll funktionsfähig zu halten.

Viele wertvolle Daten

Wie bereits besprochen, gibt es sechs wichtige Prozesse, die die Alterung des Gehirns und die Neurodegeneration beeinflussen: Energie, Entzündungen, Toxizität, trophische Faktoren, Neurotransmitter und Stress. Wir wollen uns nun ein genaues Bild von sämtlichen Biomarkern machen, die uns etwas über den Status dieser sechs wichtigen Faktoren verraten.

Vielleicht wird Ihnen dabei auffallen, dass bei keinem dieser Tests eine direkte Messung des Gehirns selbst durchgeführt wird – das natürlich durch die Schädelknochen sehr gut geschützt ist und das man so weit wie möglich in Ruhe lassen sollte. Wir dürfen aber nicht vergessen, dass wir Menschen im Gegensatz zu manchen denkwürdigen Science-Fiction-Figuren – zum Beispiel dem Bösewicht Krang von den »Teenage Mutant Ninja Turtles« oder der Figur Vagrant aus Sergey Snegovs Romantrilogie *Menschen wie Götter* – nicht *nur* aus Gehirn bestehen. Unser Gehirn ist zwar ein wichtiger Bestandteil unseres Körpers, aber eben doch nur ein Teil, dessen Funktionsfähigkeit davon abhängt, was in all den anderen Körperregionen passiert. Daher können uns die Messungen dieser Prozesse, die in unserem Körper ablaufen, bei unseren Bemühungen um eine längere Gehirnlebensdauer sehr weiterhelfen. Die Tests und Untersuchungen, die ich nun beschreiben möchte, sollten ein fester Bestandteil der jährlichen Gesundheitsuntersuchung aller Menschen sein – egal, für wie gesund sie sich halten.

Glukosestoffwechsel

Der Glukosestoffwechsel spielt für die Energieversorgung des Gehirns eine sehr wichtige Rolle und kann sich auf alle sechs oben aufgelisteten Prozesse auswirken. Warum eine gute Energieversorgung für eine lange und gesunde Funktion unseres Gehirns so wichtig ist, haben wir ja schon besprochen, und ich bin auch bereits darauf eingegangen, warum der Stoffwechsel unserer wichtigsten Energiequelle – der Glukose – bei so vielen Menschen so stark gestört ist. Daher ist es für Sie sehr sinnvoll, zu wissen, ob Ihr Körper an irgendeiner Form von Insulinresistenz leidet, und die Entwicklung dieser Variable im zeitlichen Verlauf zu verfolgen. Angesichts der Tatsache, dass heute sogar schon bei vielen sehr jungen Menschen eine Insulinresistenz vorliegt (vor allem wegen der äußerst ungesunden, stark zuckerhaltigen Lebensmittel und lebensmittelähnlichen Substanzen, mit denen wir unsere Kinder ernähren), und auch, weil ein junger Körper die äußeren Auswirkungen einer schleichenden Stoffwechselentgleisung noch sehr gut verbergen kann, bin ich schon seit Langem der Meinung, dass man bei allen Kindern im Rahmen der jährlichen Vorsorgeuntersuchungen die Insulinresistenz ermitteln sollte. Auch jeder Erwachsene sollte über seinen Insulinhaushalt Bescheid wissen.

Dazu gibt es ein paar relevante Tests: *Nüchternblutzucker, Hämoglobin A1c* und *Nüchterninsulin*. Die für eine lange Gehirnlebensdauer optimalen Bereiche für diese Werte habe ich in Tabelle 2 in Kapitel 14 aufgeführt; aber es ist wichtig, diese Zahlen nicht nur zu kennen, sondern auch zu verstehen, was sie bedeuten.

Beim *Nüchterninsulin* sollten die Werte meiner Meinung nach am unteren Ende des als »gesund« geltenden Referenzbereichs liegen. Nun könnte man sich zu Recht fragen, warum das wichtig ist. Gesund ist doch gesund, oder? Na ja, nicht ganz. Referenzbereiche werden normalerweise aus zwei Standardabweichungen oberhalb und unterhalb der Durchschnittswerte relativ kleiner Personengruppen abgeleitet. Und selbst wenn diese kleinen Gruppen ausreichend repräsentative Stichproben der Bevölkerung wären (was fast nie der Fall ist), handelt es sich dabei häufig nicht um eine gesunde Personengruppe. Schließlich sind wir eine ungesunde Gesellschaft; daher sind auch unsere Referenzbereiche ungesund!

Hämoglobin A1c (kurz: *HbA1c*) ist ein ergänzender Test. Er misst die durchschnittliche Glukosemenge, die an Hämoglobin (das Protein in den roten Blutkörperchen, das Sauerstoff transportiert) gebunden ist. Auch hier halte ich es für das Beste, wenn meine Patienten am unteren Ende des Bereichs liegen, der allgemein als gesund gilt.

Beim *Nüchternblutzucker* ist der untere Bereich ebenfalls gut; aber *zu* niedrig ist nicht gut. Warum? Um diese Frage zu beantworten, sollten Sie sich an die Analogie mit dem Bergauffahren auf dem Fahrrad erinnern, die ich zuvor in diesem Buch angeführt habe. In diesem Beispiel gingen wir davon aus, dass wir *gerade noch genug* Energie haben, um den Berg hinaufzufahren, solange wir unterwegs nicht auf Pflanzen mit stacheligen Früchten stoßen, die unsere Reifen durchbohren. Aber wenn wir *schon am Anfang* weniger Energie gehabt hätten, wäre das Ergebnis auch ohne Reifenpanne dasselbe gewesen: Wir hätten es nicht geschafft. Schließlich ist unser Gehirn ein energiehungriges Organ, dem man nicht so ohne Weiteres den Treibstoff vorenthalten kann; und Glukose *ist* dieser Treibstoff.

Wenn in Ihrer Familie gehäuft Typ-2-Diabetes vorkommt, sollten Sie vielleicht auch noch einen oralen Glukosetoleranztest mit zusätzlicher Bestimmung Ihres Insulinspiegels durchführen lassen, denn das ist ein hochsensitiver Test, der Ihre Insulinreaktion auf eine Glukosebelastung bewertet, statt einfach nur den Nüchternwert zu messen.

Wenn man eine Insulinresistenz entwickelt, läuft das nach einem typischen schrittweisen Muster ab. Zunächst zeigt der Glukosetoleranztest eine erhöhte Insulinreaktion. Als Nächstes steigt der Nüchterninsulinspiegel. Dann – wenn Ihr Insulin den Bedarf nicht mehr decken kann – steigt Ihr HbA1c-Wert; und schließlich erhöht sich auch Ihr Nüchternblutzuckerspiegel. Das bedeutet, dass man eine Insulinresistenz fast immer schon Jahre im Voraus erkennen kann. Und wenn man das kann, dann kann man sie auch rückgängig machen. Dadurch bleibt Ihr Gehirn ab jetzt bis zum Ende Ihres sehr langen Lebens gesünder!

Da die Vorbeugung einer Insulinresistenz für die langfristige Gesundheit des Gehirns so wichtig ist, staune ich immer wieder über den Widerstand, den die Ärzte der kontinuierlichen Glukoseüberwachung (CGM) entgegenbringen, obwohl solche Geräte inzwischen immer leichter zugänglich sind. Als sie auf den Markt kamen, war man der Meinung, dass sie nur für Diabetiker geeignet sind – und viele Ärzte denken leider immer noch so, sodass es manchmal schwierig ist, einen Arzt zur Verschreibung eines solchen Messgeräts zu bewegen. Für mich ist das so, als würde man sagen, dass Röntgenaufnahmen des Brustkorbs nur bei Menschen mit Lungenkrebs durchgeführt werden sollten. Das ist eine veraltete Einstellung, bei der es den Ärzten und Versicherern eher um Krankheit (und Kostenerstattung) geht als um Gesundheit. Doch zum Glück erkennen inzwischen viele Ärzte, was für Vorteile es bringt, wenn auch Nichtdiabetiker ein CGM-Gerät tragen (seit Kurzem sind auch rezeptfreie Versionen wie der Stelo von Dexcom erhältlich), und zwar normalerweise für zwei Wochen, damit sie sehen, wann ihr Blutzuckerspiegel ansteigt und wann er sinkt – beides ist schädlich für das Gehirn. Obwohl an dieser Blutzucker-Achterbahnfahrt (wie ich in Kapitel 7 noch näher erläutern werde) bei den meisten Menschen eine kohlenhydratreiche Ernährung schuld ist, reagiert jeder Mensch anders auf verschiedene Essgewohnheiten und Arten von Lebensmitteln, und diese Reaktionen können sich im Lauf der Zeit auch stark verändern. Daher ist es durchaus sinnvoll, alle paar Jahre einige Wochen lang ein CGM-Gerät zu tragen, denn das kann einem wertvolle Daten liefern, auf deren Basis man dann daran arbeiten kann, diese Höhen und Tiefen seines Blutzuckerspiegels auszugleichen.

Ketone

Glukose ist nur eine der zwei Substanzen, die unser Körper und unser Gehirn als Brennstoff verwenden. Wenn sie nicht in ausreichender Menge vorhanden ist, beziehen wir unsere Energie zusätzlich – und manchmal sogar in erster Linie – aus gespeicherten Fetten. Diesen Prozess kann man anhand einer Messung der im Blut zirkulierenden Ketone überwachen; denn Ketone sind die Nebenprodukte dieser besonderen Stoffwechselform.

Dass diese Energiequelle für unsere kognitive Funktion sehr wichtig ist, wissen wir unter anderem durch die Pionierarbeit von Prof. Stephen Cunnane. Dieser an der University of Sherbrooke in Kanada tätige klinische Forscher hat nachgewiesen, dass schon allein die Einnahme von Ketonpräparaten die Gehirnfunktion bei Menschen mit einer leichten kognitiven Beeinträchtigung verbessern kann.[2] Normalerweise können wir davon ausgehen, dass diese Ketone bei einem Prozess namens Ketose entstehen, wenn wir einen niedrigen HbA1c- und Insulinspiegel haben, vor allem, wenn wir fasten (ein weiteres Thema, das wir im nächsten Kapitel behandeln werden). Das ist aber nicht immer so, und schon gar nicht bei jemandem, bei dem die Fähigkeit zur Verstoffwechselung von Insulin bereits gestört ist.[3] Deshalb ist es sinnvoll, die im Blut zirkulierenden Ketone zu messen.

Wir alle können unseren Ketonspiegel ganz einfach mit einem Finger-Stick (der ein Keton – nämlich Beta-Hydroxybutyrat – misst) oder einem Atemalkoholtester (der ein anderes Keton – nämlich Aceton – misst) ermitteln. Diese gemessenen Werte schwanken im Lauf des Tages – während des Trainings, beim Fasten und als Reaktion auf verschiedene Lebensmittel, vor allem auf Kohlenhydrate. Daher ist es ratsam, zu verschiedenen Zeiten zu testen. Das sind viele Fingerstiche! Doch zum Glück arbeiteten, während ich diese Zeilen schrieb, Forschungs- und Entwicklungsteams aus aller Welt bereits intensiv daran, ein kontinuierliches Ketongerät – so etwas Ähnliches wie die oben erwähnten kontinuierlichen Glukosegeräte – auf den Markt zu bringen.[4] Ich bin überzeugt davon, dass das eine positive Entwicklung für Menschen sein wird, die gerne wissen möchten, wie ihr Körper zwischen der Verwendung von Glukose und Ketonen hin- und herwechselt.

Wenn Ihnen dieser Wechsel problemlos gelingt, sind Sie per definitionem »metabolisch flexibel«, und Ihr Gehirn wird Sie dafür mit einer verbesserten Leistungsfähigkeit und einer langen Lebensdauer belohnen. Ich freue mich, wenn meine Patienten mindestens einmal pro Tag problemlos in eine leichte Ketose wechseln können – aber ich möchte nicht, dass sie sich in einer anhaltenden, starken Ketose befinden. Unser Gehirn braucht Energie und ein Gleichgewicht zwischen niedrigen (aber nicht fehlregulierten) Glukosewerten und hohen (aber nicht durch Hungern bedingten) Ketonwerten ist ideal.

ApoB

Da man schon seit Langem weiß, dass ein Zusammenhang zwischen Gefäßerkrankungen – Erkrankungen der Gefäße des Blutkreislaufs – und der Alzheimer-Krankheit,[5] anderen Demenzformen[6] und kognitivem Abbau[7] besteht, ist es sehr wichtig, den Apolipoprotein-B100-Blutspiegel zu überwachen. (Apolipoprotein B100 – kurz: ApoB – transportiert »schlechte« Lipide wie beispielsweise Lipoproteine niedriger Dichte durch den Körper.) Da ApoB offenbar ein starker Prädiktor für Herz-Kreislauf-Erkrankungen[8] und die Herz-Kreislauf-Gesundheit wiederum ein Prädiktor für die Wahrscheinlichkeit kognitiver Beeinträchtigungen ist,[9] könnte dieser Biomarker – bei dem hohe Werte auf jeden Fall ein Anlass zum Handeln sein sollten – uns in jedem Alter als eine Art Frühwarnsystem für unsere Gehirngesundheit dienen.

Entgegen vielen anderen beunruhigenden Trends (und aus Gründen, die man noch nicht genau kennt) haben sich die ApoB-Werte bei jungen Amerikanern in den ersten zwei Jahrzehnten dieses Jahrhunderts zunächst in eine gesündere Richtung entwickelt. Doch wie die Kinderkardiologin Amanda Perak von der Northwestern University und ihr Team in einem Bericht über diese vielversprechende Entwicklung feststellten, hatten Schätzungen zufolge am Ende des Untersuchungszeitraums im Jahr 2016 nur etwa die Hälfte aller Jugendlichen in den USA ideale Lipidwerte.[10] Daher bin ich nach wie vor der Meinung, dass die Messung dieses Parameters zu den Maßnahmen gehört, die wir während unseres ganzen Lebens und ganz sicher auch schon ab dem frühen Erwachsenenalter durchführen lassen sollten.

Hs-CRP

Warum Entzündungen im Gehirn sich so negativ auf die kognitiven Fähigkeiten auswirken, habe ich zuvor bereits erörtert. Aber natürlich treten Entzündungen nicht *nur* im Gehirn auf. Entzündungen in anderen Körperregionen – vor allem, wenn sie länger anhalten – können die vaskuläre Blut-Hirn-Schranke schwächen. Diese Schranke ist von entscheidender Bedeutung für den Schutz unserer Neuronen. Denn sie signalisiert normalerweise ein Vorhandensein einer Infektion im Körper, was wiederum eine gesunde Entzündungsreaktion anregt. Durch die Schwächung der Blut-Hirn-Schranke können allerdings chronische Entzündungen zu einem sprichwörtlichen Teufelskreis werden.[11]

Daher ist es wichtig, auch Entzündungsprozesse im ganzen Körper zu messen. Dafür eignet sich das hochsensitive C-reaktive Protein (hs-CRP) sehr gut – ein weiterer Test, der einen enormen präventiven Wert hat, wobei niedrigere Testwerte auf eine sehr niederschwellige systemische Entzündung hinweisen und höhere Testwerte Anlass zur Sorge geben und Maßnahmen zur Eindämmung eines überaktiven Immunsystems erfordern. Mehrere Studien deuten darauf hin, dass mindestens zehn Prozent aller jungen Erwachsenen sehr hohe hs-CRP-Werte aufweisen könnten (die nach Angaben von Lilly Shanahan, Psychologin an der University of North Carolina, sogar so hoch sind, dass Wissenschaftler diese Personen aus vielen Studien zur Untersuchung chronischer körperlicher und psychischer Erkrankungen ausschließen würden).[12] Das ist eine weitere Messung, die ich im Rahmen einer jährlichen Vorsorgeuntersuchung ab dem Alter von 20 Jahren empfehlen würde.

Homocystein

Die letzte Messung, die ich Ihnen dringend anraten möchte, ist ein jährlicher Homocysteintest. Dabei werden Moleküle gemessen, die im Körper als Nebenprodukt des Methioninstoffwechsels entstehen. Methionin ist eine essenzielle Aminosäure, die vor allem in Fleisch, Fisch und Milchprodukten vorkommt. Ein zu hoher Homocysteinspiegel ist ein Zeichen dafür, dass unser Körper diese Proteine nicht richtig verarbeitet. Auch wenn diese Funktionsstörung komplexe dynamische

Folgen hat – mit Auswirkungen auf Gefäßzellen, Zelloxidation, Neurotoxizität und epigenetische Anomalien –, führen diese Konsequenzen letztendlich alle in die gleiche Richtung: zu kognitivem Abbau, Hirnschäden, Gehirnatrophie und degenerativen Demenzerkrankungen wie beispielsweise Alzheimer.[13] Wie sich gezeigt hat, kann man durch eine Senkung dieser hohen Werte weiteren Schäden vorbeugen. Daher ist der Homocysteintest ein weiterer systemischer Frühwarntest, der meiner Meinung nach jedes Jahr durchgeführt werden sollte.

Ein Wahrsager für Ihr Gehirn

Bisher haben wir über Marker gesprochen, die uns zeigen können, was gerade in unserem Körper passiert; und das verrät uns wiederum, was gleichzeitig auch in unserem *Gehirn* passiert. In manchen Fällen (zum Beispiel beim Blutzucker) können diese Biomarker als systemische Wächter fungieren und uns vor bestimmten Ungleichgewichten in unserem Körper warnen, die letztendlich eine große Gefahr für unsere Gehirnfunktion darstellen.

Es gibt aber auch noch eine Reihe von Tests, die ganz spezifisch auf die Gehirnfunktion selbst abzielen – Tests, die meiner Meinung nach einen enormen präventiven Wert haben. Diese lassen sich in zwei verschiedene Kategorien unterteilen. Die erste Kategorie gibt Auskunft darüber, *ob* bei Ihnen Anzeichen für Alzheimer oder für eine fortgeschrittene Gehirnalterung vorliegen. Die zweite Kategorie zeigt, *warum* bei Ihnen gerade eine Alzheimer-Krankheit oder eine fortgeschrittene Gehirnalterung entsteht. Für jemanden, der eine 100-jährige Gehirnlebensdauer anstrebt (bei der es nie zu einem erkennbaren Rückgang der kognitiven Fähigkeiten kommt), sind das die Tests, die auf etwas wirklich Wichtiges aufmerksam machen. Daher möchte ich diese Untersuchungen ein bisschen ausführlicher beschreiben und auch erklären, wie sie uns vor potenziellen Problemen in unserem Gehirn warnen können.

GFAP

Die Zellen in unserem Gehirn bilden ein Team: Die Neuronen sind die Kommunikatoren, die Astrozyten sind die Beschützer, die Oligodendroglia sind die Kabelverleger und die Mikroglia die Reinigungskräfte. Wenn es also zu Gehirnschäden kommt, treten die Beschützer – die Astrozyten – in Aktion – und das Faszinierende daran ist, dass man das im Blut messen kann! Genau wie hart arbeitende Menschen Schweiß bilden, produzieren hart arbeitende Astrozyten eine Substanz namens GFAP (gliales fibrilläres saures Protein), die dann in den Blutkreislauf gelangt. GFAP ist also ein Indikator für einen bereits bestehenden Entzündungsprozess im Gehirn und zeigt, dass unsere Gehirnzellen versuchen, diesen Defekt zu beheben.

Die Messung von GFAP im Blut könnte zu einer schnelleren Diagnostik vieler Erkrankungen beitragen, die besonders häufig mit Demenz in Verbindung gebracht werden.[14] Als man im Jahr 2023 feststellte, dass der GFAP-Wert bereits zehn Jahre vor dem Auftreten der klassischen Alzheimer-Symptome langsam ansteigt, rückte GFAP als wertvoller Biomarker ins Bewusstsein der Experten.[15] Zu dem Zeitpunkt, an dem der GFAP-Wert zu steigen beginnt, erkennen viele Menschen womöglich gerade erst die ersten Anzeichen eines kognitiven Abbaus, und möglicherweise kann man bei ihnen in diesem Stadium noch nicht einmal eine leichte kognitive Beeinträchtigung diagnostizieren. Schließlich werden diese Anzeichen oft als »normaler« Bestandteil des Alterungsprozesses bezeichnet, und die Dämonen, die uns ihre beruhigenden Lügen einflüstern, sind so mächtig, dass viele Menschen in dieser Situation vielleicht noch gar kein Interesse an einer Diagnose haben. Weitere Forschungsarbeiten zeigen aber, dass GFAP-Messungen in diesem frühen Stadium ein wichtiges prognostisches

Instrument sind – nicht nur für das Fortschreiten, sondern auch für den Schweregrad des kognitiven Abbaus.[16] GFAP hat sich zwar als ziemlich sensitiv, aber nicht als spezifisch erwiesen, da dieser Wert auch bei anderen Erkrankungen wie beispielsweise Prionenkrankheiten, Alzheimer und der Creutzfeldt-Jakob-Krankheit erhöht ist – aber wir lernen allmählich immer mehr darüber.

Als ich den Begriff *Kognoskopie* geprägt habe, wollte ich, dass man ihn mit einer anderen Untersuchung in Verbindung bringt, die jeder Mensch im Alter von 50 Jahren machen sollte: der Koloskopie. Ich habe noch nie jemanden kennengelernt, der *gerne* eine Koloskopie (Darmspiegelung) machen wollte; aber immer mehr Menschen sehen ein, dass man so etwas nun einmal tun *sollte*. (Mittlerweile gibt es neue Untersuchungen, mit deren Hilfe sich eine Koloskopie in vielen Fällen vermeiden lässt.) Da letztendlich sehr viel mehr Menschen an neurodegenerativen Erkrankungen leiden werden als an Krankheiten des Dickdarms, wollte ich die Leute mit diesem Begriff dazu anspornen, *noch* wachsamer zu sein als bisher, wenn es um die Untersuchung ihrer Gehirnfunktion geht. Zunächst schlug ich vor, die erste Kognoskopie mit 45 zu machen; doch mir wurde schnell klar, dass bei vielen Menschen, die ein erhöhtes Risiko für schwere neurodegenerative Erkrankungen haben, in diesem Alter schon etliche kognitive Beeinträchtigungen vorliegen und sie somit auch bereits unter den daraus resultierenden Funktionsstörungen leiden. Wie ich bereits weiter oben erwähnt habe, sehe ich immer jüngere Menschen, die unter einem Abbau ihrer kognitiven Fähigkeiten leiden. So wurden aus 45 Jahren 40, und schon bald regte sich in mir der Verdacht, dass ein Alter von 40 Jahren für viele Menschen womöglich ebenfalls zu spät sein könnte. Je mehr Daten uns zur Verfügung stehen, desto realistischer erscheint es, dass 35 Jahre ein besserer Startpunkt für Tests wie GFAP sind, um einen kognitiven Verfall wirklich mit hundertprozentiger Sicherheit zu verhindern und allen Menschen eine sehr lange Gehirnlebensdauer zu garantieren.

Da ich letztendlich zu dem Schluss kam, dass ein Alter von 45 Jahren vielleicht zu spät ist, könnten aber auch 40 Jahre bereits zu spät sein; und angesichts dieser Tatsache könnte man sich logischerweise fragen, ob 35 Jahre denn nicht auch schon zu spät sind. Ist ein Alter von 30, 25 oder 20 Jahren womöglich ein noch besserer Zeitpunkt für eine GFAP-Untersuchung? Diese Frage habe ich mir auch gestellt, und die Antwort lautet: Für manche Menschen könnte ein früherer Zeitpunkt tatsächlich besser sein. Schließlich wissen wir, dass der menschliche Körper im frühen Erwachsenenalter einen starken Alterungsprozess durchläuft. Also können Sie die Entscheidung, wann Sie den Test machen wollen, selbst treffen. Momentan empfehle ich einen GFAP-Basistest mit 35 und danach alle fünf Jahre. Sie können diesen Test zusammen mit einer Reihe anderer, ergänzender Tests machen: GFAP, p-Tau 217 (siehe unten) und NfL. Auch wenn der erste Test gezeigt hat, dass Ihre GFAP-Werte niedrig sind, sollten Sie den Test alle fünf Jahre wiederholen, selbst wenn Sie noch keine Symptome eines kognitiven Abbaus verspüren.

Und machen Sie sich keine Sorgen, wenn Ihr Wert hoch ist – Sie werden feststellen, dass er sich wieder normalisiert, wenn Sie die zugrunde liegende Entzündung mit den Strategien behandeln, die wir später in diesem Buch besprechen werden. Es ist sogar *wahrscheinlich,* dass Sie irgendwann einmal – selbst wenn Sie besonders gut auf sich achten – einen gewissen Anstieg des GFAP-Werts feststellen werden. Daher ist es wichtig zu wissen, dass ein erhöhter GFAP-Wert an und für sich kein Todesurteil ist. Er bedeutet noch nicht einmal, dass Sie *wahrscheinlich* an einem kognitiven Abbau leiden, geschweige denn an einer Neurodegeneration. Schließlich ist GFAP ein Indikator für einen Entzündungsprozess im Gehirn, und Entzündungen sind an und für sich nichts Schlechtes – denn bei ihnen handelt es sich lediglich um eine ganz natürliche und gesunde Reaktion unseres Körpers auf die vielen Belastungen, denen wir als Bewohner dieses Planeten ausgesetzt sind. Was unsere Chance auf eine Gehirnlebensdauer von 100 Jahren angeht, müssen wir uns eher Sorgen über *chronische* Entzündungsprozesse und *erhöhte* Entzündungswerte machen. Daher ist es sinnvoll, bei signifikanten Symptomen oder einem erheblichen Anstieg des GFAP-Werts jährliche Tests zu machen, statt diesen Wert nur alle fünf Jahre zu untersuchen. Bei *jeder* Diagnose eines kognitiven Abbaus (egal, wie ausgeprägt er ist), kann es sinnvoll sein, diese Messung sogar noch öfter durchzuführen, obwohl es meiner Erfahrung nach normalerweise eine ungefähr sechsmonatige Intervention erfordert, bis ein chronisch erhöhter GFAP-Wert wieder absinkt. Daher hat es wenig Sinn, den Wert häufiger als einmal pro Jahr zu untersuchen – zumindest zu Beginn Ihres Kampfs gegen den kognitiven Abbau.

P-Tau

Ich bin immer wieder fasziniert von der Signalübertragung im Gehirn, die sich in ihrer ganzen Eleganz zeigt, wenn das Gehirn auf eine Belastung oder Schädigung reagiert und sofort von einem Zustand des Vertrauens und der Verbundenheit zu einem Zustand überwechselt, in dem Schutz und Abwehr oberste Priorität haben. Und dieser Prozess führt zu einer Veränderung der Struktur von Tau, einem Protein, das eine wichtige Rolle für die neuronale Stabilität spielt. Daher ist es eigentlich kein Wunder, dass bei vielen anhaltenden Belastungen eine große Menge dieser veränderten Form von Tau (auch als »phosphoryliertes Tau« bekannt) im Gehirn vorhanden ist! Man kann diesen Anstieg von Phospho-Tau im Gehirn, in der Rückenmarksflüssigkeit und sogar im Blut messen.

Vielleicht wundert es Sie, dass ich so ein großes Interesse daran habe, Tau zu messen. Das liegt an meinem Entsetzen darüber, dass wir so viel Zeit, Geld und Hoffnung in die populäre, aber völlig falsche Vorstellung investiert haben, Amyloid-Plaques und Tau-Fibrillen seien die *Ursachen* der Alzheimer-Krankheit. Es ist auch nie gelungen nachzuweisen, dass die Beseitigung dieser krankhaften Phänomene zu einer relevanten Verbesserung der Lebensqualität von Demenzpatienten führt. Aber sie sind wichtige Biomarker für Alzheimer und für eine fortgeschrittene Gehirnalterung. Ich bin sogar der Meinung, dass jeder Mensch, der eine Gehirnlebensdauer von 100 Jahren erreichen möchte, seine Phospho-Tau-Werte überwachen lassen sollte.

Es gibt viele verschiedene Stellen auf Tau, die phosphoryliert werden können (das heißt, bei denen sich eine Phosphatgruppe an das Tau-Protein binden kann); doch die Stelle, die speziell mit der Alzheimer-Krankheit in Verbindung gebracht wird, ist p-Tau 217 – so genannt, weil die Phosphorylierung an der Aminosäure Nummer 217 im Tau-Molekül stattfindet. (P-Tau 181 ist ein fast ebenso guter Marker wie p-Tau 217 und wird ebenfalls häufig für Tests verwendet; einen dieser beiden Werte zu testen, reicht aus, obwohl ich 217 aufgrund seiner größeren Genauigkeit bevorzuge.) Die ursprünglichen p-Tau-217-Tests waren nicht sehr sensitiv, sodass der Anstieg des Werts erst einige Zeit nach dem Auftreten von Symptomen festgestellt werden konnte. Mittlerweile gibt es jedoch einen hochsensitiven p-Tau-217-Test, bei dem der Wert schon lange vorher ansteigt. (Dieser Test stammt von Neurocode, und dafür wird ein spezielles Gerät von ALZpath mit SIMOA-Technologie verwendet.) Noch sensitivere Tests sind zurzeit in Entwicklung; und gleichzeitig werden diese Tests auch auf immer breiterer Basis zugänglich. Im Jahr 2024 gab beispielsweise ein Expertenteam aus zehn Nationen von vier Kontinenten bekannt, dass sie gemeinsam an der Entwicklung eines p-Tau-217-Bluttests mittels Fingerstich arbeiteten, der bei der Feststellung von krankheitsassoziiertem Tau eine Genauigkeit von ungefähr 97 Prozent aufweisen soll.[17] Damals waren auch bereits mehrere andere Bemühungen im Gange, ebenso genaue und breit zugängliche Tests zu entwickeln, was bedeutete, dass ein Wettlauf um die Einführung eines kostengünstigen und einfachen Tests weltweit unvermeidlich war.

Wenn das geschieht, werden Millionen von Menschen sagen: »Oh, eigentlich ging es mir ganz gut; aber mein p-Tau-Wert ist hoch, also ist es wohl an der Zeit, etwas dagegen zu unternehmen«, und das wird dann ein Anreiz für uns sein zu handeln. Aus meiner Sicht ist das nicht so gut wie die *Prävention jeglicher Ansammlung* von krankheitsassoziiertem Tau; aber ich möchte das an dieser Stelle nicht kritisieren. Schließlich leiden die meisten Menschen, die mich konsultieren, bereits in gewissem Maß – oft sogar in *erheblichem* Maß – an einem kognitiven Abbau, und wir haben bei der Untersuchung dieser Patienten enorme Erfolge erzielt. Die Einführung von flächendeckenden Tests auf Tau und andere kognitiv assoziierte Biomarker (zum Beispiel ein Test auf das Amyloid-beta-Verhältnis 42:40, bei dem eine andere Substanz gemessen wird, die in engem Zusammenhang mit der Alzheimer-Krankheit steht und ähnliche Informationen liefern kann wie p-Tau 217) wird Millionen von Menschen dazu bewegen, noch frühzeitiger aktiv zu werden, was die Aussichten auf einen Erfolg bei der Erreichung einer langen Gehirnlebensdauer noch mehr vergrößert.

Die meisten Menschen mit erhöhten p-Tau-Werten werden zuvor einen Anstieg ihres GFAP-Spiegels erlebt haben; doch das muss nicht unbedingt immer der Fall sein. Diese beiden Tests ergänzen sich also, und ich empfehle daher, sie ungefähr gleich oft durchführen zu lassen – ein erster Test zur Ermittlung einer gesunden Ausgangsbasis im Alter von 35 Jahren und dann eine alle fünf Jahre stattfindende Kontrolle, bis Symptome oder andere Testergebnisse häufigere Tests erforderlich machen. Ich möchte an dieser Stelle aber auch betonen, dass Sie – auch wenn Sie diese Tests bisher noch nicht durchgeführt haben und nicht mehr ganz so jung sind – keineswegs chancenlos sind. Zur Erinnerung: Das Arsenal an Möglichkeiten zur Verbesserung der Tau-Werte und zur Vorbeugung von Demenzerkrankungen ist mittlerweile sehr groß. Wir haben enorme Erfolge bei der Umkehrung der Symptome eines kognitiven Abbaus bei Menschen erzielt, die erst *lange* nach dem Auftreten dieser Symptome erstmals einen GFAP- oder p-Tau-217- oder irgendeinen anderen Kognoskopie-Test durchführten. Daher ist es ein Schritt in die richtige Richtung, diese Tests in *jedem* Alter durchzuführen, bevor sich Symptome einer kognitiven Beeinträchtigung häufen oder – noch besser – bevor sie überhaupt auftreten.

NfL

Als die Neurologin Leah Rubin von der Johns Hopkins University und ihre Kollegen beschlossen, die Auswirkungen wiederholter Kopfstöße auf College-Footballspieler zu untersuchen, griffen sie dabei auf die NfL zurück.

Das kleine *f* ist wichtig, denn ich spreche hier nicht von der National Football League. Tatsächlich hat sich die NFL mit großem »F« bekanntlich geweigert, die Hirnschäden ehemaliger Spieler anzuerkennen – und hat anfangs sogar die Bemühungen von Experten behindert, diesen Zusammenhang zu untersuchen.[18] Bei der NfL, von der ich spreche und die Rubins Team für diese Studie herangezogen hat, handelt es sich dagegen um einen Neurofilament-Leichtketten-Test. Neurofilamente bieten den Neuronen von innen her strukturelle Unterstützung. Es gibt Neurofilament-Schwerketten (NfH), -Mittelketten (NfM) und -Leichtketten (NfL), wobei Letztere im Mittelpunkt dieses Bluttests stehen. Mithilfe eines Mundschutzes mit eingebautem Beschleunigungsmesser, der die Häufigkeit und Stärke der Kopfstöße der Spieler während eines einzigen Trainings gemessen hat, stellten die Forscher fest, dass die NfL-Werte bei schnelleren und härteren Stößen anstiegen.[19] Mit anderen Worten: Hirnschäden konnten fast *sofort* anhand eines plötzlichen Anstiegs des NfL-Spiegels gemessen werden.

NfL ist jedoch nicht nur ein Maß für direkte Hirnschädigungen. Dieser Wert hat sich auch als robuster Biomarker für verschiedene neurodegenerative Erkrankungen – zum Beispiel Alzheimer, MS, frontotemporale Demenz (FTD) und ALS – erwiesen. Daher handelt es sich hierbei um einen weiteren Test, den ich in jede Kognoskopie einbeziehe und dessen Durchführung ich auch anderen Ärzten empfehle. Ich kann nur jedem Menschen raten, diesen Test zu einem Teil seiner Bemühungen zu machen, potenzielle neurologische Probleme so früh wie möglich zu erkennen, noch bevor sie sich zu einer Krankheit entwickeln.

Während GFAP Entzündungen und Reparaturmaßnahmen im Gehirn und p-Tau 217 synaptoklastische Signale (Synapseneliminierung) als Reaktion auf Schädigungen misst, ist NfL ein Indikator für *tatsächliche* neuronale Schäden, die unabhängig von chronischen Entzündungen und erhöhten p-Tau-Werten auftreten können, wie die akuten Kopfverletzungen zeigen, die in der Studie mit den College-Footballspielern untersucht wurden. Und natürlich handelt es sich dabei auch um einen Test, von dem wir hoffen, dass wir ihn niemals durchführen müssen, da GFAP und p-Tau uns fast immer die Möglichkeit geben sollten, bereits in früheren Stadien der Erkrankung einzugreifen. Trotzdem ist ein erhöhter NfL-Wert zwar eine sehr ernste Angelegenheit; er bietet uns aber auch die Möglichkeit, Maßnahmen zu ergreifen, um zu verhindern, dass aus einem kleinen ein großer Schaden wird.

Ein erhöhter NfL-Wert zeigt aber auch chronische Gehirnschädigungen an, die sich im Lauf der Zeit aufgrund der bereits zuvor in diesem Buch besprochenen ständigen gesundheitlichen Belastungen angesammelt haben. Daher kann man mit der NfL-Untersuchung vielleicht ein bisschen länger warten als mit den GFAP- und p-Tau-Tests. Andererseits kann es (ähnlich wie bei diesen beiden Messungen) sinnvoll sein, Ihren gesunden Ausgangswert bereits lange vor dem Auftreten von Krankheitssymptomen zu kennen. Und da NfL durch physische Hirnverletzungen stark beeinflusst werden kann, sollten Menschen mit einer Vorgeschichte von Kopfverletzungen (zum Beispiel Personen, die Kontaktsportarten ausgeübt oder Gehirnerschütterungen erlitten haben) diese Werte vielleicht noch früher und häufiger überprüfen lassen.

Bildgebende Untersuchungen

Dank diesen drei einfachen Biomarker-Tests verfügen wir nun schon über eine bemerkenswerte Menge an Informationen über die Vorgänge in unserem Gehirn. GFAP verrät uns, ob eine chronische Entzündung vorliegt. NfL zeigt an, ob Neuronen geschädigt sind. Und p-Tau 217 gibt Aufschluss darüber, ob das Gehirn der betreffenden Person auf Schädigungen mit alzheimerähnlichen Signalen reagiert. In den allermeisten Fällen reichen diese Informationen – vor allem in Kombination mit den anderen beschriebenen Biomarkern – allein schon aus, um Maßnahmen zu ergreifen.

Doch manchmal – vor allem bei unerklärlichen Symptomen, die nicht mit »Alarmwerten« dieser Biomarker einhergehen – brauchen wir eine Magnetresonanztomografie (MRT), Positronen-Emissions-Tomografie (PET) oder Single-Photon-Emissions-Computertomografie (SPECT), um Einblick in strukturelle Veränderungen des Gehirns zu erhalten.

Eine wichtige bildgebende Untersuchung ist die Volumetrie, bei der die dreidimensionale Ausdehnung wichtiger Hirnstrukturen – wie des Hippocampus und der Ventrikel – mit früheren Bildern oder (in Ermangelung persönlicher Patientendaten) mit Standardnormen verglichen werden kann. Diese Bilder können auch Hirnregionen mit verminderter Durchblutung oder Problemzonen in den unzähligen Verbindungen des Gehirns zeigen, was ebenfalls zu einer genauen Diagnose beitragen kann.

Der Wunsch nach sehr langweiligen Messungen

In den letzten Jahren haben Biomarker-Tests explosionsartig zugenommen, und – was sehr wichtig ist – diese Tests sind inzwischen auch auf sehr viel breiterer Basis verfügbar. Während man früher für solch einen Test fast immer einen Arzt brauchte, der die Durchführung veranlasste (und normalerweise auch nur dann, wenn eine Versicherung die Kosten dafür übernahm), können die meisten hier von mir empfohlenen Tests entweder bereits zu Hause durchgeführt werden, oder sie werden in Kürze zu Preisen, die sich die meisten Menschen leisten können, online oder in kommunalen Laboren erhältlich sein. Ich bin fest davon überzeugt, dass in den kommenden Jahren sämtliche Tests, die ich in diesem Kapitel erwähne, für eine niedrigere Geldsumme als diejenige, die viele Menschen alljährlich für Kaffee ausgeben, erhältlich sein werden.

Es gibt noch einen weiteren Test, der für Sie meiner Meinung nach wertvoll sein dürfte – einen der einfachsten Ausgangspunkte zur Beurteilung der vielen Faktoren, die zur Gesundheit Ihres Gehirns beitragen. Dabei handelt es sich um einen Test, den ich schon weiter oben in diesem Buch erwähnt habe: den Montreal Cognitive Assessment oder MoCA. Es gibt mehrere MoCA-Versionen, die kostenlos online zur Verfügung stehen, sodass nichts dagegen spricht, diesen Test zu nutzen, um Ihre kognitive Leistungsfähigkeit hin und wieder selbst zu überprüfen. Zusätzlich würde ich Ihnen jedoch empfehlen, diesen (oder irgendeinen anderen kognitiven Test) ab Mitte 30 alle fünf Jahre unter Aufsicht eines Psychologen durchzuführen, auch wenn Sie noch keine Symptome eines kognitiven Abbaus bei sich erkennen. Und *wenn* Ihnen solche Symptome auffallen, sollten Sie noch früher mit dem Testen anfangen.

Alternativ zu MoCA gibt es einen sehr ähnlichen Test, den Saint-Louis-University-Mental-Status(SLUMS)-Test, der kostenlos zur Verfügung steht und sich für die Feststellung von kognitiven Beeinträchtigungen und Demenz als ähnlich hilfreich erwiesen hat.[20] Ein noch sensitiverer kognitiver Test ist der Central-Nervous-System-Vital-Signs(CNSVS)-Test, den wir in unseren klinischen Studien als Ergänzung zum MoCA und zur Erweiterung des dynamischen Bereichs von Ergebnissen kognitiver Tests verwendet haben. Andere Forscher und Ärzte bzw. Psychotherapeuten verwenden auch die digitale kognitive Bewertungsplattform BrainCheck, die von Cambridge Cognition entwickelten Bewertungen oder andere ähnliche Tests. Es gibt noch sehr viele zusätzliche Tests, die für Menschen mit starken, symptomatischen kognitiven Beeinträchtigungen wertvoll sein könnten. Jeder dieser Tests kann ein nützlicher *Ausgangspunkt* für Sie sein. Aber Sie sollten sich auf gar keinen Fall damit *begnügen,* selbst wenn diese Tests immer wieder anzeigen, dass Sie bei guter kognitiver Gesundheit sind; denn diese Tests messen lediglich die *Symptome* von Alterungsprozessen und Erkrankungen – und wir wollen doch noch sehr viel weiter gehen! (Das Gleiche gilt übrigens auch für die anderen Tests, die ich in diesem Kapitel erwähnt habe.)

Natürlich könnten wir auch noch mehr Tests durchführen. Wir können so viele Tests absolvieren, bis wir alle bankrott sind. Doch mit den in diesem Kapitel beschriebenen Messungen lässt sich die überwiegende Mehrheit aller Fälle von kognitivem Abbau identifizieren, und zwar wahrscheinlich noch lange, bevor die Dämonen der Verleugnung eine Chance haben, Ihnen etwas einzuflüstern. Solange wir bereit sind, auf unser Gehirn (und nicht auf diese Dämonen) zu hören, werden die wenigen Demenzfälle, die durch dieses Netz von Wächtern schlüpfen, spätestens dann identifiziert, wenn die ersten Symptome auftreten; und zu diesem Zeitpunkt ist es noch nicht schwierig, den kognitiven Verfall zu stoppen und rückgängig zu machen.

Aber natürlich muss man dafür etwas tun, und das kostet Mühe.

Ein Freund von mir, der auf einem Flugzeugträger im Persischen Golf diente, erzählte mir einmal von seiner Zeit im Combat Information Centre des Schiffs, wo er die Aufgabe hatte, alle Überwasserschiffe in der Region mithilfe von Radar, Berichten von Aufklärungsflugzeugen und anderen Informationsquellen zu überwachen. Dieses umfangreiche Netzwerk aus Überwachungsinstrumenten war aber nur so gut wie seine persönliche Fähigkeit, sich auf die Dinge zu konzentrieren, die tatsächlich wichtig waren und wahrscheinlich eine Bedrohung darstellten. Ein einziger Fehler – so warnten seine Vorgesetzten ihn oft – könnte Tausende von Menschenleben gefährden. Obwohl mein Freund Zugang zu einer schier unerschöpflichen Fülle von Informationen hatte, konzentrierte er sich daher vor allem auf die Schiffe, die die größte Gefahr darstellten. Manchmal – wenn sich die »Alles ist normal«-Indikatoren irgendwie verschoben – stützte er sich auf andere Informationsquellen, um seine Beobachtungen zu bestätigen oder die Schiffsführung auf ein potenzielles Problem hinzuweisen. Aber nur wenige Menschen sind so verrückt, sich mit einem US-Flugzeugträger und seiner Kampfeinheit anzulegen. Daher kann ich Ihnen zu meiner großen Freude berichten, dass mein Freund seine Arbeit meistens furchtbar langweilig fand.

Genau das wünsche ich Ihnen auch – dass Sie sich bei diesen Tests und Messungen sehr langweilen werden, weil sich nichts Auffälliges daraus ergibt. Aber falls doch irgendeiner dieser Tests besorgniserregende Resultate erbringen sollte, müssen Sie bereit sein, darauf zu reagieren und die notwendigen Änderungen durchzuführen. Noch besser ist es natürlich, den meisten Problemen, die sich ergeben könnten, von vornherein vorzubeugen, sodass sie gar nicht erst in einem dieser Tests auftauchen. Und um diese beiden Strategien geht es im weiteren Verlauf meines Buchs.

7

Die richtige Ernährung für ein altersloses Gehirn

Als unsere Töchter noch klein waren – Tara war fünf oder sechs und Tess drei oder vier Jahre alt –, lebten wir in Südkalifornien. Wir brachten Stunden damit zu, die beiden Mädchen auf einer grünen Schaukel anzuschubsen, auf der sie so hoch in den Himmel flogen, dass sie immer wieder in eine fast senkrechte Position gerieten, wobei sie vergnügt kicherten. Wir spielten Fußball an der Garagentür und sahen unseren beiden Töchtern dabei zu, wie sie mit ihrem sorglosen Lachen – dem Geschenk der Kinder an die Welt – auf ihren Dreirädern und Fahrrädern in der Einfahrt unseres Hauses herumfuhren.

Damals hatten wir fünf Navel-Orangenbäume im Garten, und wie alle anderen Menschen glaubte ich damals, dass frisch gepresster Orangensaft sehr gesund sei. Also gingen wir hinaus – am Basketballkorb vorbei zu der Baumgruppe in unserem Garten –, pflückten die Orangen, pressten sie aus und tranken den Saft literweise.

Wenn ich damals schon gewusst hätte, was ich heute weiß, hätte ich mir sicherlich eine andere gemeinsame Aktivität für unsere Familie ausgesucht. Für ein Glas Orangensaft braucht man ungefähr vier Orangen, und eine Orange enthält etwa zwölf Gramm Zucker, sodass in einem Glas fast 50 Gramm Zucker stecken. Rund die Hälfte davon ist Saccharose, ungefähr ein Viertel ist Glukose und der Rest Fruktose. Das sind zwar natürliche Zucker; aber wenn wir Fruchtsaft ohne Fruchtfleisch und Ballaststoffe trinken, unterscheidet sich die biochemische Wirkung dieses Safts in unserem Körper kaum von der

Wirkung mit Zucker gesüßter Getränke,[1] und es gibt sogar Hinweise darauf, dass die langfristigen Auswirkungen genauso schädlich sein können.[2]

Selbst damals wäre ich zusammengezuckt, wenn ich gesehen hätte, wie ein Erwachsener eine funkelnde weiße Kaskade von raffiniertem Zucker in das Getränk eines Kindes schüttet; und angesichts dessen, was wir heute über die toxischen Langzeitwirkungen von Limonadenkonsum wissen, bin ich oft entsetzt, wenn ich Kinder sehe, die solche Getränke in sich hineinschütten. Doch das, was ich damals getan habe, war eigentlich auch nicht viel besser. Und obwohl es noch viele offene Fragen zu den langfristigen gesundheitlichen Vor- und Nachteilen von Fruchtsäften gibt,[3] scheint es mir doch auf der Hand zu liegen, dass unsere Spezies von ihrer Evolution her nicht dafür geeignet ist, Früchte in einer Form zu konsumieren, in der sie fast nur noch aus Wasser und reinem Zucker bestehen.

Wenn wir unser Gehirn und unsere Gesundheit schützen möchten, dürfen wir uns neuen Informationen nicht verschließen. Zum Glück wissen wir inzwischen schon sehr viel über die kurz- und langfristigen gesundheitlichen Auswirkungen der Lebensmittel und Getränke, die wir zu uns nehmen. Natürlich sind diese Informationen noch unvollständig – wir werden in den kommenden Jahren noch sehr viel mehr darüber lernen –, aber aus den bisherigen Erkenntnissen können wir doch schon ein paar vernünftige Schlussfolgerungen im Hinblick auf unsere Gehirnlebensdauer ziehen. Natürlich hat es wenig Sinn, uns wegen früherer Fehler, die wir in guter Absicht begangen haben, Vorwürfe zu machen; aber andererseits wäre es auch bedauerlich, schlechte Gewohnheiten einfach nur deshalb beizubehalten, weil »wir X früher immer gemacht haben«, »ich Y in so guter Erinnerung habe« oder »Z mich schließlich nicht umgebracht hat, also ist wahrscheinlich auch nichts Schlimmes dabei«.

Ich möchte Sie bitten, dieses Kapitel unvoreingenommen zu lesen. Wenn Ihnen die für das Gehirn so schädliche Ernährung, die ich hier beschreiben werde, bekannt vorkommt, weil Sie sich oder Ihre Familie Ihr Leben lang so ernährt haben (denn in unserer Welt ist es oft sehr schwierig, allen ungesunden Lebensmitteln aus dem Weg zu gehen), dann will ich Ihnen mit meinen Ausführungen keineswegs vorwerfen, Sie hätten es »besser wissen müssen«. Und ich möchte Ihnen damit auch kein schlechtes Gewissen einreden, sondern Ihnen lediglich ein paar Informationen für eine bessere Zukunft mit auf den Weg geben. Denn die Zukunft ist schließlich der einzige Teil unseres Lebens, an dem wir etwas verbessern können. Und das wird uns am ehesten gelingen, indem wir uns Gedanken darüber machen, wie sich die Lebensmittel, die wir zu uns nehmen, auf unser Gehirn auswirken.

Es gibt zwar viele Ausgangspunkte für Ihren Weg zu einem alterslosen Gehirn; doch der beste Anfang besteht darin, so schnell wie möglich auf eine Ernährung umzusteigen, die sich positiv auf Ihr Gehirn auswirkt. Und in den Informationen, die Sie in diesem Kapitel erhalten, werden Sie sicherlich ein Muster erkennen. Auch hier geht es nämlich wieder darum, die synaptische Biochemie zu optimieren, indem wir uns mit den sechs wichtigsten Faktoren für die Leistungsfähigkeit und den Schutz des Gehirns befassen: Energie, Entzündungsprozesse, Toxizität, trophische Faktoren, Neurotransmitter und Stress. Ihre Ernährung kann sich positiv auf all diese Faktoren auswirken – vor allem, wenn Sie wissen, was Sie wann essen sollten.

Heute wird oft behauptet, dass es keine Ernährungsform gibt, die den individuellen Bedürfnissen *aller* Menschen gerecht wird. Denn in genetischer Hinsicht unterscheiden wir uns schließlich alle voneinander, und daher müssen wir uns auch unterschiedlich ernähren. Im Großen und Ganzen ist dieser Standpunkt zwar richtig; doch viele Ernährungsexperten übertreiben es damit ein bisschen. Es gibt tatsächlich viele verschiedene Ernährungsformen, die gesund sein können – aber nur unter den richtigen Umständen. Zum Beispiel würde ich den meisten Menschen nicht unbedingt eine Kost empfehlen, die nur aus tierischen Erzeugnissen wie Fleisch, Fisch, Eiern und bestimmten Milchprodukten besteht; aber viele Menschen haben sich für eine solche Carnivore-Diät entschieden, weil sie unter Autoimmunerkrankungen leiden, und damit auch tatsächlich Erfolge erzielt.[4]

Doch wenn es darum geht, unsere kognitiven Fähigkeiten zu optimieren und unser Gehirn zu schützen, gibt es eine Ernährungsweise, die sich für die meisten Menschen in den meisten Fällen eindeutig am besten eignet – und das ist eine vorwiegend (aber nicht ausschließlich) pflanzliche, leicht ketogene Ernährung mit folgenden Eigenschaften:

- Reich an sekundären Pflanzenstoffen (wie beispielsweise Polyphenolen und Anthozyanen)
- Reich an (sowohl löslichen als auch unlöslichen) Ballaststoffen
- Reich an einfach ungesättigten Fetten und Omega-3-Fettsäuren aus Quellen wie Avocados, Nüssen und Kernen
- Keine Getreide- oder Milchprodukte
- Keine einfachen Kohlenhydrate
- Wild gefangener, quecksilberarmer Fisch (möglichst kein Thunfisch, Schwertfisch oder Hai), Freilandhühner, Freilandeier und Rindfleisch aus Weidehaltung
- Entgiftend wirkende Kohlgemüse wie Rosenkohl und Rot- oder Weißkohl
- Große Portionen Bio-Blattgemüse (aber kein mit Insektiziden und Herbiziden behandeltes Gemüse)
- Fermentierte Gemüsesorten wie fermentierte Rote Bete oder Sauerkraut
- Fasten Sie mindestens drei Stunden vor dem Schlafengehen und mindestens zwölf Stunden zwischen dem Ende Ihres Abendessens und dem Beginn Ihres Frühstücks oder Brunchs.

Wir bezeichnen diese Ernährungsform als KetoFLEX 12/3. Sie ist die Grundlage vieler Erfolge, die wir bei der Bekämpfung des kognitiven Abbaus unserer Patienten erzielt haben – und ich bin auch zu der

Überzeugung gelangt, dass diese Kost der bestmögliche Ausgangspunkt für einen Lebensstil ist, der zu einer langen, gesunden Gehirnlebensdauer führt. Hier sind die Gründe dafür:

- Über 80 Millionen Amerikaner – ungefähr ein Viertel der Bevölkerung der USA – leiden an einer Insulinresistenz und können keines der beiden wichtigen Substrate der Energieerzeugung mehr nutzen. In energetischer Hinsicht ist unser Gehirn ins Stottern geraten! Durch die Einschränkung des Kohlenhydratkonsums wird die Insulinsensitivität wiederhergestellt; und da Ihre Bauchspeicheldrüse jetzt weniger Insulin ausschüttet, kann Ihr Körper nun wieder Ketone bilden, sodass Sie metabolisch flexibel werden.
- Die gesunden Fette und natürlichen, unverarbeiteten Proteinquellen begradigen Ihre glykämische Kurve – die Blutzuckerspitzen und -täler, die zur Alterung Ihres Gehirns führen, werden vermieden.
- Die löslichen und unlöslichen Ballaststoffe ernähren Ihr Darmmikrobiom, tragen zur Reparatur Ihrer Darmschleimhaut bei, verbessern Ihr Lipidprofil und den Gesundheitszustand Ihrer Gefäße und optimieren Ihre glykämische Kurve.
- Kohlgemüse erhöht Ihren Glutathion-Spiegel und trägt auf diese Weise zur Entgiftung bei.
- Die vielen bunten Obst- und Gemüsesorten liefern schützende Antioxidanzien.
- Das fermentierte Gemüse enthält Probiotika für ein gesundes Darmmikrobiom.
- Der Verzicht auf einfache Kohlenhydrate verbessert Ihr orales Mikrobiom und dämmt Parodontitis – ein wichtiger Risikofaktor für kognitiven Abbau – ein.
- Diese Ernährung versorgt Sie mit Vitaminen und Mineralstoffen, die eine wichtige Gehirnnahrung sind, wie beispielsweise

Thiamin (B_1), Cholin (B_4), Pyridoxin (B_6), Folsäure (B_9), Cobalamin (B_{12}), Vitamin C, Vitamin D, Vitamin E und Magnesium.
- Die Omega-3-Fettsäuren wirken Entzündungsprozessen und Gefäßerkrankungen entgegen, und DHA wirkt sich positiv auf die Synapsenbildung aus.

Kann man von einer einzigen Diät noch mehr erwarten? Ich glaube nicht. An dem Tag, an dem ich diese Zeilen schrieb, nahm ich an einer Videokonferenz mit einer Gruppe von Brain-Health-Coaches teil. Solche Coaches arbeiten mit Ärzten zusammen und erzielen bei vielen ihrer Klienten eindrucksvolle kognitive Verbesserungen.

Einer dieser Berater äußerte sich besorgt über einen Klienten, dessen Zustand sich verschlechtert hatte: Sein HOMA-IR-Wert – ein Messwert für Insulinresistenz, der nicht über 1,2 liegen sollte – betrug 3,47. Sein Nüchterninsulin lag bei 13,8 und damit weit über dem Zielbereich von 3,0 bis 5,5. Sein Nüchternblutzucker (102) lag ebenfalls weit über dem Zielwert von 70 bis 90. Dieser Mann litt an einer ausgeprägten Insulinresistenz.

Nach der herkömmlichen Betrachtungsweise hätten die meisten Ärzte die vegetarische Ernährung dieses Patienten für ziemlich gesund gehalten. Seine Daten, die wir uns bei dieser Videokonferenz genau anschauten, zeigten jedoch, dass ihm vieles fehlte, was für eine jugendliche Gehirnfunktion unverzichtbar ist. Er war metabolisch nicht flexibel und konnte nicht in die Ketose kommen. Wie sich herausstellte, litt er zusätzlich zu seinem Diabetes auch noch an einer unbehandelten Schlafapnoe – einer Erkrankung, die (wie wir festgestellt haben) häufig durch die Entzündungszustände entsteht, die eine kohlenhydratreiche Ernährung verursacht. Er war Biotoxinen ausgesetzt, denen man – wie unsere Forschungsarbeiten ergeben haben – durch den Verzehr von Kohlgemüse entgegenwirken kann. Daher war es in meinen Augen kein Wunder, dass sich sein Zustand verschlechterte, statt sich zu verbessern. Mir war klar, was getan werden musste, um im Gesundheitszustand dieses Patienten eine Wende herbeizuführen. Und ich erkannte auch, dass er mit einer vorwiegend pflanzlichen, leicht ketogenen Ernährung beginnen musste, um seine Insulinsensitivität wiederherzustellen und seine Energieversorgung zu verbessern.

Der Schriftsteller Isaac Asimov hat einmal gesagt: »Das Leben ist angenehm. Der Tod ist friedlich. Nur der Übergang vom einen Zustand zum anderen ist schwierig.« Und genau so empfinden viele Menschen den Wechsel zu KetoFLEX 12/3. Nach einer gewissen Zeit aber wird es ihnen bei dieser Ernährung hervorragend gehen, ihre kognitive Leistungsfähigkeit wird sich verbessern, und ihr Gehirn erhält dadurch endlich den Schutz, den es braucht; aber der Übergang – die Umstellung von einer »üblichen« Ernährung zu KetoFLEX 12/3 – kann schwierig sein.

Das liegt daran, dass eine häufige Ernährungsweise nicht dazu dient, uns unsere *kognitive Leistungsfähigkeit* zu bewahren, sondern die *Verkaufsstatistiken der Lebensmittelhersteller* in die Höhe zu treiben. Die Strategen der großen Lebensmittelkonzerne haben sich die Tatsache zunutze gemacht, dass in der Evolution (wie bereits erwähnt) Leistung stets wichtiger war als lange Lebensdauer und dass wir somit darauf programmiert sind, kurzfristige Entscheidungen auf Kosten unseres langfristigen Überlebens und unserer kognitiven Fähigkeiten zu treffen. Einfache Kohlenhydrate haben eine stark süchtig machende Wirkung – genau wie Kokain, Nikotin oder Alkohol.[5] Daher fällt es uns sehr schwer, auf solche Lebensmittel zu verzichten, obwohl wir unser Gehirn, unser Herz, unsere Blutgefäße und unsere Nieren dadurch schädigen. Wir sind »Zuckerholiker« und süchtig nach ultra-verarbeiteten Lebensmitteln!

Aber man kann sich auch wieder aus dieser Falle befreien.

Manche Menschen empfinden diese Sucht als so stark, dass sie Hilfe brauchen, um sie zu überwinden – tatsächlich gibt es sogar Selbsthilfegruppen wie beispielsweise die »Sugar & Carb Addicts Anonymous«, einen Online-Zusammenschluss von Menschen, die mithilfe des

Zwölf-Schritte-Programms der Anonymen Alkoholiker versuchen, dauerhaft von Zucker und anderen unerwünschten Kohlenhydraten loszukommen. Doch die meisten Menschen, bei denen diese Sucht nicht so stark ist, werden feststellen, dass der Übergang von einer gewohnten Ernährung zu KetoFLEX 12/3 zwar schwierig sein kann; doch letztendlich werden sie die vielen verschiedenen Geschmacksrichtungen und die anderen Vorteile ihrer neuen, die Gehirnleistung optimierenden Ernährung genießen, noch bevor sie den zusätzlichen Nutzen einer erhöhten synaptischen Dichte im Hippocampus erleben (denn diese größere synaptische Dichte ist gleichbedeutend mit einer größeren Gedächtniskapazität).

Dass man mit so einer Umstellung zunächst einmal zu kämpfen hat, ist völlig normal. Aber ich weiß, dass fast alle Menschen diese Ernährungsumstellung schaffen können, denn ich habe immer wieder beobachtet, wie Patienten sich an diese gehirnschützende Ernährung gewöhnen, die bereits an einem kognitiven Abbau leiden. Manchmal weisen diese Patienten sogar ein psychisches Symptom namens Abulie auf: den Verlust der Willenskraft, der dadurch entsteht, dass man einen Gedanken nicht lange genug aufrechterhalten kann, um eine zielgerichtete Vorgehensweise daraus zu entwickeln und diese dann auch umzusetzen.[6] Es gibt sehr unterschiedliche Schweregrade einer klinisch diagnostizierten Abulie; doch aus meiner Sicht handelt es sich dabei um ein Symptom, das sogar schon in frühen Stadien des kognitiven Abbaus auftreten kann. Die Menschen können dann einfach nicht mehr so viel Willenskraft aufbringen wie früher. Trotzdem gelingt es ihnen immer noch, Veränderungen durchzuführen. Daher glaube ich, dass *jeder* dazu in der Lage ist. Denn obwohl Menschen oft eher dazu motiviert sind, Lebensstiländerungen zum Schutz ihres Gehirns vorzunehmen, wenn sie bereits unter Symptomen eines kognitiven Abbaus leiden, ist es andererseits doch viel einfacher, solche Maßnahmen zu ergreifen, noch bevor diese Beeinträchtigungen auftreten. Wenn Sie das tun, haben Sie ein sehr viel niedrigeres Risiko, *überhaupt jemals* einen kognitiven Abbau zu erleiden. Natürlich würde ich mir wünschen, dass Sie alle Prinzipien in diesem Buch beherzigen; doch auch Menschen, die sich streng an eine gehirngesunde Ernährung halten, aber sonst nichts für eine lange Gehirnlebensdauer tun, haben bereits einen wichtigen Schritt auf dem Weg zu einem alterslosen Gehirn getan.

Setzen Sie ein Zeichen!

Ich bezweifle, dass ich der Erste bin, der Ihnen etwas von den Vorteilen einer Ernährung erzählt, die hauptsächlich aus Gemüse, Obst, Nüssen, Kernen und Hülsenfrüchten besteht. Das haben Sie sicher auch schon vorher gehört und werden es garantiert immer wieder zu hören bekommen. Denn es gibt nur wenige Ernährungskonzepte, die so gründlich untersucht worden sind wie der Zusammenhang zwischen einer vorwiegend pflanzlichen Ernährung und einem durch ganzheitliche Methoden erreichten, nachhaltig guten Gesundheitszustand. Mit so einer Ernährung kann man das Risiko für Herz-Kreislauf-Erkrankungen senken,[7] Diabetes vorbeugen,[8] und auch das Krebsrisiko nimmt ab.[9] Wenn Sie also auf den ersten Blick den Eindruck gewonnen haben, dass dieser Abschnitt (und vielleicht sogar das ganze Kapitel) für Sie nicht relevant ist, kann ich das durchaus verstehen, bitte Sie aber trotzdem, diesen wichtigen Teil meines Buches nicht einfach zu überspringen, denn dabei geht es um ein sehr wichtiges Prinzip: Ich möchte versuchen, Ihnen klarzumachen, warum es für die Gesundheit Ihres Gehirns so wichtig ist, mehr pflanzliche Lebensmittel und weniger tierisches Eiweiß zu sich zu nehmen.

Es ist wichtig, an dieser Stelle zu erwähnen, dass »vorwiegend pflanzlich« nicht gleichbedeutend mit »vegan« oder »vegetarisch« ist. Erstens ist an einer fleischlosen Ernährung per se gar nichts so Besonderes. Manche Frühstücksflocken, Chips und Schokolade sind vegan. Coca-Cola ist vegan. In Portland (Oregon) gab es sogar mal ein Restaurant, das tatsächlich »Vegan Junk Food« hieß und in dem man einen fleischlosen »Corn Dog«, einen riesigen Berg Nachos oder eine große Schüssel Makkaroni mit Cheddar-Sauce bestellen konnte. Ich weiß aus zuverlässiger Quelle, dass das Essen in diesem Lokal köstlich war; aber die Besitzer gaben nicht vor, dass *vegan* zwangsläufig *gesund* bedeutet; und das ist auch nicht so.

Eine vegane Ernährung kann durchaus gesund für das Gehirn sein, wenn sie hauptsächlich aus frischem Obst, Gemüse, Nüssen, Kernen und Hülsenfrüchten besteht. Das Gleiche gilt aber auch für eine vegetarische oder pescetarische Ernährung und für omnivore Ernährungsweisen. Sie können Ihre vorwiegend pflanzliche Kost mithilfe jeder dieser Ernährungsformen zusammenstellen – vorausgesetzt, Ihr Bedarf an wichtigen Nährstoffen für das Gehirn ist dabei gedeckt. Entscheidend ist jedoch, dass Sie sehr viel mehr pflanzliche als tierische Lebensmittel zu sich nehmen: Sie sollten mindestens 80 Prozent Ihrer Kalorien aus pflanzlichen Produkten beziehen. (Es gibt zwar auch ein paar Ausnahmen von dieser Faustregel, auf die ich an späterer Stelle in diesem Kapitel noch eingehen werde; doch zunächst einmal wollen wir uns auf die vielfältigen Vorteile des Verzehrs pflanzlicher Lebensmittel konzentrieren.)

Warum haben pflanzliche Produkte so großen Einfluss auf die Gesundheit unseres Gehirns? Nun, zunächst einmal hat so eine Ernährungsform viele ganzheitliche Vorteile, auf die ich bereits eingegangen bin: Unser Gehirn ist der wichtigste Teil unseres Körpers; aber es existiert nicht getrennt von unseren übrigen Körpersystemen. Wenn sich durch einen vermehrten Verzehr pflanzlicher Lebensmittel unsere Herz-Kreislauf-Gesundheit verbessert (und das stimmt tatsächlich),[10] dann wirkt sich das auch auf unser Gehirn aus. Und wenn eine solche Kost systemischen Entzündungen entgegenwirkt (was ebenfalls stimmt),[11] hat auch das Auswirkungen auf unser Gehirn – und so weiter und so fort.

Pflanzen haben aber auch direkte und sehr tiefgreifende Auswirkungen auf unser Gehirn – und zwar nicht zuletzt aufgrund der Antioxidanzien, an denen Obst und Gemüse besonders reich sind. Zur Erinnerung: Antioxidanzien sind chemische Substanzen in Lebensmitteln, die freie Radikale aufspüren und zerstören. (Bei freien Radikalen handelt es sich um instabile Moleküle, die auf natürliche Weise im Rahmen des Zellstoffwechsels entstehen und andere Moleküle – zum Beispiel die Lipide in den Zellmembranen – schädigen können.) Zwar bestehen nur rund 15 Prozent des gesamten menschlichen Körpers aus Lipiden; doch das Gehirn besteht zu ungefähr 50 Prozent aus diesen Fettverbindungen! Deshalb ist unser Gehirn noch viel anfälliger für oxidative Schäden als der Rest unseres Körpers; und aus demselben Grund spielen Antioxidanzien eine wesentliche Rolle für den Schutz und Erhalt und für die Verbesserung unserer Gehirnfunktion.[12] Zum Glück ist es nicht schwierig, viele Antioxidanzien zu sich zu nehmen – das geschieht bei fast jeder vorwiegend pflanzlichen Ernährung automatisch. (Wenn Sie jedoch nach konkreten Empfehlungen suchen, möchte ich darauf hinweisen, dass Artischocken, Bohnen, Beeren, Brokkoli, Karotten, Blattgemüse und Nüsse alle einen sehr hohen Gehalt an Antioxidanzien haben.)

Warum sind Pflanzen eine so gute Antioxidanzienquelle? Einer der Hauptgründe dafür besteht darin, dass viele Pflanzen gleichzeitig auch reich an Polyphenolen sind – natürlich vorkommenden chemischen Substanzen, die den Körper vor Krankheitserregern und ultravioletten Strahlen schützen und dafür bekannt sind, freie Radikale zu neutralisieren. Polyphenole haben aber *nicht nur* antioxidative Eigenschaften. Diese Moleküle haben nachweislich auch eine immunstärkende und entzündungshemmende Wirkung,[13] was vermutlich teilweise daran liegt, dass viele davon die Blut-Hirn-Schranke überwinden können. Diese Schranke schützt das zentrale Nervensystem, verhindert aber andererseits auch, dass größere, potenziell nützliche Moleküle ins Gehirn gelangen. Tausende dieser Substanzen wurden bereits entdeckt, und wahrscheinlich gibt es Tausende weitere, die noch auf ihre Entdeckung warten. Die am besten untersuchten Gruppen von Polyphenolen wirken sich jedoch besonders positiv auf die Gesundheit unseres Gehirns aus. Ein vermehrter Verzehr bestimmter Polyphenole führt nachweislich zu einer Verbesserung der kognitiven Gesundheit und fördert unter anderem Wachsamkeit, Aufmerksamkeit, Konzentration und Lernfähigkeit sowie ein gutes Gedächtnis. Zu diesen Polyphenolen gehören:

- Anthozyane (die in vielen blauen und violetten Obst- und Gemüsesorten enthalten sind, unter anderem in Blaubeeren, Kirschen, Auberginen, Pflaumen, Granatäpfeln, schwarzen Karotten und Rotkohl)
- Katechine (vor allem in Kakao und grünem Tee)
- Flavone (in Äpfeln, Brokkoli, Grünkohl, Zwiebeln und Tomaten)
- Isoflavone (in Kichererbsen, Edamamebohnen, Erdnüssen und Sojabohnen)
- Phenolsäuren (in Äpfeln, Beeren, Zitrusfrüchten, Pflaumen und Mangos)
- Stilbenoide (in Blaubeeren, Weintrauben, Erdnüssen, Maulbeeren und Himbeeren) und
- Curcuminoide (in Kurkuma und Currypulver).[14]

Auf den ersten Blick sieht es vielleicht so aus, als müsse man sich da eine ganze Menge chemischer Substanzen und Lebensmittel einprägen; aber so schlimm ist es eigentlich gar nicht. Wenn Sie den Großteil Ihrer Kalorien aus rohen oder nur leicht gegarten pflanzlichen Lebensmitteln beziehen, diese Lebensmittel schmackhaft sind und Sie jeden Tag viele verschiedene pflanzliche Produkte essen, nehmen Sie automatisch regelmäßig Polyphenole zu sich.

Es gibt aber auch noch ein paar andere Grundsätze, die man beachten sollte, denn sie haben Einfluss darauf, welche Pflanzen sich (und in welchen Mengen) am positivsten auf die Gesundheit Ihres Gehirns auswirken. Der beste Weg, um Polyphenole in Ihre Ernährung aufzunehmen, besteht darin, sich an einen Slogan zu halten, der schon seit Langem mit den Skittles-Kaubonbons in Verbindung gebracht wird: »Taste the Rainbow« (»Kosten Sie den Regenbogen«). Natürlich sind Süßigkeiten aus Zucker, Maissirup und unzähligen chemischen Zusatzstoffen eher schädlich für das Gehirn; aber es lohnt sich durchaus, sich von der hinter diesem Slogan steckenden Idee zum Verzehr gesunder pflanzlicher Lebensmittel inspirieren zu lassen.

So ein Regenbogen aus Pflanzen könnte zum Beispiel an einem Tag weiße Radieschen, gelbe Pfirsiche, rote Himbeeren, violette Zwiebeln und grüne Avocados umfassen. Am nächsten Tag könnten weißer Blumenkohl, gelbe Paprika, rote Erdbeeren, Rotkohl und grüner Rosenkohl auf Ihrem Teller liegen, und am Tag danach könnten Sie leckere Gerichte aus weißen Zuchtchampignons, gelben Zitronen, Roter Bete, violetten Auberginen und grünen Gurken zaubern. Sie verstehen schon, worauf ich hinauswill: Diese einzelnen Lebensmittel sind nicht per se reichhaltige Polyphenolquellen; doch mit dieser Strategie kommen Sie mit der Zeit automatisch in den Genuss der vielen Polyphenole, die es in der Pflanzenwelt gibt.

Vielleicht ist Ihnen aufgefallen, dass in diesen Beispielen viele Obstsorten enthalten sind; und diesen Punkt möchte ich hier unbedingt noch einmal klarstellen: Eine gehirngesunde Ernährung ist *keine* obstfreie Ernährung. Denn wie Sie sicherlich noch wissen, geht es beim Schutz Ihres Gehirns vor einem Abbau seiner kognitiven Fähigkeiten darum, einen goldenen Mittelweg zu finden: Sie müssen Ihrem Körper die Energie zuführen, die er braucht, um »den Berg hinaufzukommen«, dürfen ihn aber nicht so sehr überlasten, dass eine Stoffwechselstörung entsteht, die Ihnen Ihre Reise erschwert. Daher bin ich nach wie vor ein großer Befürworter von gesunden Bio-Früchten mit niedrigem glykämischem Index. (Man sollte also keine tropischen Früchte wie beispielsweise Ananas essen, sondern sich stattdessen lieber für Beeren entscheiden!) Andererseits gibt es kaum eine Frucht, die so köstlich schmeckt wie die, die ich früher mit meinen Töchtern von den Bäumen in meinem Garten gepflückt habe; und ich habe überhaupt keine Bedenken dagegen, mir ab und zu eine süße, saftige Orange zu gönnen. Aber ich esse dabei stets die *ganze* Frucht, da die in der Orange enthaltenen Ballaststoffe – die im Saft fehlen – ihren glykämischen Index deutlich senken.

Das ist vor allem deshalb wichtig, weil der Zuckerbedarf unseres Gehirns durch Früchte mit niedrigem glykämischem Index wie Beeren, Aprikosen, Pfirsichen, Kirschen und Avocados mehr als ausreichend gedeckt werden kann. Außerdem gibt es unzählige Gemüsesorten, die nur sehr wenig natürlichen Zucker enthalten und bei denen es noch länger dauert, bis die darin enthaltenen Kohlenhydrate im Blut zu Glukose abgebaut werden: zum Beispiel Blattgemüse, Bohnen, Linsen, Brokkoli, Rosenkohl und Kürbis.

Die Eiweißfrage

Die Frage, ob eine rein vegane Ernährung gesünder ist als eine Ernährung mit etwas Fleisch, ist noch nicht geklärt.[15] Andererseits ist es nun einmal so, dass fast alle Menschen auf diesem Planeten Fleisch essen – und für die meisten Menschen ist Fleisch nach wie vor die einfachste und kostengünstigste Quelle für alle essenziellen Aminosäuren, die wir Menschen zum Überleben brauchen. Allerdings ist Fleisch nicht gleich Fleisch – schon gar nicht, wenn es um die Auswirkungen dieser Nahrungsquelle auf unser Gehirn geht. Beim Fleisch kommt es nämlich sowohl auf die Qualität als auch auf die Quantität an.

Lassen Sie uns zunächst über die Qualität sprechen.

Einer meiner ersten Patienten hatte eine ausgesprochene Vorliebe für Thunfisch-Sushi, das er jahrelang mehrmals pro Woche verzehrte. Als bei ihm Alzheimer im Frühstadium diagnostiziert wurde, teilte ihm sein Arzt mit, dass niemand die Ursache dieser Krankheit kenne und dass er nichts anderes dagegen tun könne, als ein unwirksames Medikament einzunehmen. Wieder mal ein Alzheimer-Patient, der als hoffnungsloser Fall abgeschrieben wurde! Doch als wir die Toxine in seinem Körper untersuchten (ein Thema, auf das ich in Kapitel 11 noch näher eingehen werde), fiel uns auf, dass seine Quecksilberbelastung extrem hoch war. Außerdem stellten wir bei ihm Mykotoxine (Biotoxine, die von bestimmten Schimmelpilzen gebildet werden) fest.

Woher kam das viele Quecksilber? Nun ja, die wahrscheinlichste Ursache dafür war sein Thunfisch-Sushi, denn Thunfisch hat einen hohen Quecksilbergehalt. Demenz lässt sich selten nur auf eine einzige Ursache zurückführen; aber das hier war sicherlich ein Warnsignal – und zwar eines, wogegen wir etwas tun konnten. Als dieser Patient seine Ernährung umstellte und die Giftstoffe aus seinem Körper ausgeschieden wurden, verbesserte sich seine kognitive Leistungsfähigkeit ganz erheblich.

Nicht alle Fische schaden dem Gehirn. Ganz und gar nicht! Langlebige Fische mit großen Mäulern wie Thunfisch, Hai und Schwertfisch reichern allerdings Quecksilber an, sodass die Quecksilberbelastung unseres Körpers sehr viel stärker ansteigt, wenn wir sie essen; doch kleinere Fische wie Lachs, Makrelen (*nicht* Königsmakrelen!), Sardellen, Sardinen und Heringe – im Englischen salmon, mackerel, anchovies, sardines, herring; zusammengefasst unter dem Oberbegriff »SMASH-Fische« – sind leicht verdaulich und reich an vielen essenziellen Vitaminen und Mineralstoffen. Sie enthalten gehirngesunde Fette, die unser Körper schnell aufnehmen kann, aber nur wenig Quecksilber. Außerdem empfehle ich Ihnen dringend, wild gefangenen Fisch zu essen und keinen Zuchtfisch, der in seinen eigenen Schadstoffen schwimmt.

Weitere ausgezeichnete Proteinquellen sind Weidehühner, Rindfleisch aus Weidehaltung und Eier aus Freilandhaltung. Fleisch aus

Massentierhaltung enthält so viele Giftstoffe, dass ich sie hier gar nicht alle aufzählen kann, und außerdem verschiedene Krankheitserreger. Um Hühner, die nicht aus Freilandhaltung stammen, sollte man aufgrund der Wahrscheinlichkeit, dass sie Arsen und verschiedene Krankheitserreger wie beispielsweise Salmonellen enthalten, einen großen Bogen machen. Rindfleisch, das nicht aus Weidehaltung stammt, enthält unter anderem entzündungsfördernde Fette; und Eier aus Boden- oder Käfighaltung enthalten manchmal sogar Flammschutzmittel und hin und wieder auch Salmonellen.

Die Frage nach der Menge lässt sich nicht ganz so leicht beantworten; denn eine eiweißarme Ernährung wird zwar mit einer höheren Lebenserwartung in Verbindung gebracht, geht aber gleichzeitig auch mit einem erhöhten Demenzrisiko einher.[16] Darin spiegelt sich die schon seit jeher bestehende antagonistische Beziehung zwischen Schutz und Leistungsfähigkeit wider. Proteine sind eindeutig eine wichtige Gehirnnahrung: Denn ohne Aminosäuren wie Tryptophan, Tyrosin, Histidin und Arginin, die für die Synthese verschiedener Neurotransmitter und Neuromodulatoren verwendet werden, kann das zentrale Nervensystem nicht funktionieren.[17] Andererseits aktiviert Eiweiß aber auch mTOR, ein Enzym, das bei der Steuerung des Zellwachstums eine zentrale Rolle spielt und möglicherweise den Alterungsprozess beschleunigt. Daher ist Ausgewogenheit hier sehr wichtig – und die sieht aufgrund verschiedenster Einflussfaktoren bei jedem Menschen anders aus.

Empfehlungen für eine ausgewogene tägliche Eiweißzufuhr reichen von 0,8 Gramm pro Kilogramm (0,36 g pro Pfund) Körpergewicht bis zu 2,2 Gramm pro Kilogramm (1 Gramm pro Pfund) Körpergewicht. In einer neuen Studie an Nagetieren führte eine Ernährung mit einem 35-prozentigen Proteinanteil zu den besten Stoffwechselparametern.[18] Für Menschen, die täglich 2000 Kalorien zu sich nehmen, würde das jedoch eine Aufnahme von 175 Gramm Eiweiß pro Tag bedeuten, was weit über den empfohlenen 50 Gramm liegt.

Wie können Sie also entscheiden, wie viel Eiweiß Ihr Gehirn benötigt? Zunächst einmal sollten Sie bei der Beantwortung dieser Frage Ihre persönlichen Lebensumstände berücksichtigen. Wenn Sie Muskeln aufbauen müssen (beispielsweise zur Behandlung einer Sarkopenie), sich gerade von einer Operation, Krankheit oder Toxinbelastung erholen, an einer entzündlichen Darmerkrankung leiden oder gebrechlich sind, einen Body-Mass-Index von weniger als 20 haben[19] oder wenn Ihr Körper Proteine schlecht aufnimmt (zum Beispiel, weil es Ihnen an Verdauungsenzymen oder Magensäure fehlt – beides kommt bei Menschen über 60 Jahren recht häufig vor, lässt sich aber leicht behandeln), benötigen Sie wahrscheinlich eine eiweißreichere Ernährung. Diese liegt normalerweise zwischen 1,2 und 2,2 Gramm Protein pro Kilogramm (also 0,55 bis 1,0 Gramm Protein pro Pfund) Körpergewicht, was für jemanden mit einem Gewicht von knapp 68 kg einer Proteinaufnahme von 82 bis 150 Gramm pro Tag entspricht.

Bei den meisten anderen Menschen reicht eine Proteinzufuhr von ungefähr 1 Gramm pro Kilogramm (0,45 Gramm pro Pfund) Körpergewicht aus, um einer Sarkopenie vorzubeugen; das wirkt sich gleichzeitig positiv auf die Gehirngesundheit aus. Für jemanden mit einem Gewicht von 68 kg würde dies etwa 70 Gramm Protein pro Tag bedeuten: 25 Gramm Fisch, 35 Gramm Huhn, ein Ei (sechs Gramm) und fünf bis zehn Gramm Nüsse oder Kerne, um nur ein Beispiel zu nennen.

Achten Sie auf Ihre Nährstoffzufuhr!

Wenn Sie auf eine abwechslungsreiche pflanzliche Kost achten und zusätzlich auch noch ein bisschen tierisches Eiweiß zu sich nehmen, sind in Ihrer Ernährung wahrscheinlich automatisch die meisten essenziellen Vitamine und Mineralstoffe enthalten, die Ihr Gehirn und Ihr Körper für eine ganzheitliche Gesundheit benötigen. (Wenn Sie sich vegan ernähren, sollten Sie zusätzlich darauf achten, dass Sie alle neun essenziellen Aminosäuren sowie bestimmte Nährstoffe und Vitamine – wie zum Beispiel Cobalamin [Vitamin B_{12}], Vitamin D und Cholin [Vitamin B_4] – zu sich nehmen, die in Fleisch reichlich enthalten sind, während man seinen Bedarf daran aus Pflanzen leider nicht so leicht decken kann. Doch selbst dann kann es sinnvoll sein, sich bei Ihrer Ernährung auf Lebensmittel mit einem hohen Gehalt an Nährstoffen zu konzentrieren, von denen man weiß, dass sie sich positiv auf die Gehirnfunktion auswirken.

B-Vitamine

Ein wichtiger Ausgangspunkt besteht darin, darauf zu achten, dass Ihre Ernährung alle B-Vitamine enthält: zum Beispiel Thiamin (B_1, in Bohnen, Fisch, Linsen, Erbsen und Sonnenblumenkernen enthalten), Riboflavin (B_2, in Mandeln, Eiern, Milch, Innereien, Spinat und Joghurt enthalten), Folsäure (B_9, Ihren Bedarf daran können Sie aus Eiern, dunklem Blattgemüse, Erdnüssen und Leber decken) und Cobalamin (B_{12}, in Muscheln, Leber, Forelle, Lachs und Joghurt enthalten). Es gibt viele Gründe, warum B-Vitamine offenbar unsere kognitiven Funktionen schützen; doch der Wirkmechanismus, auf dem die Theorie von A. David Smith (dem langjährigen Leiter der Fakultät für Pharmakologie an der Oxford University und Leiter des Oxford Project to Investigate Memory and Aging) beruht, hängt damit zusammen, dass diese Vitamine Homocystein abbauen. (Bei Homocystein handelt es sich um ein Stoffwechselprodukt der essenziellen Aminosäure Methionin, das mit Schäden an der weißen Substanz, Hirnatrophie und der Entstehung von Neurofibrillenbündeln, Gefäßentzündungen und Demenz in Verbindung gebracht wird.)[20] Ohne ausreichende Versorgung mit B-Vitaminen fällt es unserem Körper schwer, Homocystein abzubauen. Mithilfe dieser Vitamine kann der Körper Homocystein dagegen problemlos in chemische Substanzen umwandeln, die wir für einen biologisch jungen Organismus und ein biologisch junges Gehirn brauchen. Außerdem tun wir damit gleichzeitig auch noch etwas für unsere Energieproduktion und unsere Mitochondrienfunktion.

Vitamin C

Sicherlich erinnern Sie sich noch an die Geschichte, die ich Ihnen zu Beginn dieses Kapitels über Orangensaft erzählt habe, und vermuten nun vielleicht, ich könnte mir Sorgen darüber machen, dass die Menschen zu viel Vitamin C zu sich nehmen. Aber in dieser Geschichte ging es nicht um Nährstoffe, sondern um Zucker. Tatsächlich gehört Vitamin C zu den Nährstoffen, deren Einfluss auf unsere kognitive Funktion am besten untersucht sind; und die Forschungsergebnisse sind eindeutig: Vitamin C spielt bei der neuronalen Differenzierung, der Entwicklung von Gehirnzellen, dem Schutz unserer Nerven und vielen anderen Prozessen, die sich auf die Gesundheit unseres Gehirns (und somit auch auf unsere kognitive Leistungsfähigkeit) auswirken, eine wichtige Rolle. Zum Beispiel haben Dutzende von Studien gezeigt, dass höhere durchschnittliche Vitamin-C-Konzentrationen im Blutplasma mit einem langfristigen Erhalt kognitiver Funktionen einhergehen.[21] Und obwohl Orangensaft vielleicht nicht unbedingt die beste Option für eine ausreichende Vitamin-C-Zufuhr ist, habe ich gegen einen gelegentlichen Verzehr von Orangen nichts einzuwenden – allerdings nur, wenn diese nicht von ihrem Fruchtfleisch und ihren Faserstoffen getrennt werden. Und natürlich sind auch andere Vitamin-C-reiche Lebensmittel wie Brokkoli, Rosenkohl, Johannisbeeren, Paprika und Erdbeeren gesund für Ihr Gehirn.

Vitamin D

Man weiß schon seit Langem, dass Vitamin-D-Mangel das Risiko für Alzheimer und andere Demenzerkrankungen erhöht.[22] Vielleicht ist das der Grund, warum manche Studien darauf hindeuten, dass die Sterblichkeit aufgrund von Demenz in Regionen, wo das ganze Jahr über eher wenig Sonnenlicht vorhanden ist, möglicherweise höher ist; denn die Sonne ist die wichtigste Quelle für diesen Nährstoff.[23] Doch selbst wenn Sie viel Sonne tanken, könnten Sie trotzdem an einem Vitamin-D-Mangel leiden, wenn Sie Träger einer der vielen Genvarianten sind, die die Aufnahme und Speicherung dieses Nährstoffs nachweislich erschweren und somit das Risiko für einen beschleunigten kognitiven Abbau mit zunehmendem Alter erhöhen.[24] Das ist eines von vielen Beispielen dafür, dass die Kenntnis Ihrer genetischen Veranlagung eine sehr wirksame Waffe gegen die Alterung Ihres Gehirns sein kann (ein Prinzip, auf das wir in Kapitel 14 noch näher eingehen werden). Aber selbst wenn Sie sich bisher noch nicht auf diesen intensiven Selbsterforschungsprozess eingelassen haben, ist es nicht schwierig, die Sonneneinstrahlung, der Sie ausgesetzt sind, durch den Verzehr von Eiern, Lachs, Thunfisch und Shiitake-Pilzen oder mit Vitamin D angereicherten Milch- und Pflanzenmilchprodukten zu ergänzen.

Omega-3

Omega-3-Fettsäuren werden schon seit Langem mit der frühen Gehirnentwicklung in Verbindung gebracht. Daher empfehlen viele Ärzte schwangeren und stillenden Frauen, besonders viele Omega-3-reiche Lebensmittel zu essen oder Omega-3-Präparate einzunehmen. Außerdem sind diese mehrfach ungesättigten Fette schon seit Langem für ihre entzündungshemmende und antioxidative Wirkung bekannt; dieser Effekt ist einer der Gründe, warum sie nachweislich die kognitiven Fähigkeiten älterer Menschen verbessern. Lange Zeit wusste man nicht viel darüber, was *zwischen* den beiden Lebensphasen Embryo und Alter in puncto Omega-3 geschieht. Man konnte zwar Vermutungen darüber anstellen; aber Nachweise in Form klinischer Studien gab es dazu nicht. Doch das ändert sich nun zum Glück allmählich. Forscher wie beispielsweise die Neurologin Claudia Satizabal vom Health Science Center der University of Texas haben gezeigt, dass gesunde Menschen mit höheren Konzentrationen von Omega-3-Fettsäuren im Blut einen gesünderen Hippocampus hatten, und zwar schon in mittlerem Alter, also lange bevor das Altern die Wahrscheinlichkeit für einen kognitiven Verfall erhöhte. (Der Hippocampus ist ein seepferdchenförmiges Gebilde im Temporallappen, das für das Lernen und für unser Gedächtnis eine wichtige Rolle spielt und bei der Alzheimer-Krankheit frühzeitig degeneriert.) Bei Tests zur Beurteilung des abstrakten Denkvermögens schnitten diese Versuchspersonen – vielleicht aufgrund dieses physiologischen Unterschieds – mit höherer Wahrscheinlichkeit gut ab.[25] Daher ist es in jedem Alter sinnvoll, mehr Lebensmittel wie wild gefangenen Lachs, Makrelen und Sardinen, Leinsamen, Chiasamen, Walnüsse und Hanfsamen zu sich zu nehmen. Allerdings sollte man dabei beachten, dass die langkettigen Omega-3-Fettsäuren wie beispielsweise Docosahexaensäure (DHA) und Eicosapentaensäure (EPA), die sich positiv auf den Aufbau von Synapsen und auf die Gehirngesundheit auswirken, aus tierischen Quellen – zum Beispiel Fisch – gewonnen werden. Die kurzkettigen Omega-3-Fettsäuren wie beispielsweise Alpha-Linolensäure, die in Nüssen und Kernen enthalten sind, werden vom Körper nur unzureichend in langkettige Fettsäuren umgewandelt. Wenn Sie also zu den Fleischessern gehören, sollten Sie darauf achten, Ihrem Körper diese gesunden Fettsäuren vorwiegend aus tierischen Quellen zuzuführen.

Magnesium, Zink und Coenzym Q10

Zusätzlich zu diesen Vitaminen spielen auch noch drei weitere Substanzen für alle Menschen, die ihr Gehirn vor Alterung schützen möchten, eine wichtige Rolle, und zwar zwei Mineralstoffe und ein enzymatischer Katalysator: Magnesium, Zink und Coenzym Q10.

Die meisten Erwachsenen haben nur rund 25 Gramm Magnesium in ihrem Körper – das entspricht in etwa dem Gewicht einer Standard-AA-Batterie. Würde man diesen Mineralstoff jedoch vollständig aus unserem Blut, unseren Knochen und anderen Geweben entfernen, so hätte das sehr schnell schlimme Folgen, vor allem für unser Gehirn. Denn Magnesium ist für Hunderte von enzymatischen Reaktionen, die die Funktion unserer Nerven, die Energieproduktion und den Transport von Kalzium- und Kaliumionen durch die Zellmembranen ermöglichen, unverzichtbar. Um all das zu bewirken, braucht unser Körper nicht viel von diesem Mineralstoff: Schon ein Bruchteil eines Gramms Magnesium pro Tag kann sich ungeheuer positiv auf unsere Gehirngesundheit auswirken. Als Forscher bildgebende Untersuchungen an den Gehirnen von 6000 gesunden Personen mittleren Alters durchführten, stellten sie fest, dass diejenigen, deren Ernährung ein halbes Gramm Magnesium pro Tag enthielt, ein deutlich größeres Gehirnvolumen hatten. (Ein kleineres Gehirnvolumen ist ein wichtiger Indikator für die biologische Alterung des Gehirns.) Die Wissenschaftler vermuteten, dass schon allein diese positive Ernährungsgewohnheit ein ganzes Jahr biologischer Gehirnalterung einspart.[26]

Und von dem Spurenelement Zink ist im menschlichen Körper sogar noch weniger vorhanden – nur ungefähr zwei Gramm, was einem kleinen Päckchen Zucker entspricht. Trotzdem spielt Zink für unser Gehirn eine wichtige Rolle: Es erfüllt sowohl funktionelle als auch strukturelle Aufgaben, denn es hält die Synapsen aktiv und befähigt unser Gehirn dazu, die Aktivität dieser Synapsen an unsere sich ständig verändernde Welt anzupassen. Auch für eine optimale Immunantwort und für die Insulinsensitivität ist Zink wichtig. Daher ist es kein Wunder, dass Zinkmangel (der in der Kindheit nur selten vorkommt) bei jungen Menschen oft mit kognitivem Abbau und Lernschwierigkeiten einhergeht.[27] Mit zunehmendem Alter tritt Zinkmangel sehr viel häufiger auf. Ein Mangel an Zink geht auch bei älteren Menschen mit kognitivem Abbau einher.[28] Daher kann eine

Ernährung mit vielen Austern, Schalentieren, Hülsenfrüchten und Nüssen die Chancen für eine lebenslange Gehirngesundheit erhöhen.

Wir haben an anderer Stelle schon über die Bedeutung der Energiequellen gesprochen, die unseren Mitochondrien als Brennstoff dienen. Was würde bei einer Unterbrechung dieser Energieversorgung passieren? Genau dazu käme es nämlich, wenn uns das Coenzym Q10 (kurz: CoQ10) ausginge, das Elektronen in der mitochondrialen Atmungskette transportiert. Mit anderen Worten: Eine Erhöhung des CoQ10-Spiegels kann die Mitochondrienfunktion bei Menschen verbessern, die einen Mangel an diesem Coenzym haben. (Ein häufiger Grund dafür ist die Einnahme von Statinen.) Daher ist es eigentlich kein Wunder, dass die kognitive Leistungsfähigkeit und die Exekutivfunktion bei Menschen mit einem höheren CoQ10-Spiegel im Körper – also denjenigen, deren Ernährung vielleicht einen hohen Gehalt an Sojabohnen, Brokkoli, Erdnüssen, fettem Fisch und Orangen hat – sehr viel besser sind als bei Menschen mit einem niedrigeren Spiegel dieses Coenzyms.[29]

Nahrungsergänzungsmittel sollten wirklich nur eine Ergänzung sein

Hippokrates soll einmal gesagt haben: »Lass die Nahrung dein Heilmittel und die Heilmittel deine Nahrung sein.« Zwar scheint dieses Zitat gar nicht von dem Urvater der Medizin zu stammen;[30] aber es ist trotzdem ein sehr guter Ratschlag. Es gibt Zeiten und Situationen, in denen die Einnahme von Nahrungsergänzungsmitteln und Medikamenten angebracht ist; doch wenn möglich sollten wir zunächst einmal etwas an unserer Ernährung ändern.

Bei manchen Menschen reicht eine gesunde Ernährung allein allerdings nicht immer aus. In solchen Fällen ist es wichtig, unserem Körper die für das Gehirn wichtigen Nährstoffe in Form von Nahrungsergänzungsmitteln zuzuführen. Dabei orientiert man sich am besten an den Ergebnissen von Biomarker-Tests. Je näher wir einer Welt kommen, in der allen Menschen klar wird, dass es eindeutige Vorteile mit sich bringt, den Übergang von Gesundheit zu Krankheit so früh wie möglich zu erkennen, desto häufiger werden die Versicherungsträger vielleicht bereit sein, die Kosten für Nährstofftests zu übernehmen.

Zu den häufigsten für ein gesundes Gehirn wichtigen Nährstoffen, die manche Menschen über die Nahrung allein nur schwer in ausreichender Menge aufnehmen können, gehören die in diesem Kapitel bereits erwähnten Nährstoffe sowie Menachinon (Vitamin K_2), Folsäure (B_9), Jod und Cholin (B_4).

Da Nahrungsergänzungsmittel normalerweise nicht gut reguliert sind, kann ich gar nicht oft genug betonen, wie wichtig es ist, beim Kauf solcher Präparate darauf zu achten, dass die Anbieter sich zu Reinheit, Sicherheit und Transparenz verpflichten – das heißt, sie sollten bereit und in der Lage sein, genau zu erklären, woher sie ihre pflanzlichen Rohstoffe, Extrakte und Chemikalien beziehen, wie diese Materialien verarbeitet und wie die Endprodukte getestet werden.

Warum man verarbeitete Lebensmittel sehr kritisch betrachten sollte

Immer wenn ich an hochverarbeitete Lebensmittel denke, erinnert mich das gleichzeitig auch an Zigaretten.

Der American Tobacco Company genügte es offenbar nicht, so groß und mächtig zu sein, dass jede Bewegung ihrer Aktien Schockwellen durch den ursprünglichen Dow Jones Industrial Average jagte. Die Top-Marke des Unternehmens, Lucky Strike, war zwar die beliebteste Zigarette in den USA; aber der Konkurrenzkampf um Raucher und angehende Raucher war hart. Daher ließen sich die Marketingexperten des Unternehmens eine neue Strategie für den Verkauf ihrer Luckies einfallen: Sie illustrierten ihre Anzeigen mit Fotos von Ärzten und behaupteten, dass 20.679 Mediziner der Meinung seien, Luckies würden die Atemwege »weniger stark reizen« als andere Zigaretten, und dass 9651 Ärzte glaubten, »geröstete« Zigaretten würden »den Rachen schützen«. Schon bald nahm die Firma Philip Morris International sich ein Beispiel an dieser Strategie und behauptete, »in Berichten in medizinischen Fachzeitschriften würden Experten in hohen Positionen« sich positiv über ihre Zigaretten äußern. Dann sprang auch die R. J. Reynolds Tobacco Company auf diesen Zug auf und erklärte: »Die Marke Camel werde von mehr Ärzten geraucht als jede andere Zigarette.«[31]

Viele von uns haben diese historischen Anzeigen gesehen. Heute wirken sie lächerlich. Es ist schwer nachvollziehbar, wie Menschen jemals glauben konnten, es könne gesund sein, sich ein brennendes Stück Papier, getrocknete Blätter und Chemikalien in den Mund zu stecken. Aber man vergisst sehr leicht, wie große Mühe sich die Tabakkonzerne gegeben haben, den Leuten so einen blauen Dunst vorzumachen. Die Führungskräfte der Zigarettenhersteller selbst glaubten natürlich nicht an diese Werbung: Sie wussten sehr wohl, dass ihre Produkte furchtbare Erkrankungen verursachten. Trotzdem setzten diese Unternehmen ihren Produkten sogar noch Chemikalien zu, um ihre süchtig machende Wirkung zu *verstärken,* damit noch mehr Menschen durch ihre Produkte geschädigt werden oder daran sterben.

Warum erzähle ich Ihnen das alles? Ganz einfach: Heute erscheint es uns absurd, dass sich so viele Menschen so leicht davon überzeugen ließen, Rauchen sei gesund. Dabei lassen sich inzwischen noch viel mehr Leute von einer Industrie aufs Glatteis führen, die genauso hinterhältige Pläne verfolgt.

Genau wie die damaligen Zigarettenhersteller wissen auch die heutigen Anbieter ultra-verarbeiteter Lebensmittel, dass ihre Produkte zu einer Epidemie chronischer Krankheiten beitragen oder diese vielleicht sogar direkt verursachen. Deshalb reichern sie ihre Lebensmittel mit

Unmengen von Zucker, Salz, Fett und chemischen Zusatzstoffen an, die in unserem Gehirn noch stärkere Gelüste auf diese Produkte wecken, was zu einem Anstieg der Diabetes-, Krebs- und Demenzhäufigkeit führt und auch die Entstehung anderer Krankheiten begünstigt.

Wenn ein großes Gerichtsverfahren erforderlich war, um die Praktiken der amerikanischen Tabakkonzerne zu unterbinden und die Raucherquote zu senken, wie wäre es dann mit einer ähnlichen Strategie, um die kollektiven Gesundheitsschäden einzudämmen, die die Ultra-Lebensmittelkonzerne verursachen? Ob so etwas wohl funktionieren würde? Der Psychologe Erik Peper, der am Institut für ganzheitliche Gesundheitsstudien der San Francisco State University lehrt und forscht, hält diese Vorgehensweise für die beste Möglichkeit, eine Epidemie chronischer Erkrankungen zum Stillstand zu bringen, die großteils durch die weitverbreitete Sucht nach stark verarbeiteten Lebensmitteln verursacht wird.[32]

Ich stimme dieser Einschätzung zu, bin mir aber nicht sicher, ob unser Land dafür schon bereit ist; schließlich haben Unternehmen wie PepsiCo, Nestlé und Kraft Heinz eine mächtigere Lobby, als die Tabakkonzerne sie jemals hatten. Außerdem raucht immer noch ungefähr jeder zehnte Amerikaner, obwohl wir inzwischen wissen, wie heimtückisch die Zigarettenhersteller vorgegangen sind, um die Konsumenten zu dieser Unsitte zu bewegen. Daher wird es uns wahrscheinlich auch nicht gelingen, solche Missstände einfach nur durch Rechtsstreitigkeiten und Gesetze zu beheben. Jeder Mensch ist für sich selber verantwortlich und muss im Hinblick auf den Konsum verarbeiteter Lebensmittel eine Entscheidung treffen.

Wie Michael Pollan, der vor allem für seine Bücher über die soziokulturellen Auswirkungen von Lebensmitteln bekannt ist, gerne erklärt, ist »verarbeitete Lebensmittel« ein Oberbegriff für sämtliche Produkte, die unsere Vorfahren nicht als Lebensmittel erkannt hätten – also so ziemlich alles, was in Plastikflaschen, Aluminiumdosen oder Kartons daherkommt, und alles, was Zusatzstoffe, Lebensmittelfarbstoffe,

Stabilisatoren, Desodorierungsmittel oder Neutralisatoren enthält. All das sind verarbeitete Lebensmittel; und ohne solche Produkte geht es Ihrem Gehirn wesentlich besser.

Immer wenn ich so etwas sage, sehe ich, wie sich die Leute förmlich den Kopf zerbrechen, um Ausnahmen zu finden: »Aber was ist mit all den in Beuteln oder Kartons verpackten Produkten in den ›Bio-Lebensmittel‹-Regalen der Supermärkte? Oder den Lebensmitteln mit den braunen und grünen Etiketten, auf denen Begriffe wie ›zuckerarm‹, ›ballaststoffreich‹, ›pflanzlich‹ und ›biologisch‹ stehen?« (Leider sind die meisten dieser Produkte stark verarbeitet!) »Und was ist mit den Nüssen, Kernen und Trockenfrüchten, die in Vakuumbeuteln und -dosen angeboten werden?« (Okay, da haben Sie mich vielleicht erwischt – aber überprüfen Sie die Zutaten lieber ganz genau. Wenn eine Tüte Mandeln außer Mandeln auch noch etwas anderes enthält, sind Sie bereits einen Schritt von dem Naturprodukt entfernt, das Ihrem Gehirn guttut.)

Die Lösung für all diese Probleme besteht darin, das zu tun, was die Sandwichkette Subway ihren Kunden schon seit Langem empfiehlt (und anscheinend noch nicht einmal ironisch meint). Die Restaurantkette führte im Jahr 2000 ihren Slogan »Eat fresh« ein, um sich als gesündere Alternative zu »traditionellen« Fast-Food-Restaurants zu positionieren. Die Realität sah aber leider so aus, dass außer dem Gemüsebelag fast alles, was auf der Speisekarte dieser Restaurants stand, verarbeitete – zum großen Teil sogar ultra-verarbeitete – Lebensmittel waren. (Der Unterschied besteht darin, dass verarbeitete Lebensmittel nur geringfügige Veränderungen wie Zerkleinern oder Einlegen in Konservendosen durchlaufen haben, während ultra-verarbeitete Lebensmittel – beispielsweise Chips, gesüßte Frühstücksflocken, Chicken Nuggets und künstlich aromatisierte Cracker – völlig verändert worden sind.)

Wirklich frische Lebensmittel zu sich zu nehmen, bedeutet: Essen Sie Gemüse, das wie Gemüse aussieht, Obst, das wie Obst aussieht, und Nüsse und Kerne, die wie Nüsse und Kerne aussehen, und reichern Sie diese Kost dann auch noch mit kleinen Portionen von wild gefangenem Fisch, Freilandhühnerfleisch, Freilandeiern oder Rindfleisch aus Weidehaltung an.

Das ist nicht nur eine Frage der Ästhetik. Der Zusammenhang zwischen ultra-verarbeiteten Lebensmitteln und der Gesundheit unseres Gehirns ist außerordentlich gut belegt – unter anderem durch eine Studie, in der man die Essgewohnheiten von über 10.000 Menschen fast zehn Jahre lang beobachtete und dabei einen eindeutigen Zusammenhang zwischen dem Verzehr ultra-verarbeiteter Lebensmittel und schlechteren kognitiven Fähigkeiten feststellte. Bei Menschen, deren Konsum verarbeiteter Lebensmittel mehr als 20 Prozent ihrer täglichen Kalorienmenge ausmachte, ließen die kognitiven Fähigkeiten um 28 Prozent schneller nach als bei denjenigen, die weniger verarbeitete Lebensmittel zu sich nahmen.[33]

Warum ist das so? Darüber gibt es viele Hypothesen; doch mit ziemlicher Sicherheit hängt die Antwort zu einem großen Teil mit den Ballaststoffen zusammen. Verarbeitete Lebensmittel werden gekocht und pulverisiert, was die Ballaststoffe – jene Lebensmittelbestandteile, die unser Körper nicht verdauen kann – beeinträchtigt. Das bedeutet, dass wichtige Nährstoffe den Körper durchlaufen, bevor sie verwertet werden können, und Kohlenhydrate gleichzeitig schneller absorbiert werden, was zu Entzündungen führt und den Insulinspiegel erhöht. Ballaststoffe spielen übrigens auch eine wichtige Rolle bei der Produktion kurzkettiger Fettsäuren (die manche Forscher als »Botenstoffe aus dem unteren Stockwerk« bezeichnen). Bei diesen Fettsäuren handelt es sich um Moleküle, die die Blut-Hirn-Schranke durchdringen und als Bindeglied zwischen Körper und Gehirn fungieren.[34]

All das hat die Hersteller verarbeiteter Lebensmittel aber nicht davon abgehalten, zu behaupten, dass ihre Produkte »Teil eines ausgewogenen Frühstücks« oder »herzgesund« seien, oder andere Behauptungen aufzustellen, die einen falschen Eindruck von ihrem

Gesundheitswert vermitteln. Ich bin fest davon überzeugt, dass wir eines Tages mit der gleichen Fassungslosigkeit auf diese Phase unserer Geschichte zurückblicken werden, mit der wir heute die alten Zigarettenwerbungen betrachten, die sich auf die angeblich positiven Urteile von Ärzten beriefen. Bis dahin liegt es jedoch an uns, unser Gehirn vor solchen schädlichen Einflüssen zu schützen.

Auch der Darm spielt eine wichtige Rolle für das Gehirn

Ballaststoffe haben aber auch noch eine andere Eigenschaft, die für eine lange Gehirnlebensdauer unerlässlich ist: Sie sind präbiotisch, das heißt, sie dienen den Bakterien, die in unserem Darm leben und für eine ganzheitliche Gesundheit eine wichtige Rolle spielen, als Nahrung. Diese präbiotische Wirkung ist vor allem für unser Gehirn wichtig, da sich die Artenvielfalt unseres Darmmikrobioms nachweislich sehr positiv auf unsere kognitive Funktion auswirkt.[35]

Es bringt aber nicht viel, unserem Darm diese »Mikroben-Nahrung« zuzuführen, wenn dort gar nicht genügend Bakterien vorhanden sind. Deshalb sind nicht nur Präbiotika und Postbiotika, sondern auch Probiotika für die Gesundheit unseres Gehirns so wichtig. Dabei handelt es sich um Lebensmittel wie Kimchi, Sauerkraut, saure Gurken, Misosuppe, Kombucha und Joghurt, die lebende Mikroorganismen enthalten und somit zum Erhalt der sogenannten »guten« Bakterien in unserem Darm beitragen. Das ist vor allem deshalb wichtig, weil der Darm zum Teil die gleichen Neurotransmitter produziert wie unser Gehirn (weshalb er auch manchmal als zweites Gehirn bezeichnet wird).[36]

Tatsächlich ergab eine Auswertung von Studien zum Thema »Probiotika und Kognition«, dass in 21 von 25 Experimenten an Erwachsenen über einen Zeitraum von drei Wochen bis sechs Monaten positive Zusammenhänge festgestellt wurden, die offenbar vor allem unsere Emotionen betreffen.[37] »Obwohl es sich dabei nicht um eine direkte Auswirkung auf die kognitive Leistungsfähigkeit handelt, deuten die derzeit vorliegenden begrenzten Forschungsergebnisse darauf hin, dass Probiotika als Puffer gegen Stress fungieren können – was bedeutet, dass die kognitive Leistungsfähigkeit, auf die dieser Stress sich sonst negativ auswirken würde, aufrechterhalten bleibt«, schrieb das Team unter Leitung der Ernährungs- und Kognitionsforscherin Jessica Eastwood.

Wie Probiotika unsere Emotionen – und somit auch unsere kognitive Leistungsfähigkeit – beeinflussen, weiß man noch nicht genau; aber es ist bekannt, dass Darmbakterien Dopamin, Serotonin und Noradrenalin produzieren können, die allesamt einen tiefgreifenden Einfluss auf unsere Stimmung haben. Meine Erfahrungen mit Menschen aus aller Welt zeigen eindeutig, dass viele mit kognitivem Abbau einhergehende Emotionen (Angst, Unruhe, Wut, Frustration) sich abschwächen, wenn man mehr Probiotika einnimmt – und dass die betreffenden Patienten dann mehr Energie darauf verwenden können, Maßnahmen zu ergreifen, durch die sich ihre Gehirnfunktion verbessert!

Laurel – ein Mechaniker, der unter kognitivem Abbau litt und gut auf unser Protokoll angesprochen hat – ist ein hervorragendes Beispiel für dieses Phänomen. Wie bei so vielen Menschen führten die kognitiven Probleme, unter denen er litt, auch bei ihm zu depressiven Symptomen,[38] die selbst dann noch anhielten, als viele seiner Probleme deutlich nachließen. »Wenn ich einen Rückschlag erlitt – also zum Beispiel, wenn ich etwas vergaß, auch wenn es nur eine Kleinigkeit war –, nahm ich mir das immer furchtbar übel«, erzählte er mir. »Dann traute ich mir gar nichts mehr zu und dachte: ›Ist doch egal, was ich tue – damit verzögere ich den unvermeidlichen geistigen Verfall ja nur.‹ Und dann traf ich falsche Entscheidungen in Bezug auf meine Lebensweise und machte infolgedessen *noch* langsamere Fortschritte. Das war wirklich eine sehr schwierige Lebensphase.«

Doch mit der Zeit – zum Teil vielleicht aufgrund seiner gesünderen Ernährung, die jetzt mehr Probiotika enthielt, vermutlich aber auch infolge vieler anderer Lebensstiländerungen – ließen diese depressiven Episoden nach; und gleichzeitig verbesserten sich seine kognitiven Fähigkeiten immer mehr.

»Heute«, erzählte er mir vor Kurzem, »deprimiert mich nur noch eines: nämlich, wenn eine meiner Lieblingsmannschaften ein wichtiges Spiel verliert.«

Der Zucker-Asteroid

Im Jahr 1967 mussten die meisten Wissenschaftler, die Artikel in medizinischen Fachzeitschriften veröffentlichten, ihre Finanzierungsquellen nicht offenlegen. Daher wusste jahrzehntelang niemand, dass ein Branchenverband namens Sugar Research Foundation Wissenschaftler der Harvard University dafür bezahlt hatte, eine Forschungsübersicht zu veröffentlichen, die darauf hindeutete, dass nicht Zucker, sondern Fett die größte Gefahr für die menschliche Gesundheit sei.[39] Erst im Jahr 2016 führte ein Forscherteam des Philip R. Lee Institute for Health Policy Studies in San Francisco eine historische Analyse interner Branchendokumente durch, die diese Zahlungen aufdeckte und zeigte, wie stark die Ergebnisse der Forschungsübersicht davon beeinflusst worden waren.[40] Das Vertrauen, das die Menschen in die Wissenschaftler der Harvard University setzten, und das »grüne Licht«, das diese Forscher ihnen im Hinblick auf den Zuckerkonsum gaben, waren eine Art Asteroideneinschlag für die öffentliche Gesundheit – ein plötzliches katastrophales Ereignis, das lang anhaltende Verwüstungen anrichtete. Tatsächlich sind die Gesundheitskosten in den USA in den letzten 60 Jahren ungefähr um das Hundertfache gestiegen – eine Kostenexplosion, die hauptsächlich auf das Konto durch Stoffwechselstörungen verursachter chronischer Erkrankungen geht. Denn Stoffwechselstörungen gehören zu den Hauptkomponenten des Netzwerks aus Insuffizienzen, die zu einer Neurodegeneration führen.

Und wie viel Geld bekamen die Wissenschaftler der Harvard University für eine Veröffentlichung, die offenbar zu Millionen von Todesfällen und zur Entstehung von Krankheitskosten in Milliardenhöhe beigetragen hat? Die Sugar Research Foundation bezahlte ihnen gerade mal 6500 Dollar dafür – ungefähr 60.000 Dollar in heutigem Währungswert. Das ist eine Rendite, um die selbst Warren Buffett sie beneiden würde!

In den darauffolgenden Jahrzehnten setzte die Zuckerindustrie diese bewährte Strategie immer wieder ein. Im Jahr 2015 enthüllten Reporter der *New York Times* beispielsweise, dass Coca-Cola Millionen Dollar an Wissenschaftler gezahlt hatte, die die Idee propagierten, dass die meisten Gesundheitsprobleme nicht auf eine falsche Ernährung, sondern auf Bewegungsmangel zurückzuführen seien.[41] Ein Jahr später deckte die Associated Press die Machenschaften einer Gruppe von Forschern auf, die zwar wussten, dass ihre Datenlage »dünn« und ihr Artikel »mit viel Füllmaterial angereichert« war, aber trotzdem Ergebnisse veröffentlichten, die darauf hindeuteten, dass Kinder, die Süßigkeiten essen, irgendwie gesünder sind als Kinder, die das nicht tun. Und wer hat diese Arbeit finanziert? Eine Gruppe namens National Confectioners Association![42] Trotzdem gab es Stimmen, die diese Enthüllungen als Verschwörungstheorien abqualifizierten und behaupteten, die wissenschaftlichen Forschungsarbeiten, die von Zuckerherstellern finanziert wurden (und zufälligerweise so ziemlich alles außer Zucker für die weltweite Zunahme chronischer Erkrankungen verantwortlich machten), seien »nicht unbedingt ein Zeichen von arglistiger Täuschung«.[43] Für mich hört sich das ein bisschen so an, als wollte man behaupten, dass die Dinosaurier in Wirklichkeit gar nicht durch einen Asteroideneinschlag ausgestorben, sondern verhungert sind – und würde dabei die Kette von Ereignissen ignorieren, die begann, als ein Asteroid mit solcher Wucht auf unseren

Planeten stürzte, dass die ganze Erde dadurch erschüttert wurde, und einen 190 Kilometer breiten und 19 Kilometer tiefen Krater hinterließ.

Leider können wir dieses katastrophale Ereignis nicht rückgängig machen; doch im Gegensatz zu den Dinosauriern können wir zumindest selbst darüber entscheiden, wie wir uns in Zukunft verhalten wollen. Und für alle Menschen, die sich ein altersloses Gehirn wünschen, ist der Weg in die Zukunft klar vorgezeichnet: Wir müssen raffinierten Zucker, zugesetzten Zucker (vor allem Maissirup mit hohem Fruktosegehalt) und natürliche Zucker, die auf irgendeine Weise aus den Pflanzen, in denen sie enthalten sind, extrahiert oder ausgepresst worden sind, restlos von unserem Speisezettel streichen.

Auf dem Weg zu einer leichten Ketogenese

Das vielleicht beste Instrument, um unser Gehirn mit der nötigen Energie zu versorgen und gleichzeitig einer Überlastung mit Zucker vorzubeugen (die die Hoffnung auf eine lange, gesunde Gehirnlebensdauer zunichte machen würde), ist der glykämische Index – ein Schätzwert, der angibt, um welchen Wert bestimmte Lebensmittel den Blutzuckerspiegel einer Person erhöhen. Pflanzliche Lebensmittel mit einem glykämischen Index unter 35 eignen sich am besten dazu, unser Gehirn zu schützen und uns unsere kognitiven Fähigkeiten langfristig zu erhalten.

Wenn Sie die Begriffe »glykämischer Index« und »glykämische Last« kennen, wissen Sie vielleicht auch schon, dass wir viele Grundnahrungsmittel von unserem Speisezettel streichen müssten, um diesen Grenzwert von 35 einhalten zu können. Der Verzehr von Brot, Nudeln, Kartoffeln, Reis und Mais ist nach diesem Kriterium zum Beispiel nicht empfehlenswert. Das bedeutet nicht, dass Sie diese Lebensmittel *niemals* essen dürfen (obwohl Getreideprodukte wie Brot und Nudeln zusätzlich auch noch die Darmschleimhaut schädigen, sodass Sie auf diese beiden Nahrungsmittel *tatsächlich* verzichten sollten), sondern nur, dass Sie sich ihrer glykämischen Last und ihrer Auswirkungen auf Ihre Gehirnlebensdauer bewusst sein sollten. Und wenn Sie beschließen, den Anstieg des Blutzuckerspiegels in Kauf zu nehmen, den diese Lebensmittel verursachen, sollten Sie sich zumindest genau überlegen, ob diese Entscheidung zu Ihrem »Warum« passt, über das wir in Kapitel 5 gesprochen haben.

Aus Kapitel 6 wissen Sie sicherlich auch noch, dass Glukose nicht die einzige Substanz ist, die unser Gehirn als Brennstoff nutzt. Wir erzeugen unsere Energie auch aus Ketonen, die aus Fett (entweder gespeichertem Fett oder Nahrungsfett) gewonnen werden. Deshalb ist es so wichtig, unseren Ketonspiegel regelmäßig zu messen.

Normalerweise dauert es ein paar Wochen, bis Sie in die endogene Ketose – einen Zustand, in dem Sie Ihre Ketone selbst aus Ihrem Fett herstellen – kommen. Wenn Sie untergewichtig sind, kann es sogar noch schwieriger sein, diesen Zustand zu erreichen. Oft empfehle ich meinen Patienten daher, ihrem Körper in den ersten zwei Monaten (oder bis jemand seinen Ketonspiegel auf mindestens 1,0 mmol Beta-Hydroxybutyrat pro Liter bringen kann) Ketone als Nahrungsergänzungsmittel zuzuführen. Diese exogenen Ketone kann man in Form von mittelkettigen Triglyzeriden (MCT) oder Kokosfett einnehmen. Wenn Sie jedoch an einer Gefäßerkrankung leiden oder ein erhöhtes Risiko dafür haben, ist es sinnvoller, statt MCT und Kokosfett auf Ketonsalze, Ketonester oder eine Kombination aus beidem zurückzugreifen.

Man kann auch durch Fasten in die Ketose kommen. Wahrscheinlich ist es kein Zufall, dass Fasten einer der beliebtesten Forschungsschwerpunkte von Wissenschaftlern ist, die sich mit dem biologischen Alterungsprozess befassen. Wie einer der Pioniere auf diesem Gebiet – mein Kollege (und langjähriger Koautor) Prof. Valter Longo – im Jahr 2024 zeigen konnte, nehmen Insulinresistenz, Leberfett, Entzündungsprozesse und andere mit dem Altern assoziierte Marker durch bestimmte Fastentechniken sehr stark ab. Aufgrund dieser Erkenntnisse schätzten Longo und seine Mitarbeiter sogar, dass die altersassoziierten Biomarker bei den Teilnehmern dieser Studie im Durchschnitt um einen Wert abgenommen hatten, der einer Zeitdauer von zweieinhalb Jahren entsprach.[44] Und das war keineswegs ein Ausreißerergebnis. Eine Auswertung von 30 Studien zu verschiedenen Formen des Fastens zeigte ebenfalls vielversprechende Ergebnisse: Das Fasten wirkte altersbedingten Problemen im Zusammenhang mit Blutfettwerten, Glukosestoffwechsel, Insulinsensitivität, oxidativem Stress und Entzündungsprozessen entgegen.[45]

Es ist nach wie vor schwierig, das menschliche Gehirn in vivo zu untersuchen – schließlich handelt es sich dabei um ein ziemlich wichtiges und auch schwer zugängliches Organ (obwohl sich das dank der Einführung neuer Blut-Biomarker wie p-Tau 217, GFAP und epigenetischer Biomarker zurzeit gerade ändert). Daher stehen der Wissenschaft bei der Beantwortung der Frage, ob auch das Gehirn selbst durch Fasten langsamer altert, nur begrenzte Möglichkeiten offen. Es gibt aber viele Hinweise darauf, dass das tatsächlich der Fall sein könnte. Klinische Studien haben gezeigt, dass Fasten die Symptome und den Verlauf von Epilepsie, Alzheimer und multipler Sklerose positiv beeinflusst, und Tierversuche haben Wirkmechanismen aufgezeigt, die sich aufgrund deren Phasen reduzierter Nahrungsaufnahme positiv auf Stimmungs- und Angststörungen und auf die Parkinson-Krankheit auswirken können.[46]

Doch selbst wenn unser Gehirn dann langsamer altert (und zwar aus denselben Gründen, aus denen auch der Rest unseres Körpers durch Fasten langsamer zu altern scheint), so wäre das nicht der einzige Faktor, aufgrund dessen Fasten nachhaltige positive Auswirkungen auf die Gehirnfunktion hat. Denn wie Sie vielleicht noch wissen, liegt eine der vielen Ursachen für kognitiven Abbau in einer Abnahme der verfügbaren Energie, die größtenteils auf eine Stoffwechselregulationsstörung zurückzuführen ist. Fasten bietet unserem

Gehirn eine andere Möglichkeit, Energie zu gewinnen: nämlich über Fettreserven statt über Zucker. Ebenso wenig, wie ich glaube, dass ein Verzicht auf Kohlenhydrate notwendig oder sinnvoll ist, bin ich auch kein Befürworter von Ernährungsgewohnheiten, die auf eine *extreme* Ketose abzielen, wie beispielsweise lange Fastenkuren, die bei manchen Social-Media-Influencern und Prominenten sehr beliebt zu sein scheinen.

Denken Sie daran, dass eine schlechte Energieversorgung eine der wichtigsten Ursachen für die Gehirnalterung und die Alzheimer-Krankheit (und übrigens auch für Parkinson und andere Erkrankungen) ist. Wir brauchen also nicht weniger Energie, sondern mehr – und somit scheint Fasten das Schlimmste zu sein, was wir tun können. Paradoxerweise ist die energetische Insuffizienz des Gehirns, die der Gehirnalterung und der Alzheimer-Krankheit zugrunde liegt, jedoch auf einen *Überschuss* zurückzuführen – nämlich einen Überschuss an schnell verstoffwechselbaren einfachen Kohlenhydraten, der zu einer Insulinresistenz führt und außerdem bewirkt, dass unser Körper keine Ketone mehr produzieren kann. Folglich kann der Körper keines der beiden Substrate zur Energiegewinnung (Glukose und Ketone) mehr verwerten; und dann stottert unser Gehirn buchstäblich wie ein Hybridauto, dem sowohl der Kraftstoff als auch der Strom ausgeht. Daher müssen wir vorsichtig sein – wir müssen unsere Insulinsensitivität wiederherstellen (Fasten hilft dabei) und gleichzeitig einen Energieverlust vermeiden. Daher ist die metabolische Flexibilität, bei der der Körper sowohl Glukose als auch Ketone als Rohstoff für die Energiegewinnung nutzen kann, ein so wichtiges Ziel.

Ein für die meisten Menschen optimaler Einstieg ins Fasten besteht meiner Meinung nach darin, das Zeitfenster für die Nahrungsaufnahme folgendermaßen zu beschränken: auf zehn bis zwölf Stunden für Menschen, die ApoE4-negativ sind; auf acht bis zehn Stunden für Menschen, die ApoE4-positiv sind; und auf zehn Stunden für diejenigen, die ihren ApoE-Status nicht kennen.

Für die meisten Menschen, die sieben bis acht Stunden pro Nacht schlafen, bedeutet das, dass sie morgens nach dem Aufwachen ein paar Stunden lang aufs Essen verzichten und auch abends vor dem Schlafengehen mehrere (mindestens drei) Stunden lang keine Nahrung mehr zu sich nehmen sollten. Wenn Sie normalerweise um 22 Uhr zu Bett gehen, würde Ihr Zeitfenster für die Nahrungsaufnahme also um 7 Uhr morgens beginnen und um 19 Uhr abends enden. Diese Fastenstunden – plus eine niedrige glykämische Last während der Essenszeiten – reichen normalerweise aus, um die meisten Menschen in eine leichte Ketose zu versetzen. Wenn Sie ein bisschen experimentieren und Ihren Ketonspiegel messen, können Sie sich darüber Gewissheit verschaffen und bei Bedarf noch nachträgliche Korrekturen vornehmen (oft in Form einer Verlängerung des Fastenzeitraums um höchstens ein bis zwei Stunden).

Heißhungerattacken mithilfe von Medikamenten in den Griff bekommen

Vielleicht kommt es Ihnen nicht besonders schwierig vor, auf Lebensmittel mit hohem glykämischem Index zu verzichten oder ein paar Stunden vor dem Schlafengehen und nach dem Aufstehen nichts zu essen. Trotzdem haben die Patienten mit diesem Aspekt ihres Umstiegs auf eine gehirngesunde Lebensweise oft die meisten Probleme.

Das liegt nicht etwa daran, dass sie zu willensschwach sind, es hat einen ganz anderen Grund: Wir haben uns im Lauf der Evolution so entwickelt, dass Essen für uns die oberste Priorität hat, wann immer es verfügbar ist (egal, ob wir es gerade brauchen oder nicht); denn früher wusste man nie, wann es die nächste Mahlzeit gab. Dieses evolutionäre Programm in uns ist so stark, dass rund 20 Prozent aller Erwachsenen buchstäblich süchtig nach Essen sind, so wie Menschen nach Alkohol und Drogen süchtig sein können.[47]

In den letzten Jahren hat die Anzahl an Medikamenten, mit deren Hilfe man besser gegen das Verlangen ankämpfen kann, das es so vielen Menschen erschwert, in die Ketose zu kommen, explosionsartig zugenommen. Semaglutid – beispielsweise Ozempic® gegen Diabetes und Wegovy® zur Gewichtsreduktion – scheint für viele Menschen ein echtes Wundermittel zu sein. Im Jahr 2024 wurde ungefähr jedem achten Erwachsenen in den USA eines dieser Medikamente verschrieben.

Und bald gab es auch erste Hinweise darauf, dass sich Herz-Kreislauf-Erkrankungen durch diese Medikamente verbessern und dass man Niereninsuffizienz, Alzheimer, Parkinson und Depressionen damit vorbeugen kann. Es wird noch viel Zeit und genaue Untersuchungen erfordern, die Gründe für diese positiven Auswirkungen besser zu verstehen; aber wir können schon jetzt eine Menge daraus lernen: Denn wenn sich eine gezielte Behandlungsmaßnahme auf so viele verschiedene Erkrankungen positiv auswirkt, bedeutet das, dass diese Krankheiten genau durch den Wirkmechanismus verursacht werden, auf den das Medikament abzielt. Früher, als sich herausstellte, dass man mit Antibiotika Lungenentzündungen, Harnwegsinfektionen, Hirnhautentzündungen und andere Infektionskrankheiten heilen kann, gewann die Keimtheorie von Erkrankungen enorm an Bedeutung. Heute sprechen die Daten, die darauf hindeuten, dass GLP-1-Agonisten (die Medikamentenklasse, zu der auch Semaglutid gehört) so vielen verschiedenen Krankheiten entgegenwirken, für die Richtigkeit der metabolischen Krankheitstheorie und erinnern uns daran, dass eine falsche Ernährung und ein falscher Lebensstil uns umbringen können.

Wenn man in einer toxischen Welt lebt, hilft ein entgiftendes Medikament gegen die verschiedensten Erkrankungen; und in einer Welt, in der viele Menschen unter Stoffwechselstörungen leiden, sind GLP-1-Agonisten das große Allheilmittel. Und genau in dieser Situation befinden wir uns zurzeit.

Aber: Diese Medikamente sind nicht für alle Menschen geeignet. Da sie noch relativ neu sind, weiß man noch nichts über ihre langfristigen Nebenwirkungen, und das wird auch noch lange so bleiben. Eine neue Studie deutet jedoch darauf hin, dass viele Menschen diese Medikamente nicht für immer einnehmen müssen, um von ihren positiven Wirkungen zu profitieren. Diese Studie hat nämlich gezeigt, dass Menschen, die sich im Anschluss an die Einnahme von GLP-1-Agonisten an eine ketogene Ernährung halten, ihr neues, niedrigeres Körpergewicht und ihren niedrigeren Blutzuckerspiegel halten können. Die Probanden, die die GLP-1-Medikamente absetzten, aber bei einer ketogenen Ernährung blieben, haben in dieser Studie *sogar mehr abgenommen* als diejenigen, die die Medikamente einfach weiterhin einnahmen.[48]

Wir können schwierige Vorhaben bewältigen (vor allem, wenn sie leicht werden!)

Ich weiß, dass ich in diesem Kapitel schon mehrfach davon gesprochen habe, wie schwierig es ist, seine Ernährungsgewohnheiten zu ändern. Vielleicht kommt es einem einfach vor, sich fleischlastige Mahlzeiten abzugewöhnen, sich auf den Konsum wichtiger Nährstoffe für das Gehirn zu konzentrieren, auf verarbeitete Lebensmittel zu verzichten, viele Probiotika, Präbiotika und Postbiotika zu sich zu nehmen und regelmäßig zu fasten, um jeden Tag in eine leichte Ketose zu kommen. Und tatsächlich haben die meisten Menschen kaum Schwierigkeiten damit, *eines* dieser Prinzipien umzusetzen – vor allem, wenn sie bereits unter leichten kognitiven Problemen leiden, denn das erhöht die Motivation. Doch *alle* diese Spielregeln zu beherzigen – und das bis an sein Lebensende –, ist sehr viel schwieriger, vor allem, wenn man die Konsequenzen einer Zuwiderhandlung nicht sofort zu spüren bekommt.

Es ist also völlig normal, mit diesem Ernährungsprogramm Schwierigkeiten zu haben und ab und zu vielleicht auch daran zu scheitern. Versuchen Sie es einfach immer wieder, bis Ihnen diese Prinzipien in Fleisch und Blut übergegangen sind. Und an alle Eltern: Es ist auch völlig normal, wenn es sich für Sie wie ein Kampf gegen Windmühlenflügel anfühlt, Ihren Kindern bei der langfristigen Entwicklung gesunder Essgewohnheiten zu helfen; denn in einer Gesellschaft, in der Zucker und verarbeitete Lebensmittel so allgegenwärtig sind, ist das wirklich nicht leicht. Doch das Wichtigste ist, es immer wieder zu versuchen – Ihren Lebensstil immer wieder zu korrigieren und immer weiter zu optimieren –, denn selbst kleine Veränderungen tragen zu einer Verlängerung Ihrer Gehirnlebensdauer bei.

Da Sie mit der Lektüre dieses Buches inzwischen schon so weit gekommen sind, empfinden Sie die Vorstellung von einem Leben, in dem Sie auf emotionaler und intellektueller Ebene kompetent und voller Freude mit Ihren Nachbarn, Kollegen, Freunden und Familienmitgliedern interagieren können, offenbar als sehr verlockend. Sie wünschen sich jetzt ein solches Leben – und zwar bis zu Ihrem 80., 90. und 100. Lebensjahr oder vielleicht sogar noch sehr viel länger. Sie wissen, dass das möglich ist und dass die Erreichung dieses Ziels großteils in Ihrer eigenen Hand liegt. Sie können die Umsetzung dieses Vorhabens in dem für Sie angemessenen Tempo angehen – Schritt für Schritt.

Es gibt zwar auch noch andere Methoden, die Ihnen bei der Erreichung dieses Ziels helfen können; aber keine ist so wirkungsvoll wie eine Umstellung Ihrer Ernährung und Ihres Essverhaltens. Daher sollte die Befolgung dieser Ernährungsregeln Ihr erster Schritt sein.

Das ist nicht immer einfach, aber ich weiß aus eigener Erfahrung, dass das schon viele Menschen geschafft haben. Und ich bin überzeugt, dass Sie es auch schaffen können – denn es lohnt sich.

8

Das Gehirnlebensdauer-Training

Dieses Kapitel wendet sich ausschließlich an Personen im Alter von 18 bis 122 Jahren. Wenn Sie jünger als 18 sind, lesen Sie das Buch bitte erst nach Ihrem 18. Geburtstag weiter; denn dann sind Sie noch zu jung für diese Informationen. Und wenn Sie älter als 122 sind, brauchen Sie nichts mehr von mir zu lernen – dann möchte ich von *Ihnen* lernen, denn Sie machen offenbar vieles richtig.

Warum ist der 18. Geburtstag unser Startpunkt? Nun ja, eine neue, ziemlich überraschende Studie hat gezeigt, dass eine bestimmte Alzheimer-Risiko-Genvariante, die bei 25 Prozent der Bevölkerung vorkommt – das bereits beschriebene ApoE4 – die Gedächtnisleistung *sogar schon im Alter von 18 bis 25 Jahren* beeinträchtigt. Kaum zu glauben, aber wahr! Aber bitte machen Sie sich deshalb keine Sorgen, denn es gibt auch eine gute Nachricht: Frühere Studien zeigen, dass man die negativen Auswirkungen dieser Genvariante auf das Gedächtnis mit einer wirksamen Gegenmaßnahme verhindern kann. Und wenn man sich alle veröffentlichten Erkenntnisse zur Verbesserung der kognitiven Fähigkeiten und zur Vorbeugung des kognitiven Abbaus anschaut (egal, ob Sie zur Generation Z oder Generation X, zu den Millennials oder irgendeiner anderen Generation gehören), dann gibt es nur eine einzige Maßnahme, deren Wirksamkeit am besten belegt ist.

Und das ist kein milliardenschweres Medikament und auch kein teures Verfahren, sondern: Bewegung.

Um zu verstehen, warum Bewegung so gut für unser Gehirn ist, müssen wir uns zunächst einmal vor Augen halten, dass man für jedes Training ein gesundes Gehirn braucht.

Angenommen, Sie absolvieren gerade eine Trainingssitzung, und Ihre Personal Trainerin gibt Ihnen die Anweisung, von einer Übung zur nächsten zu wechseln. Was in diesem Augenblick geschieht, läuft großteils in Ihrem Gehirn ab. Zunächst einmal versetzen die Schallwellen der Stimme der Trainerin Ihr Trommelfell in Schwingungen. Dadurch geraten bestimmte chemische Substanzen am unteren Ende Ihrer sogenannten Stereozilien in Bewegung und erzeugen ein elektrisches Signal, das an den auditorischen Kortex im Temporallappen Ihres Gehirns weitergeleitet wird. Innerhalb von wenigen Tausendstelsekunden werden diese Signale an den Parietallappen der Großhirnrinde gesendet und als Anweisungen verarbeitet. Anschließend werden sie an den motorischen Kortex im Frontallappen weitergeleitet, in bewegungsspezifische Signale umgewandelt und dann über das Rückenmark an die Motoneuronen und damit an die Muskeln übertragen. Dieser bemerkenswerte Prozess, den wir so oft als selbstverständlich empfinden, kann durch die Alzheimer-Krankheit unterbrochen werden, da sie den Parietallappen in Mitleidenschaft zieht und häufig zu einer Apraxie führt. Das bedeutet, dass Sie zwar über die Muskulatur und das Koordinationsvermögen verfügen, um eine bestimmte Handlung auszuführen, Ihnen jedoch die erlernten Anweisungen fehlen – das heißt, Sie können die Idee nicht mit den Bewegungen verknüpfen. Das kann zum Beispiel dazu führen, dass Sie den Anleitungen eines Trainers nicht mehr folgen können.

Doch wenn das alles bei Ihnen noch richtig funktioniert, findet diese perfekt orchestrierte Sinfonie natürlich nicht nur im Fitnessstudio statt, sondern auch beim Laufen auf unebenem Boden oder in einer Gruppe anderer Läufer – dabei werden schnell wechselnde visuelle und akustische Reize von Ihren Augen und Ohren an Ihr Gehirn weitergeleitet, damit Sie mit der dynamischen Welt um sich herum interagieren können. Diese Sinfonie findet auch dann statt, wenn Sie sich bei einer Vorlesung Notizen machen, indem Sie akustische Signale blitzschnell mit hochkomplizierten erlernten Fähigkeiten wie dem Schreiben mit einem Stift auf Papier oder dem Tippen auf einer Tastatur verknüpfen. Und sie findet auch beim Fahrradfahren statt, wenn Sie eine endlose Reihe von Signalen über Ihre Umgebung sammeln, blitzschnell verarbeiten und auf diese Weise nahezu unbewusste Entscheidungen über die fein aufeinander abgestimmten Bewegungen Ihrer Füße, Knöchel, Beine, Hüften, Ihres Bauchs, Ihrer Arme, Hände, Ihres Nackens und Ihrer Augen treffen, die erforderlich sind, um Ihr Fahrrad in der Senkrechten zu halten und sich fortzubewegen – oft mit Geschwindigkeiten, für die der menschliche Körper von seiner Evolution her gar nicht ausgelegt ist.

Und diese Sinfonie hört nie auf, weil auch unser Körper niemals aufhört, sich zu bewegen. Selbst im Schlaf sind wir ständig in Bewegung. Unser Herz schlägt, unser Blut zirkuliert, unsere Augen bewegen sich unter den Lidern schnell hin und her, und unser Körper positioniert sich im Bett fast ständig neu – mit Dutzenden von größeren und Hunderten von kleineren Bewegungen pro Stunde.[1] All diese Bewegungen werden von unserem Gehirn gesteuert. Und doch denken Menschen, wenn sie an die Alterung ihres Gehirns denken, fast immer zuerst an Funktionen wie Gedächtnis, Problemlösung und Begriffsvermögen. Bewegungsabläufe werden dabei oft völlig vergessen.

Außerdem denken viele Menschen, wenn es um die mit dem Alterungsprozess einhergehenden Einschränkungen ihrer Bewegungsfähigkeit geht, dabei an Muskelschwund und Gelenkverschleiß – die biologische Alterung wirkt sich ja auch tatsächlich auf diese Körperteile aus. Doch viel weniger bekannt ist die Tatsache, dass es – selbst in einer hypothetischen Situation, in der Ihnen diese körperliche Fitness erhalten bliebe – bei Bewegungen ja auch auf die Fähigkeit ankommt, Wahrnehmungen in Reaktionen umzusetzen; diese Fähigkeit wäre durch die Alterung des Gehirns beeinträchtigt.

Daher ist es wichtig, Kognition nicht nur als etwas zu betrachten, das in unserem Kopf stattfindet. Wenn wir unser Gehirn schützen, dann schützen wir damit auch unsere Fähigkeit, physisch in der Welt zu agieren – Dinge wahrzunehmen und mit Bewegungen darauf zu reagieren. Und der beste Weg, sich vor einem Verlust dieser lebenswichtigen Fähigkeiten zu schützen, besteht darin, sie ständig zu nutzen!

Daher werden wir uns beim Thema »körperliche Aktivität« in diesem Kapitel in erster Linie auf Mechanismen und Ergebnisse konzentrieren – also auf Maßnahmen, die Sie ergreifen können, um Ihre motorischen neuronalen Signale zu aktivieren, zu stärken und vor Alterung zu schützen, und auf die symbiotischen Auswirkungen dieser Maßnahmen auf unser Gehirn und unseren Körper. Außerdem werden Sie erfahren, dass es dazu viele verschiedene Möglichkeiten gibt. Sie können diese positiven Effekte zum Beispiel in erster Linie durch Kraft- und Laufbandtraining erzielen, stattdessen aber auch Fußball spielen oder Yoga praktizieren. Und angesichts der geradezu explosionsartigen Zunahme der Beliebtheit von Pickleball als neuester Freizeitbeschäftigung in den USA sollte ich wahrscheinlich erwähnen, dass auch dieser Sport eine gute Möglichkeit ist, unser Gehirn vor den verheerenden Auswirkungen des Alterungsprozesses zu schützen.

Wie auch immer – *irgendetwas* müssen Sie tun. Umfassende wissenschaftliche Untersuchungen haben nämlich gezeigt, dass körperliche Aktivität das Risiko für fast alle chronischen Krankheiten senkt. Sogar das Risiko für Infektionserkrankungen nimmt durch Sport ab, oder man kann dadurch zumindest dafür sorgen, dass die Infektionen leichter verlaufen.[2] Und inzwischen wissen wir, dass Bewegung sich ebenso positiv auf unser Gehirn auswirkt. Daher ist körperliche Aktivität auf unserem Weg zu einer 100-jährigen Gehirnlebensdauer ein absolutes Muss!

Ausdauersport

Nach dem Zweiten Weltkrieg fiel Kenneth Cooper, einem Sportphysiologen der US-Luftwaffe, und der Physiotherapeutin Pauline Potts bei den jungen Männern, die sie trainieren sollten, etwas Beunruhigendes auf: Viele Angehörige der Streitkräfte, die ansonsten durchaus fit zu sein schienen (also schlank und muskulös waren und wenig Körperfett hatten), schafften es nicht, anstrengende Bewegungen länger als ein paar Minuten auszuführen.

Wie die beiden vermuteten, kam das daher, weil der Schwerpunkt des militärischen Trainings damals eher auf kurzen als auf langen, anstrengenden Übungen lag. Gemeinsam entwickelten Cooper und Potts eine neue Form von körperlichem Training, die sie »Aerobics« nannten. Dieses Training sollte den Körper in die Lage versetzen, Sauerstoff besser zu verstoffwechseln und dadurch Energie für längere Belastungsphasen zu gewinnen.

Heute weiß fast jeder, dass Ausdauersport ein wichtiger Bestandteil einer ganzheitlichen Fitness ist; doch viele Menschen haben keine Ahnung, wie wichtig er für die Erhaltung und den Schutz der Gehirnleistung ist (und zwar vor allem deshalb, weil diese Trainingsform für die Sauerstoffversorgung des Gehirns eine so wichtige Rolle spielt).

Wir wissen zum Beispiel, dass Ausdauersport die Durchblutung des Gehirns – also die Geschwindigkeit, mit der Blut ins Hirngewebe gepumpt wird – verbessert, und dadurch erhält das Gehirn natürlich auch mehr Sauerstoff. Das ist wichtig, denn obwohl unser Gehirn nur ungefähr zwei Prozent unseres Körpergewichts ausmacht, verbraucht es mehr als 20 Prozent des Sauerstoffs, den wir aufnehmen – nicht zuletzt, weil Neuronen Sauerstoff zwar sehr gut verwerten, aber nicht so gut speichern können; daher benötigen diese Zellen eine kontinuierliche Sauerstoffversorgung.[3] Das erklärt, warum es einen sehr engen Zusammenhang zwischen neuronaler Aktivität und Gehirndurchblutung gibt.[4] Neue wissenschaftliche Untersuchungen zeigen allerdings, dass dieser Zusammenhang mit zunehmendem Alter nachlässt. Oder um es ganz einfach auszudrücken: Das alternde Gehirn kann Sauerstoff nicht mehr so gut nutzen wie früher.[5]

Durch Ausdauersport kann man dieses Problem gleich auf zweierlei Weise angehen: Erstens hilft dieses Training dem Gehirn dabei, Sauerstoff auch weiterhin gut zu nutzen, und zweitens erhöht es, falls die Sauerstoffverwertungsfähigkeit des Gehirns tatsächlich einmal nachlassen sollte, seine Sauerstoffzufuhr. Was das erste Ziel betrifft, so hat sich gezeigt, dass regelmäßiger Ausdauersport den Gesundheitszustand der Gefäße verbessert; und gesündere Blutgefäße können Sauerstoff und Nährstoffe nun einmal besser zum Gehirn transportieren. Und was das zweite Ziel angeht, so verbessert Ausdauersport die Durchblutung auch dann, wenn die Gefäße nicht mehr so gesund sind, und sorgt auf diese Weise dafür, dass das Gehirn den Sauerstoff erhält, den es braucht, um seine Aufgaben erfüllen zu können.[6]

Doch Sauerstoff ist nicht nur Treibstoff für unsere neuronale Aktivität, sondern auch ein wichtiger Baustein für die Bildung neuer Neuronen (die sogenannte Neurogenese). Und obwohl Neuronen erstaunliche Überlebenskünstler sind – manche dieser Zellen begleiten uns von der Geburt bis zum Tod –, brauchen wir unbedingt immer wieder neue Neuronen. Das gilt vor allem für den Hippocampus, der nicht nur eine sehr wichtige Rolle für das Gedächtnis spielt, sondern auch eine der wichtigsten Regionen des Gehirns für die Neurogenese – und somit auch für die Neuroplastizität – ist. (Neuroplastizität ist die Fähigkeit des Gehirns, sich durch die Bildung neuer Nervenverbindungen im Lauf der Zeit immer wieder neu zu organisieren. Dieser Prozess erfordert oft neue Neuronen, die dann als Brücke zwischen zwei anderen Teilen des Gehirns dienen.) Somit führt eine bessere Sauerstoffversorgung zwangsläufig auch zu einer verbesserten Neurogenese; und diese sorgt wiederum dafür, dass Ihr Gedächtnis nicht nachlässt und Ihre Neuroplastizität erhalten bleibt. Das erklärt übrigens auch, warum in vielen Studien gezeigt werden konnte, dass eine hyperbare Sauerstofftherapie (zusätzlicher Sauerstoff, der mit einem höheren als dem atmosphärischen Druck verabreicht wird) die Bildung neuer Neuronen fördert,[7] und warum Ausdauersport eine ähnliche Wirkung hat.[8] Tatsächlich hat die hyperbare Sauerstofftherapie schon vielen Menschen geholfen – insbesondere solchen mit Gefäßerkrankungen oder traumatischen Hirnverletzungen (TBI) –, und zwar vor allem in Kombination mit kurzen Normoxie-Phasen, also einer Rückkehr zu den gewohnten 21 Prozent Sauerstoff in unserer Atemluft. Natürlich besteht das Ziel bei allen in diesem Buch beschriebenen Therapieoptionen darin, mit der physiologischsten und kausalsten Behandlungsmethode zu beginnen. (»Kausal« bedeutet in diesem Zusammenhang, dass die Behandlungsmaßnahme direkt auf die Risikofaktoren – also beispielsweise verminderte Durchblutung und Sauerstoffsättigung – eingeht.) Schließlich wollen wir nicht versuchen, die Natur zu überlisten, sondern nach Möglichkeit direkt bei dem Risikofaktor ansetzen, der zu dem gesundheitlichen Problem geführt hat. Und genau das kann man mit Ausdauersport erreichen.

Wie wir bereits in Kapitel 6 und 7 besprochen haben, braucht Ihr Gehirn entweder Glukose oder Ketone als Energiequelle – und sollte idealerweise in der Lage sein, mühelos zwischen diesen beiden Energiequellen hin und her zu wechseln. Wenn Glukose in Abwesenheit von Sauerstoff genutzt wird, liefert sie weniger Energie; mit Sauerstoff erhalten Sie dagegen mehr als zehnmal so viel Energie. Es ist also sehr vorteilhaft, wenn reichlich Sauerstoff zur Verfügung steht. Und wie wir ebenfalls in Kapitel 7 besprochen haben, ist eine leichte Ketose für die meisten Menschen durch Ernährungsformen und Essgewohnheiten wie beispielsweise Fasten erreichbar; doch wir können diesen Zustand leichter erreichen (und aufrechterhalten), wenn wir diese Essgewohnheiten mit Ausdauersport kombinieren[9] – vor allem, weil diese Art von körperlicher Aktivität uns dabei hilft, Glukose als Energiequelle zu verbrennen, sodass unser Körper dann zwangsläufig nach anderen verfügbaren Energiequellen – nämlich Fett – sucht. Das ist gut für unser Gehirn, denn dann stehen ihm mehrere Brennstoffe zur Verfügung und nicht nur einer. Meiner Erfahrung nach können Patienten sich durch ihre Ernährung häufig in eine leichte Ketose (zum Beispiel 0,5 mmol Beta-Hydroxybutyrat pro Liter) versetzen; doch durch zusätzlichen Ausdauersport gelangen sie in den optimalen Bereich von 1,0 mol Beta-Hydroxybutyrat pro Liter oder erreichen sogar noch höhere Werte.

Ausdauersport erhöht also die Sauerstoffzufuhr zum Gehirn. Aber auch die andere Seite der Gleichung ist wichtig: Was fließt aus dem Gehirn heraus? Die Antwort lautet: Abfallprodukte und Giftstoffe. Dieser Prozess wird durch das glymphatische Clearance-System erleichtert, ein Abfallentsorgungssystem, das zur Beseitigung löslicher Proteine und Metaboliten aus dem zentralen Nervensystem beiträgt (siehe auch Kapitel 9). Dieser Clearance-Weg wurde Mitte der 2010er-Jahre von Forschern im Labor der dänischen Neurowissenschaftlerin Maiken Nedergaard entdeckt. Seitdem konnten ihre Teams zeigen, dass das glymphatische System während des Schlafs zwar am besten funktioniert, wir es aber wahrscheinlich auch im Wachzustand aktivieren können, wenn wir uns regelmäßig körperlich betätigen (vor allem, wenn wir Ausdauersport treiben).[10]

Wandern, Joggen, Laufen und Schwimmen sind ausgezeichnete Möglichkeiten, die Sauerstoffzufuhr in unserem Körper und Gehirn zu erhöhen. Auch Rad fahren und Seilspringen, Tanzen und Treppensteigen, Rudern und Skilanglauf eignen sich sehr gut als Ausdauertraining. Es kommt nicht so sehr darauf an, was Sie tun, sondern was diese Aktivität mit Ihnen macht. Um das herausfinden zu können, müssen Sie die maximale Sauerstoffaufnahme Ihres Körpers (VO_2 max) kennen. Leider ist die genaueste Methode, um Ihre VO_2 max zu ermitteln, ein Test, bei dem Sie mit maximaler Kapazität trainieren, während Sie eine Maske tragen, die Ihren Sauerstoffverbrauch misst. Der Preis für solche Tests liegt normalerweise bei mehreren 100 Dollar, und je nach Ihren finanziellen Möglichkeiten und

Ihrem Interesse an der Messung Ihrer aeroben Fitness könnte sich diese Investition für Sie von Zeit zu Zeit durchaus lohnen. Zum Glück handelt es sich dabei um eine Messung, in der sich etwas widerspiegelt, was fast jeder Mensch intuitiv spüren und mithilfe anderer Messungen auch leicht nachverfolgen kann. Wenn Sie zum Beispiel jeden Tag anderthalb Kilometer laufen, wissen Sie, wie Sie sich hinterher fühlen. Und wenn Sie diese anderthalb Kilometer einmal pro Woche so schnell wie möglich laufen und dabei Ihre Zeit messen, dann wissen Sie auch, wie hoch Ihre maximale Trainingskapazität ist. Wenn Sie Interesse daran haben, das in Zahlen umzurechnen, gibt es verschiedene Tools und Tracker (darunter auch relativ kostengünstige Smartwatches und Biotracking-Ringe), mit denen Sie diesen Wert auf der Basis Ihres Ruhepulses und Ihrer maximalen Herzfrequenz relativ genau berechnen können.

Es gibt unterschiedliche Ansichten darüber, wie oft man Ausdauersport treiben sollte; aber unser Gehirn braucht *ständig* Sauerstoff. Daher gehören Schlafapnoe und andere Faktoren, durch die die nächtliche Sauerstoffsättigung abnimmt, nach wie vor zu den häufigsten Ursachen für kognitive Beeinträchtigungen – und werden von den Ärzten leider oft übersehen. Ich halte es daher für sinnvoll, jeden Tag in irgendeiner Form körperlich aktiv zu sein, um Ihre Herz- und Atemfrequenz zu erhöhen, und zwar vorzugsweise im Freien, um Ihre Mykotoxinexposition auf ein Minimum zu beschränken (es sei denn, draußen ist die Luft sehr stark verschmutzt – auf beide Themen werde ich in Kapitel 11 noch näher eingehen). Sie sollten in Zusammenarbeit mit Ihrem Arzt einen für Sie geeigneten Trainingsplan erstellen, vor allem, wenn Sie bereits an Herz-Kreislauf-Erkrankungen leiden. Für die meisten Menschen jeden Alters besteht eine gute Zielvorgabe jedoch darin, einmal pro Woche durch ein höchstens zehnminütiges hochintensives Ausdauertraining ihre maximale Herzfrequenz zu erreichen. An den anderen sechs Wochentagen sollten Sie versuchen, Ihre Herzfrequenz auf ungefähr 70 Prozent Ihres Maximums zu bringen und diese Trainingsintensität 30 Minuten lang aufrechtzuerhalten. (Die maximale Herzfrequenz wird normalerweise mit 220 minus Ihrem Alter berechnet. Wenn Sie 35 Jahre alt sind, sollte Ihre maximale Herzfrequenz also bei etwa 185 Schlägen pro Minute liegen. Ihr 70-Prozent-Ziel wären dann 130 Schläge pro Minute.)

Das Ziel für Ihren Ausdauersport besteht also in mindestens drei Stunden Ausdauertraining pro Woche, um Ihr Gehirn mit zusätzlichem Sauerstoff zu versorgen. Drei Stunden erscheinen Ihnen vielleicht ziemlich wenig; aber wenn Sie an ein solches Pensum nicht gewöhnt sind, kann es durchaus schwierig sein, es in Ihren Zeitplan einzubauen – vor allem, wenn Sie sich vor Augen halten, dass Ausdauersport nur *eine* der fünf Sportarten ist, die jeder Mensch ausüben sollte, um den Prozess der Gehirnalterung hinauszuzögern.

Die Ärztin Deborah A. Cohen hat durchaus Verständnis dafür, dass viele Menschen glauben, keine Zeit für Sport zu haben. Die Expertin, die sich auf das Thema der öffentlichen Gesundheit spezialisiert hat und in ihrem Buch *A Big Fat Crisis* auf die weltweit immer mehr um sich greifende Adipositas-Krise eingeht, steht jedoch in dem Ruf, offen und ehrlich ihre Meinung zu sagen. Und ihrer Ansicht nach ist Zeitmangel oft nur eine faule Ausrede.

»In der Öffentlichkeit, ja sogar unter Experten für öffentliche Gesundheit herrscht allgemein die Auffassung, Mangel an Freizeit sei einer der Hauptgründe, warum Amerikaner sich nicht ausreichend körperlich betätigen. Aber wir haben keine Belege für diese Annahme gefunden«, erklärte Cohen der *Washington Post* im Jahr 2019,[11] nachdem eine umfassende Analyse darüber veröffentlicht worden war, wie die meisten erwachsenen Amerikaner ihre Zeit nutzen. In Wirklichkeit, so berichteten Cohen und ihre Mitarbeiter, hat der durchschnittliche Amerikaner nämlich jeden Tag mehrere Stunden Zeit, in denen er sich weder um seine Arbeit noch um familiäre Verpflichtungen kümmern muss – die Amerikaner verbringen den größten Teil dieser Freizeit an ihrem Handy oder vor dem Computer oder Fernseher.[12]

Obwohl ich es sehr viel lieber sähe, wenn sich die Menschen beim Sport voll und ganz auf ihr Training konzentrieren würden, möchte ich Sie an dieser Stelle trotzdem darauf hinweisen, dass Sie Ihr Training auch anders gestalten können. Sie können sich zum Beispiel eine Fernsehsendung anschauen und dabei Seil springen. Sie können durch Ihre Social-Media-Feeds scrollen und dabei auf einem Heimtrainer radeln. Sie können zuschauen, wie Ihre Lieblingsmannschaft über das Spielfeld läuft, und dabei gleichzeitig auf dem Laufband trainieren. Und wenn Sie zu den Menschen gehören, die online oder hybrid arbeiten, können Sie von einem höhenverstellbaren Schreibtisch mit Laufband oder Walking Pad an einem Zoom-Meeting teilnehmen. Wenn Sie so etwas brauchen, um sich in Ihrem Alltagsleben überhaupt zum Ausdauersport motivieren zu können, dann bin ich absolut dafür, das zu tun – denn mit Ausdauertraining allein ist Ihr Sportpensum noch lange nicht erfüllt.

Krafttraining

Wahrscheinlich werden wir die Ergebnisse eines kühnen Forschungsprojekts namens »Maintain Your Brain« erst in vielen Jahren in ihrer ganzen Tragweite kennenlernen. Dieses Projekt geht der Frage nach, ob sich der kognitive Abbau in einer Gruppe von über 6000 Australiern durch ein maßgeschneidertes Lebensstil-Änderungsprogramm verhindern lässt. Wissenschaftler, die an solchen Langzeitstudien mitwirken, sind verständlicherweise oft sehr vorsichtig mit voreiligen Schlussfolgerungen darüber, welche Lebensstilmaßnahmen tatsächlich wirksam sind und welche nicht. Doch als einer der Leiter des Projekts, Michael J. Valenzuela, sah, was ein Krafttrainingsprogramm bei einer relativ kleinen Gruppe von 100 Personen bewirkte, die bereits unter Symptomen einer leichten kognitiven Beeinträchtigung litten, konnte er mit seiner Begeisterung nicht länger hinter dem Berg halten.[13]

»Die Botschaft liegt klar auf der Hand«, erklärte er in einem Statement, das die University of Sydney im Jahr 2020 veröffentlichte. »Krafttraining muss zu einem festen Bestandteil von Strategien zur Bekämpfung des Demenzrisikos werden.«

Muss. Genau dieses Wort hat er verwendet. Nicht »*sollte* in Betracht gezogen werden« oder »*könnte* wirksam sein«. Diese Lebensstilmaßnahme ist seiner Meinung nach ein absolutes Muss.

In dieser Studie ließen er und sein Team eine Testgruppe von Teilnehmern sechs Monate lang eine anderthalbstündige Krafttrainingssitzung pro Woche absolvieren und beobachteten diese Gruppe dann zusammen mit anderen Test- und Kontrollgruppen ein Jahr lang, wobei sie bei ihren Probanden regelmäßige kognitive Leistungstests und – in gewissen Zeitabständen – auch drei MRT-Untersuchungen durchführten, um Veränderungen in mehreren Teilbereichen des Hippocampus zu messen. Bei den Probanden, die das Krafttraining absolvierten, verlangsamte sich die Schrumpfung des Gehirns, und sie schnitten auch bei den kognitiven Tests besser ab. Diese Effekte hielten nach Ende des Trainings noch bis zu zwölf Monate lang an.

Diese Erkenntnis überraschte mich nicht, denn auch andere Studien hatten bereits gezeigt, dass Krafttraining oft sehr starke positive Auswirkungen auf die kognitive Funktion hat;[14] daher gehört diese Trainingsform schon seit Langem zu den Interventionen des ReCODE-Protokolls. Trotzdem befriedigte es mich sehr, dass nun noch ein *weiterer* Bestandteil unseres Protokolls von einer *weiteren* Gruppe unabhängiger Forscher validiert worden war; und zu diesem Forscherteam gehörte jemand, der genau wie ich am liebsten laut von den Dächern schreien würde, dass es möglich ist, den Prozess der Neurodegeneration zu verlangsamen und deren Symptome häufig sogar rückgängig zu machen.

Warum? Nun ja, zunächst einmal soll an dieser Stelle gesagt werden, dass Kraft- und Ausdauertraining einander sehr gut ergänzen. Je nachdem, wie man trainiert, kann man auch Gewichte in sein Ausdauertraining einbauen. Dann profitiert das Gehirn von allen positiven Effekten gleichzeitig: von der besseren Sauerstoffversorgung, der Neuroplastizität, der glymphatischen Clearance und vielem anderen.

Wissenschaftliche Untersuchungen haben übrigens auch gezeigt, dass es einen engen Zusammenhang zwischen Krafttraining und Insulinresistenz gibt, vor allem bei Männern – selbst wenn diese sich in Bezug auf Gewicht, Taillenumfang, Körperfettanteil und anderen demografischen Faktoren und Lebensstilfaktoren stark voneinander unterscheiden.[15] Diese Tatsache hat viele weitreichende Auswirkungen auf unsere Gesundheit, aber zwei davon sind im Zusammenhang mit der Gehirnalterung besonders wichtig: Erstens ist die Normalisierung der Insulinsensitivität eine bewährte Methode, um Entzündungsprozesse, die einen wichtigen Beitrag zum kognitiven Abbau leisten, abzuschwächen. Zweitens fällt es Menschen mit guter Insulinsensitivität sehr viel leichter, einen Zustand leichter Ketose zu erreichen und aufrechtzuerhalten, wodurch sie ihr Gehirn mit mehreren verschiedenen Energiequellen versorgen können. Und wie bereits erwähnt, sind Insulinresistenz und ihr enger Verwandter, die Glukotoxizität (Schäden durch zu hohe Blutzuckerwerte), die wohl häufigste Ursache für Gehirnalterung und kognitiven Verfall.

Die Erzeugung von Energie in unserem Körper passiert nicht einfach so aus dem Nichts heraus – sie ist in unserer DNA festgelegt. Eine der wichtigsten Quellen für diesen Code ist ein Gen namens PPARGC1A, das den Zellen mitteilt, wie sie ein Protein namens Peroxisom-Proliferator-aktivierter Rezeptor-Gamma-Coaktivator 1-alpha herstellen sollen (ein Name, den die Wissenschaftler glücklicherweise zu »PGC-1« abgekürzt haben). Außerdem wissen wir, dass Bewegung – vor allem Krafttraining – bei der Herstellung von PGC-1 eine wichtige Rolle spielt;[16] und das ist auch gut so, denn PGC-1 schützt die Zellen vor oxidativem Stress, wirkt mitochondrialen Funktionsstörungen entgegen, reguliert biochemische Entzündungssignale und verbessert die Insulinsensitivität – lauter positive Auswirkungen, die (wie Ihnen inzwischen wahrscheinlich klar ist) für die Bekämpfung der vielen Belastungen, die zu kognitivem Abbau und Neurodegeneration beitragen, eine sehr wichtige Rolle spielen.[17]

Ebenso wie beim Ausdauertraining gibt es auch beim Krafttraining nicht nur *eine* richtige Trainingsmethode; und es gibt auch keine einfache Vorgehensweise, um die biochemischen Auswirkungen von Krafttraining zu messen. Doch auch in diesem Bereich liefern Intuition und Ersatzmessungen uns die meisten, wenn nicht sogar alle Informationen, die wir brauchen. Wenn Sie mehrmals pro Woche Kraftsport betreiben – mit freien Gewichten, Geräten oder Ihrem eigenen Körpergewicht –, wissen Sie intuitiv, wann Sie ein gutes Training absolvieren und wann Sie die Bewegungen einfach nur mechanisch ausführen. So etwas spürt man nicht nur während der Trainings, sondern auch an den Tagen danach. Und wenn Sie bei jeder Übung allmählich herausfinden, wo Ihr maximales Gewicht (oder Ihre maximale Wiederholungszahl bei einem niedrigeren als Ihrem maximalen Gewicht) bei jeder Übung liegt, dann haben Sie auch eine gute Möglichkeit gefunden, Ihre Veränderungen beim Training im zeitlichen Verlauf zu messen.

Hier kommt noch eine wichtige Anmerkung zu diesen Veränderungen: Wenn Sie zurzeit ein bestimmtes Gewicht heben können, sollten Sie dann immer dazu in der Lage sein? Und wenn Sie jahrelang trainieren, sollten Sie dann irgendwann ein doppelt so schweres Gewicht heben können? Oder ein dreimal so schweres? Nicht unbedingt. Denn unser Körper verändert sich im Lauf der Zeit in vieler Hinsicht – natürlich aufgrund des biologischen Alterungsprozesses, aber auch, weil wir im Lauf der Zeit vielleicht *eine andere Art von Fitness* entwickeln. Jemand, der 160 kg wiegt, hebt dieses Gewicht naturgemäß jeden Tag – und dafür ist schon eine ziemlich starke Muskulatur erforderlich. Und wenn diese Person nun 80 kg abnimmt – würde ich mir dann Sorgen darüber machen, dass sie bei den Kniebeugen jetzt nicht mehr so viel Gewicht heben kann wie früher oder nicht mehr so viele Wiederholungen mit einem bestimmten Gewicht machen kann? Natürlich nicht.

Um die Vorteile des Krafttrainings für Ihre kognitiven Fähigkeiten optimal nutzen zu können, sollten Sie an mindestens drei (oder noch besser: vier) Tagen pro Woche Krafttraining betreiben. (Sie können diese Trainingssitzungen gleichmäßig über die Woche verteilen, indem Sie jeden zweiten Tag Krafttraining machen.) Bei Menschen, die biologisch noch jünger sind, sollte dieses Training darauf ausgerichtet sein, sowohl Muskelmasse als auch Muskelkraft aufzubauen und zu erhalten. Da das Altern mit einem Verlust an Muskelmasse und Muskelkraft einhergeht (einem Zustand, den man als Sarkopenie bezeichnet),[18] sollten die Übungen darauf abzielen, diesen Verlust zu verlangsamen.

Viele Menschen, die Krafttraining betreiben, nehmen Nahrungsergänzungsmittel ein, um das Muskelwachstum zu fördern; es gibt mittlerweile schon ein ganzes Forschungsgebiet, das sich mit Nahrungsergänzungsmitteln für den Muskelaufbau und für eine längere Ausdauer beim Training befasst. Wie wir bereits in Kapitel 7 besprochen haben, bin ich der Meinung, dass solche Nahrungsergänzungsmittel durchaus ihren Stellenwert haben. Wenn es Ihnen schwerfällt, Muskeln aufzubauen und zu erhalten, sollten Sie vielleicht ein paar der folgenden Möglichkeiten in Betracht ziehen und auch mit einem Trainer darüber sprechen:

- Molkenprotein ist eine gute Eiweißquelle für den Muskelaufbau, da es die Reparatur der kleinen Muskelrisse fördert, die beim Krafttraining entstehen.
- Kreatin dient als Energielieferant für die Muskeln.
- Chrom und Amylopektin fördern den Muskelaufbau, vor allem, wenn man seinem Körper nicht genügend Molkenprotein zuführt.[19]
- Hydroxymethylbutyrat (HMB), ein Metabolit der Aminosäure Leucin, unterstützt über verschiedene Mechanismen (unter ande-

rem durch einen veränderten Cholesterinstoffwechsel) ebenfalls das Muskelwachstum.[20]

- Ursolsäure, die unter anderem in Rosmarin, Salbei und Äpfeln enthalten ist, wirkt sich positiv auf die Fettverbrennung aus.

Nicht alles, was den Muskelaufbau fördert, trägt auch zur Verbesserung der kognitiven Fähigkeiten bei; und selbst wenn das der Fall sein sollte, sollte man die Vor- und Nachteile solcher Substanzen unbedingt sorgfältig abwägen. Wachstumshormone können zum Beispiel die Muskelmasse und -kraft erhöhen, haben aber nachweislich keinen Einfluss auf die geistigen Fähigkeiten von Menschen, die unter einem kognitiven Abbau leiden. Auch Testosteron wird schon seit Jahren zur Erhöhung der Muskelmasse eingesetzt – ein Effekt, den dieses Hormon sowohl durch eine anabole Wirkung (Muskelaufbau) als auch durch eine antikatabole Wirkung (Verhinderung des Muskelabbaus) bewirkt. In unseren Studien haben wir es supplementiert, um bei denjenigen Probanden, die wegen eines Abbaus ihrer kognitiven Fähigkeiten behandelt werden, einen optimalen Testosteronspiegel zu erreichen. Dabei kommt es jedoch auf ein ausgewogenes Verhältnis an: Es ist wichtig, die mit einem supraphysiologischen Testosteronspiegel einhergehenden Nebenwirkungen (zum Beispiel ein erhöhtes Risiko für Herzinfarkt, Bluthochdruck, Schlafstörungen, aggressives Verhalten, Leberschäden und Prostatavergrößerung) zu vermeiden.

Hochintensives Intervalltraining

Die Idee des Intervalltrainings reicht mindestens bis zur Mitte des 20. Jahrhunderts zurück. Wenn Sie also jemals an Wettläufen teilgenommen haben, dann erinnern Sie sich wahrscheinlich – entweder mit einer gewissen Vorliebe oder Abneigung oder mit gemischten Gefühlen – an das Laufen von »Intervallen« auf einer Laufbahn. Ein gängiges Intervalltraining auf der Laufbahn besteht aus 100 Metern Sprint, gefolgt von 100 Metern Gehen, dann wieder 100 Metern Sprint und so weiter, und das über eine Strecke von anderthalb Kilometern. Erst in den letzten zehn Jahren begann sich das Konzept »Hart trainieren, kurze Pause, dann wieder hart trainieren« auch außerhalb des Lauftrainings durchzusetzen, als Trainer anfingen, die Sportler, die sie betreuten, auch mit Hanteln, Geräten und Körpergewichtsübungen fit zu machen. Und aus welchem Grund auch immer war das der Zeitpunkt, an dem die Begriffe *hohe Intensität* und *Intervalltraining* miteinander kombiniert wurden und die Abkürzung HIIT immer mehr an Bedeutung gewann. Heute begegnet einem dieser Begriff auf Schritt und Tritt. Es gibt Fitnesstrainer, die sich auf HIIT spezialisiert haben, HIIT-Workouts und sogar HIIT-Ballett.

Natürlich ist es nicht ungewöhnlich, dass ein Fitnesstrend schnell populär wird, die Leute aber dann wieder das Interesse daran verlieren. Dafür gibt es jede Menge Beispiele: »Tae Bo«, eine Fitness-Sportart, die im Jahr 2003 den Höhepunkt ihrer Popularität erreichte, »Jazzercise«, das Tanzfitnessprogramm, das um das Jahr 1986 herum seine Blütezeit hatte, und »Vibrationsgürtel«, angebliche Hilfsmittel zur Gewichtsreduktion, die 1969 in Mode waren. Dass Google zwischen 2010 und 2019 eine Zunahme der Verwendung des Begriffs *High-Intensity Interval Training* (hochintensives Intervalltraining) um 450 Prozent verzeichnete, mag also auf den ersten Blick nicht viel zu bedeuten haben. Doch was mich fasziniert hat, ist die Tatsache, dass die Gesundheitsforschung so schnell auf den HIIT-Zug aufgesprungen ist.

Mittlerweile wird HIIT alljährlich in vielen qualitativ hochwertigen Studien untersucht. Natürlich geht es in den meisten dieser Forschungsarbeiten entweder um die positiven Auswirkungen dieser Trainingsform auf unseren allgemeinen Gesundheitszustand oder auf speziellere Aspekte wie das Herz-Kreislauf-System oder die muskuloskelettale Gesundheit. Doch seit einiger Zeit wird HIIT auch immer häufiger im

Zusammenhang mit der kognitiven Gesundheit untersucht – und die Daten sind sehr überzeugend.

Eigentlich ist das ja auch kein Wunder. Denn da HIIT gewissermaßen an der Schnittstelle zwischen Ausdauer- und Krafttraining angesiedelt ist, kann man davon ausgehen, dass es viele Vorteile beider Trainingsformen miteinander verbindet; und das stimmt auch tatsächlich. Und obwohl ich noch nicht hundertprozentig davon überzeugt bin, dass HIIT eine Art »Doppelpack« ist (also das traditionelle Ausdauer- und Krafttraining völlig ersetzen kann), scheint sich im menschlichen Gehirn doch etwas ganz Besonderes abzuspielen, wenn man kurze Runden intensiven Trainings absolviert und zwischendurch kurze Pausen macht. Inzwischen bin ich der Überzeugung, dass das sehr viel mit Hormesis zu tun hat.

Das Konzept der Hormesis hat seinen Ursprung in der Toxikologie, wo dieser Begriff zur Beschreibung des Phänomens geprägt wurde, dass eine kleine Dosis eines Gifts (oder sonstigen Schadstoffs) eine positive Reaktion im Organismus hervorrufen kann. Eine winzige Menge eines Herbizids kann zum Beispiel manchmal dazu führen, dass eine Pflanze schneller wächst und größer und kräftiger wird, während eine etwas höhere Dosis die gewünschte Herbizidwirkung entfaltet.[21] Dieses Phänomen ist schnell bekannt geworden, sodass der Begriff »Hormesis« inzwischen auf alle Umweltfaktoren angewendet wird, bei denen eine geringe Dosis eine positive und eine hohe Dosis eine schädliche Wirkung hat.

Dieses Prinzip kommt auch in dem Sprichwort »Was dich nicht umbringt, macht dich stärker« zum Ausdruck – ein Spruch, der von dem deutschen Philosophen Friedrich Nietzsche populär gemacht wurde, obwohl er nicht ganz zutreffend ist. Denn es gibt viele Dinge, die einen nicht umbringen, aber auch nicht stärken. Bei vielen Stressfaktoren scheint es jedoch ebenfalls einen hormetischen Punkt zu geben, bis zu dem die Exposition vorteilhaft ist, und einen hormetischen Kipppunkt, ab dem sie schädlich wird. Und es gibt immer mehr wissenschaftliche Erkenntnisse dazu, dass viele Stressoren, die am hormetischen Punkt (oder unterhalb dieses Punkts) liegen, tatsächlich ganzheitliche Anti-Aging-Effekte zu haben scheinen.

Der bekannteste und am besten untersuchte Stressfaktor dieser Art ist das Fasten – wie Sie in Kapitel 7 erfahren haben, ein wichtiger Bestandteil einer Ernährungsweise, die auf eine lebenslange kognitive Gesundheit abzielt. Natürlich stirbt jedes Lebewesen, wenn man es zu lange hungern lässt. Aber man beobachtet immer wieder, dass eine Einschränkung der Energiezufuhr die Lebensdauer bestimmter Organismen verlängert – von Fadenwürmern über Fruchtfliegen bis hin zu Mäusen und Affen. Es ist sehr schwierig, solche Experimente an langlebigen Lebewesen wie Menschen durchzuführen; doch anhand epigenetischer Muster und anderer typischer Merkmale des biologischen Alterungsprozesses konnten Wissenschaftler zeigen, dass eine langfristige Kalorienrestriktion dem Alterungsprozess wahrscheinlich auch beim Menschen entgegenwirkt.[22] Nach Meinung mancher Wissenschaftler ist das darauf zurückzuführen, dass Fasten eine Überlebensreaktion auslöst – unsere Zellen sind von unserer Evolution her darauf programmiert, in wahrgenommenen Stresssituationen Energie zu sparen.[23]

Ist das HIIT vielleicht ebenfalls ein akuter Stressfaktor, der eine Überlebensreaktion auslöst? Ich glaube, das gilt für jede körperliche Aktivität. Aber diese spezielle, kurze und intensive Form von körperlichem Training ist möglicherweise einfach besser dazu geeignet, eine hormetische Reaktion auszulösen – vielleicht, weil sie unseren Körper auf die gleiche Weise anregt, wie unsere Vorfahren stimuliert wurden, wenn sie sich *wirklich* in Gefahr befanden. Solche Gefahren waren oft nur von kurzer Dauer; vielleicht war nur ein schneller Sprint erforderlich, um vor einer tödlich giftigen Schlange davonzulaufen. Doch wenn der Körper unserer Vorfahren in solchen Augenblicken einfach nur genügend Energie produziert hat, um auf eine sehr akute Gefahr zu reagieren, dann hätten sie keine Kraft mehr für die selteneren Fälle übrig gehabt, in denen die Gefahrensituation *nicht* sofort wieder vorüber war. Die Menschen, die sich im Zuge der Evolution so entwickelten, dass ihr Körper in solchen Zeiten zusätzliche Energie erzeugte, hatten also bessere Überlebenschancen – und das sind die Vorfahren, von denen wir abstammen. Übrigens könnte das auch der Grund sein, warum HIIT eine plötzliche Zunahme der mitochondrialen Kapazität bewirkt, die über die Grenzen dessen hinausgeht, was zur Bereitstellung von Energie für dieses spezielle Training gebraucht wird[24] – ein Überschuss, der uns hilft, das durch den Alterungsprozess bedrohte Energiegleichgewicht aufrechtzuerhalten. Das wird durch Studien belegt, die zeigen, dass HIIT sich positiv auf die kognitive Leistungsfähigkeit[25] und die exekutiven Funktionen auswirkt, und zwar sowohl bei alten als auch bei jüngeren Menschen.[26]

Daher sollte jeder (außer Menschen mit schweren Herz-Kreislauf-Erkrankungen) unbedingt HIIT praktizieren. Und obwohl ich nicht finde, dass man statt einer reinen Ausdauertrainingssitzung und einer separaten Krafttrainingssitzung immer eine Abkürzung nehmen und einfach eine HIIT-Einheit absolvieren (also zwei Trainingssitzungen auf eine einzige reduzieren) darf, bin ich doch der Ansicht, dass HIIT eine dieser beiden Trainingsformen eins zu eins ersetzen kann – vorausgesetzt, man absolviert auch weiterhin regelmäßig separate Ausdauer- und Krafttrainingseinheiten.

Blutflussrestriktionstraining

Eine der Eigenschaften, die ich am HIIT schätze, ist die Tatsache, dass es als kombinierte Trainingsstrategie, die viele Vorteile von Ausdauer- und Krafttraining miteinander verbindet, eine sehr lohnende »Investition« ist: Das heißt, man bekommt für die Zeit und Mühe, die man in dieses Training investiert, eine Menge zurück. Aus dem gleichen Grund halte ich auch sehr viel davon, mit Geräten zur Blutflussrestriktion (BFR) zu arbeiten – eine Praxis, die oft als Okklusionstraining bezeichnet wird und auch unter dem Namen KAATSU (oder KAATSU-Training) bekannt ist. KAATSU ist ein Unternehmen, das Bänder herstellt, die während des Trainings eng an den Oberarmen und Beinen anliegen (aber nicht so fest, dass sie den Blutfluss radikal unterbrechen, wie es bei einem Notfall-Blutstauer der Fall ist).

Nach meinen vorigen Ausführungen kommt Ihnen das Blutflussrestriktionstraining (BFRT) vielleicht gar nicht so abwegig vor, denn dabei handelt es sich um eine hormetische Intervention – einen zusätzlichen Stressfaktor für den menschlichen Körper, der sich im Zuge der Evolution so entwickelt hat, dass er solche Schocks braucht, um seine volle Abwehrkraft zu entfalten.[27] Tatsächlich ist das die Logik, die hinter der Beliebtheit des Blutflussrestriktionstrainings bei Weltklasse-Athleten steckt: Sie verwenden Okklusionsbänder, um die Wirksamkeit ihres Trainings zu verbessern oder die Trainingszeit zu verkürzen. Als ich zum ersten Mal davon hörte, hielt ich es eher für einen überbewerteten Trainingstrend. Doch im Lauf der Jahre habe ich gelernt, dass es zwar durchaus sinnvoll ist, skeptisch zu sein, dass anfängliche Vorbehalte einen aber nicht davon abhalten sollten, die Fachliteratur zu lesen, andere Menschen nach ihren Erfahrungen zu fragen und bestimmte Dinge sogar selbst auszuprobieren – vor allem, wenn keine Sicherheitsbedenken dagegensprechen. Also habe ich genau das getan.

BFRT ist keine neue Idee. Dieses Therapieverfahren wurde schon vor über 50 Jahren von dem japanischen Forscher und Kraftsportler Yoshiaki Sato entwickelt, der die KAATSU-Bänder zunächst für seinen eigenen Gebrauch und dann für seine Freunde und Familienmitglieder konzipierte, bevor diese Idee in Physiotherapie- und Bodybuilding-Kreisen Aufmerksamkeit erregte. Später tat Sato sich mit Wissenschaftlern des Yokohama Sports Medical Center zusammen, um nachzuweisen, dass die Einschränkung der Durchblutung während des Trainings eine überproportionale Muskelreparaturreaktion auslöst.[28] Oder um es ein bisschen einfacher auszudrücken: Athleten, die mit Okklusionsbändern trainierten, bekamen größere und stärkere Muskeln, ohne dafür zusätzliche Trainingseinheiten absolvieren zu müssen! Heute wird diese Methode häufig bei Profisportlern eingesetzt, um die Genesungszeit nach Verletzungen zu verkürzen und einem Muskelschwund vorzubeugen. Tatsächlich verwendeten viele Athleten bei den Olympischen Sommerspielen 2020 in Tokio (die im Jahr 2021 stattfanden) KAATSU-Bänder, worüber Sato, der in der nahe gelegenen Stadt Fuchu lebt, sich sehr freute. »Eigentlich war es ohnehin nur eine Frage der Zeit«, erklärte er Journalisten der *New York Times* gegenüber, als die Spiele begannen. »Ich hätte nur nicht gedacht, dass es so lange dauern würde.«[29]

Vielleicht wird es sogar noch länger dauern, bis einer der faszinierendsten Aspekte des Blutflussrestriktionstrainings – nämlich seine potenziellen Auswirkungen auf die Gehirngesundheit – sich ebenfalls allgemeiner Bekanntheit und Anerkennung erfreut. Ich bin aber fest davon überzeugt, dass es irgendwann so weit sein wird, und mit dieser Meinung stehe ich nicht allein da.

Fasziniert von den Erkenntnissen, die die Zusammenarbeit mit Sato ihnen gebracht hatte, stellten sich die Wissenschaftler vom Yokohama Sports Medical Center nun die nächste logische Frage: Wie kommt das? Um eine Antwort auf diese Frage zu finden, sammelten sie vor und nach einer Reihe von Beinstreckübungen Plasmaproben von ein paar Studienteilnehmern und verglichen die »Davor«- und »Danach«-Werte dann miteinander. Später wiederholten sie das Experiment mit denselben Teilnehmern, die diesmal aber Okklusionsbänder trugen, und stellten fest, dass die Wachstumshormon-, Noradrenalin- und Milchsäurespiegel bei eingeschränkter Durchblutung deutlich anstiegen.[30] Nachdem sie zu dieser Erkenntnis gekommen waren, wurden noch mehr Untersuchungen durchgeführt, und in den darauffolgenden Jahren zeigten weitere Forschungsteams, dass das Blutflussrestriktionstraining sich offenbar auch auf den Insulin-Wachstumsfaktor, den vaskulären endothelialen Wachstumsfaktor und den Hypoxie-induzierbaren Faktor auswirkt. (Bei diesen drei Faktoren handelt es sich um Bestandteile von Signalwegen, die mit Neuroplastizität und Kognition in Verbindung gebracht werden.) Angesichts dieser bahnbrechenden Erkenntnisse forderte ein Team deutscher Wissenschaftler von der Otto-von-Guericke-Universität Magdeburg, dem Deutschen Zentrum für Neurodegenerative Erkrankungen und dem Centre for Behavioral Brain Sciences im Jahr 2018, man müsse den potenziellen Einfluss des Okklusionstrainings auf die Kognition unbedingt stärker in den Mittelpunkt wissenschaftlicher Untersuchungen rücken.[31]

Im Jahr 2021 berichtete ein internationales Forscherteam, dass eine Blutflussrestriktion die exekutiven Funktionen sogar schon in Verbindung mit sehr leichter körperlicher Betätigung wie beispielsweise Gehen verbesserte.[32] Im selben Jahr stellte eine Gruppe von Forschern unter der Leitung von Neurowissenschaftlern im Iran fest, dass Blutflussrestriktionstraining einen signifikanten Einfluss auf die Schlafqualität, die Stimmung und die Ergebnisse von Probanden in einem Test hatte, der häufig für die Feststellung kognitiver Beeinträchtigungen eingesetzt wird.[33] Aufgrund solcher Studien kam ein Team aus spanischen Forschern zu dem Schluss, dass Okklusionstraining eine vielversprechende Strategie zum Schutz vor kognitiven Beeinträchtigungen ist. »Die Blutflussrestriktionstherapie scheint sich bei Patienten mit neurologischen Störungen positiv auszuwirken, ohne unerwünschte Nebenwirkungen zu haben«, schrieb das Team, warnte aber gleichzeitig auch vor allzu großem Optimismus: »Es werden noch homogenere klinische Studien mit größeren Stichproben notwendig sein, um die Wirksamkeit dieser Maßnahme im Vergleich zu anderen Behandlungsmethoden objektiver beurteilen zu können.«

Und genau da liegt das Problem: Große klinische Studien, wie das spanische Forscherteam sie zu Recht anmahnt, sind sehr kostspielig, während BFR-Bänder (im Gegensatz zu Medikamenten) relativ preiswert sind und lange halten – und damit stehen Wissenschaftler, die sich für die Erforschung dieser vielversprechenden Zusammenhänge interessieren, wieder einmal vor einem Finanzierungsproblem.

Man kann also mit Fug und Recht behaupten, dass meine Begeisterung für die Blutflussrestriktion nur auf begrenzten klinischen Nachweisen beruht; doch andererseits gibt es immer mehr positive Patientenergebnisse dazu.

Nehmen wir zum Beispiel Michelle. Die 72-jährige pensionierte Krankenschwester und langjährige Skifahrerin kam zu uns, weil sich ihre Gedächtnisleistung offenbar sehr rasch verschlechterte; außerdem erschwerten ihr zwei stark geschädigte Knie und ein Schulterproblem das Training. Aber natürlich ist körperliche Aktivität ein wichtiger Bestandteil des ReCODE-Protokolls; und wie Sie inzwischen wissen, spielt Krafttraining dabei eine große Rolle.

KAATSU-Bänder waren eine große Hilfe für Michelle, denn dank dieser Bänder brachte ihr das Heben sehr leichter Gewichte einen größeren Nutzen. Und obwohl das nur eine von mehr als einem Dutzend Behandlungsmaßnahmen war, die wir ihr verordneten – und man nicht weiß, ob es der entscheidende Faktor für ihre Genesung war –, schien es ihr großen Spaß zu machen.

»Ich war mein Leben lang Sportlerin«, sagte sie. »In den letzten Jahren konnte ich nicht viel Sport treiben; und zu sehen, wie meine Muskeln sich dadurch abbauten, hat mich sehr traurig gemacht. Ich glaube, selbst wenn mein Gedächtnis nicht so schnell nachgelassen hätte, wäre ich schon allein dadurch depressiv geworden. Aber mit den Bändern kann ich ziemlich leichte Übungen machen und weiß, dass mir das trotzdem etwas bringt; und ich sehe die positiven Ergebnisse auch tatsächlich, wenn ich in den Spiegel schaue.«

Aber es ging nicht nur darum, wie ihr Körper aussah, sondern auch darum, wie ihr *Gehirn* auf dieses Training reagierte! Im darauffolgenden Jahr gelang Michelle eine inspirierende kognitive Kehrtwende: In diesem Zeitraum konnten bei ihr weder Gedächtnisverlust noch andere Anzeichen eines kognitiven Abbaus festgestellt werden.

Natürlich müssen Sie (wie ich in diesem Buch bereits mehrfach betont habe) nicht warten, bis Ihr körperlicher und geistiger Gesundheitszustand sich verschlechtert, um die ganzheitlichen Vorteile eines Trainings mit Okklusionsbändern zu nutzen. Allerdings ist diese Form der Trainingsunterstützung nicht für alle Menschen geeignet: Patienten mit unkontrolliertem Bluthochdruck, Schmerzen im Brustkorb, Sichelzellanämie, so schwerer Herzinsuffizienz, dass sie keinen Sport mehr treiben dürfen, und anderen Erkrankungen sollten Einschränkungen des Blutflusses vermeiden. Und natürlich sollte jeder vorher seinen behandelnden Arzt um Rat fragen. Doch die Einstiegshürden sind bei dieser Trainingsform so gering und die potenziellen Vorteile so groß, dass ich davon ausgehe, dass bald mehr gesunde Menschen Blutflussrestriktionstraining praktizieren werden.

Meiner Meinung nach sollte es sogar bei *allen* Menschen ein fester Bestandteil des Krafttrainings sein. Sie sollten es mehrmals pro Woche bei leichteren Übungen (mit einer Belastung von ungefähr 20 bis 40 Prozent Ihres Maximums) bis zu 15 Minuten lang praktizieren. Aber bitte nicht länger. Denken Sie an die hormetische Regel: Ein bisschen ist gut – viel ist nicht gut.

Training in Kombination mit Sauerstofftherapie

Das menschliche Gehirn ist ein erstaunlich kompliziertes Organ, und jeder, der behauptet, es hundertprozentig zu verstehen, ist garantiert auf dem Holzweg. Trotzdem gibt es ein paar wichtige Prinzipien im Umgang mit unserem Gehirn, die leicht nachvollziehbar sind – zum Beispiel, dass es Sauerstoff braucht, um zu funktionieren.

Wenn dem Gehirn Sauerstoff entzogen wird (und wenn auch nur für ein bis zwei Minuten), stürzt uns das in eine ganze Kaskade pathophysiologischer Krisen. Unsere Mitochondrien stellen ihre Funktionen ein und unsere Energie geht in den Keller. Unsere Neuronen sterben ab. Nach drei bis vier Minuten ist der Schaden oft irreparabel; und nach fünf bis sechs Minuten ist der Tod fast immer unvermeidlich. Es gibt nur sehr wenige Menschen, die länger als zehn Minuten ohne Sauerstoff ausgekommen sind und später darüber berichten konnten.

Zum Glück leben wir in einer Welt, in der Sauerstoff reichlich vorhanden ist. Er ist buchstäblich nur einen Atemzug von uns entfernt! Daher mussten unsere Vorfahren sich keine Mühe geben, Wege zu finden, wie sie ihn für lange Zeit in ihren Gehirnzellen speichern konnten. Wir haben uns im Zuge der Evolution so entwickelt, dass wir unseren Sauerstoff immer genau dann bekommen, wenn wir ihn brauchen.[34]

Da unsere Atmosphäre jedoch nur zu ungefähr 21 Prozent aus Sauerstoff besteht, war Sauerstoff aus der Luft lange Zeit die einzige Form, wie wir dieses wichtige Lebenselixier bekommen konnten – bis zu dem Zeitpunkt, als wir lernten, Sauerstoff zu isolieren, zu speichern und Menschen in erhöhten Konzentrationen zu verabreichen. Heute ist reiner Sauerstoff – vor allem solcher, der Patienten in einem höheren als dem atmosphärischen Druck verabreicht wird – eine etablierte Behandlungsmethode für Infektionen, Anämien, Verbrennungen, Strahlenschäden und die Dekompressionskrankheit und hat sich als vielversprechende Therapie zur Bekämpfung von Entzündungen und freien Radikalen und zur Aktivierung neuronaler Stammzellen erwiesen.[35] Außerdem haben Studien gezeigt, dass Drucksauerstoff die kognitive Funktion von Patienten mit leichter kognitiver Beeinträchtigung, Alzheimer-Krankheit und vaskulärer Demenz erheblich verbessern kann. (Eine eingeschränkte Energieversorgung aufgrund krankhafter Gefäßveränderungen ist eine wichtige Ursache für die Gehirnalterung; und es gibt über eine Million Amerikaner mit vaskulärer Demenz.)[36]

Daher erscheint es naheliegend, die Vorteile von körperlicher Aktivität und zusätzlichem Sauerstoff miteinander zu kombinieren, um etwas für die Gesundheit seines Gehirns zu tun. Doch leider steckt die Forschung auf diesem Gebiet noch in den Kinderschuhen. (Dies ist ein weiterer Fall, in dem es nicht um ein Medikament geht, das man verkaufen kann; und daher liegt kein großer Gewinnanreiz darin, diesen Zusammenhang zu erforschen.) Es gibt jedoch ein paar überzeugende Hinweise darauf, dass dieses Kombipack tatsächlich ein wirksames Mittel zur Verbesserung der kognitiven Funktion sein könnte. In einer Studie mit Patienten, die an Long-COVID leiden (ein häufiges Symptom ist ein starker, anhaltender Gehirnnebel, der große Ähnlichkeit mit einer Demenz hat), verbesserten sich die MoCA-Werte der Probanden durch ein Rehabilitationsprogramm mit Bewegung und Sauerstofftherapie (EWOT) innerhalb von nur sechs Wochen von einem Bereich, der auf eine leichte kognitive Beeinträchtigung hindeutete, auf fast normale Werte.[37] (EWOT ist eine Methode, bei der man während des Trainings reinen Sauerstoff einatmet.)

Daten wie diese haben meine liebe Freundin Julie G. fasziniert. Nachdem sie das ReCODE-Protokoll befolgt hatte, um im Alter von Ende 40 eine starke, beängstigende kognitive Beeinträchtigung zu überwinden, ist Julie zu einer begeisterten Verfechterin der Idee einer lebenslangen Gehirngesundheit geworden. Da ihr bewusst ist, dass sich dieses Protokoll noch in der Entwicklung befindet, hat sie jede Chance genutzt, um Behandlungsmaßnahmen auszuprobieren, die anderen Menschen helfen könnten, kognitiven Verfall und Neurodegeneration rückgängig zu machen – oder noch besser: von vornherein zu verhindern.

Zu diesem Zweck erwarb Julie im Jahr 2024 eines der vielen EWOT-Heimsysteme, die es seit Kurzem auf dem Markt gibt und die für Menschen, die mit einer Kombination aus Bewegung und Sauerstoffgabe experimentieren möchten, immer erschwinglicher werden. Sie begann, das System – bestehend aus einem Sauerstoffkonzentrator, einem Sauerstoffbeutel und einer speziellen Maske – bei ihren HIIT-Trainingseinheiten zu verwenden, bei denen sie Walking- und Sprintphasen miteinander kombinierte. Und da Julie ein ziemlicher Datenfreak ist, beschloss sie außerdem, die Steifigkeit ihrer Arterien vor und nach dem Training mithilfe eines Geräts zu überprüfen, das die Pulswellengeschwindigkeit der Aorta misst. »Ich benutze dieses Gerät inzwischen schon seit fünf Jahren immer wieder«, berichtete mir Julie später, »aber selbst mit ziemlich extremem Training konnte ich die Werte nie sehr stark beeinflussen.« Doch schon bei ihrer ersten Anwendung von EWOT in Kombination mit HIIT verbesserte sich Julies Arteriensteifigkeitswert um 36 Prozent. »Ich habe noch nie einen so starken Rückgang meiner Arteriensteifigkeit bei einer Übung oder irgendeiner anderen Behandlungsmaßnahme beobachtet«, schrieb sie.[38]

Das ist zwar nur ein einzelner Datenpunkt in einem nicht-klinischen Umfeld; daher sollten Sie ihm keine übermäßige Bedeutung beimessen. Doch da inzwischen immer mehr ReCODE-Protokoll-Patienten EWOT nutzen und ich auch immer mehr Erfolgsgeschichten darüber höre, wächst mein Vertrauen in diese Strategie – nicht nur als Methode, um kognitiven Abbau rückgängig zu machen, sondern auch als Möglichkeit, allen Menschen, deren Gehirn bereits »am Limit« arbeitet, den kleinen Schub zu geben, den es so dringend braucht.

Und das betrifft uns alle! Wenn Sie sich noch an den Vergleich mit dem Bergaufradeln erinnern, den ich in diesem Buch mehrfach verwendet habe, dann wissen Sie, dass unser Gehirn ein System ist, das immer sehr nah an seinen Grenzen arbeitet und daher für jedes kleine Problem anfällig ist. Zu diesen Problemen gehört auch die effiziente Verwertung von Sauerstoff, um den enormen Energiebedarf des Gehirns zu decken – und das in einer Welt, in der unser Körper selbst bei maximaler körperlicher Anstrengung höchstens 21 Prozent Sauerstoff aufnehmen kann. Die gute Nachricht ist jedoch, dass es keiner großen Erhöhung der Sauerstoffkonzentration oder des Sauerstoffdrucks bedarf, um Abhilfe zu schaffen. Oder um meine Geschichte von dem Fahrradfahrer, dem die Kraft ausgeht, weiterzuspinnen: Denken Sie nur einmal daran, was für eine große Hilfe die Einführung von

Elektrofahrrädern für Menschen war, die bei ihrer Fahrt zur Arbeit große Höhenunterschiede bewältigen müssen. Die Tretunterstützung bringt keine große Leistungssteigerung, sondern bietet lediglich eine kleine zusätzliche Hilfe; inzwischen bin ich der Meinung, dass EWOT eine ähnliche Funktion erfüllt.

Allerdings muss ich zugeben, dass EWOT umständlich sein kann. Der Aufbau ist zeitaufwendig. Außerdem muss das System sauber gehalten werden; und das Trainieren mit einer Maske (und einem Schlauch, der diese Maske mit Sauerstoffbeutel und Konzentrator verbindet) kann sehr unangenehm sein. Obwohl EWOT-Systeme für zu Hause im Kommen sind und preislich allmählich auch immer erschwinglicher werden, ist das für die meisten Menschen keine Anschaffung, die sie ohne sorgfältige Kosten-Nutzen-Abwägung tätigen können. Daher empfehle ich Ihnen, wenn möglich ein Fitnessstudio oder Bewegungstherapiezentrum zu finden, in dem Sie dieses Gerät vor dem Kauf ein paar Mal ausprobieren können. Meiner Meinung nach ist es sein Geld wert; doch das sind Überlegungen, die jeder für sich selbst (und, wie ich noch einmal dringend betonen möchte, auch in Absprache mit dem Hausarzt) anstellen sollte. Wenn Sie sich für EWOT entscheiden, empfehle ich Ihnen, mindestens eine Sitzung pro Woche im Rahmen eines Ausdauer- oder HIIT-Trainings zu absolvieren.

Es ist wichtig zu erwähnen, dass manche EWOT-Systeme einen Modus anbieten, bei dem das Gerät zwischen Hyperoxie (Überversorgung mit Sauerstoff) und Hypoxie (Unterversorgung bzw. einem geringeren Sauerstoffgehalt als in der Raumluft) hin und her wechselt. Auch das ist ein Faktor, der zur Hormesis beiträgt: In diesem Fall kommt es dadurch zu einer vermehrten Ausschüttung trophischer Faktoren. Dabei gilt es allerdings auch, ein paar Risiken zu beachten. Erstens liegt (wie ich in diesem Buch schon mehrfach erwähnt habe) bei Personen, die bereits unter einem Abbau ihrer kognitiven Fähigkeiten leiden, sehr häufig eine eingeschränkte Energieversorgung vor, sodass eine weitere Einschränkung der Sauerstoffzufuhr bedenklich sein kann. Wenn Sie EWOT in Ihr Programm zur Bekämpfung kognitiver Beeinträchtigungen aufnehmen möchten, sollten Sie damit mindestens sechs Monate warten und diesen Modus erst dann ausprobieren, wenn Ihr Zustand sich durch andere Maßnahmen bereits verbessert hat. Zweitens kann auch schon ein ganz normaler Wechsel zwischen Hyperoxie und Normoxie (normale Sauerstoffversorgung) ausreichen, um die oben erwähnte vermehrte Ausschüttung trophischer Faktoren zu bewirken, da es sich bei der Normoxie ja in diesem Fall um eine relative Hypoxie handelt. Und nicht zuletzt gibt es bisher nur wenige veröffentlichte Forschungsergebnisse, die belegen, dass dieser Hypoxie-Therapieansatz sich positiv auf den kognitiven Abbau auswirkt. Bei Menschen, die noch nicht unter einer Einschränkung ihrer kognitiven Fähigkeiten leiden, sondern sich lediglich in der Präventionsphase befinden, gibt es weitaus weniger Bedenken hinsichtlich der Nutzung von EWOT-Systemen, die mit kurzen Hypoxiephasen arbeiten.

Treiben Sie einfach Sport!

Vor vielen Jahren kam eine Patientin namens Leena zu mir mit einer Bitte, die ich seitdem schon von vielen anderen Leuten gehört habe.

»Können Sie mir eine Liste mit Übungen geben, die für mich geeignet sind?«, fragte sie mich. »Ich möchte ganz sichergehen, die Übungen zu machen, die auch wirklich den größten Nutzen haben.«

Ich hatte Verständnis für Leenas Frage. Patienten sind es gewohnt, dass die Ärzte ihnen bestimmte Medikamente verschreiben. Warum sollten sie dann nicht auch erwarten, dass wir ihnen bestimmte Übungen verordnen?

Ich versuche den Menschen, die mich um Rat fragen, dann immer zu helfen, so gut ich kann. Ich empfehle ihnen, mehrmals pro Woche Ausdauer- und Kraftsport zu betreiben – und erkläre ihnen, dass es auch keine schlechte Idee ist, die Vorteile beider Trainingsformen zu nutzen, indem man ab und zu ein HIIT-Workout macht. Außerdem empfehle ich Blutflussrestriktionstraining und körperliche Aktivität in Kombination mit Sauerstofftherapie. Und seit Kurzem schlage ich ihnen auch vor, ihr Training mit Übungen für die Feinmotorik, Übungen, die Denkarbeit erfordern (wie beispielsweise das Erlernen von Tänzen), oder beidem zu kombinieren. Dazu hat mich die Arbeit von Ryan Glatt inspiriert, einem Trainer und Brain-Health-Coach vom Pacific Neuroscience Institute, der Fitnesstraining mit Problemlösungsaufgaben zu einem »Gehirntraining« verbindet. Als Ryan, ein begeisterter Videospieler, die Dance Dance Revolution entdeckte – eine Computerspielserie, bei der man sich in Reaktion auf rasch wechselnde musikalische und visuelle Signale sehr schnell bewegen muss –, stellte er fest, dass sich das sehr positiv auf den Gesundheitszustand und die Fitness der Spieler auswirkte. Heute unterstützt er seine Klienten dabei, Tätigkeiten zu finden, mit denen sie ihren Geist und Körper ebenfalls auf unterhaltsame Weise aktivieren können.

Trotzdem wollen manche Leute ganz genau wissen, wie weit sie jeden Tag laufen oder wie viele Kilometer sie mit dem Fahrrad fahren sollen. Sie fragen, was für Übungen sie machen müssen und mit welchen Gewichten, wie vielen Sätzen und Wiederholungen.

Das kann ich gut verstehen. Aber ich möchte, dass Ihnen vor allem eines klar ist: Die beste Übung für Ihr Gehirn ist diejenige, die Sie konsequent und sofort machen. Denn das ist ein Zeichen dafür, dass Ihnen diese Übung Freude bereitet.

Wenn Sie gerne laufen, dann laufen Sie. Wenn Sie gerne Rad fahren, dann fahren Sie Rad. Rudern Sie an einem schönen, kühlen Morgen auf einem Fluss. Heben Sie Gewichte in Ihrem Garten, während Ihnen die Sonne auf den Rücken scheint. Spielen Sie Fußball, Pickleball oder Basketball, tanzen Sie in einem Ballett mit oder praktizieren Sie Taekwondo. Betreiben Sie den Sport, der Ihnen Freude macht;

denn wenn Sie keine Freude daran haben, ist die Chance, dass Sie konsequent und dauerhaft dabei bleiben werden, nicht sehr groß.[39]

Wenn Sie Ihr Gehirn also nicht nur jetzt, sondern auch noch viele Jahrzehnte lang gesund erhalten möchten, wünsche ich Ihnen vor allem, dass Sie ein Trainingsprogramm finden, das Ihnen wirklich Spaß macht. Darauf kann man dann weiter aufbauen. Angenommen, Sie lieben Golf – oder »einen schönen Spaziergang mit Hindernissen«, wie Mark Twain das Golfspielen einmal bezeichnet hat. Auf den ersten Blick sieht das vielleicht nicht so aus, als könnten Sie auf diesem Weg Ihre Begeisterung für Ausdauersport, Krafttraining, HIIT, Blutflussrestriktion oder EWOT entdecken. Aber es ist zumindest schon mal ein guter Anfang – vor allem, wenn Sie gerne ein besserer Golfer werden möchten. Denn wie man inzwischen weiß, kann man durch Ausdauersport und Krafttraining sein Golfspiel verbessern,[40] während HIIT-Workouts sich besonders positiv auf die Drives von Golfern auswirken.[41] Auch Blutflussrestriktionstraining hilft Freizeitgolfern nachweislich, ihr Spiel zu verbessern;[42] und EWOT wirkt sich erwiesenermaßen positiv auf die Regeneration nach dem Sport aus.[43] Golfspielen allein bietet Ihnen also vielleicht nicht die Bewegung, die Sie für eine 100-jährige Gehirnlebensdauer brauchen; doch wenn Sie dieses Spiel lieben und es möglichst gut und bis ins hohe Alter hinein spielen möchten, ist das für Sie der beste Anfang.

Und deshalb sage ich Ihnen nun das Gleiche, was ich Leena damals gesagt habe und was ich seitdem vielen meiner Patienten einschärfe: Ich möchte, dass Sie den für Sie optimalen Anfang finden und Ihr Trainingsprogramm von da aus weiter aufbauen. Das ist der beste Weg zu einem alterslosen Gehirn.

9

Reinigung und Regeneration

Jahrelang hatte Sally sechs Stunden Schlaf pro Nacht für ausreichend gehalten. Als Professorin für Krankenpflege wusste sie zwar, dass sechs Stunden ein bisschen zu wenig sind; aber sie wusste auch, dass viele Menschen in ihrem Beruf nicht länger schlafen. Schließlich gibt es viele Mediziner, die ihren Patienten sieben bis acht Stunden Schlaf pro Nacht empfehlen, sich selber aber oft nicht an diese Faustregel halten. Unter ihren Kollegen war sie keine Ausnahme. Und laut Angaben des National Center for Health Statistics schläft ungefähr ein Drittel aller Erwachsenen zwischen 45 und 64 Jahren weniger als sieben Stunden pro Nacht.[1] Außerdem fühlte sich Sally ziemlich ausgeruht.

Doch dann begann ihr Gehirn zu rebellieren.

Es begann mit Zuckungen, als hätten ihre Hände Schluckauf. Neurologen bezeichnen solche unwillkürlichen Muskelkontraktionen als Myoklonus – ein Phänomen, das bei früh beginnenden und schnell fortschreitenden neurodegenerativen Erkrankungen sehr häufig auftritt.[2] Sally war sich dieser Zuckungen bewusst, versuchte sie aber zu ignorieren.

Als Nächstes begann sie Dinge, die sie sehr gut kannte, in falschen Worten zu beschreiben. Dieses Symptom bezeichnet man als Aphasie, es kommt bei einer Neurodegeneration ebenfalls häufig vor.[3] Aber die Dämonen der Verleugnung flüsterten ihr beruhigende Worte zu, und daher hielt Sally es für ausgeschlossen, dass mit ihrem Gehirn etwas nicht in Ordnung sein könnte.

Erst als Sally innerhalb eines Monats zweimal vergaß, ihre Enkelkinder von der Schule abzuholen, wurde ihr klar, dass mit ihr vielleicht tatsächlich etwas nicht stimmte. Da war es mit ihrer Verleugnung vorbei, und sie geriet in Panik – und das leider auch mit gutem Grund. Nachdem eine Amyloid-PET-Untersuchung positiv ausgefallen war, die Ärzte festgestellt hatten, dass sie eine Kopie des ApoE4-Gens besaß und ihr Zustand sich während einer klinischen Arzneimittelstudie verschlechtert hatte, fand sie endlich den Weg zu mir. Ihr MoCA-Wert deutete auf eine leichte kognitive Beeinträchtigung (das dritte von vier Stadien der Alzheimer-Krankheit) hin und ihre Kognoskopie zeigte Dutzende von erhöhten Risikofaktoren für eine Neurodegeneration.

Obwohl ich ihr nicht versprechen konnte, dass wir in der Lage sein würden, ihr geschädigtes Gehirn zu »reparieren«, versuchte ich sie zu beruhigen und erklärte ihr, sie sei kein hoffnungsloser Fall. »Ich kann verstehen, dass Sie das vielleicht anders sehen«, sagte ich, »aber für mich sind diese Ergebnisse in einer sehr wichtigen Hinsicht positiv. Wenn Sie die gleichen Symptome hätten, aber keines dieser Ergebnisse positiv wäre, wüssten wir nicht, welche Faktoren wir angehen müssten. Aber so haben wir wenigstens eine Art Fahrplan.«

Dieser Fahrplan begann damit, dass wir uns über die sechs Stunden unterhielten, die Sally jede Nacht schlief. Ich versicherte ihr, dass das kein schlechter Ausgangspunkt sei, ich meinen Patienten aber andere Ziele setzte:

- Mindestens sieben Stunden Schlaf pro Nacht,
- aber nicht mehr als achteinhalb Stunden (mehr als neun Stunden Schlaf gehen mit einem erhöhten Demenzrisiko einher)
- Mindestens anderthalb Stunden REM-Schlaf
- Mindestens eine Stunde Tiefschlaf
- Eine Sauerstoffsättigung (SpO_2) während des Schlafs von mindestens 92 Prozent, vorzugsweise über 94 Prozent
- Keinerlei Anzeichen für eine Schlafapnoe; daher ist das Ziel ein AHI (Apnoe-Hypopnoe-Index) von höchstens fünf.

In diesem Kapitel werden wir uns näher mit diesen verschiedenen Empfehlungen beschäftigen.

Genau wie jeder andere Bestandteil des ReCODE-Protokolls wird ein besserer Schlaf nicht alles verändern (und Sallys Schlaf war auch nicht das einzige Problem, an dem sie arbeiten musste, um wieder in den Genuss eines jugendlicheren Gehirns zu kommen); aber es ist kein Geheimnis, dass Ruhe und Erholung für eine gesunde Kognition absolut unerlässlich sind. Ich kenne niemanden, der unter einem kognitiven Abbau gelitten und sich vollständig erholt hat, ohne dieses leider so häufige Problem anzugehen. (Die Person, die ich oft als »Patient Zero« bezeichne und im April 2012 kennenlernte, hatte zuvor nur vier bis fünf Stunden pro Nacht geschlafen. Nachdem es ihr gelungen war, diesen und andere Problemfaktoren zu korrigieren, hat ihr Zustand sich verbessert und ist nun schon seit über zwölf Jahren stabil.)

Natürlich soll dieses Buch Ihnen dabei helfen, einem kognitiven Abbau von vornherein vorzubeugen. Das bedeutet, dass Sie nur dann die gleichen Maßnahmen ergreifen müssen wie Patient Null (und wie Sally), wenn diese Vorbeugung aus irgendeinem Grund misslungen ist.

Allerdings ist mir bewusst, dass es schwierig sein kann, Menschen von einer Änderung ihrer Schlafgewohnheiten zu überzeugen. Ungefähr ein Drittel aller Erwachsenen schläft *weniger* als sieben Stunden pro Nacht; das bedeutet, dass zwei Drittel *länger* schlafen. Rein theoretisch erfüllt also jeder, der sieben oder acht Stunden schläft, die Empfehlungen für eine ausreichende Nachtruhe – was viele Menschen zu der Annahme verleitet, dass sie genau den Schlaf bekommen, den sie brauchen. Aber eine (für das Gehirn) nachhaltige Erholung ist sehr viel komplexer und umfassender. Wie viele Stunden Sie pro Nacht schlafen, ist zwar ein wichtiger Anhaltspunkt – aber eben nur ein Anhaltspunkt. Ob Sie nachts wirklich die Erholung bekommen, die Sie brauchen, um sich eine jugendliche Gehirnfunktion zu bewahren, hängt ebenso sehr davon ab, was vor, während und nach diesen Stunden passiert. Es geht um die Pausen, die Ihr Gehirn im Lauf des Tages bekommt, und um Ihre Einstellung zur Welt und zum Leben.

Deshalb ist es wichtig, Ruhe nicht nur als etwas zu betrachten, das *am Ende des Tages* stattfindet, sondern als etwas, das unser Gehirn sich auch gönnen muss, um den Belastungen entgegenzuwirken, denen wir *während des Tages* ausgesetzt sind. Wenn wir Schlaf aus dieser Perspektive betrachten, wird uns klar, dass es zwei Dinge gibt, die wir tun können, um unsere Ruhe produktiver zu gestalten. Erstens: besser schlafen. Der zweite Punkt wird leider häufig übersehen: Wir müssen den Belastungen, die unserem Gehirn schaden, aus dem Weg gehen, damit unser Schlaf effektiver wird. Wenn wir uns auf beide Seiten dieser Medaille konzentrieren, ist unser Gehirn am besten vor Alterung geschützt. Daher werde ich in diesem Kapitel zunächst einmal darüber sprechen, was wir tun können, um so zu schlafen, dass der Alterungsprozess unseres Gehirns sich auf ein Minimum beschränkt; und als Nächstes werde ich darauf eingehen, was man tun kann, um belastende Faktoren von vornherein zu vermeiden.

Alles wird abgewaschen

Es gibt einen wunderschönen Song des Sängers und Songwriters Joe Purdy – den ersten Titel eines Albums namens *Julie Blue,* in dem Purdy die Rolle des Schlafs in unserem Leben nahezu perfekt auf den Punkt bringt. In »Wash Away« singt er:

Ich habe Probleme, oh ja, aber nicht heute,
denn sie werden von mir abgewaschen.

Purdy war sich dessen vielleicht nicht bewusst; doch was er in seinem Song beschreibt, ist ein Erfolgsrezept für einen gesunden Körper und ein gesundes Gehirn. Wir machen uns oft – und auch völlig zu Recht – Sorgen darüber, was für Schäden Giftstoffe und Infektionen unserem Körper und Gehirn zufügen können. Natürlich können körperliche Schädigungen dauerhafte Folgen haben; doch eine der am häufigsten ignorierten täglichen Belastungen für unser Gehirn ist der viele Stress, dem wir vom Aufwachen bis zum Schlafengehen ausgesetzt sind.

Wenn Sie jeden Morgen durch das Schellen Ihres Weckers aus dem Schlaf gerissen werden, dann beginnt Ihr Tag bereits mit einer Stressreaktion, die noch mehr ins Gewicht fällt, wenn Ihr Schlaf nicht so erholsam war, wie er eigentlich hätte sein sollen.[4] Wenn Sie Kinder haben, wissen Sie, dass die Kindererziehung oft eine gnadenlose Übung im Umgang mit Stress ist; und tatsächlich haben Forscher, die berufstätige Mütter untersuchten, einen auffallenden Zusammenhang zwischen elterlichem Stress und erhöhten Werten des Stresshormons Cortisol festgestellt, insbesondere morgens an Wochentagen.[5] Und wenn Sie auf der Autobahn zur Arbeit pendeln – vor allem, wenn Sie sich dabei mit unfreundlichen Autofahrern herumärgern müssen, aber auch sonst –, fällt Ihre Stressreaktion noch stärker aus.[6] Fühlen Sie sich bei der Arbeit ruhig, entspannt und glücklich? (Wenn ja, dann können Sie sich glücklich schätzen, denn beruflicher Stress und der daraus entstehende Burn-out sind ein sehr häufiges Problem, das offenbar immer mehr zunimmt.[7]) Von morgens bis abends werden wir, wie Purdy in seinem Song beschreibt, mit »Problemen« überschüttet und produzieren daher Stresshormone, die die Ansammlung und Ablagerung von Proteinen und Stoffwechselnebenprodukten in unserem Gehirn beschleunigen (Ablagerungen, bei denen es sich um typische Anzeichen einer kognitiven Beeinträchtigung handelt). Aber was wäre, wenn wir die Belastungen der letzten 24 Stunden mit jedem neuen Tag irgendwie von uns »abwaschen« könnten? Dann wäre unser Gehirn heute genauso gesund wie gestern, vorgestern und vorvorgestern. Diese gesunden Tage würden sich zu Wochen und Monaten summieren; und aus diesen Wochen und Monaten würden mit der Zeit wiederum Jahre und Jahrzehnte werden, in denen wir uns an einem gesunden Gehirn erfreuen können.

Es gibt ein System, das diese reinigende Funktion in unserem Körper erfüllt: Wie Sie vielleicht wissen, spült das Lymphsystem überschüssige Abfallstoffe aus unserem Organismus heraus und transportiert diese Stoffwechselnebenprodukte dorthin, wo sie über Atmung, Schweiß, Stuhlgang und Urin ausgeschieden werden können. Aber man weiß schon seit Langem, dass das zentrale Nervensystem nicht über ein solches Lymphsystem verfügt; und daher war man sich bisher auch nicht darüber im Klaren, ob das Gehirn in der Lage ist, Abfallstoffe auf ähnliche Weise zu beseitigen – sie aus unserem Nervensystem zu entfernen und im Körper zirkulieren zu lassen, um sie dann über das Lymphsystem auszuscheiden.

Heute wissen wir, dass das Gehirn tatsächlich über ein analoges System verfügt: die glymphatische Clearance. Ein wichtiges Element dieses Systems kennt man erst seit dem Jahr 2023, als Forscher über die Entdeckung einer hauchdünnen Membran berichteten, die das Gehirn umgibt und als Plattform für Immunzellen fungiert, welche den Liquor auf Anzeichen von Infektionen und Entzündungen hin überwachen.[8]

Denken Sie einmal darüber nach: Schon seit Jahrtausenden studieren wir Menschen das Gehirn. Seit Jahrzehnten verfügen wir über hoch entwickelte bildgebende Verfahren. Und doch ist diese subarachnoidale lymphatische Membran bis vor wenigen Jahren unbemerkt geblieben. Gerade solche Entdeckungen lassen mich unwillkürlich den Kopf schütteln, wenn ich Menschen sagen höre, dass »man gegen die Alterung des Gehirns nichts tun kann«. Denn wenn wir immer noch nicht genau wissen, was das Gehirn eigentlich ist und wie es arbeitet, wie können wir dann überhaupt zu dem Schluss kommen, dass sich gegen irgendeine neurologische Erkrankung nichts tun lässt?

In den wenigen Jahren seit der Entdeckung des glymphatischen Systems und der dafür zuständigen Struktur im Gehirn haben wir eine Menge gelernt. Zum Beispiel haben wir festgestellt, dass die toxischen

Proteine, die sich im Lauf des Tages in unserem Gehirn ansammeln, während des Schlafs durch diesen Filter herausgespült und entsorgt werden. Und man weiß inzwischen auch, dass das glymphatische System durch den adrenergen Tonus in seiner Funktion beeinträchtigt wird – mit anderen Worten: Wenn Ihr sympathisches Nervensystem aktiv ist (sei es aufgrund von Stress, einer Bedrohung oder weil Sie sich am Vorabend einen Horrorfilm angeschaut haben), kann Ihr glymphatisches System seine Aufgabe nicht richtig erfüllen.

Es scheint also auf der Hand zu liegen, dass die Anzahl der Schlafstunden dabei eine Rolle spielt; denn je mehr wir schlafen, desto mehr Zeit hat dieser Filter, um seine reinigende Wirkung zu entfalten. Das ist teilweise richtig; allerdings deuten neueste Forschungsergebnisse darauf hin, dass der *Tiefschlaf* unser glymphatisches System besonders stark aktiviert. Das menschliche Gehirn fällt nachts aber nicht in einen permanenten Tiefschlaf, sondern erreicht diese besonders erholsame Schlafphase mehrmals pro Nacht (und zwar oft in den ersten Nachtstunden). Während des Schlafs durchläuft unser Gehirn nämlich immer wiederkehrende Schwankungen in seinen elektrischen Signalen – ein Muster, das ein bisschen wie eine klassische Sinuswelle aussieht, mit mehreren Abstiegen in den Tiefschlaf und mehreren Aufstiegen in den REM-Schlaf (jenen Zustand, in dem wir am lebhaftesten träumen und der sich durch schnelle Augenbewegungen von den anderen Schlafphasen abhebt). Der REM-Schlaf tritt normalerweise in den letzten Nacht- und frühen Morgenstunden auf. Eine ausreichende Gesamtschlafdauer ist also nicht nur deshalb wichtig, weil der Filter in unserem Gehirn dann länger eingeschaltet ist, sondern auch, weil er im Lauf einer Nacht öfter seine maximale Leistungsfähigkeit erreicht, wenn wir lange genug schlafen. Unseren Schlaf zu optimieren, ist also das Beste, was wir tun können, um dieses glymphatische Clearance-System bei seiner Arbeit zu unterstützen. Wir sollten das Ziel im Auge haben, unserem Gehirn jede Nacht eine ausreichende Dosis Tiefschlaf zukommen zu lassen.

Bevor ich näher auf dieses Thema eingehe, muss ich Ihnen allerdings ein Geständnis machen: In der Nacht, bevor ich diese Zeilen schrieb, habe ich ziemlich schlecht geschlafen. Normalerweise versuche ich, mindestens auf eine Stunde Tiefschlaf und anderthalb Stunden REM-Schlaf zu kommen. Das wird nicht nur im Rahmen des ReCODE-Protokolls empfohlen, sondern ich rate es auch persönlich jedem, der der Alterung seines Gehirns vorbeugen möchte. Mittlerweile gibt es schon sehr präzise Schlaftracker (von Ringen über Uhren bis hin zu Überwachungsgeräten, die man neben das Bett legt oder stellt), mit denen wir sowohl unseren Schlaf in einer einzelnen Nacht als auch die Entwicklung unseres Schlafs über einen längeren Zeitraum nachverfolgen können – wobei letzterer Aspekt besonders wichtig ist, denn es wird immer wieder Zeiten geben, in denen man nachts nicht die Ruhe bekommt, die man sich wünscht und die man braucht. Bei mir war dieses Problem gestern Abend mit ziemlicher Sicherheit darauf zurückzuführen, dass ich tagsüber nicht meine ganze Arbeit geschafft hatte. Statt mich also vor dem Schlafengehen zu entspannen, arbeitete ich noch in meinem Homeoffice, sodass ich erst spät einschlief und in diesem relativ kurzen Zeitfenster nicht den Schlaf bekam, den ich brauchte. Als ich aufwachte, stellte ich fest, dass ich aufgrund meiner kürzeren Gesamtschlafzeit und der geringeren Anzahl vollständiger Schlafzyklen sowohl mein Tiefschlaf- als auch mein REM-Schlaf-Ziel verfehlt hatte. Daher konnte mein glymphatisches System in dieser Nacht nicht so oft wie sonst »auf Hochtouren laufen«. So etwas ist aber kein Grund zur Panik. Natürlich ist es besser, keine solchen »schlechten« Nächte zu erleben. Aber worauf es mir (und hoffentlich auch Ihnen) ankommt, ist die positive Entwicklung hin zu mehr Tiefschlaf und REM-Schlaf im zeitlichen Verlauf; und sobald Sie das Ziel von einer beziehungsweise anderthalb Stunden Tiefschlaf und REM-Schlaf erreicht haben, ist es natürlich auch wichtig, dass das dauerhaft so bleibt.

Deshalb will ich Ihnen nun etwas erklären, was nur sehr wenige Schlafexperten offen zugeben würden: *Wie* Sie dieses Ziel erreichen, ist nicht so wichtig wie die Tatsache, *dass* Sie es erreichen. Obwohl das Thema »Schlafhygiene« zu Recht im Mittelpunkt vieler Bücher und Podcasts über gesünderen Schlaf steht, begegne ich immer wieder Menschen, die sich darüber ärgern, dass sie die gängigsten Ratschläge zur Schaffung »perfekter« Schlafbedingungen nicht befolgen können, vor allem, weil sie – zumindest an dem Punkt, an dem sie sich auf ihrem Weg zu einem besseren Schlaf gerade befinden – das Gefühl haben, dass die empfohlenen Maßnahmen sich eher negativ auf ihren Schlaf auswirken würden.

Als Beispiel möchte ich von einer Patientin namens Barbara erzählen, die ich vor Kurzem kennengelernt habe und die die Gewohnheit hatte, jeden Abend vor dem Schlafengehen den Polizeifunk abzuhören, was in den USA – im Gegensatz zu Deutschland – legal ist. »Damit habe ich nach dem Tod meines Mannes angefangen«, erklärte sie. »Mir ist bewusst, dass es viele Menschen beunruhigen würde, wenn sie zuhören, wie verschiedene Unfälle und Verbrechen beschrieben werden, die überall um sie herum passieren, aber auf mich wirkt es beruhigend – es erinnert mich daran, dass es Menschen gibt, deren Aufgabe es ist, mich zu schützen, und wenn ich das weiß, mache ich mir weniger Sorgen.«

Das widerspricht eindeutig einem der wichtigsten Prinzipien der Schlafhygiene, denn Lärm beeinträchtigt den Schlaf und wirkt sich somit auch negativ auf unsere Gesundheit aus.[9] Und wenn es uns nicht gelungen wäre, Barbaras Schlaf auf andere Weise zu verbessern, dann wäre das definitiv einer der Aspekte gewesen, um die ich mich gekümmert hätte. Doch nachdem wir mehrere andere Probleme, die ihren Schlaf wahrscheinlich beeinträchtigten, behoben hatten, zeigte Barbaras Schlaf-Tracker an, dass sie jetzt auf ungefähr anderthalb Stunden Tiefschlaf und anderthalb Stunden REM-Schlaf kam; ihre Schlafqualität war also gut, und daran hat sich seither auch nichts mehr geändert. Und warum soll man etwas ändern, was gut funktioniert?

Obwohl ich fest davon überzeugt bin, dass die Prinzipien, um die es auf den nächsten Seiten geht, Ihnen bei der Verbesserung Ihres Schlafs helfen können, möchte ich nicht, dass Sie sich dabei auf irgendwelche Maßnahmen versteifen, die vielleicht aussichtslos oder – noch schlimmer – kontraproduktiv sind. Wenn Sie mit irgendeinem meiner Vorschläge nicht zurechtkommen, dann versuchen Sie es einfach mit einer anderen Taktik. Unser Ziel besteht schließlich nicht darin, dass alle Menschen genau auf die gleiche Art und Weise schlafen, sondern darin, unser eigenes glymphatisches System zu aktivieren.

Schalten Sie Bildschirme und WLAN aus!

Es gibt etwas, was fast jeder Mensch tun kann, um nachts besser zu schlafen – und wogegen sich viele Leute sträuben: Wir sollten etwas an unserer Beziehung zu unseren Bildschirmen und Displays ändern.

Fernseher, Laptops und Smartphones sind buchstäblich darauf ausgelegt, unser Gehirn auf passive Weise zu beschäftigen: Sie bieten uns gerade so viel Stimulation, dass wir uns diesen Reizen widerstandslos hingeben, dabei aber nicht einschlafen. Das liegt teilweise an der Handlung, die auf dem Bildschirm abläuft, von unseren Augen wahrgenommen wird und über ein Gebilde namens lateraler Genikularkern, das zum visuellen Thalamus gehört, zum visuellen Kortex unseres Gehirns gelangt. (Der auch als »Sehrinde« bezeichnete visuelle Kortex ist eine auf komplexe Weise vernetzte Hirnregion, die mehr oder weniger alle anderen Bereiche des Gehirns schnell aktivieren kann.) Teilweise ist die wach machende Wirkung dieser elektronischen Geräte auch auf ihre Inhalte zurückzuführen – vor allem auf diejenigen, die laut sind, starke Gefühle wecken, zum Nachdenken anregen und Stress, Angst oder Interesse hervorrufen können.

Auch das von Bildschirmen und Displays abgestrahlte Licht macht wach. Das gilt vor allem für Licht aus dem blauen Spektrum, das nachweislich die Produktion von Melatonin unterdrückt – jenem Hormon, das normalerweise bei Sonnenuntergang ausgeschüttet wird und uns schläfrig macht.

Bildschirme und Displays regen uns also auf vielerlei Art und Weise dazu an, wach zu bleiben; daher sind Versuche, das System zu »überlisten« – zum Beispiel, indem man eine Blaulichtfilterbrille trägt oder sich nur beruhigende Inhalte anschaut – meistens nicht ausreichend. Viele Menschen empfinden es als hilfreich, in den letzten Stunden vor dem Schlafengehen einen Filter zu verwenden, der ihre Augen vor dem anregend wirkenden, hochenergetischen Teil des Lichtspektrums schützt. Es kann auch helfen, abends den Nachtmodus Ihres Laptops zu aktivieren. Diese Maßnahmen allein reichen aber normalerweise nicht aus, da Fernsehen, Computer und Smartphone uns eben aus verschiedenen Gründen am Schlafen hindern. Die wirksamste Strategie besteht darin, alle Bildschirme und Displays aus dem Schlafzimmer zu entfernen und mindestens eine Stunde vor dem Schlafengehen keine elektronischen Geräte mehr zu nutzen.

Licht aus!

Wann sich das erste Gehirn entwickelt hat, wissen wir nicht genau; aber es gibt Fossilien eines Lebewesens namens Kerygmachela, von dem sowohl die Gliederfüßer als auch die Wirbeltiere abstammen und das meiner Meinung nach ein bisschen wie eine Kreuzung aus einem modernen Tausendfüßler und dem Ast eines Hickorybaums aussieht. Diese Fossilien deuten darauf hin, dass so ähnliche Organe, wie sie in den Köpfen der meisten heutigen Tiere stecken, schon seit mindestens 520 Millionen Jahren existieren.[10] Säugetiergehirne entstanden rund 300 Millionen Jahre später, und das erste menschliche Gehirn, das seiner heutigen Form sehr nahe kommt, tauchte vor ungefähr 100.000 Jahren auf unserem Planeten auf.[11] Die Welt hat sich während dieser verschiedenen Phasen der Evolution stark verändert, doch eines blieb dabei stets sehr konstant: ein mehr als 20-stündiger Tag (vor Hunderten von Millionen Jahren waren die Tage auf der Erde noch ein bisschen kürzer) mit klar voneinander abgegrenzten Perioden von Licht und Dunkelheit. Im Gegensatz dazu gibt es elektrisches Licht erst seit ungefähr 200 Jahren, und erst seit etwa 50 Jahren steht diese Lichtquelle der menschlichen Zivilisation so gut wie überall zur Verfügung. Oder um es ein bisschen einfacher auszudrücken: Wir haben uns im Zuge der Evolution so entwickelt, dass wir physisch und psychisch auf den Sonnenaufgang und -untergang reagieren; die Evolution hat uns aber in keiner Weise auf den Umgang mit einer künstlichen Sonne vorbereitet, die man zu jeder Tages- und Nachtzeit ein- und ausschalten kann. Daher ist es eigentlich kein Wunder, dass elektrisches Licht unseren zirkadianen Rhythmus durcheinanderbringt – vor allem, indem es uns vom Schlafen abhält.[12] Erschwerend kommt noch hinzu, dass Experten wie John Marshall, Augenarzt am Moorfields Eye Hospital des University College London, davor warnen, dass die langlebigen LED-Lampen, die in den letzten Jahren so beliebt geworden sind, eher ein Problem als eine Lösung darstellen könnten, da sie mehr blaues Licht abstrahlen als die alten Glühbirnen.[13]

Nun bin ich zwar nicht so verrückt, zu behaupten, dass wir alle völlig synchron mit der Sonne leben sollten – ohne jedes elektrische Licht –, doch aus Sicht der Gehirngesundheit bringt uns jeder Schritt in diese Richtung ein bisschen weiter. Und der erste Schritt (den fast jeder Mensch tun kann, auch wenn er ihm anfangs vielleicht ein bisschen widerstrebt) besteht darin, entweder die Beleuchtung im eigenen Haus zu dimmen oder sie im Lauf der letzten Stunden vor dem Schlafengehen nach und nach auszuschalten. Eine zuverlässigere Garantie für einen besseren Schlaf gibt es kaum!

Wann sollte man abends zu Bett gehen und morgens aufstehen?

Da wir physiologisch so stark auf einen zirkadianen 24-Stunden-Rhythmus eingestellt sind, bei dem Sonnenaufgang und Sonnenuntergang im Lauf eines Jahres zwar zu unterschiedlichen Zeiten stattfinden, sich aber von Tag zu Tag kaum ändern, kann man seinen Schlaf häufig verbessern, indem man sich an einen regelmäßigen Schlaf-wach-Rhythmus mit einer festen Zubettgehzeit (spätestens um Mitternacht, besser jedoch schon ein paar Stunden früher) und einer festen Aufwachzeit hält. Das ist der beste Weg, um das Schlafzeitfenster von sieben bis neun Stunden zu erreichen, das die meisten Menschen brauchen, um in die Tiefschlafphasen zu kommen, die für eine Aktivierung des glymphatischen Systems erforderlich sind. Vielen Menschen fällt das jedoch sehr schwer. Zu diesen Leuten gehöre übrigens auch ich; von allen Prinzipien, die ich zur Vorbeugung der Gehirnalterung empfehle, ist ausreichender Schlaf dasjenige, mit dem ich selbst am meisten zu kämpfen habe.

Es kann sehr verlockend sein, am Wochenende oder im Urlaub morgens lange zu schlafen; doch das erschwert die Einhaltung eines regelmäßigen Schlaf-wach-Rhythmus' an den darauffolgenden Tagen. Um 22 Uhr zu Bett zu gehen, um 6 Uhr morgens aufzustehen (plus/minus eine Stunde) und sich jeden Tag konsequent an diese Zeiten zu halten, führt bei fast allen Menschen zu einem nachweislich besseren Schlaf.

Schlafapnoe

Schon im Mutterleib können Menschen Geräusche wahrnehmen.[14] Manche Geräusche dringen aus der Außenwelt durch das Fruchtwasser und das Gewebe hindurch, das die Gebärmutter umgibt; doch die meisten Geräusche, die das ungeborene Kind hört, stammen von der Mutter.

Manchmal ist es ihre Stimme – vielleicht ein Niesen oder Husten. Und angesichts der häufigen Beschwerden, die eine Frau während der Schwangerschaft plagen, sicherlich auch das eine oder andere Stöhnen. Doch die Klangwelt, in der ein ungeborenes Kind lebt, wird vor allem von zwei Geräuschen beherrscht: dem Herzschlag und den Atemgeräuschen der Mutter. Dazu kommt dann noch das Lub-Dub-Lub-Dub-Lub-Dub-Lub-Dub, das beim Öffnen und Schließen der Herzklappen entsteht, und das leise Rauschen, wenn sich die Lungen der Mutter ausdehnen, um Luft anzusaugen, und sich zusammenziehen, um sie wieder auszustoßen. Bevor uns irgendetwas anderes zu Bewusstsein kommt, werden wir also bereits im Mutterleib auf eine Welt voller Rhythmen konditioniert!

Vielleicht legen deshalb so viele von uns gerne ihren Kopf auf die Brust eines geliebten Menschen, um seinen Herzschlag und seine Atemzüge zu hören. Vielleicht geraten deshalb so viele Leute in einen euphorischen Trancezustand, wenn sie in gleichmäßigem Tempo laufen. Und vielleicht lieben wir deshalb sogar rhythmische Musik und Tanz.

Aber ist das auch der Grund, warum wir ein Gedächtnis haben? Darüber hatte ich noch nie nachgedacht – bis ich eine Studie eines Teams von Neurowissenschaftlern aus Deutschland und Großbritannien las, die zeigte, dass der bekannte Zusammenhang zwischen Schlafapnoe und einer ineffizienten Gedächtniskonsolidierung (Überführung von Inhalten aus dem Kurz- ins Langzeitgedächtnis) zumindest teilweise auf die ständigen Unterbrechungen des Atemrhythmus' zurückzuführen ist.

In dieser von Thomas Schreiner (einem kognitiven Neuropsychologen von der Ludwig-Maximilians-Universität München) geleiteten Studie zeigte man den Probanden 120 Bilder, die jeweils mit einem bestimmten Verb assoziiert waren. Zum Beispiel sahen sie ein Bild von einem Apfel, dem das Verb *beißen* zugeordnet wurde, oder ein Bild von

Menschen, die in ein Flugzeug steigen, in Kombination mit dem Wort *reisen*. Das Faszinierende daran ist die Tatsache, dass dieser Assoziation zwar ein logischer Zusammenhang zugrunde liegt (was bedeutet, dass daraus wahrscheinlich eine robuste neuronale Verbindung entsteht), dass dieser Zusammenhang aber nicht unbedingt zwingend ist. Denn man kann einen Apfel auch *essen* oder *in Scheiben schneiden*, genauso wie man mit einem Flugzeug auch *fliegen* oder in ein Flugzeug *einsteigen* kann. Nachdem den Probanden diese Bild-Wort-Paare vorgestellt worden waren, verbrachten Sie die Nacht in einem Schlaflabor, wo ihre Atmung überwacht wurde. Als sie aufwachten, zeigte man ihnen die Bilder wieder und fragte sie nach den dazugehörigen Wörtern. Bei der Analyse der Daten stellten die Forscher fest, dass die Probanden, deren Atmung am rhythmischsten und gleichmäßigsten gewesen war, sich am häufigsten an die Assoziationen erinnerten.[15]

Und das ist ja auch kein Wunder! Wir leben von Geburt an in einer Welt voller Rhythmen. Da ist es eigentlich logisch, dass unsere körpereigenen Rhythmen – einschließlich der Geräusche, die wir im Schlaf hören, wie beispielsweise unsere eigene Atmung – uns als Taktgeber für den Prozess der Gedächtniskonsolidierung dienen.

Aber es gibt auch viele andere und vielleicht sogar noch naheliegendere Gründe (zum Beispiel ein niedriger Sauerstoffspiegel im Blut, Bluthochdruck, Fettleibigkeit, Herz-Kreislauf-Erkrankungen, gastroösophagealer Reflux [GÖR], Schäden an der Speiseröhre und genetische Ursachen), warum Schlafapnoe – wiederholte nächtliche Atemstillstände, eine Erkrankung, unter der ungefähr jeder fünfte Mensch leidet[16] – eine solche Belastung für unser Nervensystem ist und nachweislich zu einer Zunahme der Häufigkeit von Parkinson,[17] Alzheimer[18] und kognitivem Abbau oder Demenz führt.[19] Tatsächlich ist Schlafapnoe eine der häufigsten Grunderkrankungen bei Patienten, die an einem Abbau der kognitiven Fähigkeiten leiden, und eine der am häufigsten übersehenen Diagnosen: Nur rund 20 Prozent aller Schlafapnoe-Erkrankungen werden diagnostiziert,[20] obwohl die häufigsten Symptome – lautes Schnarchen, nächtliches Erwachen mit Atemnot, Mundtrockenheit am Morgen, Kopfschmerzen, Tagesschläfrigkeit und Konzentrationsprobleme während des Tages – deutlich spürbar sind.

Meistens werden die negativen kognitiven Auswirkungen der Schlafapnoe auf die intermittierenden Hypoxien (also die sich ständig wiederholende Unterversorgung mit Sauerstoff) zurückgeführt, zu denen es durch die Atempausen bei dieser Erkrankung kommt; aber auch die schlafstörenden Auswirkungen von Adrenalinschüben können zur Entstehung kognitiver Probleme beitragen. Da Sauerstoff der primäre Katalysator für die Redox-Energie ist, die unser Gehirn in Gang hält, ist es nicht verwunderlich, dass durch einen Sauerstoffmangel neuronale Schäden entstehen. Egal welche dieser Belastungen die größten kognitiven Schäden verursacht – die Ursache ist stets dieselbe: Unterbrechungen der Atmung während des Schlafs.

Die häufigste Behandlungsmethode für diese Erkrankung ist die CPAP-Therapie (Continuous Positive Airway Pressure = kontinuierlicher positiver Atemwegsdruck), die die Atemwege während des Schlafs offen hält und die Hypoxien und die Schlaffragmentierung auf diese Weise reduziert oder völlig beseitigt. Studien zufolge kann die konsequente nächtliche Nutzung eines CPAP-Geräts zu einer Verbesserung des Gedächtnisses und der allgemeinen kognitiven Leistungsfähigkeit führen;[21] denn dadurch kann die Luft wieder ungehindert durch die oberen Atemwege fließen und der normale Schlafrhythmus und die regenerative Funktion des Tief- und REM-Schlafs werden wiederhergestellt.

Leider empfinden viele Menschen die nächtliche Nutzung eines CPAP-Geräts als umständlich und oft sogar als Hindernis für einen guten, erholsamen Schlaf (ein Patient erklärte mir sogar, er würde lieber sterben, als mit so einem Gerät zu schlafen). Zum Glück gibt es Alternativen dazu, zum Beispiel: orale Vorrichtungen, die die Zunge des Benutzers in der richtigen Position halten oder den Unterkiefer nach vorne schieben, um die Atemwege offen zu halten; oder Positionstherapiegeräte, die den Patienten dabei helfen, die für einen freien, ungehinderten Atemfluss am besten geeignete Schlafposition einzunehmen; und – normalerweise als letzter Ausweg – chirurgische Eingriffe, die die Anatomie von Mund und Rachen verändern, um die oberen Atemwege zu erweitern.

Ein weiterer sehr erfolgreicher Therapieansatz ist die Gewichtsabnahme und die Eindämmung von Entzündungsprozessen. Eine im Jahr 2024 im *New England Journal of Medicine* veröffentlichte Studie deutet darauf hin, dass die Gewichtsabnahme durch Tirzepatid (allgemein bekannt unter dem Markennamen Mounjaro®) auch eine obstruktive Schlafapnoe bessern kann.[22]

Um herauszufinden, welche dieser Behandlungsmethoden sich für Sie am besten eignet, ist häufig eine Schlafuntersuchung erforderlich. Solche Untersuchungen sind der Goldstandard für die Beurteilung einer obstruktiven Schlafapnoe; und obwohl sie häufig in Schlaflaboren durchgeführt werden (was einen guten Schlaf oft sogar verhindert, denn wer will schon in einem Labor schlafen?), gibt es zunehmend auch Schlafuntersuchungen für zu Hause.

Wie bei so vielen anderen Belastungen für das Gehirn, über die wir in diesem Buch gesprochen haben, besteht allerdings auch bei diesen Therapieoptionen das Problem, dass sie möglicherweise viel zu spät kommen – nämlich dann, wenn das Gehirn durch die Schlafapnoe bereits geschädigt ist. Ich möchte an dieser Stelle aber nochmals betonen, dass das Gehirn ein wunderbar widerstandsfähiges Organ ist und wir inzwischen sogar schon Erfolge bei der Verbesserung der kognitiven Fähigkeiten von Patienten erzielen konnten, deren neuronale Strukturen durch eine *jahrzehntelange* Schlafapnoe geschädigt waren. Und obwohl diese schlafbezogene Atmungsstörung nur eine von vielen Belastungen ist, die sich negativ auf die Lebensdauer unseres Gehirns auswirken, sollte man sie nicht ignorieren; denn je früher man sie angeht, desto eher kann man sich der Bekämpfung anderer Probleme zuwenden. Daher sollte man mit einer Behandlung nicht so lange warten, bis Symptome auftreten. Vorbeugen ist besser als heilen!

Es ist also sehr wichtig, unseren Schlaf auf Anzeichen einer Obstruktion (Beeinträchtigung) zu überwachen, damit wir frühzeitig Maßnahmen ergreifen können, wenn Probleme auftreten, und nicht erst dann, wenn bereits eine schwere Schlafapnoe vorliegt. Zusätzlich zu Schlaftrackern sollten Sie Ihren Schlaf zumindest ab und zu mit einem kontinuierlichen Pulsoximeter überwachen (das den nächtlichen Blutsauerstoffgehalt aufzeichnet und einen Bericht darüber erstellt, der zu Vergleichszwecken mit späteren Werten gespeichert werden kann). Dadurch verdoppelt sich Ihre Chance, Probleme frühzeitig zu erkennen. Und natürlich ist es sehr viel leichter und angenehmer, mit einer einfachen Behandlungsmaßnahme wie beispielsweise einer oralen Vorrichtung auszukommen, die einen kaum belastet, statt zu warten, bis eine invasivere Therapie (zum Beispiel eine Operation) erforderlich ist. Und nicht nur das: Mithilfe der Tools, die ich hier beschrieben habe, kann man seinen Schlaf auch dann verbessern, wenn man nicht an einer obstruktiven Schlafapnoe leidet.

Nachdem ich zum Beispiel begonnen hatte, meinen Schlaf mit einer Smartwatch zu überwachen, stellte ich fest, dass ich (obwohl ich versuche, mich an regelmäßige Zubettgeh- und Aufstehzeiten zu halten) freitagnachts fast immer mehr Schlafzyklen und mehr Tiefschlaf hatte. Vermutlich liegt das daran, dass ich mich zu Beginn des Wochenendes entspannter fühle. Denn obwohl ich oft auch am Wochenende arbeite, gibt es selten eine dringende Aufgabe, die ich am Samstagmorgen unbedingt sofort erledigen muss. Als Reaktion auf diese Daten und die Ursachen, die meiner Meinung nach dahintersteckten, habe ich versucht, mir meine Arbeit so einzurichten, dass ich auch wochentags nicht mehr so viele frühmorgendliche Termine habe.

Natürlich hoffe ich, niemals erfahren zu müssen, wie sich ein Leben mit Schlafapnoe anfühlt; aber falls ich doch einmal erste Symptome einer solchen schlafbezogenen Atmungsstörung entwickeln sollte, bin ich zumindest in der Lage, schnell und entschlossen einzugreifen. Und inzwischen bin ich der Meinung, dass jeder, der eine Gehirnlebensdauer von mindestens 100 Jahren erreichen möchte, unbedingt von solchen vorbeugenden Strategien Gebrauch machen sollte.

Körperliche Aktivität

Da es in diesem Buch ein gesondertes Kapitel zu diesem Thema gibt, möchte ich hier nicht weiter darauf eingehen, wie wichtig Bewegung für unsere kognitive Gesundheit ist, sondern nur auf ihre positiven Auswirkungen auf den Schlaf hinweisen, die ich bei meinen Patienten so häufig beobachte – und die auch von Forschern immer wieder bestätigt werden. Um es ganz einfach auszudrücken: Mehr körperliche Aktivität verbessert den Schlaf, weil die Hormone, die am Schlaf-Wach-Rhythmus beteiligt sind, dadurch besser reguliert werden; außerdem verbraucht man dadurch mehr Energie, was ebenfalls zu einem erholsameren Schlaf führt und außerdem Stress und Ängsten entgegenwirkt.[23]

Man sollte allerdings beachten, dass Bewegung auch den Adrenalinspiegel erhöht. (Adrenalin ist ein Hormon, das unserem Körper das Signal gibt, die Durchblutung zu steigern, mehr Sauerstoff aufzunehmen und Kohlenhydrate schneller zu verstoffwechseln, um unsere Muskeln auf eine körperliche Anstrengung vorzubereiten.) Denn letztendlich hat körperliche Aktivität von ihrem Charakter her große Ähnlichkeit mit den Kampf-oder-Flucht-Situationen, in denen unsere Vorfahren sich früher manchmal befanden, als wir noch nicht so eine dominante Spezies waren wie heute. Damals war jeder, der eine Begegnung mit einem wilden Tier am zeitigen Abend überlebt hatte, am nächsten Morgen mit ziemlicher Sicherheit tot, wenn er in dieser Nacht nicht wach blieb und sich vor einem erneuten Angriff hütete. Anders ausgedrückt: In so einer Situation hatten diejenigen, deren Adrenalinreaktion stärker war als der nächtliche Schlafdruck, einen Überlebensvorteil. Diese Reaktion haben wir von unseren Vorfahren geerbt; daher ist es nicht besonders sinnvoll, direkt vor dem Schlafengehen Sport zu treiben. Ich empfehle meinen Patienten, sich lieber morgens sportlich zu betätigen. Aber auch ein Lauf um die Mittagszeit (am besten anstelle eines üppigen Mittagessens) ist eine ausgezeichnete Idee. Ein Besuch im Fitnessstudio direkt nach der Arbeit ist vermutlich auch noch okay. Aber in den letzten drei bis vier Stunden vor dem Schlafengehen werden die Vorteile körperlicher Aktivität wahrscheinlich durch die Nachteile eines abendlichen Adrenalinschubs und die dadurch entstehenden Ein- oder Durchschlafprobleme zunichte gemacht.

Ernährung

Wenn Sie sich leicht ketogen und vorwiegend pflanzlich ernähren und auf eine gute Versorgung mit allen wichtigen Nährstoffen achten, sich also zum Beispiel an die KetoFLEX 12/3-Enährung – mit einer nächtlichen Fastenzeit von mindestens zwölf Stunden, einschließlich drei Stunden vor dem Schlafengehen – halten, dann tun Sie mehr oder weniger alles, was notwendig ist, um Ihren Schlaf durch Ihre Essgewohnheiten nicht zu stören. Ich möchte hier jedoch vor allem auf die drei Fastenstunden vor dem Schlafengehen eingehen; denn selbst wenn Sie sich ansonsten vernünftig ernähren, kann Essen kurz vor dem Zubettgehen zu Unwohlsein und Verdauungsstörungen führen (in liegender Position trägt die Schwerkraft nämlich nicht mehr dazu bei, den Mageninhalt unten zu halten, was Sodbrennen oder gastroösophagealen Reflux verursachen kann) und die Annehmlichkeit und Erholsamkeit Ihres Schlafs beeinträchtigen. Diese Essensgewohnheit wirkt sich auch auf die Gehirntätigkeit aus: Statt Hormone auszuschütten, die beim Schlafen helfen, produziert das Gehirn dann nämlich Hormone, die die Verdauung unterstützen. Dadurch steigt der Insulinspiegel, was zu

Unruhe führt, sodass man während des Schlafs nicht mehr in die REM- und Tiefschlafphasen kommt. Und wie Sie ja inzwischen wissen, braucht unser Gehirn diese Schlafphasen, um die Belastungen des Tages von sich »abzuwaschen«.

Das ist einer der Gründe, warum ich meinen Patienten eine dreistündige Fastenphase vor dem Schlafengehen empfehle. Denn dann kann der Schlaf seine wichtige Funktion für unser Gehirn über das glymphatische System erfüllen und auch der Rest unseres Körpers kann sich durch den Prozess der Autophagie selbst reinigen. (Autophagie ist ein zellulärer Recyclingprozess, der durch Fasten ausgelöst wird und für das Überleben und die Instandhaltung unserer Zellen eine sehr wichtige Rolle spielt.)[24] Leider ist dieses Fasten eines der häufigsten Hindernisse, mit denen Patienten konfrontiert werden, wenn sie sich um einen Lebensstil bemühen, der zur Wiederherstellung der kognitiven Fähigkeiten und zu einer längeren Gehirnlebensdauer beiträgt. Viele Menschen sind von Kindheit an darauf konditioniert, zu essen, sobald sie auch nur das geringste Hungergefühl verspüren. Manchmal überfällt uns diese unwiderstehliche Esslust nach dem Abendessen, wenn wir innerlich zur Ruhe gekommen sind – oft sitzen wir dann vor dem Fernseher oder Computerbildschirm –, und dieses Gefühl lässt sich nur schwer ignorieren.

Aber zum Glück gibt es doch ein paar Möglichkeiten, dagegen anzugehen: zum Beispiel, indem Sie darauf achten, zu Zeiten zu essen, in denen Sie vielleicht keinen so großen Hunger haben (also viel früher am Tag), oder indem Sie ein sehr sättigendes Abendessen einnehmen. Das lässt sich vor allem erreichen, indem man diese Mahlzeit sehr ballaststoffreich gestaltet, denn Ballaststoffe werden im Darm nur langsam verdaut. Auch Lesen, Meditieren oder Gespräche mit Familie oder Freunden können Sie von Ihrem abendlichen Hungergefühl ablenken. Wenn das alles nichts hilft und das Verlangen nach Essen Ihren Schlaf beeinträchtigt, kann ein sehr kalorienarmer Snack – zum Beispiel ein paar Edamamebohnen, Brokkoli- oder Blumenkohlröschen, eine Karotte oder Selleriestange, ein paar Nüsse oder eine »Fettbombe« wie beispielsweise ein kleiner Löffel extra natives Olivenöl – oft für einen gewissen Sättigungseffekt sorgen, ohne den Schlaf zu beeinträchtigen. Solche abendlichen Snacks tragen auch dazu bei, Ihre Blutzuckerkurve zu glätten, und bewahren Sie womöglich davor, um drei oder vier Uhr morgens mit einer Unterzuckerung aufzuwachen.

Letztendlich ist es jedoch sehr wichtig, das Ziel eines dreistündigen Fastenzeitfensters vor dem Schlafengehen anzuvisieren und während dieser drei Stunden auch wirklich nichts mehr zu essen. Je früher es Ihnen gelingt, sich das zu einer lebenslangen Gewohnheit zu machen, desto besser ist es für Ihr Gehirn.

Schlafmittel und Nahrungsergänzungsmittel

Ich bin kein Gegner von Arzneimitteln.

Da ich mich in aller Öffentlichkeit kritisch über die völlige Unwirksamkeit von Alzheimer-Medikamenten geäußert habe, gehen manche Menschen davon aus, dass ich etwas gegen Arzneimittel habe; aber das ist absolut nicht der Fall. Es gibt Situationen, in denen die Einnahme von Medikamenten durchaus angebracht ist.

Wenn jemand Hilfe braucht, um wieder in einen normalen Schlaf-wach-Rhythmus zu kommen, und mit anderen Methoden entweder keinen Erfolg hatte oder sich in einer Krisensituation befindet, lehne ich Schlafmittel nicht vehement ab – vorausgesetzt, sie werden von einem Arzt verschrieben und unter ärztlicher Aufsicht eingenommen. Außerdem sollte die Behandlung einen Plan zum Absetzen der Medikamente beinhalten, nachdem sich der Schlaf des Patienten wieder verbessert hat. Aber Medikamente sind keine Heilmittel, sondern nur eine Notlösung; und Schlafmittel sind noch nicht mal eine besonders *gute* Notlösung. Die meisten Menschen, die Schlafmittel einnehmen, schlafen nachts nur ungefähr eine halbe Stunde länger;

und einer der vielen Nachteile von Schlafmitteln besteht darin, dass sie den REM-Schlaf und den Tiefschlaf stören können.[25] Vielleicht ist das der Grund, warum sich mittlerweile viele Menschen von verschreibungspflichtigen Schlafmitteln abwenden, nachdem diese Medikamente in der Bevölkerung jahrzehntelang immer mehr Zuspruch gefunden hatten.[26]

Menschen, die sich eine gute Schlafhygiene angewöhnt haben, denen es aber trotzdem schwerfällt, die Schlafdauer zu erreichen, die zu einer längeren Gehirnlebensdauer führt, sollten es vor der Einnahme von Medikamenten zunächst einmal mit neuroprotektiven Nahrungsergänzungsmitteln mit Melatonin, Magnesium und (in bestimmten Fällen) L-Tryptophan versuchen.

Die wachsende Beliebtheit von Melatonin-Ergänzungsmitteln, die in den letzten Jahren zu beobachten ist, könnte einer der Hauptgründe für den Rückgang der Einnahme von Schlafmitteln sein – vor allem in den USA, wo Melatonin als Nahrungsergänzungsmittel eingestuft wird und rezeptfrei erhältlich ist. Melatonin ist ein körpereigenes Hormon, das die Zirbeldrüse unseres Gehirns produziert, damit wir nachts zur Ruhe kommen und tagsüber wach bleiben. Da Nahrungsergänzungsmittel rezeptfrei und nicht so streng reguliert sind und das Etikett möglicherweise keinen genauen Aufschluss über den korrekten Inhalt der Packung gibt, sollte man nur Marken kaufen, die eine langjährige und hervorragende Reputation haben und deren Hersteller im Hinblick auf ihre Bezugsquellen und Praktiken absolute Transparenz walten lassen. Man sollte sie aber vorsichtig dosieren. Es gibt auch melatoninhaltige, verschreibungspflichtige Arzneimittel mit genauer Dosierung (siehe Kapitel 7 und meine Ausführungen zum Thema Nahrungsergänzungsmittel). Außerdem empfehle ich, Melatonin nur zur kurzfristigen Bekämpfung von Schlafstörungen einzunehmen, da eine langfristige Einnahme noch nicht ausreichend untersucht wurde.[27] Aber auch bei kurzfristiger Einnahme gilt: Weniger ist mehr. Die meisten Menschen kommen mit 0,5 bis 3 Milligramm Melatonin gut aus.

Und wie bei allen Nahrungsergänzungsmitteln gilt auch hier: Die Einnahme von Melatonin sollte wirklich nur eine Ergänzung zu anderen Maßnahmen sein!

Ohne Magnesium, das zur Regulierung der Muskel- und Nervenfunktion, des Blutzuckerspiegels und Blutdrucks beiträgt, wären wir wahrscheinlich ständig nervös oder gereizt. Viele Menschen machen die Erfahrung, dass sie sich leichter entspannen und schneller einschlafen können, wenn sie vor dem Zubettgehen Magnesium einnehmen. Leider wird Magnesium oft sehr kostengünstig verkauft – besonders in Form von Brausetabletten –, sodass es wenig Anreiz für Langzeitstudien dazu gibt. Aber Colleen Lance, die ärztliche Direktorin des Sleep Disorders Center am Cleveland Clinic Hillcrest Hospital in Ohio, hatte völlig Recht, als sie im Jahr 2021 erklärte: »Ich sage meinen Patienten immer: Probieren Sie es ruhig mal aus, um zu sehen, ob es hilft. Vielleicht hilft es Ihnen nicht, aber wahrscheinlich schadet es auch nicht.«[28] Meiner Erfahrung nach empfinden viele Patienten ihre Schlafqualität subjektiv als besser, wenn sie Magnesium einnehmen. (Das könnte eine zusätzliche Erklärung für die vielen in Kapitel 7 besprochenen kognitiven Vorteile sein, die die Einnahme von Magnesiumpräparaten mit sich bringt.)

Wir assoziieren Tryptophan vor allem mit der Schläfrigkeit, die viele Menschen nach einem reichlichen Truthahnessen an Thanksgiving verspüren. Aber wahrscheinlich sind für diesen Effekt in erster Linie die großen Portionen verantwortlich und nicht der Truthahn selbst; denn Truthahnfleisch enthält nicht genügend Tryptophan, um uns schläfrig zu machen. Es stimmt jedoch, dass Tryptophan in unserem Körper in Serotonin umgewandelt wird, das zur Regulation der Stimmung und des Schlafs beiträgt. Daher haben viele Menschen das Gefühl, dass die Einnahme von Tryptophanpräparaten sich positiv auf ihren Nachtschlaf auswirkt. In den meisten Fällen können wir unserem Körper diese essenzielle Aminosäure in ausreichender Menge über eine gehirngesunde Ernährung zuführen, wie ich sie in Kapitel 7 beschrieben habe; Lebensmittel wie SMASH-Fische, Eier, Nüsse und Kerne sind zum Beispiel gute Tryptophanquellen.

Normalerweise rate ich Menschen zu Tryptophanpräparaten, wenn sie nachts öfters aufwachen (also unter Durchschlafstörungen leiden), und zwar immer in Kombination mit anderen Maßnahmen zur Verbesserung der Schlafdauer und -qualität. Die Erfahrungen meiner eigenen Patienten sind für mich ein ausreichender Beweis dafür, dass Tryptophan Menschen mit Schlafstörungen helfen kann, besser durchzuschlafen; und eine Metaanalyse von vier kleineren Studien bestätigt die Richtigkeit dieser Beobachtung.[29]

Elektromagnetische Felder

Wenn Sie mir vor ein paar Jahren gesagt hätten, dass Sie sich Sorgen darüber machen, wie »unsichtbare Energiewellen«, die von Stromleitungen, Mobiltelefonen, Haushaltsgeräten, WLAN-Routern und Computern ausgehen, sich auf die Gesundheit Ihres Gehirns auswirken, hätte ich Sie gebeten, mir Ihren Aluhut zu zeigen. Elektromagnetische Felder (EMFs) sind ein ganz normaler Bestandteil unserer Welt. Sie entstehen bei Gewittern durch den Aufbau elektrischer Ladungen in der Atmosphäre und werden vom Magnetfeld der Erde eingefangen. Und bislang gab es kaum überzeugende Beweise dafür, dass niederfrequente Quellen elektrischer Aktivität eine Gefahr für die menschliche Gesundheit darstellen könnten.

In den letzten Jahren ist jedoch einiges passiert, was mich dazu veranlasst hat, meine ablehnende Haltung gegenüber dieser Befürchtung, die immer mehr Menschen quält, zu überdenken. Erstens interessiert sich Neil Nathan, dessen Untersuchungen zu Biotoxinen und chemischer Empfindlichkeit (siehe Kapitel 11) vielen Patienten mit kognitivem Abbau geholfen haben, in zunehmendem Maß für elektromagnetische Felder. Dabei macht er sich nicht unbedingt um die allgemeine Bevölkerung, sondern eher um eine bestimmte Gruppe von Menschen Sorgen, die er als »empfindliche Patienten« bezeichnet: Menschen, bei denen Reize, die den meisten Leuten nichts ausmachen, aus welchen Gründen auch immer zu starken Beschwerden führen können. Seine Ausführungen waren für mich vor allem deshalb interessant, weil sie zu meiner Theorie passen, dass die Gehirne vieler Menschen im Lauf der Zeit irgendwann nur noch »am Limit« arbeiten und Erkrankungen wie Alzheimer sich bei diesen Personen besonders rapide verschlechtern.

Als Nächstes beschäftigte ich mich mit ein paar zwar kleinen, aber trotzdem überzeugenden Studien. Diese Untersuchungen zeigten statistisch signifikante negative Auswirkungen auf die Schlafqualität bei Menschen, die bei der Arbeit extrem niederfrequenten elektromagnetischen Feldern in Hochspannungs-Umspannwerken ausgesetzt waren,[30] und Verbesserungen des Schlafs bei Personen, deren Schlafumgebung so gestaltet war, dass sie die EMFs abschirmte, die durch bestimmte im Alltag verwendete Technologien entstanden.[31]

Und nicht zuletzt sprach ich auch mit vielen meiner Patienten, dachte darüber nach, was sie mir erzählten, und begann meine Vorurteile zu revidieren. Denn schließlich stehe ich Ärzten, die ihren Patienten nicht zuhören, sehr kritisch gegenüber; und einige meiner Patienten, die ich schon seit Jahren betreue, sahen sich aufgrund neuer wissenschaftlicher Erkenntnisse tatsächlich dazu gezwungen, ihre Exposition gegenüber elektromagnetischen Feldern einzudämmen, indem sie darauf achteten, dass alle elektrischen Geräte in ihrem Haushalt, bei denen man problemlos den Stecker ziehen konnte, auch tatsächlich ausgesteckt wurden, wenn sie sie gerade nicht benutzten. Diese Patienten befanden sich ohnehin bereits in einer ziemlich kritischen Situation und hatten das Gefühl, dass es ihnen half, die Geräte zwischendurch immer wieder auszustecken.

Als ich anfing, das Thema »elektromagnetische Felder« aus dieser Perspektive zu betrachten, wurde mir etwas sehr Wichtiges klar: Alles, was Menschen in den Abgrund stürzen kann, wenn sie sich bereits in einer so prekären gesundheitlichen Situation befinden, kann sie im Lauf ihres Lebens auch an den Abgrund bringen. Wie Dr. Nathan in seinem Buch *The Sensitive Patient's Guide to Healing* schreibt, ist eine besondere Empfindlichkeit gegenüber elektromagnetischen Feldern oft nur ein Teil eines Syndroms multipler Überempfindlichkeiten (zum Beispiel gegenüber verschiedenen Chemikalien) und wird normalerweise durch eine Exposition gegenüber Mykotoxinen oder den *Bartonella*-Bakterien ausgelöst. Dieses Syndrom wird durch drei Prozesse vermittelt: eine Veränderung des limbischen Systems (das emotionale Reaktionen und Verhaltensreaktionen beeinflusst), Übertragung durch den Vagusnerv (Abschwächung der »Ruhe- und Verdauungs«-Reaktion des Körpers) und Aktivierung von weißen Blutkörperchen namens Mastzellen, die allergische Reaktionen auslösen. Zusammen stellen diese drei Prozesse eine schützende »Kampf-, Flucht- oder Ohnmachts-«Reaktion auf Stress dar.

So skeptisch ich der Idee einer Empfindlichkeit gegenüber elektromagnetischen Feldern anfangs gegenüberstand, konnte ich dieses Muster, das sich da abzeichnete, doch nicht länger ignorieren. Schon allein die große Anzahl von Menschen, die über eine Empfindlichkeit gegenüber EMFs klagen, zwingt uns dazu, diese Möglichkeit ernst zu nehmen. Außerdem gibt es starke Parallelen zwischen dem Moduswechsel des Gehirns von einem Zustand des Vertrauens und der Verbundenheit zu einem Zustand, in dem Schutz und Abwehr oberste Priorität haben (einen solchen Wechsel beobachten wir bei Menschen mit fortgeschrittener Gehirnalterung und fortgeschrittenen neurologischen Erkrankungen), und einem sehr ähnlichen Umschaltprozess, den der Körper und das Gehirn empfindlicher Patienten einfach nicht abschalten können, wenn sie Belastungen ausgesetzt sind, von denen andere Menschen vielleicht noch nicht einmal etwas spüren.

Das praktische Problem besteht zurzeit darin, dass wir elektromagnetische Felder zwar messen können, es aber keinen klinischen

Test gibt, der uns verrät, ob jemand tatsächlich solchen Feldern ausgesetzt ist. Ich hoffe, dass ein solcher Test in nicht allzu ferner Zukunft verfügbar sein wird. Doch einstweilen gibt es immer mehr Daten, die darauf hindeuten, dass zumindest manche Menschen tatsächlich empfindlich auf elektromagnetische Felder reagieren; also ist es wahrscheinlich auf gar keinen Fall verkehrt, Ihr WLAN nachts auszuschalten und sich auch von anderen EMF-Quellen fernzuhalten, um Ihr Gehirn zu schützen.

Verschiedene Waschgänge

Aus Frankreich kam die Fackel der Freiheitsstatue, die sich jedoch erst zehn Jahre später über Bedloe's Island in der Upper New York Bay erheben sollte. Aus Deutschland kamen zwei schwere Kanonen, die man als Krupp-Kanonen bezeichnete. Mexiko schickte Gemälde des Landschaftsmalers José María Velasco und des Neoklassizisten Santiago Rebull. Japan steuerte ein Arrangement miniaturisierter Bäume bei.

Und auf der Centennial Exposition in Philadelphia im Jahr 1876 wurden die fast zehn Millionen Besucher der globalen Ausstellung für Kunst, Technologie und Fortschritt auch mit den Wunderwerken amerikanischer Erfindungsgabe verwöhnt – von einer neuartigen Monorail-Lokomotive, die zwei der bestbesuchten Ausstellungshallen miteinander verband, über eine Maschine, mit der man 100.000 Schrauben an einem einzigen Tag produzieren konnte, bis hin zu einem 650 Tonnen schweren Motor, der die ganze Messe mit Energie versorgte! Doch keine Erfindung versetzte die Besucher in größere Aufregung als eine motorbetriebene Waschmaschine, die von den Shakers – einer Glaubensgemeinschaft aus Canterbury (New Hampshire) – zu der Ausstellung geschickt worden war. Transportiert von einem sich hin- und herbewegenden Arm, der über eine Antriebsscheibe mit Wasser oder Dampf betrieben werden konnte, glitten die Waschwannen der Maschine auf Metallschienen hin und her. Durch diese Bewegungen wurde die Kleidung heftig gegen die Wände der Waschwannen geschleudert, das Seifenwasser in den Wannen wurde umgerührt, und so wurde der Schmutz aus dem Gewebe entfernt.

Diese Maschine hatte nur ein einziges Programm. Später, als Waschmaschinen in den Haushalten immer häufiger zum Einsatz kamen und ihre Aufgabe immer besser erfüllten, reichte es nicht mehr aus, Kleidungsstücke einfach nur zu waschen. Schon bald gab es Programme für Heiß-, Warm- und Kaltwäsche und Kombinationen daraus für Wasch- und Spülgänge. Es gab Auswahlmöglichkeiten für die Größe der Ladung, die Art der zu waschenden Textilien, die Farben der Kleidungsstücke und den Verschmutzungsgrad – und genau dieses Programm kam mir aus irgendeinem Grund in den Sinn, als ich zu erklären versuchte, warum guter Schlaf allein nicht immer ausreicht, um die Schäden, die sich tagtäglich in unserem Gehirn ansammeln, »wegzuwaschen«. Denn selbst heute – mit unseren Hightech-Waschmaschinen, von denen manche sogar schon mit künstlicher Intelligenz arbeiten, und unseren hochwirksamen Waschmitteln, entwickelt von Tausenden von Chemikern und anderen Wissenschaftlern, die sich gegenseitig ein Wettrüsten der »Haushaltsgerätewissenschaft« liefern – machen Grasflecken uns immer noch manchmal zu schaffen.

Natürlich besteht der beste Weg zur Vermeidung von Grasflecken darin, nicht auf dem Rasen herumzurutschen. Aber wie jeder, der schon mal einen solchen Fleck entfernt hat, bestätigen kann, gibt es auch noch einen zweitbesten Weg: nämlich zu verhindern, dass der Fleck sich im Gewebe festsetzt.

Wenn das glymphatische System unsere Waschmaschine und Stress der Schmutz ist, dann entsprechen die Maßnahmen, die wir ergreifen, um den Stress, der sich im Lauf des Tages in uns anstaut, abzuschwächen und zu bekämpfen, den verschiedenen Programmen, die wir an unserer Waschmaschine einstellen müssen, damit auch wirklich alles sauber wird. Und da wir alle hin und wieder Schlafprobleme haben – ich habe bisher jedenfalls noch keinen »perfekten Schläfer« kennengelernt –, ist es wichtig, dass jeder von uns Strategien kennt, um den Stress, der sich im Lauf des Tages in uns ansammelt, so schnell wie möglich einzudämmen und zu bekämpfen.

Meditation

Ich gebe nur ungern zu, dass ich als Neurowissenschaftler, der es gewohnt ist, sich an Daten zu orientieren, die positiven neurokognitiven Auswirkungen der Meditation anfangs vielleicht falsch eingeschätzt habe. Doch zu meiner Verteidigung muss ich sagen, dass damals, als ich meine Ausbildung zum Arzt absolvierte, nur sehr wenige Menschen Meditieren für eine medizinische Behandlungsmaßnahme hielten. Es war eine Möglichkeit, inneren Frieden zu finden, mit etwas Höherem in Kontakt zu treten, nach Weisheit zu suchen oder seine eigenen spirituellen Überzeugungen zu entdecken. Und all das fand ich auch völlig in Ordnung. Aber dass Meditation eine Heilmethode für Gehirnerkrankungen und womöglich sogar ein Weg sein sollte, um solchen Erkrankungen vorzubeugen, das hätte ich damals nie für möglich gehalten.

Doch ich habe mich geirrt. Die Daten zu den potenziellen positiven Auswirkungen der Meditation auf unsere kognitiven Fähigkeiten sind überzeugend; und inzwischen glaube ich, dass das großteils mit einer wichtigen Fähigkeit der Meditation zusammenhängt: Sie hilft Menschen dabei, Stress – dessen negative Auswirkungen sonst in die tägliche Ansammlung toxischer Proteine einfließen würden, die unser glymphatisches System jede Nacht während des Schlafs aus unserem Gehirn herausspülen muss – vorzubeugen oder ihn zumindest möglichst schnell zu bewältigen. In Dutzenden von Studien mit Tausenden von Teilnehmern hat sich gezeigt, dass Meditation Ängsten, Depressionen und sogar körperlichen Schmerzen entgegenwirkt.[32] Und Meditation kann sogar zur Lösung eines der Probleme beitragen, die ich im Zusammenhang mit dem Thema »Ernährung und Schlaf« erwähnt habe: Sie kann nämlich helfen, den Appetit zu zügeln.[33] Und im Gegensatz zum Sport kann man Meditation auch in den Stunden vor dem Schlafengehen praktizieren, ohne die Qualität des Schlafs zu beeinträchtigen – viele Studien haben gezeigt, dass Meditieren die Schlafqualität im Gegenteil sogar verbessert.[34] Somit wirkt Meditation der Gehirnalterung gleich in zweierlei Hinsicht entgegen: Sie beugt nicht nur der Ablagerung von Plaques im Gehirn vor, sondern kann auch den glymphatischen Reinigungsprozess verbessern. Untersuchungen an Menschen nahezu jeden Alters und aus den verschiedensten Kulturen konnten positive Auswirkungen des Meditierens auf die kognitiven Fähigkeiten nachweisen, die darauf hindeuten, dass lebenslanges Meditieren dazu beitragen kann, einen altersbedingten kognitiven Abbau zu verhindern.[35]

Ich bin nicht der einzige Wissenschaftler, der anfangs Zweifel an der Wirksamkeit von Meditation zur Verbesserung der kognitiven Fähigkeiten hatte. Auch die Neurowissenschaftlerin Sara W. Lazar war skeptisch – bis sie nach einer Verletzung beim Training für den berühmten Boston-Marathon den Weg in ein Yoga-Studio in Boston fand.

»Der Yogalehrer überschüttete mich sofort mit allen möglichen Behauptungen zu den positiven Auswirkungen von Yoga«, berichtete Sara W. Lazar im Jahr 2018. »Und ich dachte: ›Ja, ja, ich weiß schon – aber ich bin doch nur hier, um Dehnübungen zu machen.‹ Aber allmählich fiel mir doch auf, dass ich durch das Meditieren ruhiger wurde. Ich konnte besser mit schwierigen Situationen umgehen. Ich wurde mitfühlender und aufgeschlossener und konnte die Dinge plötzlich aus der Perspektive anderer Menschen sehen.«[36]

Später wurde Sara W. Lazar Forscherin am Massachusetts General Hospital und Professorin für Psychologie an der Harvard Medical

School; und heute ist sie eine der weltweit renommiertesten Expertinnen für die Zusammenhänge zwischen Meditation und Kognition. Schon eine ihrer ersten Studien aus dem Jahr 2005 deutete darauf hin, dass Hirnregionen, die mit Aufmerksamkeit, Interozeption und Sinnesverarbeitung zu tun haben, bei Langzeitmeditierenden (also Menschen, die bereits seit mindestens sieben Jahren meditieren) sehr viel dicker sind.[37] Diese Studie umfasste nur 20 Teilnehmer – die Unterschiede, die Lazar und ihr Team bei den Gehirnen von Langzeitmeditierenden feststellten, könnten also auch durch verschiedene Aspekte ihres Lebensstils verursacht worden sein. Doch in den darauffolgenden 20 Jahren haben unzählige Studien von ihr und vielen anderen Wissenschaftlern diese erste Erkenntnis bestätigt: Meditation kann die Gesundheit unseres Gehirns ein Leben lang erheblich verbessern.

Obwohl ich über die neurologischen *Auswirkungen* von Meditation mittlerweile ziemlich genau Bescheid weiß, kenne ich mich in der *Praxis* der Meditation nicht aus und glaube auch nicht, dass es eine »optimale« Meditationsform gibt. Sara W. Lazar ist über das Yoga zur Meditation gekommen; und laut einer Studie eines Teams unter der Leitung von Gretchen A. Brenes und Suzanne C. Danhauer, die beide an der Wake Forest University forschen und sich auf die Zusammenhänge zwischen Gesundheit und Yoga-Praktiken spezialisiert haben, kann sich Yoga positiv auf unsere kognitiven Funktionen auswirken, weil es den Schlaf, die Stimmung und die neuronale Konnektivität verbessert.[38] Bei einem Großteil von Lazars Forschungsarbeit geht es um Achtsamkeit – also eine Wahrnehmung der Gegenwart ohne Bewertung oder kognitive Verarbeitung. Viele meiner Patienten haben durch transzendentale Meditation – eine Praxis der inneren Loslösung, oft durch mehrfache Wiederholung eines Mantras oder Klangs – positive gesundheitliche Wirkungen erzielt.[39] Andere schwören auf Tai-Chi, die chinesische Kampfkunst, die für ihre langsamen, bewussten Bewegungen bekannt ist und oft als »Meditation in Bewegung« bezeichnet wird.[40] Waldbaden (Shinrin-yoku) – eine japanische Praxis, bei der man sich einfach in der Natur aufhält, um zu innerer Ruhe und Stille zu finden – erfreut sich als meditative Praxis mit sehr positiven Auswirkungen auf die Psyche seit einigen Jahren großer Beliebtheit.[41] All diese meditativen und quasi-meditativen Praktiken tragen nachweislich zum Stressabbau bei, verbessern den Schlaf und wirken sich langfristig positiv auf die kognitive Gesundheit aus. Der gemeinsame Nenner all dieser Praktiken ist regelmäßiger Stressabbau. Dadurch wird unser Wachzustand ruhiger und unser Schlaf erholsamer.

Ausgeruht und erholt

Sally geht es inzwischen sehr gut. Ihre kognitiven Fähigkeiten haben sich verbessert und ihr Zustand ist nun schon seit sieben Jahren stabil. Vor einem Jahr erlitt sie allerdings einen vorübergehenden Rückschlag; und als wir nach den möglichen Ursachen zu suchen begannen, war eine schwere Schlafapnoe eines von drei Problemen, die wir (neben einer Infektion und einer neu hinzugekommenen Toxinbelastung) bei ihr feststellten. Nachdem diese Probleme behandelt worden waren, erzielte Sally ihre bisher besten kognitiven Testergebnisse. Sie ist ein gutes Beispiel dafür, wie man nach einer anfänglichen Phase kognitiven Abbaus trotzdem weiterhin überleben und sich wohlfühlen kann. Sally gehört zu den vielen Patienten, die andere Menschen mit ihrem Vorbild zu *vorbeugenden* Maßnahmen motivieren, damit sie gar nicht erst in die Nähe des Abgrunds kommen, der zu kognitivem Verfall führt.

Das glymphatische Clearance-System ist einer der Schlüssel zu erholsamem Schlaf und bringt uns unserem Ziel, Demenz zu einem seltenen Problem zu machen, sehr viel näher. Schlaf wiederum ist der Schlüssel zur Fähigkeit dieses genialen Systems, die Belastungen, die sich tagtäglich bei uns ansammeln, einfach wegzuwaschen. Maßnahmen, die darauf abzielen, diesen Stress entweder abzuschwächen oder sofort mit Stumpf und Stiel auszurotten – von der Aufnahme einer Meditationspraxis, die Sie persönlich befriedigt, bis hin zur Suche nach einem guten Therapeuten – sind sehr wichtig, denn dann brauchen wir nicht unbedingt jede Nacht hundertprozentig guten Schlaf, damit unser glymphatisches System seine Aufgabe erfüllen kann.

Andererseits ist es aber auch wichtig, sich wegen seines Stresses keinen Stress zu machen – genauso wenig, wie es Sinn hat, vor lauter Sorgen kein Auge mehr zuzutun, nur weil man vielleicht mal in einer Nacht ein paar Stunden weniger geschlafen hat.

Natürlich haben Sie Probleme; aber halten Sie sich vor Augen, dass diese Probleme jeden Tag aufs Neue wieder weggewaschen werden können!

10

Die Flexibilität unseres Gehirns

Obwohl ich schon so lange mit Patienten arbeite, die unter einem Abbau ihrer kognitiven Fähigkeiten leiden, kann ich die Ängste und Qualen, die sie und ihre Familien durchmachen, immer noch nicht in ihrer ganzen Tragweite nachempfinden.

Erschwerend kommt hinzu, dass die medizinische Praxis sich zurzeit in einem großen Umbruch befindet, sodass Patienten, die Hilfe in sogenannten »Kompetenzzentren« suchen, oft mit unwirksamen Medikamenten behandelt und mit den üblichen trostlosen Mantras nach Hause geschickt werden, die wir den Menschen schon seit Generationen vorbeten: »Zurzeit gibt es keine Möglichkeit, einer Alzheimer-Krankheit vorzubeugen, sie hinauszuzögern oder rückgängig zu machen. Alzheimer ist unheilbar und niemand ›überlebt‹ diese Erkrankung.«

Auf Patienten und deren Familien wirken diese Hiobsbotschaften verwirrend und entmutigend – vor allem, wenn sie erfahren, dass es mittlerweile mehrere Tausend von ein paar Hundert Ärzten behandelte Patienten gibt, auf die diese längst veralteten Behauptungen nicht zutreffen. Und ihre Verwirrung nimmt noch mehr zu, wenn sie von Peer-Review-Studien erfahren, in denen immer wieder über kognitive Verbesserungen berichtet wird, wie zum Beispiel die Artikel, die meine Kollegen und ich in den Jahren 2022[1] und 2023[2] im *Journal of Alzheimer's Disease* veröffentlicht haben. Wenn solche Patienten dann zu mir oder zu anderen Ärzten kommen, die in der Durchführung des ReCODE-Protokolls geschult sind, hoffen sie natürlich auf eine enorme Verbesserung ihrer kognitiven Fähigkeiten – und manchmal vielleicht sogar auf ein Wunder. Ich habe einige erstaunliche Fälle von Genesungen erlebt, die selbst mich überraschten – aber leider kann ich nicht versprechen, dass diese Behandlungserfolge auch wirklich immer eintreten werden.

Daher ist es verständlich, dass die Angehörigen solcher Patienten manchmal total frustriert sind – vor allem, wenn jemand erst im Spätstadium einer Demenz mit dieser Behandlung begonnen hat. Deshalb weise ich immer wieder darauf hin, dass jeder bereits in den Dreißigern – noch lange bevor die Demenz einsetzt – die nötigen Tests und Untersuchungen durchführen lassen und mit einer aktiven Prävention oder frühzeitigen Therapie beginnen sollte. Die gleiche Frustration beobachte ich übrigens auch oft, wenn Patienten noch ganz am Anfang meines Behandlungsprotokolls stehen oder bisher nur ein paar Teile davon absolvieren konnten oder wollten und die Angehörigen sich darüber ärgern, dass es mit ihrer Besserung nicht schneller vorwärtsgeht.

Ich wünschte, es wäre so einfach; und vielleicht wird es das eines Tages ja auch sein. Aber bis dahin wird es leider immer wieder solche Fälle geben wie bei einem jungen Mann namens David, dessen Vater Douglas ich behandelte. Douglas war ein 78-jähriger pensionierter Bauunternehmer, der an schwerer Demenz litt und sich – abgesehen von Verrichtungen wie Duschen, Zähneputzen und Anziehen – kaum noch selbst versorgen konnte.

Douglas konnte nicht mehr kochen; er ließ Speisen auf dem Herd anbrennen. Er fand den Weg zum Lebensmittelgeschäft oder zur Kirche (die beide nur ein paar Gehminuten von seinem Haus entfernt waren) nicht mehr, verirrte sich unterwegs und landete dann an einem ganz anderen, weit entfernten Ort. Er konnte nicht einmal mehr Gespräche führen; schon nach ein oder zwei Minuten ging sein Blick ins Leere, und er verlor den Faden.

Wir begannen sofort, die Grundlagen des ReCODE-Protokolls mit ihm durchzuarbeiten. Wir machten eine Bestandsaufnahme von Douglas' Ernährung und empfahlen ein paar sofortige und dauerhafte

Änderungen. Wir rieten ihm zu moderater körperlicher Aktivität, untersuchten seinen Schlaf und begannen, auch hier Korrekturen vorzunehmen. Doch David war mit den Fortschritten seines Vaters nicht zufrieden; seiner Ansicht nach sollten wir mehr für ihn tun.

Er hatte schon seit Jahren immer wieder Werbespots für sogenannte »Gehirntrainingsprogramme« gehört, die angeblich vor kognitiven Beeinträchtigungen, Alzheimer und anderen Demenzerkrankungen schützen sollten. Diese Programme arbeiteten mit extra zu diesem Zweck entwickelten Spielen und Rätseln, die verschiedene Bereiche des Gehirns fordern und anregen sollten. (Leider waren viele dieser Heilungsversprechen übertrieben, und eines der bekanntesten Unternehmen, das für solche Programme warb, musste letztendlich eine Vergleichszahlung in Höhe von zwei Millionen Dollar leisten, nachdem die Federal Trade Commission das Unternehmen wegen unbegründeter Behauptungen angeklagt hatte.[3]) Außerdem hatte David erfahren, dass es zu einigen dieser Programme sogar Studien gab, die darauf hindeuteten, dass sie zu einer Verbesserung des Gedächtnisses und der Aufmerksamkeit bei älteren Erwachsenen führten.[4] Anhand weiterer Recherchen fand er heraus, dass so ein Training auch zu dem personalisierten Therapieprogramm gehörte, das meine Forschungsgruppe bei zehn Patienten eingesetzt hatte; und bei neun von diesen Patienten hatten sich innerhalb von sechs Monaten erste Verbesserungen der kognitiven Fähigkeiten gezeigt.[5]

»Wenn das Training diesen Patienten geholfen hat, warum sollte es dann nicht auch meinem Vater weiterhelfen?«, fragte er mich.

Das war eine berechtigte Frage. Konnte das ReCODE-Protokoll auch jemandem helfen, dessen kognitiver Verfall bereits so weit fortgeschritten war?

Gehirntrainingsprogramme bestehen normalerweise aus Rätseln, Gedächtnisübungen und Aufmerksamkeitsaufgaben, die auf eine Verbesserung verschiedener kognitiver Funktionen abzielen. Dahinter steckt die Idee, dass Gehirntraining unsere kognitiven Fähigkeiten stärken kann, indem es Nervenbahnen stimuliert und neue Nervenverbindungen entstehen lässt als Ersatz für jene Verbindungen, die durch die während des Alterungsprozesses entstandenen Schäden zerstört worden sind – so ähnlich, wie körperliche Aktivität unsere Muskeln, unsere Atemwege und unser Herz-Kreislauf-System stärkt.

Ich wurde erstmals Mitte der 1980er-Jahre auf die Theorien aufmerksam, die diesen Programmen zugrunde liegen, als ich bei einer Konferenz in Asilomar (Kalifornien) einen Vortrag des Neurowissenschaftlers Mike Merzenich hörte. Dieser Vortrag beeindruckte mich zutiefst, denn er zeigte, dass der sensorische Kortex sich durch Stimulation tatsächlich vergrößern kann. Mit so einer Erkenntnis hatte damals – im Jahr 1984 – noch niemand rechnen können! Aber sie passt genau zu den Beobachtungen, die wir heute machen, wenn sich bei unseren Patienten, die unter kognitivem Abbau leiden, das Volumen des Hippocampus, Temporal- oder Parietallappens vergrößert.

Zum Zeitpunkt dieses Vortrags hatte Mike bereits seit über zehn Jahren untersucht, wie unser Gehirn neue Signale verarbeitet, wenn die alten Mechanismen aus irgendeinem Grund nicht mehr funktionieren – ein wichtiges Merkmal der Neuroplastizität.

Ich bin Mike sehr dankbar dafür, dass er so vielen Medizinern die Augen für das erstaunliche Potenzial der Neuroplastizität geöffnet hat, das uns unser Leben lang begleitet und selbst bei Alzheimer-Patienten nicht versagt. Denn bis dahin hatten die Wissenschaftler geglaubt, dass unser Gehirn die Eigenschaft der Neuroplastizität nur während der Kindheit besitzt. Wenn Informationen Wasser wären, dann wären bei uns im Kindesalter also bereits alle Wasserleitungen verlegt. Man könnte zwar den Wasserdruck erhöhen oder andere Flüssigkeiten durch diese Leitungen fließen lassen; aber es gäbe eine Obergrenze für das Volumen an Flüssigkeit, das da durchfließen kann. Und sobald die Leitungen kaputt gingen, wäre es mit unserem Gehirn vorbei. Zumindest glaubten wir das damals.

Doch mithilfe modernster (für die damalige Zeit) Mikroelektroden-Mapping-Tools konnte Mike zeigen, welche neuronalen Verbindungen aktiviert werden, wenn Menschen und andere Säugetiere etwas tun oder lernen. Und nicht nur das: Er konnte auch nachweisen, dass unser Gehirn bei Bedarf neue (sowohl vorübergehende als auch dauerhafte) Leitungen schaffen kann, um unterschiedliche Durchflussmengen zu bewältigen, verschiedene Flüssigkeiten voneinander zu trennen und – was am allerwichtigsten ist – defekte Leitungen zu ersetzen. Als Beispiel dafür hatte Mike damals bereits nachgewiesen, dass Affen, die ein paar ihrer Finger nicht mehr benutzen können, in der Lage sind, die kortikalen Verbindungen, die zuvor für diese Finger zuständig waren, für andere Funktionen zu nutzen.[6]

Während meiner ganzen medizinischen Ausbildung hatte man mir beigebracht, dass bestimmte Hirnregionen fest mit bestimmten Funktionen und Aktivitäten unseres Körpers verbunden sind: Ein kortikaler »Homunkulus« – so hieß es damals – halte uns in einer Welt gefangen, in der eine Schädigung eines Gehirnbereichs zu einer dauerhaften Behinderung der von diesem Bereich gesteuerten Struktur führte. Diese Denkweise ist zu einem großen Teil an der erschreckenden Schlussfolgerung der Ärzte schuld, kognitiver Verfall sei etwas Unvermeidliches und Irreversibles. Bei seinem Vortrag an jenem Tag in Kalifornien sagte Mike jedoch im Grunde nichts anderes als: »Das stimmt doch alles gar nicht.«

Zu wissen, dass sich unser Gehirn neu orientieren kann, und zu wissen, wie man es dazu zwingen kann, dies auf eine für uns vorteilhafte Weise zu tun, sind jedoch zweierlei Schuhe; und Mike und andere Wissenschaftler haben sich jahrzehntelang mit diesem letzteren Problem beschäftigt. Bei den Kurzzeitstudien zu Gehirntrainingsprogrammen sind die Ergebnisse zwar vielversprechend, aber gemischt: Manche Studien zeigen geringfügige Fortschritte, andere dagegen keine signifikanten Verbesserungen in den Testgruppen. Langzeitstudien sind natürlich viel schwieriger zu finanzieren und durchzuführen und werden dementsprechend initiiert. Aber eine dieser Studien hat meine Fantasie beflügelt – und mich in meiner Hoffnung bestärkt, dass die Wissenschaft doch auf dem richtigen Weg ist: »Advanced Cognitive Training for Independent and Vital Elderly« (ACTIVE) war eine randomisierte, kontrollierte Studie mit über 2800 ursprünglich gesunden älteren Erwachsenen, bei denen über einen Zeitraum von zehn Jahren drei Gehirntrainingsprogramme untersucht wurden. Nach diesen zehn Jahren hatten die Probanden, die an einem Trainingsprogramm teilgenommen hatten, das darauf abzielte, die Geschwindigkeit zu verbessern, mit der das Gehirn Informationen empfängt, verarbeitet und darauf reagiert, ein um 29 Prozent geringeres Demenzrisiko als die Kontrollgruppe – und die Studienteilnehmer, die noch mehr von diesem Training zur Verbesserung der Verarbeitungsgeschwindigkeit des Gehirns erhielten, hatten eine noch größere Widerstandsfähigkeit gegen diese Form der Neurodegeneration entwickelt.[7] Andere Programme, die im Rahmen der ACTIVE-Studie getestet wurden, erzielten allerdings keine so beeindruckenden Ergebnisse, was darauf hindeutet, dass selbst gut konzipierte Gehirntrainingsprogramme nicht immer so effektiv sind. Daher ist es durchaus sinnvoll, Anbietern, die behaupten, dass man mit ihren Behandlungsmaßnahmen erstaunliche Ergebnisse erzielen kann, skeptisch gegenüberzustehen, wenn diese Interventionen nicht genauso gründlich auf Herz und Nieren überprüft worden sind wie das oben beschriebene Programm. Leider deuten die bisher vorliegenden Erkenntnisse stark darauf hin, dass manche Menschen, die bereits an einer erheblichen Neurodegeneration leiden, mithilfe eines gut konzipierten Gehirntrainingsprogramms zwar durchaus Fortschritte erzielen können, ihre Wirksamkeit bei solchen Patienten alles in allem aber nicht sehr groß ist.

Meiner Meinung nach liegt das daran, dass die zusätzlichen kognitiven Anforderungen dieses Trainings ein geschädigtes Gehirn womöglich nur noch mehr belasten, wenn der Prozess der Neurodegeneration bereits eingesetzt hat – es sei denn, der Patient erhält mehr Unterstützung und/oder die Anforderungen des Trainings werden eingeschränkt. Schließlich handelt es sich hier um Menschen, die sich geistig ohnehin nur noch mit Mühe und Not über Wasser halten. Wenn man solchen Patienten in so einer Situation auch noch kognitiv anspruchsvolle Aufgaben stellt, ist das letztendlich vielleicht nichts anderes, als würde man einem Ertrinkenden einen Stein an die Fußknöchel binden. Außerdem bringt das Nichtbestehen eines Tests natürlich auch einen gewissen Stress mit sich; und wie wir bereits besprochen haben, trägt Stress oft sogar noch zum kognitiven Abbau bei.

Das bringt mich wieder zu unserem Fall von David und Douglas. Damals erklärte ich David, dass Gehirntraining und andere Formen der Gehirnstimulation wie beispielsweise Lichttherapie hilfreich sein können, dass man sich an solche Behandlungsmaßnahmen aber ganz langsam herantasten sollte, da Gehirntraining große Ähnlichkeit mit intensivem körperlichem Training hat. Man soll ja schließlich auch nicht gleich mit Gewichtheben anfangen, wenn man völlig unterernährt ist. Deshalb arbeiten wir zunächst einmal daran, die bei dem Patienten festgestellten Belastungen (zum Beispiel eine schädliche Ernährung, Schlafapnoe oder Toxinexposition) zu beseitigen und das Gehirn dann (mit metabolischer Flexibilität) zu unterstützen, bevor wir mit einem therapeutischen Gehirntraining beginnen – denn erst in diesem Stadium der Behandlung wäre ein Patient wie Douglas besser in der Lage, neue neuronale Verbindungen zu knüpfen.

Eines ist Ihnen inzwischen sicherlich schon aufgefallen: Viele Prinzipien, die ich in diesem Buch beschreibe, deuten darauf hin, dass die Behandlungsmaßnahmen für Patienten, deren Gehirn unter altersbedingten Belastungen leidet, gleichzeitig auch Menschen, die diesen kritischen Zustand bisher noch nicht erreicht haben (und dafür sorgen möchten, dass das auch so bleibt), zur Vorbeugung dienen. Patienten mit kognitiven Beeinträchtigungen erreichen aber oft rascher einen Punkt, an dem es ihnen schlecht geht, und bauen geistig auch schneller ab. In unserer klinischen Proof-of-Concept-Studie verbesserten alle

Probanden ihre Ergebnisse bei BrainHQ (dem von Mike Merzenich entwickelten Gehirntrainingsprogramm), obwohl sie sich bereits im dritten oder frühen vierten Stadium des kognitiven Abbaus – also einer leichten kognitiven Beeinträchtigung oder frühen Demenz – befanden. (Das sind die gleichen Demenzstadien wie bei Patienten in Studien mit Anti-Amyloid-Antikörpern, bei denen sich jedoch keine kognitive Verbesserung, sondern nur eine moderate Verlangsamung des geistigen Abbaus zeigte.)[8]

Es hat Einwände gegeben, denen zufolge Gehirntraining nur die Fähigkeit verbessere, eben diese Gehirntrainingstests zu absolvieren, sich aber nicht auf die kognitiven Fähigkeiten der Patienten im täglichen Leben auswirke. In unserer Studie verbesserten sich aber bei 84 Prozent der Studienteilnehmer sowohl die Ergebnisse kognitiver Tests als auch die allgemeinen Symptome eines geistigen Abbaus.

Das ist nur einer von vielen Gründen, warum ich glaube, dass Dr. Merzenichs Nachweis einer lebenslangen Neuroplastizität allen Menschen, die ihre kognitiven Leistungen nicht nur heute verbessern, sondern mit dieser besseren kognitiven Leistungsfähigkeit 100 Jahre alt werden möchten, große Hoffnung machen kann.

Jeden Tag, jeden Monat und jedes Jahr

Warum hat sich die gegenteilige Überzeugung so lange gehalten, obwohl wir von Dr. Merzenich und anderen Wissenschaftlern doch gelernt haben, dass unser Gehirn tatsächlich ein Leben lang formbar bleiben kann? Dafür gibt es eine ganz einfache Erklärung: Unser Leben ist oft nicht so organisiert, dass wir diese neuronale Plastizität auch tatsächlich *nutzen* können.

Überlegen Sie sich zum Beispiel einmal, was Sie morgens meistens tun. Wachen Sie im selben Bett, im selben Zimmer, im selben Haus und in derselben Stadt auf? Duschen Sie am selben Ort, verwenden Sie dieselbe Seife und trocknen Sie sich mit denselben Handtüchern ab? Und wenn Sie Ihren Tag mit einer Tasse Kaffee beginnen: Kommt dieser Kaffee dann aus demselben Schrank, wird er in derselben Maschine zubereitet, und trinken Sie ihn an derselben Stelle wie an den meisten anderen Tagen oder holen Sie ihn sich auf dem Weg zur Arbeit im selben Coffeeshop? Apropos Arbeit: Begeben Sie sich immer auf demselben Weg dorthin, benutzen Sie dieselben Gehwege oder Straßen, fahren Sie mit denselben Verkehrsmitteln und sehen Sie auf Ihrem Weg zur Arbeit immer dieselben Schauplätze an sich vorüberziehen?

An und für sich ist daran ja gar nichts auszusetzen. Das ist bei den meisten Menschen so, und wäre unser Leben anders organisiert, dann wäre es wahrscheinlich ziemlich chaotisch. Aber diese immer gleichen Umfelder, in denen wir uns bewegen, erfordern kaum Neuroplastizität, weil wir dafür fast nur die Nervenverbindungen benötigen, die in unserem Gehirn schon vor Jahren oder sogar Jahrzehnten entstanden sind – und weil wir eigentlich auch gar nichts anderes brauchen, um möglichst lange zu überleben und uns dabei sogar wohlzufühlen.

Daher fallen kognitive Probleme uns oft erst dann auf, wenn unsere Umgebung sich verändert. Eine Patientin hat mir einmal erzählt, dass sie erst nach dem Umzug ihres Unternehmens angefangen habe, sich Gedanken über ihre kognitive Gesundheit zu machen; denn fast ein Jahr nach dem Umzug fuhr sie aus alter Gewohnheit manchmal immer noch zu ihrem alten Büro. Ein anderer Patient berichtete mir, wie wütend er war, als seine Kirche auf ein vollständig digitales System für die Abgabe des Zehnten umstellte. Er wusste, dass seine emotionale Reaktion irrational war, konnte sich aber einfach nicht damit abfinden, nach jahrzehntelangen Spenden per Scheck nun eine neue Methode erlernen zu müssen.

Früher führten wir solche Situationen darauf zurück, dass Menschen nun mal »zerstreut« oder »in ihren alten Gewohnheiten festgefahren« sind. Doch heute wissen wir, dass es eine neurologische Erklärung dafür gibt: Diese Leute haben in ihrem Gehirn tiefe und dauerhafte Verbindungen für bestimmte Alltagsaktivitäten gebildet und im Lauf der Jahre nicht genug Übung darin erhalten, jeden Tag, jeden Monat und jedes Jahr *neue* Verbindungen zu bilden.

Gehirntrainingsprogramme können eine Möglichkeit sein, sich so ein »neuroplastisches Training« zu verschaffen. Ich bin überzeugt davon, dass gute Programme wie BrainHQ, das wir im Rahmen unseres ReCODE-Protokolls eingesetzt haben, einen kognitiven Verfall rückgängig machen oder verhindern können. Es ist aber auch sehr sinnvoll, dafür zu sorgen, dass schon allein durch unsere Lebensweise ständig neue neuronale Bahnen in unserem Gehirn entstehen. Natürlich können wir nicht jeden Tag *alles* an unserem Leben ändern; aber das ist meiner Meinung nach auch nicht nötig. Wir sollten uns lieber bemühen, jeden Tag eine kleine, jeden Monat eine mittelgroße und jedes Jahr eine große neue kognitive Herausforderung anzunehmen.

Wie könnte so eine tägliche kleine kognitive Herausforderung aussehen? Nun ja, das kann fast alles sein, was Sie dazu zwingt, Ihr Gedächtnis, Ihre Aufmerksamkeit, Ihre Sprache, Ihre Wahrnehmung, Ihre Problemlösungsfähigkeiten oder Ihre Entscheidungsfindungsstrategien anders einzusetzen als bisher. Wenn Sie also regelmäßig Kreuzworträtsel lösen, dann nehmen Sie sich zur Abwechslung doch mal eine ganz andere Art von Rätsel vor – zum Beispiel ein Solitärspiel, ein Worträtsel oder ein Sudoku. Wenn Sie jeden Morgen ins selbe Café gehen, dann wählen Sie mal ein Café, in dem Sie noch nie waren (und bestellen Sie vielleicht auch ein anderes Getränk als bisher). Wenn Sie jeden Tag zu Hause am selben Schreibtisch arbeiten, dann richten Sie Ihr Büro vorübergehend an einem anderen Platz ein und beginnen und beenden Sie Ihre Arbeit vielleicht auch zu einer anderen Zeit. Nichts davon muss Ihnen zur neuen Gewohnheit werden, denn bei diesen kognitiven Herausforderungen soll es sich ja gerade um etwas handeln, das man *nicht* jeden Tag wiederholt. Sie unterbrechen damit lediglich die Normalität Ihres Alltagslebens, damit Ihr Gehirn neue

Verbindungen schaffen kann. Schon allein das Nachdenken über 365 verschiedene Möglichkeiten, Ihre tägliche Routine zu verändern, ist eine gute Übung in plastizitätsfördernder Kognition. Allerdings wird es Ihnen anfangs vielleicht schwerfallen, sich das Durchbrechen von Gewohnheiten anzugewöhnen. Daher empfehle ich Ihnen, eine Liste mit Ideen für diese täglichen Herausforderungen aufzustellen und dann in einem Tagebuch festzuhalten, was Sie jeden Tag tun werden oder schon getan haben. So können Sie Ihre Fortschritte und Erfolge gut dokumentieren. Muss eine kognitive Herausforderung, die Sie an einem Tag bewältigt haben, für den Rest Ihres Lebens tabu sein? Sicherlich nicht! Es kann sogar sehr hilfreich sein, wieder zu einer Aufgabe zurückzukehren, die Sie schon eine Zeit lang nicht mehr in Angriff genommen haben, um die betreffende synaptische Verbindung wieder zu aktivieren oder neu entstehen zu lassen.

Eine mittelschwere monatliche kognitive Herausforderung könnte zum Beispiel darin bestehen, ein paar Bücher aus einem ganz anderen literarischen Genre zu lesen als dem, das Sie gewohnt sind; oder die Regeln eines neuen Spiels oder einer neuen Sportart zu lernen und sich dann mit diesem neuen Spiel oder Sport zu beschäftigen; oder Gerichte aus einer ethnischen Tradition zu kochen, die Sie noch nicht kennen. Ähnlich wie bei den täglichen Herausforderungen ist es aber auch hier wichtig, nicht nur die Aktivität selbst, sondern auch die *Art* der Aktivität jeden Monat zu variieren. So könnte Ihre kognitive Herausforderung in einem Monat beispielsweise darin bestehen, die Grundregeln des Kochens indischer Gerichte zu erlernen; aber im nächsten Monat sollten Sie dann nicht unbedingt zur japanischen Küche überwechseln, sondern lieber Backgammon spielen lernen. Und im darauffolgenden Monat sollten Sie nicht zu Mahjong übergehen, sondern stattdessen vielleicht anfangen, Jazzmusik zu hören. Wenn Sie auf diesem Weg Gefallen an der Zubereitung von Sushi finden oder ein großer Fan von Miles Davis werden, ist sicherlich nichts dagegen einzuwenden, diese neuen Vorlieben künftig auch weiterhin zu verfolgen. Aber letztendlich geht es hier nicht um Fachkompetenz, sondern um neue kognitive Erfahrungen.

Eine jährliche kognitive Herausforderung ist natürlich schon ein etwas größeres Unterfangen; daher ist es sinnvoll, diese Bemühungen auf größere Ziele auszurichten. Wenn Sie eine Reise nach Florenz planen, könnte zum Beispiel ein Italienischkurs sinnvoll sein. Und wenn Sie sich seit einiger Zeit für den Schachgroßmeister und Social-Media-Influencer Hikaru Nakamura begeistern, ist es vielleicht nicht schlecht, ein Jahr lang Schach spielen zu lernen. Es ist unwahrscheinlich, dass man ein bestimmtes Thema nach nur einem Jahr schon wirklich gut beherrscht; aber wenn Sie ein Jahr lang an einer Sache arbeiten – selbst wenn es nur zehn oder 15 Minuten pro Tag sind –, lernen Sie diese Aktivität mit ziemlicher Sicherheit genau kennen und entwickeln eine überdurchschnittliche Fähigkeit dazu, sie ein Leben lang auszuüben.

Meiner Meinung nach sollte keine dieser Herausforderungen in direktem Zusammenhang mit Ihrem beruflichen Werdegang oder irgendeiner anderen Tätigkeit stehen, in der Sie sich bereits sehr gut auskennen. Wenn Sie zum Beispiel ein begeisterter Golfer sind, ist die Verbesserung Ihres Kurzspiels zwar ein lobenswertes Ziel; aber dadurch werden Sie wahrscheinlich nicht die gleichen neuroplastischen Fortschritte erzielen wie beim Erlernen der Ölmalerei oder des Gitarrenspiels. Bei der neuronalen Plastizität geht es darum, eine alte, bereits bekannte Tätigkeit zu unterbrechen und stattdessen etwas Neues zu tun.

Durch diese täglichen, monatlichen und jährlichen Herausforderungen entwickelt unser Gehirn schrittweise die Fähigkeit, sich kurz-, mittel- und langfristig neu zu orientieren. Und wenn wir dann irgendwann mit kurz-, mittel- oder langfristigen Veränderungen in unserem Leben konfrontiert werden, verfügen wir über die kognitiven Fähigkeiten, die wir brauchen, um uns mühelos darauf einzustellen.

Andere Arten von Stimulationen, die die Neuroplastizität fördern

Man sollte stets daran denken, dass Mäuse keine Menschen sind. Das ist zwar eigentlich logisch, wird aber häufig vergessen, wenn von vielversprechenden wissenschaftlichen Untersuchungen die Rede ist. Als ich vor Kurzem las, dass ein Team australischer und chinesischer Wissenschaftler eine Therapie entdeckt hatte, die »die funktionelle synaptische Plastizität nach einem Schlaganfall wiederherstellt«, schaute ich zuallererst nach, um welche Tiere es in dieser Studie ging.

Es waren Mäuse.

Das macht diese wissenschaftliche Untersuchung aber keineswegs irrelevant. Allerdings müssen Untersuchungen an Tiermodellen mit Vorsicht betrachtet werden. Schlaganfälle gehören zu den gravierendsten medizinischen Ereignissen, die einen Menschen treffen können – sie können dazu führen, dass das Gehirn so aussieht, als hätte es bereits einen jahrzehntelangen Alterungsprozess hinter sich. Vor allem seine neuronale Plastizität ist stark beeinträchtigt. Bei dieser Studie faszinierte mich vor allem die Besonderheit der Therapie – die Behandlung mit Lichtblitzen in einem Tempo, das vermutlich der Kommunikationsgeschwindigkeit unserer Gehirnzellen ähnelt –, weil diese Erkenntnis mit Studien am Menschen übereinstimmt, die gezeigt haben, dass eine rhythmische Lichtstimulation mit derselben Frequenz (40 Hertz) die Konnektivität zwischen den kortikalen Regionen in gesunden menschlichen Gehirnen fördert.[9] Inzwischen konnten Forscher vom MIT zeigen, dass sowohl Licht- als auch Schallwellen, welche mit dieser Frequenz (die im Gamma-Bereich liegt) übertragen werden, bei Alzheimer-Patienten bestimmte neurologische und verhaltensbezogene Besserungen ihres Zustands bewirken könnten, obwohl die Aussagekraft dieser Untersuchung durch ihre kurze Dauer und die geringe Stichprobengröße eingeschränkt war.[10] So haben die Mausmodelle dazu beigetragen, etwas voranzubringen, was beim Menschen sehr viel schwieriger und kostspieliger zu untersuchen ist – nämlich die potenziellen Auswirkungen einer sensorischen Stimulation mit 40 Hertz, die darauf abzielt, die Neuroplastizität über ein breites Spektrum verschiedener Gehirnerkrankungen hinweg zu trainieren. Diese Vorgehensweise erfreut sich als Teil der Gesamtstrategie zur Vorbeugung des neuronalen Plastizitätsverlusts bei Menschen ab einem frühen Alter inzwischen bereits wachsender Popularität.

Ich finde solche Forschungsarbeiten sehr ermutigend – denn obwohl 40-Hertz-Therapien ein vielversprechender Weg zur Wiederherstellung (und noch besser: Aufrechterhaltung) der synaptischen Plastizität zu sein scheinen, sind sie nicht der *einzige* sensorische Stimulationsweg, den man einschlagen kann.

Auch die elektrische neuromuskuläre Stimulation mit Mikrostrom, bei der schwache elektrische Ströme über auf der Haut platzierte Elektroden in den Körper geleitet werden, kann die neuronale Plastizität aktivieren. Diese Technik wird derzeit zur Unterdrückung von Tinnitus erforscht. Die Tinnitus-Ohrgeräusche treten offenbar infolge einer veränderten Verarbeitung von Hörsignalen und einer Umleitung von Informationen im Gehirn auf, die stattfindet, wenn die synaptischen Verbindungen aufgrund des Alterungsprozesses nicht mehr richtig funktionieren.[11]

Die transkranielle Magnetstimulation, bei der elektrische Signale in bestimmten Bereichen des Gehirns mithilfe eines wechselnden Magnetfelds gezielt stimuliert oder gehemmt werden, wird zurzeit ebenfalls als Möglichkeit zur Förderung der synaptischen Plastizität untersucht, obwohl die Forschung auf diesem Gebiet noch in den Kinderschuhen steckt.[12]

Und es konnte auch gezeigt werden, dass die Photobiomodulation, bei der bestimmte Lichtspektren zur Stimulation physiologischer Reaktionen eingesetzt werden, die synaptische Plastizität bei Mäusen verbessert.[13]

Meiner Meinung nach sind all diese Methoden sehr vielversprechend. Aber vielversprechend und lohnend sind natürlich zweierlei Schuhe. Denn wie bei so vielen Behandlungsmethoden, auf die ich in diesem Buch bisher eingegangen bin, kann es durchaus sein, dass eine Intervention, die einem Patienten hilft, bei einem anderen vielleicht nicht so wirksam ist. Trotzdem gehe ich davon aus, dass eine oder mehrere dieser Hirnstimulationsmethoden schon sehr bald in die Therapie neurologischer Erkrankungen Eingang finden werden, da die potenziellen Schäden – sofern überhaupt vorhanden – vernachlässigbar zu sein scheinen.

Ich möchte an dieser Stelle noch einmal betonen, dass Sie nicht warten sollten, bis Sie einen starken Rückgang Ihrer kognitiven Fähigkeiten feststellen, bevor Sie sich für eine der Interventionen entscheiden, die Sie für interessant halten. Unabhängig von Ihrem Alter kann es sinnvoll sein, auch jetzt schon eine Form der Hirnstimulation in Ihr Gesundheitsprogramm aufzunehmen, um Ihre kognitiven Funktionen von vornherein auf einem hohen Niveau zu halten.

Schutz der kognitiven Fähigkeiten durch Kontakte mit anderen Menschen

Grundsätzlich bietet uns Neuroplastizität die Möglichkeit, unser Verhalten zu ändern, um Wettbewerbsvorteile zu erzielen. Unser Leben ist eine Abfolge ständiger Veränderungen – Jahreszeiten, Interaktionen, Zielsetzungen, physiologische Prozesse usw. –, an die wir uns immer wieder neu anpassen müssen. Und es gibt kaum etwas, was die Neuroplastizität so stark fördert wie die ständigen Interaktionen, die zur Pflege zwischenmenschlicher Beziehungen dazugehören. Denn schließlich verändert sich jeder Mensch im Lauf der Zeit; und das könnte einer der vielfach unterschätzten Gründe dafür sein, warum sinnvolle zwischenmenschliche Beziehungen für den Schutz unseres Gehirns vor dem Alterungsprozess eine so wichtige Rolle spielen. Die Plastizität unseres eigenen Gehirns wird also durch die Plastizität der Gehirne unserer Mitmenschen gefördert.

Die Entwicklung des Menschen ist ein unendlicher Prozess. Ob Ehepartner, Geschwister, Freunde oder Nachbarn, die wir gerne mögen – jeder verändert sich im Lauf der Zeit. Alle Menschen lernen neue Dinge hinzu, entwickeln neue Eigenschaften und Gewohnheiten (sowohl gute als auch schlechte) und bilden sich neue Meinungen (von denen wir manchen vielleicht zustimmen, während wir andere überhaupt nicht nachvollziehen können). So ein Umfeld wirkt sich sehr positiv auf die Neuroplastizität aus, denn zwischenmenschliche Beziehungen, die man aufgebaut hat, gibt man nur ungern wieder auf. Doch wenn wir Beziehungen aufrechterhalten wollen, sind wir gezwungen, unser Verständnis anderer Menschen und die Erwartungen, die wir an sie stellen, im Lauf der Zeit immer wieder zu korrigieren – und das ist eine kognitive Herausforderung. Vielleicht ist das sogar einer der Gründe, warum der Verlust eines Ehepartners so oft zu Gehirnerkrankungen aller Art führt[14] und warum Menschen, bei deren Partner eine Demenz diagnostiziert worden ist, wissenschaftlichen Untersuchungen zufolge ein sehr viel höheres Risiko haben, ebenfalls an einer Demenz zu erkranken[15] (obwohl das natürlich auch an gemeinsamen Umwelteinflüssen liegen könnte). Wenn der wichtigste Faktor, der uns zur Anpassung unserer Denk- und Verhaltensmuster im Alltag zwingt, nicht mehr vorhanden ist (oder diese Rolle nicht mehr spielen kann), verschwinden die kognitiven Herausforderungen, die wir zur Aufrechterhaltung unserer neuroplastischen Kapazität benötigen, sehr schnell aus unserem Leben.

Beziehungen spielen für ein altersloses Gehirn also eindeutig eine wichtige Rolle. Ganz unromantisch betrachtet, tragen sie zu dem geistigen Training bei, das wir brauchen, um uns auch mit zunehmendem Alter unsere neuronale Plastizität zu bewahren. Doch leider ist auch das kein einfaches Heilmittel für Menschen, die bereits an einem kognitiven Abbau leiden. Und es ist sehr viel schwieriger, tiefe, dauerhafte Beziehungen aufzubauen, die diesem Bedürfnis gerecht werden, wenn die kognitiven Fähigkeiten bei einer der beiden Personen bereits eingeschränkt sind. Hier müssen wir lernen, ein guter Partner, Freund und Nachbar zu sein – das heißt, wir müssen lernen, die Veränderungen zu verstehen und zu akzeptieren, die unsere Freunde und Angehörigen im Lauf ihres Lebens durchmachen, und sie sogar darin unterstützen. (Auch so können wir unser Gehirn vor kognitivem Abbau schützen.) Eltern, die ihren Kindern diese Fähigkeiten nicht vermitteln (und leider scheinen das tatsächlich viele Eltern zu versäumen), erweisen ihnen damit einen schlechten Dienst. Schulen, die ihre Schutzbefohlenen nicht zu einem solchen Verhalten erziehen (und auch das scheint leider häufig der Fall zu sein), tragen ungewollt zur Zunahme kognitiver Einschränkungen bei, die sich inzwischen fast schon zu einer Epidemie ausgeweitet hat. Doch den wohl größten Schaden richten Medien an, die uns vorschreiben wollen, wie wir zu denken haben, und uns einreden, Menschen, die anders sind als wir, seien im Unrecht (oder sogar »böse«). Denn damit berauben sie ihre Zuschauer, Zuhörer oder Leser der kognitiven Herausforderung, ihre Vorstellungen von anderen Menschen und die Erwartungen, die sie an sie stellen, immer wieder zu verändern. Das könnte übrigens auch der Grund sein, warum sehr voreingenommene Menschen (an allen Enden des politischen Spektrums) eher unter fehlerhaften Erinnerungen leiden und Probleme mit der Wahrnehmung der Realität haben oder es ihnen schwerfällt, Fakten von Fiktion zu unterscheiden.[16] Die einflussreiche Wirtschaftswissenschaftlerin Noreena Hertz ist sogar der Meinung, dass Einsamkeit eines der häufigsten Merkmale verschwörungstheoretisch denkender Rechtsextremer in den USA, Großbritannien und Frankreich ist.[17]

Paradoxerweise sind Sie, wenn Sie sich einsam fühlen, damit nicht allein. Einsamkeit ist ein Problem, das weltweit immer mehr um sich greift und sich nicht nur in den letzten Lebensjahren negativ auf unser Gehirn auswirkt. Wissenschaftliche Untersuchungen zeigen, dass Einsamkeitsgefühle wahrscheinlich schon bei Menschen mit Anfang 20 negative Auswirkungen auf die exekutiven Funktionen und die Aufmerksamkeit haben.[18] Daher sollten wir in jedem Alter gegen die sozialen, technologischen und politischen Faktoren ankämpfen, die uns von unseren Mitmenschen zu trennen versuchen. Leider geht es in meinem Buch nicht darum, wie man Freunde oder einen Lebenspartner findet; aber es gibt mehrere Experten auf diesem Gebiet, deren Bücher ich wärmstens empfehlen kann: zum Beispiel die christliche Theologin Jennie Allen, Autorin von *Find Your People: Building Deep Community in a Lonely World*,[19] und die keiner bestimmten religiösen Richtung angehörende Psychologin Marisa G. Franco, die das Buch *Platonic: How the Science of Attachment Can Help You Make – and Keep – Friends*[20] geschrieben hat. Für mich sind das nicht einfach nur Bücher über zwischenmenschliche Beziehungen, sondern Ratgeber, in denen es darum geht, wie man in den Genuss eines gesunden, langlebigen Gehirns kommt – egal ob das nun in der Absicht der Autor*innen gelegen hat oder nicht.

Das soziale Gehirn

Leider haben wir es nicht immer in der Hand, wie lange unsere zwischenmenschlichen Beziehungen halten. Partner und Geschwister sterben, Freunde und Nachbarn ziehen weg; manche Menschen haben in dieser Hinsicht leider besonders wenig Glück. Daher sollten solche Beziehungen nicht unsere einzige soziale Interaktionsquelle sein. Denn wenn es in unserem Leben nur ein paar enge, dauerhafte Beziehungen gibt, sind wir oft weniger bereit, uns auch auf die andere, ebenfalls wichtige soziale Interaktionsform einzulassen, die sich positiv auf unsere kognitiven Fähigkeiten auswirkt – nämlich auf die zufälligen

Kontakte, die wir im Lauf des Tages knüpfen, wenn wir mit Menschen ins Gespräch kommen, die wir entweder gar nicht oder nur flüchtig kennen.

Ich möchte das Wörtchen *wenn* an dieser Stelle ganz besonders hervorheben, weil es eindeutige Anzeichen dafür gibt, dass wir uns immer mehr voneinander isolieren – wir grüßen fremde Menschen seltener, nehmen seltener an gesellschaftlichen Veranstaltungen in unserer Gemeinde teil und gehen auch seltener auf Bekannte zu, um sie ein bisschen näher kennenzulernen und uns vielleicht sogar mit ihnen anzufreunden. In gewisser Weise war das eine vorhersehbare Folge der ersten wirklich globalen Pandemie des 21. Jahrhunderts. In dieser Zeit hielt fast jeder zumindest ein bisschen mehr Abstand zu Menschen, die er nicht kannte. Doch um ganz ehrlich zu sein, haben wir uns auch schon lange vor COVID-19 weniger gesellig gegenüber fremden Menschen verhalten. Viele von uns haben auch vorher schon online studiert, online gearbeitet und online gedatet. Manche Menschen ließen sich auch früher schon Lebensmittel nach Hause liefern, statt einkaufen zu gehen. Und selbst wenn wir uns in die Welt hinauswagten, um Einkäufe zu tätigen, bezahlten viele von uns ihre Waren bereits an Selbstbedienungskassen. Das mochte zwar ganz bequem sein, bedeutete aber auch: Keine Kassierer begrüßten uns und wechselten mit uns vielleicht ein paar Worte über das Wetter. Seit wir mit dem ReCODE-Protokoll arbeiten, haben wir jedoch festgestellt, dass Patienten, die zu einer Selbsthilfegruppe gehören, mithilfe dieses Behandlungsprotokolls tendenziell häufiger Verbesserungen erzielen als andere.

Egal wie es zu dieser Isolation gekommen ist – wir verpassen dadurch, wie der Autor Andy Field es in seinem Buch *Encounterism* so schön beschreibt, die »Orte der Reibereien und Möglichkeiten, der Ängste und der Freude«. Eine Begegnung hat etwas Spontanes an sich, und wir sind gezwungen, mit einer gewissen Unsicherheit und Verletzlichkeit an sie heranzugehen – mit einer Sanftheit, die Raum für Mitgefühl und Empathie lässt in einer Welt, in der beides oft Mangelware ist. Eine Begegnung ist eine Chance[21] – sie bietet uns nicht nur die Gelegenheit, mit einem anderen Menschen in Kontakt zu treten, sondern ist auch ein Moment, in dem unsere neuronalen Schaltkreise sich neu ordnen müssen, um ein neues Gesicht zu verarbeiten, eine neue Stimme zu hören und zu entscheiden, ob neue Informationen wertvoll genug sind, um für eine längerfristige Nutzung abgespeichert zu werden. Das sind die Augenblicke, in denen wir neuronale Plastizität praktizieren.

Und das hat laut einer Studie des Psychologen Oscar Ybarra von der University of Michigan fast sofortige positive Auswirkungen auf unsere kognitiven Fähigkeiten. Ybarra fand heraus, dass selbst kurze soziale Kontakte mit Fremden einen positiven Einfluss auf unser Gedächtnis, unsere Konzentration und unsere Emotionsregulation haben.[22] Wenn wir uns solche sozialen Kontakte zur Gewohnheit machen, wird sich das mit ziemlicher Sicherheit auch in der Lebensdauer unseres Gehirns widerspiegeln – vor allem in einer Zeit, in der die persönlichen Gespräche, die früher fast die gesamte menschliche Kommunikation ausmachten, durch Diskussionen ersetzt worden sind, die »sich ins Internet oder auf das Telefon verlagert haben, wo man das Gespräch unter Kontrolle hat: Man kann sich für seine Antwort so viel Zeit nehmen, wie man möchte«, erklärte Ybarra im Jahr 2021. »Dies ist das erste Mal in der Geschichte der Menschheit, dass man nicht sofort auf jemanden reagieren muss, der etwas zu einem sagt.«[23]

Die Tragweite dieser Veränderung wird deutlich, wenn wir uns vor Augen halten, was während eines Gesprächs im menschlichen Gehirn passiert. Zu Beginn der Interaktion gelangen beispielsweise sensorische Informationen (vor allem auditive Signale) in unser Gehirn und werden von den entsprechenden sensorischen Bereichen verarbeitet. Neuronen im auditorischen Kortex übersetzen diese Signale dann in grundlegende Klangeinheiten, die von Neurotransmittern über Synapsen zur weiteren Verarbeitung an andere Teile des Gehirns weitergeleitet werden. In diesem Augenblick werden die Sprachzentren unseres Gehirns aktiv, während eine schnelle Abfolge synaptischer Transmissionen Syntax, Semantik und Kontext entschlüsselt. Aber natürlich geht es bei einem Gespräch nicht nur ums Zuhören, sondern auch darum zu wissen, was man antworten soll. Also ist auch der präfrontale Kortex beteiligt, wenn wir entscheiden, was wir sagen und an welchem Punkt des Gesprächs mit unserem Gegenüber wir es sagen sollen. Und da Sprache nicht nur etwas Verbales ist, hilft das limbische System uns dabei, Hinweise auf die Emotionen unseres Gesprächspartners zu verarbeiten, und diktiert uns Reaktionen, mit denen wir ihm unsererseits bestimmte Gefühle signalisieren. Und während unser Gehirn eine Flut neuer Informationen verarbeitet und dabei Erinnerungen an frühere Ereignisse und episodische Projektionen potenzieller Zukunftsszenarien nutzt, um die potenziell nützlichsten Informationen von den potenziell nutzlosen zu unterscheiden, werden unsere Synapsen in manchen Bereichen gestärkt und in anderen geschwächt.

Diese Übung können wir uns durch einen höflichen Small Talk mit einem Fremden in der U-Bahn oder einem Kollegen im Aufzug verschaffen – aber eben nur, wenn wir das auch wirklich wollen.

Das emotionale Gehirn

Ein Gehirntraining, das ausreicht, um einem kognitiven Abbau vorzubeugen, muss sowohl neurologisch als auch psychologisch ausgerichtet sein. Das bedeutet, dass dadurch nicht nur ein aufmerksameres, sondern auch ein zuneigungsfähigeres Gehirn entstehen sollte – ein Gehirn, das nicht nur besser auf Gedächtnisinhalte zugreifen kann, sondern auch unsere Stimmung besser unter Kontrolle hat; das uns nicht nur zu besseren Entscheidungen, sondern auch zu einem besseren Umgang mit unseren Mitmenschen befähigt. Ein gut trainiertes Gehirn – eines, das genügend Training in neuronaler Plastizität erhält – ist auch in psychischer Hinsicht widerstandsfähig.

Das bedeutet, dass wir das ganze Spektrum unserer emotionalen Erfahrungen als Menschen kennenlernen und auch in der Lage sein sollten, diese Erfahrungen zu verkraften. Manchen Schätzungen zufolge gibt es Zehntausende unterschiedlicher Emotionen – oder vielleicht auch eine geringere Anzahl, aber mit verschiedenen Nuancen: zum Beispiel Unterschieden zwischen Verärgerung und Zorn, Wut und Rage.[24] Wie dem auch sei – es wird Zeiten geben, in denen Sie einen emotionalen Zustand erleben, der Ihnen in seiner Art und Komplexität ungewöhnlich erscheint. Bei Ihnen könnte es beispielsweise Neid oder ehrfürchtiges Staunen sein, bei jemand anderem vielleicht Nachdenklichkeit oder Ekstase. Wenn Sie diese Emotionen nicht nur flüchtig erleben, sondern sich ein paar Augenblicke mit ihnen beschäftigen, können sie sie als gute Gelegenheiten nutzen, um Ihr Gehirn im Hin- und Herwechseln zwischen unterschiedlichen neuronalen Verbindungen zu üben – genauso, wie wenn man bei einem Ballspiel mit einem fremden Menschen ins Gespräch kommt oder das Gesicht, den Namen und die Persönlichkeit eines neuen Arbeitskollegen kennenlernt. Vielleicht haben Sie das Gefühl, dass ich hier ein bisschen zu philosophisch werde; aber ich glaube, dass tägliche, monatliche und jährliche neue kognitive Herausforderungen für unser Gehirn nicht wertvoller oder weniger wertvoll sind als tägliche, monatliche und jährliche neue emotionale Erfahrungen.

Ein 100-jähriges Leben dauert genau 36.525 Tage. Das ist nicht weit von den 34.000 verschiedenen emotionalen Zuständen entfernt, die wir Menschen nach Einschätzung mancher Psychologen während unseres Lebens durchlaufen. Wir sollten uns bemühen, diese Nuancen nach Möglichkeit alle zu fühlen.

Emotionale Plastizität trainieren

Eric Kandel war gerade einmal zehn Jahre alt, als seine Familie im Jahr 1939 aus Österreich in die USA emigrierte, weil Nazi-Deutschland seinen militärischen Einfluss immer mehr ausweitete und seine Macht über weite Teile Europas festigte, was jüdische Familien wie die Kandels in große Gefahr brachte. Wie so oft in solchen Zeiten wurde der Verlust der einen Nation zum Gewinn der anderen: Kandel entwickelte sich zu einem der einflussreichsten Hirnforscher der Welt und erhielt im Jahr 2000 den Nobelpreis für seine Untersuchungen darüber, wie Neuronen Erinnerungen speichern. Er kehrte oft nach Europa zurück; doch wahrscheinlich hat keine Reise in seine Heimat ihn so sehr berührt wie seine Reise nach Wien Anfang des Jahres 2024, wo er das Große Goldene Ehrenzeichen am Bande für Verdienste um die Republik Österreich – eine der höchsten Auszeichnungen des Landes für zivile Verdienste – entgegennahm. Damals war er 94 Jahre alt und Berichten zufolge immer noch so rüstig und geistig fit wie eh und je.

Ich möchte Ihnen hier etwas über Kandels bemerkenswertes Leben erzählen – nicht nur, weil er uns ebenfalls als großes kognitives Vorbild dienen kann (er hat seine Forschungsarbeit weit über das Alter hinaus, in dem die meisten Menschen in den Ruhestand gehen, aktiv fortgesetzt), sondern auch, weil er seine akademischen Kollegen selbst mit über 90 Jahren immer noch davon zu überzeugen versuchte, etwas zu korrigieren, was er für einen schwerwiegenden Fehler der Medizingeschichte hielt: die jahrhundertelange Trennung zwischen Neurologie und Psychiatrie.

Kandel vertritt schon seit Langem die Ansicht, dass diese beiden Disziplinen eng zusammengehören und daher als ein einziges Fachgebiet (oder höchstens als verschiedene Teilgebiete einer einzigen Disziplin) betrachtet werden sollten. »Alle mentalen Prozesse – selbst die komplexesten psychischen Vorgänge – beruhen auf Abläufen in unserem Gehirn«, schrieb er im Jahr 1998 – eine Aussage, die er später noch oft wiederholt hat. Und damit hatte er auch völlig Recht. Um unser Gehirn so zu trainieren, dass es sich seine jugendliche Plastizität bewahrt, die uns unser Leben so sehr erleichtert, müssen wir genauso intensiv an unserer psychischen wie an unserer neurologischen Gesundheit arbeiten.

Neurologie und Psychiatrie waren früher tatsächlich ein einziges Fachgebiet, wurden aber vor etwas mehr als 100 Jahren voneinander getrennt. Doch je mehr wir über die Ursachen neurologischer und psychiatrischer Erkrankungen erfahren, desto klarer liegt auf der Hand, dass diese beiden Fachgebiete wieder miteinander vereint werden sollten.

Zu Beginn meiner Karriere ging ich davon aus, dass viele der Patienten mit kognitiven Beeinträchtigungen, die ich behandelte, depressiv waren, weil sie Probleme mit der Erkenntnis hatten, dass ihr Leben jetzt auf brutale Art und Weise zu Ende gehen und dass sie nach und nach (oder vielleicht sogar ziemlich schnell) genau das verlieren würden, was ihre Persönlichkeit ausmachte. Natürlich waren sie depressiv. Wer wäre das in so einer Situation nicht?

Erst später kam mir der Gedanke, dass diese unglücklichen Menschen vielleicht schon lange *vor* dem Verlust ihrer kognitiven Fähigkeiten depressiv gewesen waren. Und genau das haben Wissenschaftler wie beispielsweise der Epidemiologe Victor W. Henderson von der Stanford University inzwischen zweifelsfrei nachgewiesen: Seine Forschungsarbeit hat gezeigt, dass das Risiko einer Demenz sich bei Menschen, bei denen zuvor eine Depression diagnostiziert worden ist, oft schon viele Jahrzehnte vor der letztendlichen Diagnose einer neurodegenerativen Erkrankung mehr als verdoppelt.[25] Und das ist wahrscheinlich nur die Spitze des Eisbergs; denn Menschen mit *nicht* diagnostizierten – und somit auch nicht behandelten – psychischen Erkrankungen werden in Hendersons Untersuchung nicht berücksichtigt, obwohl das Risiko für chronische neurologische und körperliche Erkrankungen bei ihnen wahrscheinlich noch sehr viel höher ist.

Inzwischen wissen wir aber auch, dass die biochemischen Veränderungen, die zur Entstehung einer Demenz führen, oft schon viele Jahre vor dem Auftreten erster Symptome stattfinden. Auf den ersten Blick sieht es also so aus, als stünden wir hier vor einem Henne-Ei-Problem: Führen Depressionen zu einer Neurodegeneration oder führt eine Neurodegeneration zu Depressionen? Manche Leute werden jetzt vielleicht sagen, dass ja eigentlich auch beides stimmen könnte – denn es ist keineswegs ungewöhnlich, dass zwei Erkrankungen unabhängig voneinander Vorläufer der jeweils anderen Krankheit sind. Es gibt aber auch noch eine weitere interessante Möglichkeit: Vielleicht haben diese beiden Erkrankungen dieselbe Ursache.

Diese Theorie passt zu der Perspektive, aus der immer mehr Forscher viele chronische Krankheiten inzwischen betrachten – vor allem solche, die oft als Alterskrankheiten gelten. Dieser Logik zufolge ist nicht etwa Krebs oder eine Herz-Kreislauf-Erkrankung, Arthrose oder Makuladegeneration das eigentliche Problem, sondern der Alterungsprozess selbst. Und ebenso fällt es mir immer schwerer, psychische und neurologische Erkrankungen gedanklich voneinander zu trennen. Denn von ihrer Ursache her haben diese Erkrankungen sehr große Ähnlichkeit miteinander – es handelt sich um biochemische Regulationsstörungen, die auf ein Netzwerk aus Insuffizienzen zurückzuführen sind und zu einer Kaskade von Fehlfunktionen führen, die das Leben mit der Zeit immer schwieriger machen.

Wenn Depressionen eine mögliche Ursache für Neurodegeneration sein können, dann sollte die Behandlung von Depressionen auch in gewisser Weise eine Vorbeugungsmaßnahme gegen Demenz sein. Diese Schlussfolgerung erscheint durchaus korrekt. Sie schließt allerdings nicht die Möglichkeit – und meiner Meinung nach sogar die Wahrscheinlichkeit – aus, dass die Behandlung von Depressionen (vor allem mithilfe einer Psychotherapie) sowohl den Symptomen ebenjener Depression als auch der Ursache einer Neurodegeneration entgegenwirkt.

Wenn Sie dabei unwillkürlich an das Thema Neuroplastizität denken, liegen Sie meiner Ansicht nach völlig richtig. Und es gibt noch viel mehr Leute, die dieser Meinung sind. Tatsächlich gibt es immer mehr Beweise dafür, dass Depressionen mit einer Atrophie von Neuronen in der kortikalen und limbischen Region des Gehirns (also den Bereichen, die für unsere Stimmung und unsere Emotionen zuständig sind) zusammenhängen. Eine wirksame Therapie kann die neuroanatomischen Indikatoren für diesen Verlust an Neuroplastizität nachweislich rückgängig machen.

Ich möchte das Wort *wirksam* aus dem obigen Absatz an dieser Stelle ganz besonders hervorheben. Denn nicht zuletzt aufgrund der bedauerlichen Trennung zwischen Neurologie und Psychiatrie ist letztere Disziplin in ihren Behandlungsmethoden und ihrer Evidenz leider sehr uneinheitlich. Ich kenne Menschen, denen es mit Sicherheit das Leben gerettet hat, dass sie den richtigen Psychotherapeuten fanden. Aber ich kenne auch Menschen, die das Gefühl haben, dass ihr Leben durch einen Mangel an wirksamer psychologischer Behandlung geschädigt wurde (in manchen Fällen sogar irreparabel); und das sind leider keine Einzelfälle. In einem Artikel in der Fachzeitschrift *Frontiers in Psychology* aus dem Jahr 2019 berichtete ein britisches Forscherteam über Erfahrungen von Patienten, die das Gefühl hatten, dass sie nicht die richtige Art von Therapie erhielten, dass ihre Ziele nicht erreicht wurden, dass man ihnen nicht zuhörte und dass sie sich – obwohl eigentlich gar keine Behandlungsfehler gemacht wurden – nach ihrer Therapie viel schlechter fühlten als vorher. Oder wie ein Nutzer solcher Dienstleistungen einmal gesagt hat: »Es ist wie eine Lotterie – nur dass man entweder viel gewinnen, viel verlieren oder irgendwo dazwischen landen kann.«

Solche Erfahrungen veranlassten manche der britischen Patienten zu der Frage, wovon sich der zuständige Psychotherapeut bei ihrer Behandlung denn eigentlich leiten ließ (falls er überhaupt irgendein Konzept hatte). »Man hat uns gesagt, dass dieser Unsinn irgendwie mit medizinischen Dienstleistungen auf einer Stufe steht«, erklärte ein Patient. »Diese Therapeuten wurden von renommierten Institutionen ausgebildet und zertifiziert. Vieles, was wir darüber sehen und lesen, vermittelt uns den Eindruck, dass es sich bei ihnen um seriöse, qualifizierte, verantwortungsbewusste Menschen handelt, die unser Leben verbessern werden, wenn wir uns an ihr Programm halten.« Dieser Patient war allerdings zu dem Schluss gekommen, dass das nicht der Fall war.[26]

Um es ganz klar zu sagen: Von solchen negativen Erfahrungen können auch Patienten betroffen sein, die andere Arten von medizinischer Versorgung erhalten. Der Unterschied besteht lediglich darin, dass die meisten medizinischen Maßnahmen sich zumindest bis zu einem gewissen Grad durch biochemische Daten quantifizieren lassen. Auch wenn Ihr Onkologe vielleicht schlechte Umgangsformen hatte oder nicht gut mit ihnen kommunizieren konnte – wenn seine Behandlung zur Remission Ihres Krebses geführt hat, war sie zumindest in dieser Hinsicht erfolgreich. Patienten, die – völlig zu Recht – wissen möchten, ob ihre Behandlung auf physiologischer Ebene dazu beiträgt, psychische Belastungen oder Erkrankungen abzumildern, sollten darauf achten, ob ihr Arzt oder Therapeut Biodaten in ihre Behandlung integriert, indem er zum Beispiel ihren Stresshormonspiegel untersucht oder ihre Schlafmuster überwacht. Das wäre zumindest mal ein guter Ausgangspunkt.

Ich bin ziemlich überzeugt davon, dass jedes Gehirntraining, das ausreicht, um einen kognitiven Abbau zu verhindern, zwangsläufig sowohl neurologische als auch psychologische Maßnahmen umfassen muss. Solche unterstützenden Maßnahmen tragen nicht nur zur Verbesserung des Gedächtnisses, der Aufmerksamkeit und des Lernvermögens, sondern auch zur Verbesserung der Stimmung, der sozialen Beziehungen und der Denkweise eines Patienten bei. Ein gut trainiertes Gehirn – eines, das in struktureller Hinsicht widerstandsfähig ist – muss auch in psychischer Hinsicht widerstandsfähig sein.

Frustration

Ich befürchtete schon, Douglas (den pensionierten Bauunternehmer, von dem ich zu Beginn dieses Kapitels berichtet habe) als Patienten zu verlieren, als sein Sohn David über die seiner Meinung nach viel zu langsame Verbesserung der kognitiven Fähigkeiten seines Vaters klagte. Aber David erklärte sich trotzdem bereit, ihn weiterhin von mir behandeln zu lassen. Nachdem wir im Jahr 2012 mit der Behandlung von Demenzpatienten begonnen hatten, stand ich eine Zeit lang auf dem Standpunkt, wir sollten Patienten, deren Zustand über eine leichte bis mittelschwere kognitive Beeinträchtigung hinaus- und bereits in eine Demenz übergegangen war, lieber nicht in unser Behandlungsprotokoll einschließen, da Interventionen in diesem Krankheitsstadium schwieriger und die Ergebnisse oft weniger überzeugend sind. Doch nachdem ich ein paar E-Mails von Angehörigen meiner Patienten erhalten hatte, die alle betonten, wie wichtig ihnen bereits einfache Verbesserungen waren – mehr Einbindung in die Familie, Wiedererlangung der Sprache, der Kontinenz und der Fähigkeit, zu kochen oder sich anzuziehen –, überdachte ich diese Vorgehensweise noch einmal.

Mir ist vor allem eine E-Mail in Erinnerung geblieben, in der ein Ehemann sich besonders kritisch über meinen Standpunkt äußerte: Ich solle nur ja nicht auf die Idee kommen, unsere Behandlung ausschließlich Patienten mit leichter bis mittelschwerer kognitiver Beeinträchtigung zukommen zu lassen, da seine Frau mit einem MoCA-Testergebnis von 0 nach der Anwendung unseres Protokolls immerhin wieder in der Lage sei, mit ihrer Familie zu interagieren. Das habe ich mir sehr zu Herzen genommen.

Ich kenne viele Geschichten von Patienten, die einen erheblichen kognitiven Abbau erlitten hatten, aber trotzdem einen jugendlicheren kognitiven Zustand wiedererlangten, als sie die ReCODE-Prinzipien befolgten. Leider muss ich sagen, dass Douglas sich nie völlig von seiner Demenz erholt hat; aber wir konnten sein Leben doch zumindest erheblich verbessern. Er hat viele Freuden und positive Erfahrungen des täglichen Lebens wiederentdeckt – vor allem die Fähigkeit, sich mit seinen Kindern und Enkelkindern zu unterhalten. Angesichts dieser Erfolge, dank denen wir Douglas schließlich in ein formelleres Gehirntraining einbinden konnten, schien David allmählich ein bisschen mehr Einsicht zu zeigen.

Mich verfolgt immer wieder der Gedanke, was aus Patienten, die sich nicht von ihrer Demenz erholten, hätte werden können. Ich frage mich dann jedes Mal: *Was hätten wir denn noch für diese Leute tun können?* Im Fall von Douglas sind mir zum Beispiel ein paar Ideen für ein Neuroplastizitätstraining gekommen, das ein überfordertes Gehirn nicht so stark belastet, und ich wünschte, wir könnten die Uhr zurückdrehen und dieses Training mit ihm machen.

Und vor allem denke ich immer wieder an die Patienten, die wir verloren haben. Ich erinnere mich noch an ihre Namen. Was haben wir bei ihrer Behandlung übersehen, das vielleicht den Ausschlag gegeben hätte? Was hätten wir tun können, um bessere Ergebnisse zu erzielen? Mit diesen Fragen beschäftigen wir uns immer noch jeden Tag.

Es gibt ein Gefühl dafür: etwas, das mit Bedauern zu tun hat, bei dem einen aber auch viele offene Fragen quälen – ein Gefühl, das ich gerade erst kennenlerne. Im Interesse meiner eigenen neuronalen Plastizität werde ich mich noch ein Weilchen mit dieser Emotion beschäftigen.

11

Das toxische Abenteuer

Eine der Entdeckungen, die mich bei unseren Studien zum Thema Neurodegeneration am meisten überrascht hat, war die Häufigkeit, mit der Toxine zum kognitiven Abbau beitragen. Von Luftverschmutzung bis Quecksilber, von Anästhetika bis Toluol, Trichothecenen und Hunderten anderer Giftstoffe – diese Toxine sind als Faktoren, die zur Alterung des Gehirns und zu einem kognitiven Abbau beitragen, noch weitgehend unerforscht und werden in der Behandlung von Demenzpatienten viel zu wenig berücksichtigt. Daher spielen Chemikalien in den Mails, die ich mehrmals pro Woche von Menschen erhalte, die einen kognitiven »Weckruf« erlebt haben, eine wichtige Rolle. So ein Weckruf kann die verschiedensten Formen annehmen: Es kann zum Beispiel sein, dass diese Leute ein paar wichtige Termine versäumt haben oder dass ein geliebter Mensch sie besorgt auf ihre Unaufmerksamkeit angesprochen hat. Oft haben sie sich daraufhin bereits Informationen über das ReCODE-Protokoll im Internet beschafft, stellen jedoch bald fest, dass sie noch mehr Hilfe brauchen.

Was Informationen anbelangt, ist das Internet eine Art Wilder Westen; aber es gibt tatsächlich viele zutreffende, hilfreiche Informationsquellen über unsere Arbeit und die Tätigkeit anderer Demenzforscher. Eine solche Quelle ist zum Beispiel die englischsprachige Website ApoE4.info, die von Julie G. gegründet wurde, einer Freundin, Bürgerwissenschaftlerin und Patientin, deren kognitiver Zustand sich nun schon seit über zwölf Jahren erstaunlich verbessert hat. Außerdem hat Julie über 100 Leitfäden zu verschiedenen Gesundheitsthemen wie Schlaf, Entgiftung und Nahrungsergänzungsmitteln verfasst, die auf Apollohealthco.com verfügbar sind (auch auf Englisch).

Da es so eine große Menge an Informationen zum Thema Demenz gibt, haben viele Patienten möglicherweise bereits erste Erfolge erzielt, bevor sie anfangen, mit einem Arzt oder Therapeuten an ihrem Problem zu arbeiten. Bei manchen reicht bereits eine Ernährungsumstellung aus, damit ihr Gedächtnis und ihre Aufmerksamkeit sich wieder verbessern und sie sich »klarer im Kopf« fühlen. Bei anderen bringt eine Kombination aus gesunder Ernährung und Bewegung die entscheidende Besserung. Wieder andere müssen nicht nur in puncto Ernährung und körperliche Aktivität, sondern auch bei ihrem Schlaf Änderungen vornehmen. Bei vielen Patienten reichen diese Maßnahmen aber leider nicht aus, da Alzheimer – wie Sie ja inzwischen wissen – eine systemische Erkrankung ist und durch verschiedenste Schäden und Belastungen entstehen kann. Bis uns das auffällt (und wir die leisen Stimmen unserer Verleugnung endlich ignorieren), haben sich die strukturellen Elemente, die unser Gehirn zum Funktionieren bringen, bereits über Jahrzehnte hinweg verschlechtert. Die Wiederherstellung dieser Strukturen kostet Zeit und Mühe. Die sieben Grundprinzipien eines gehirngesunden Lebens – eine vorwiegend pflanzliche, leicht ketogene Ernährung, körperliche Aktivität, optimaler Schlaf, Stressabbau, Gehirntraining, Entgiftung und die gezielte Einnahme von Nahrungsergänzungsmitteln – führen oft zu einer vorübergehenden Besserung; aber um eine langfristige Genesung zu erzielen, muss man normalerweise auch noch andere, spezifischere Ursachen des kognitiven Abbaus behandeln.

Eine häufig übersehene Ursache für Neurodegeneration sind Toxine. Leider sind wir in unserem Lebens- und Arbeitsumfeld häufig Schadstoffen ausgesetzt; und normalerweise ist es viel schwieriger, sein Umfeld zu verändern als seine Ernährung, seine Bewegungsgewohnheiten und seinen Schlaf. Wenn wir also Blut-, Harn- und Leberuntersuchungen durchführen, eine Hausinspektion vornehmen und andere Maßnahmen ergreifen, um die kognitiven Belastungen unserer Patienten zu beurteilen, die nicht auf die grundlegende Stoffwechseloptimierung angesprochen haben, stellen wir häufig fest, dass sich im Körper dieser Menschen sehr hohe Konzentrationen an gefährlichen Metallen, flüchtigen organischen Chemikalien und Biotoxinen angereichert haben.

Das war zum Beispiel bei Karl der Fall, einem über 50-jährigen Finanzanalysten, der als Experte in Nachrichtensendungen auftrat, aber dann leider feststellen musste, dass seine Konzentration nachließ und er nicht mehr so klar denken konnte. Durch Verbesserungen seiner Ernährung und seines Schlafs und mehr körperliche Aktivität hatte sich Karls Zustand stabilisiert. Subjektiv hatten er und seine Angehörigen das Gefühl, dass es ihm tatsächlich etwas besser ging – aber leider nicht so gut, dass er sich wieder voll und ganz seiner Lebensaufgabe widmen konnte. Irgendetwas fehlte noch; und als er begann, mit einem in ReCODE ausgebildeten Gesundheitscoach in New York zusammenzuarbeiten, wurde schnell klar, worum es bei diesem »Etwas« wahrscheinlich ging.

Karls Blutuntersuchungen ergaben einen hohen Spiegel an Matrix-Metalloproteinase-9 (MMP-9), einem Enzym, das mit Arthritis, koronarer Herzkrankheit, chronisch obstruktiver Lungenerkrankung, Multipler Sklerose, Asthma und Krebs in Zusammenhang gebracht wird. Ebenso wie der transformierende Wachstumsfaktor beta 1 (TGF beta 1) und ein Fragment des Proteins Komplementkomponente 4a (C4a) gilt auch MMP-9 als Entzündungsmarker bei Menschen mit Erkrankungen, die offenbar durch eine Exposition gegenüber Biotoxinen verursacht worden sind.[1]

Biotoxine sind chemische Substanzen, die Pflanzen, Bakterien und Pilze bilden, um sich vor Fressfeinden und Nischenkonkurrenz zu schützen. Nikotin ist zum Beispiel ein Biotoxin, das in den Blättern von Nachtschattengewächsen (vor allem der Tabakpflanze) gebildet wird, während das Biotoxin Tetanus vom Bakterium *Clostridium tetani* produziert wird. Das Biotoxin, das am stärksten mit kognitivem Abbau in Verbindung gebracht wird, ist jedoch Schimmel – aber nicht alle Schimmelpilze, sondern nur einige Arten, zum Beispiel *Stachybo-*

trys, *Aspergillus*, *Penicillium*, *Chaetomium* und *Wallemia*, die Mykotoxine bilden. Diese Toxine scheinen das menschliche Gehirn besonders stark zu schädigen. Nachdem mir im Jahr 2016 klar geworden war, dass viele meiner Patienten diesen Mykotoxinen ausgesetzt waren, verfasste ich einen Artikel, um die breitere medizinische Fachwelt auf diese ziemlich häufige Belastung für unser Gehirn aufmerksam zu machen.[2] Als mein Artikel »Inhalational Alzheimer's: An Unrecognized – and Treatable – Epidemic« [»Alzheimer zum Inhalieren: Eine noch unerkannte – und behandelbare – Epidemie«] in der Fachzeitschrift *Aging* erschien, stieß er auf ziemlich große Skepsis. Seitdem haben wir aber tatsächlich festgestellt, dass Mykotoxine in fast der Hälfte aller Fälle zum kognitiven Abbau beitragen, und es kommt immer seltener vor, dass Ärzte diesen Zusammenhang von vornherein von sich weisen.

Welche evolutionäre Ursache konnte dazu führen, dass manche Schimmelpilze Toxine produzieren, die für den Menschen schädlich sind? Nun, wenn Sie eine Schimmelpilzzelle sind, dann vermehren Sie sich langsamer als die Bakterien um Sie herum, sodass Ihr Lebensraum ziemlich schnell bedroht sein dürfte, wenn Sie nicht irgendetwas produzieren, das die Bakterien abtötet oder von Ihnen fernhält. (Zum Beispiel wird die weltweit bekannteste antibakterielle Substanz, Penicillin, von Schimmelpilzen erzeugt.) Das ist zwar gut für den Schimmelpilz, aber schlecht für uns, denn die Mitochondrien in unseren Zellen stammen von Bakterien ab[3] und haben daher ein besonders hohes Risiko, durch diese Mykotoxine geschädigt zu werden. Und das führt zu einer verminderten Energieversorgung – einer wichtigen Ursache für kognitiven Abbau.

Wenn wir einen solchen Abbau unserer kognitiven Fähigkeiten vollständig verhindern und dafür sorgen wollen, dass unser Gehirn möglichst lange gesund bleibt, müssen diese nachgewiesenen Toxine aus unserem Körper entfernt werden, und wir müssen alles in unserer Macht Stehende tun, um sie auch aus unseren Wohn- und Arbeitsräumen zu verbannen. Obwohl ich mich sehr darüber freue, dass in den letzten Jahren immer mehr Ärzte den Kampf gegen Mykotoxine aufgenommen haben (um nicht nur einem kognitiven Abbau, sondern auch anderen Erkrankungen vorzubeugen), wird dieser häufige Krankheitsverursacher von der sogenannten »medizinischen Standardversorgung« trotzdem noch häufig ignoriert.

Fairerweise muss man sagen, dass der Zusammenhang zwischen Schimmel und Krankheiten viel komplexer ist, als es auf den ersten Blick den Anschein hat. Manche Pilzarten können nämlich mehrere verschiedene Mykotoxine produzieren, vor allem, wenn sich die Umgebung, in der die betreffende Art lebt, verändert; andererseits sind viele verschiedene Arten in der Lage, ähnliche Giftstoffe zu produzieren,[4] sodass es große Meinungsverschiedenheiten darüber gibt, wie die Pilzarten, die von ihnen erzeugten Toxine und die dadurch hervorgerufenen Symptome überhaupt klassifiziert werden sollten.[5] Dieses Fehlen einer eindeutigen Klassifikation erschwert die Diagnostik von Ursache und Wirkung erheblich, sodass sich die Ärzte selbst nach jahrzehntelangen Debatten immer noch darüber streiten, ob Schimmelpilze wirklich so ein großes Problem darstellen – wahrscheinlich werden sie das auch in Zukunft noch jahrzehntelang tun.

Einstweilen möchte ich Ihnen über eine Beobachtung berichten, die ich immer wieder mache: Im Körper von Menschen mit kognitivem Abbau befinden sich Mykotoxine; und diese Schimmelpilztoxine stammen aus ihren Wohnungen und von ihren Arbeitsplätzen. Die Richtigkeit dieser Beobachtungen wird durch eine bemerkenswerte Studie bestätigt, die im Jahr 2015 in der Fachzeitschrift *Scientific Reports* erschienen ist. Aus dieser Studie geht hervor, dass Gewebe aus den Gehirnen von Menschen, die an Alzheimer gestorben sind, häufig Pilzzellen enthalten, während diese Zellen bei Kontrollpersonen nur selten nachweisbar sind.[6] Ich habe festgestellt, dass eine Senkung der Toxinbelastung oft zu einer Verbesserung der kognitiven Fähigkeiten führt; und ich bin nicht der Einzige, dem das aufgefallen ist. Auch Medizinerinnen und Mediziner wie Jill Carnahan und Mary Kay Ross haben darauf hingewiesen; und Ärzt*innen und Therapeut*innen wie Mary Ackerley, Kat Toups und Craig Tanio haben in aller Öffentlichkeit mehr Aufmerksamkeit für dieses weit verbreitete Problem gefordert. Diese Bewegung gewinnt inzwischen so sehr an Bedeutung, dass es sogar schon eine ganze Gesellschaft gibt, die sich hauptsächlich mit durch Mykotoxinen hervorgerufenen Erkrankungen befasst, nämlich die International Society for Environmentally Acquired Illness (ISEAI).

Tatsächlich erhielt ich, kurz nachdem ich von den erschreckend hohen MMP-9-Werten in Karls Blutbild erfahren hatte und wir uns auf die Suche nach der potenziellen Ursache dieses Problems gemacht hatten, eine E-Mail, die mir bestätigte, dass die Luftschächte in Karls Haus tatsächlich von Schimmel befallen waren. Es ist noch zu früh, um festzustellen, ob die Beseitigung dieses Problems zu weiteren und noch größeren Verbesserungen seines Zustands führen wird; aber ich bin in dieser Hinsicht ziemlich optimistisch.

Meiner Meinung nach hatte Karl Glück im Unglück: Offenbar hatte er das Pech, in einem Haus zu leben, das von verschiedenen Schimmelpilzarten befallen war. Hinzu kommt, dass – aus Gründen, die wir noch nicht genau kennen – manche Menschen besonders anfällig für Mykotoxine sind, wahrscheinlich aufgrund von Immunreaktionen, die durch bestimmte Sequenzen in ihrer DNA kodiert sind. (Diese Zusammenhänge wurden auch bei einigen Krebsarten nachgewiesen;[7] und da Personen, die im selben Haus wohnen, oft sehr unterschiedlich auf Sporenbelastungen reagieren, liegt die Vermutung nahe, dass manche Menschen aufgrund ihrer genetischen Veranlagung vielleicht auch stärker zu kognitiven Beeinträchtigungen aufgrund von Mykotoxinen neigen; doch die Forschung auf diesem und anderen medizinischen Fachgebieten steckt leider nach wie vor in den Kinderschuhen.) Andererseits hatte Karl aber zum Glück die Möglichkeit, vorübergehend woanders hinzuziehen, während Profis sein Haus von dieser Kontaminationsquelle befreiten und HEPA-Filter installierten, um seine zukünftige Belastung durch Mykotoxine, Schimmelpilze, Schimmelsporen und andere Entzündungen verursachende Reizstoffe so gering wie möglich zu halten. Sollte das Problem weiterhin bestehen (da es schwierig sein kann und manchmal sogar unmöglich ist, Schimmel zu beseitigen, wenn er sich erst mal in einem Gebäude festgesetzt hat), muss er womöglich sogar ein ganz neues Haus beziehen.

Nur wenige Menschen genießen dieses Privileg. Für die meisten von uns ist es gar nicht so einfach, ihren Wohnort und ihren Arbeitsplatz zu wechseln. Noch schwieriger ist es, aus einer Stadt oder Region wegzuziehen, in der die Luft, das Wasser oder der Boden stark verschmutzt sind. (Das sind die häufigsten Ursachen für die Belastung unseres Gehirns durch Metalle und flüchtige organische Chemikalien, auf die ich an späterer Stelle in diesem Kapitel noch eingehen werde.) Außerdem waren viele von uns – wenn nicht sogar wir alle – unser Leben lang (vielleicht sogar schon vor unserer Geburt) einer Vielzahl von Schadstoffen ausgesetzt.[8] Gerade deshalb ist es so wichtig, zu tun, was wir können, um unsere Toxinbelastung von frühester Kindheit an zu reduzieren. Denn schließlich bleiben viele Giftstoffe nach der Exposition jahre- oder sogar jahrzehntelang in unserem Blut, in unseren Knochen und in unserem Gehirn.

Wenn es also um diese ganz spezielle Belastung unseres Gehirns geht, zählt tatsächlich jeder Tag.

Der Mykotoxinbelastung entgegenwirken

Kurz nachdem Katie in eine Familienunterkunft an einem Luftwaffenstützpunkt im Norden Utahs gezogen war, erkrankten ihre beiden Töchter mehrfach, sodass sie häufig das Krankenhaus des Luftwaffenstandorts aufsuchen mussten. Da Katie gehört hatte, dass auch andere dort lebende Familien unter Gesundheitsproblemen litten, die offenbar mit einer Schimmelpilzbelastung (der mit Abstand häufigsten Biotoxinexposition) zusammenhingen, glaubte sie eine mögliche Ursache für die häufigen Erkrankungen ihrer Töchter gefunden zu haben. Die Manager des Privatunternehmens, das die Unterkünfte an dem Stützpunkt verwaltete, weigerten sich jedoch, ihre Wohnung auch nur zu inspizieren. Also beauftragte Katie einen privaten Gutachter; und tatsächlich zeigten die Ergebnisse dieser Untersuchung beunruhigend hohe Konzentrationen giftiger Sporen in ihrer Wohnung.

Doch die Wohnungsbaugesellschaft zeigte sich davon unbeeindruckt und warf Katie und anderen Bewohnern mit ähnlichen Beschwerden sogar vor, sie würden versuchen, sich mithilfe von Inspektionsberichten und Gesundheitsakten ein schöneres, neueres Haus zu verschaffen. Über diese Behauptung war Katie so empört, dass sie beschloss, ihren Mietvertrag vorzeitig zu kündigen (was für ihre Familie mit erheblichen Kosten einherging) und aus der Familienunterkunft dieses Stützpunkts auszuziehen. »Wir können es kaum erwarten, endlich hier wegzukommen«, sagte sie im Jahr 2007.[9]

Im Lauf der Jahre häuften sich negative Erfahrungsberichte wie die von Katie an Militärstützpunkten in den ganzen USA und schließlich wurden die Senator*innen Elizabeth Warren und Thom Tillis auf das Problem aufmerksam. Mit vereinten Kräften arbeiteten sie daran, private Anbieter für schlecht verwaltete Militärunterkünfte zur Verantwortung zu ziehen, und stellten fest, dass die private Wohnungsbaugesellschaft, die kein Interesse daran gehabt hatte, Katies Haus zu inspizieren, eines von fünf Unternehmen war, die in einer von beiden Parteien unterstützten Untersuchung wegen Verstößen gegen eine »Mieter-Charta für Militärfamilien« angeklagt worden waren.[10]

Obwohl es Katie damals nicht gelungen ist, diesen Missstand öffentlich anzuprangern, war es dennoch die richtige Entscheidung gewesen, die Unterkunft zu verlassen. Es ist gar nicht so einfach, bestimmte Symptome bestimmten Mykotoxinen zuzuordnen; doch man weiß schon seit Langem, dass Schimmelsporen bei vielen Menschen Atembeschwerden und andere allergische Reaktionen auslösen. Und inzwischen wissen wir außerdem, dass eine chronische Exposition gegenüber Biotoxinen, die von Schimmelpilzen (aber auch von Viren und Bakterien) gebildet werden, neurodegenerative Erkrankungen verursachen kann. Tatsächlich wird einer der in Katies Wohnung gefundenen biotoxinerzeugenden Schimmelpilze (*Aspergillus*) mit verschiedenen kognitiven Beeinträchtigungen in Verbindung gebracht: zum Beispiel mit oxidativen Schäden, Entzündungen und einer erhöhten Zellsterblichkeit.[11]

Maja Peraica, die als leitende Toxikologin am Institut für medizinische Forschung und Arbeitsmedizin in Kroatien arbeitet, wo in den letzten 15 Jahren ein beunruhigender Anstieg von Mykotoxinen in Lebensmitteln zu beobachten war,[12] hat darauf hingewiesen, dass Kinder wahrscheinlich viel empfindlicher auf Biotoxine reagieren, weil sie eine geringere Körpermasse haben und ihr Immunsystem noch nicht ausgereift ist.[13] Das könnte erklären, warum eine langfristige Exposition gegenüber Schimmelpilzen im Säuglings- und Kleinkindalter in einer Kohortenstudie an Kindern in Polen das Risiko für eine schlechte kognitive Leistungsfähigkeit im Alter von sechs Jahren um das Dreifache erhöht war – sogar nach Bereinigung von Faktoren, von denen man weiß, dass sie Einfluss auf die kognitive Entwicklung haben, wie beispielsweise das Bildungsniveau der Mutter, Stillpraktiken und Exposition gegenüber Tabakrauch.[14] Ein weiteres häufiges Mykotoxin (Ochratoxin A) wird mit einer erhöhten Autismusrate bei Kindern in Verbindung gebracht.[15] Kinder reagieren besonders empfindlich auf dieses Mykotoxin, aber selbst eine Exposition gegenüber Ochratoxin A im Erwachsenenalter kann für viele Menschen eine große Belastung darstellen.

An dieser Stelle möchte ich gerne noch einmal auf unsere Analogie des Bergaufradelns zurückkommen. Wie Sie sich vielleicht noch erinnern, lautete die Grundidee dieses Vergleichs, dass es schwieriger wird, das Gewicht der kognitiven Last zu tragen, die wir den Berg hinaufschleppen müssen, wenn mehrere Belastungen zugleich auf unser Gehirn einstürmen. Irgendwann muss man dann etwas am Straßenrand zurücklassen. Bislang sind wir davon ausgegangen, dass wir immer mit einer bestimmten Menge an Energie am Fuß des Hügels starten. Wenn Sie jedoch an dem Punkt, an dem die Straße steiler wird, schon lange gefahren sind, eine große Last tragen und durch einen platten Reifen behindert werden, wird es schwieriger, diesen Hügel zu bewältigen.

Was können wir in Bezug auf unsere Schimmelbelastung tun, um uns die Fahrt ein bisschen zu erleichtern? Der naheliegende erste Schritt ist natürlich eine gründliche Reinigung, denn je länger Schimmelbefall bestehen bleibt, desto mehr Gelegenheit hat er, sich auszubreiten. Daher sollte jeder sichtbare Schimmel sofort beseitigt werden. Von harten Oberflächen schrubbt man ihn am besten mit Reinigungsmittel und Wasser ab, wobei man eine N-95-Atemschutzmaske tragen und für möglichst gute Belüftung sorgen sollte. Bei weicheren, saugfähigen Oberflächen gibt es selten eine andere sinnvolle Lösung als alles, was verschimmelt ist, wegzuwerfen. Befindet sich die Schimmelquelle in den Rohrleitungen, so sollten alle Undichtigkeiten behoben und die von Schimmel befallenen Bereiche außen herum gereinigt oder beseitigt werden. Wenn Sie Ihr Haus sanieren lassen möchten, ist es sehr wichtig, während der Sanierung nicht zu Hause zu sein, da ein vorübergehender Anstieg der Mykotoxinbelastung während der Sanierung sich sehr negativ auf Ihre kognitiven Fähigkeiten auswirken kann.

Das ist ein Kampf, den viele Menschen immer wieder führen müssen. Denn schließlich bestehen die Häuser, in denen wir leben, im wahrsten Sinn des Wortes aus »Schimmelnahrung«. Pilze lieben Holz, Trockenbauwände, Tapeten und Teppiche und so gut wie alle Räume, in denen es ein bisschen feucht und dunkel ist und die nicht gut belüftet sind. Wahrscheinlich werden die meisten Menschen niemals in der Lage sein, die häufigsten Quellen für biotoxische Belastungen vollständig zu beseitigen. Aber wir können die Orte in unserem Zuhause, an denen wir uns am häufigsten aufhalten, zumindest ein bisschen bewusster auswählen.

Es gibt einen Bereich im Haus, der normalerweise am anfälligsten für Schimmel ist: der Keller. Und in den letzten Jahrzehnten ziehen immer mehr junge Erwachsene wieder zu ihren Eltern, wobei sie dann oft ihr Quartier im Keller aufschlagen. Außerdem habe ich mit einer gewissen Besorgnis festgestellt, dass auch immer mehr Menschen ihre Keller zu Mietwohnungen umbauen oder sie als einen Ort betrachten, wo ältere Familienmitglieder in der Nähe ihrer Angehörigen ihren Lebensabend »im eigenen Zuhause« verbringen können. Ein weiterer aktueller Trend besteht darin, sich im Keller ein elegantes Heimkino einzurichten – die schicksten dieser Kinos sind mit Vorhängen, flauschigen Teppichen, Akustikpaneelen, Hängedecken und superplüschigen Liegesesseln ausgestattet, die den schimmeligsten Ort des Hauses in einen noch einladenderen Nährboden für die Sporenbildung verwandeln – vor allem, wenn dann auch noch jemand während einer Schrecksekunde bei einem Horrorfilm ein Getränk verschüttet. Und da die COVID-19-Pandemie Millionen von Menschen dazu gezwungen hat, zu Hause zu arbeiten – und vielen dieses Arrangement gefiel –, gehören Kellerräume mittlerweile auch zu den beliebtesten Orten für ein Homeoffice. Ich habe großes Verständnis für die sozialen, familiären und wirtschaftlichen Zwänge, die bei solchen Entscheidungen eine Rolle spielen. Ich weiß, dass Wohnfläche ein kostbares Gut ist. Doch wenn Sie sich dafür entschieden haben, Ihren Keller auf diese Weise zu nutzen, sollten Sie ihn jedes Vierteljahr einem Schimmeltest unterziehen (es gibt kostengünstige Do-it-yourself-Schimmelpilz-Testsets) und alle paar Jahre – oder immer dann, wenn Nasen- und Nebenhöhlenverstopfungen, Atembeschwerden, Hautreizungen oder Kopfschmerzen länger anhalten als bei einer gewöhnlichen Erkältung – entweder ein ERMI-Testset (Environmental Relative Moldiness Index) oder ein HERTSMI-2-Testset (Health Effects Roster of Type-Specific Formers of Mycotoxins and Inflammagens) anwenden. Wenn Sie Ihren

Keller bisher noch nicht auf diese Weise genutzt haben, aber überlegen, das zu tun, empfehle ich Ihnen, das Schimmelpotenzial – und die damit möglicherweise einhergehenden negativen Konsequenzen für Ihre kognitiven Fähigkeiten – bei dieser Entscheidung zu berücksichtigen. Keller eignen sich hervorragend als Standort bzw. Aufbewahrungsort für Heizungen, Werkzeuge, Gegenstände zur langfristigen Lagerung und Erinnerungsstücke, die Sie zwar nicht mehr brauchen, aber trotzdem nicht einfach wegwerfen möchten. Aber man sollte nicht viele Stunden seines Lebens in Kellerräumen zubringen.

Wenn Sie in Ihrem Haus oder in Ihrer Wohnung ein großes Schimmelproblem haben, besteht der nächste Schritt – der sicherlich sehr viel schwieriger ist – darin, sich zu überlegen, ob ein Umzug möglich wäre. Eines verblüfft mich immer wieder: Fast jeder Mensch nimmt, sobald er die finanziellen Mittel dazu hat, den Stress eines Umzugs auf sich (selbst wenn er dabei in derselben Wohngegend bleibt), wenn er das Gefühl hat, ein größeres Haus zu brauchen, oder sich einfach nur ein schöneres Zuhause wünscht. Trotzdem würde sich kaum jemand »nur« zum Schutz seiner Gesundheit auf so ein Abenteuer einlassen. Wenn Sie in Ihrem Haus oder Ihrer Wohnung ein hartnäckiges Schimmelproblem haben, tragen Sie ein *sehr viel* höheres Risiko für die Entstehung kognitiver Probleme. Also ergreifen Sie die Flucht, wenn es nur irgendwie geht!

Der Umgang mit Metallen

Nachdem wir uns über das Thema »Umzug« unterhalten haben, sollte ich jetzt wahrscheinlich auch noch ein paar andere Giftstoffe erwähnen, denen jeder Mensch, der sich ein altersloses Gehirn wünscht, aus dem Weg gehen sollte. Wenn es geht, sollten Sie darüber nachdenken, stark damit verschmutzten Häusern, Wohnvierteln und Städten den Rücken zu kehren.

Das ist nicht immer möglich und zum Glück auch nicht immer notwendig; denn in den meisten Fällen kann man solche Probleme vor Ort bewältigen oder zumindest abschwächen. Es gibt aber auch Extremfälle, in denen Menschen – verständlicherweise – einfach ihre Zelte abbrechen und woanders hinziehen.

Das haben zum Beispiel Tausende von Menschen aus Flint (Michigan) getan, nachdem die Stadt ihre Wasserversorgung umgestellt hatte und ihr Trinkwasser aus dem Flint River zu beziehen begann. Denn diese Umstellung auf Wasser mit einer anderen mineralischen und chemischen Zusammensetzung hatte sehr negative Auswirkungen auf die alten Leitungen des Verteilungssystems und führte dazu, dass das städtische Wasser mit Blei verunreinigt wurde – einem Schwermetall, von dem man weiß, dass es Hirnschäden verursacht. Noch Monate nach der Umstellung leugneten städtische und staatliche Beamte, dass es da ein Problem gab; doch immer mehr Nachweise von Einwohnern, die das Wasser selbst testeten – und später auch von Wissenschaftlern, die systemweite Leitungswassertests durchführten – bestätigten, dass diese Stadt tatsächlich auf dem besten Weg dazu war, sich selbst zu vergiften. Senator Jim Ananich, der Flint in der Michigan Legislature vertrat, war nicht überrascht, als nach und nach immer mehr Einwohner die Stadt verließen. »Nach allem, was wir durchgemacht haben – vor allem der Wasserkrise, in der die Anwohner belogen und schlecht behandelt wurden –, kann ich den Leuten nicht vorwerfen, dass sie sich jetzt ein neues Zuhause suchen«, erklärte er im Jahr 2021.

Und auch ich kann ihnen das nicht verübeln. Ich hätte mit ziemlicher Sicherheit das Gleiche getan; und mein Herz blutet für alle Anwohner, die nicht die finanziellen Mittel hatten, um von Flint wegzuziehen, obwohl sie überzeugt davon waren, dass das für ihre Familie das Beste gewesen wäre. Denn ich habe mit eigenen Augen gesehen, was für katastrophale Folgen eine Schwermetallbelastung für das menschliche Gehirn haben kann.

Im Jahr 2018 veröffentlichten 21 Wissenschaftler aus unserem Team einen gemeinsamen Bericht über 100 Patienten, bei denen es gelungen war, den kognitiven Abbau rückgängig zu machen. Bei vielen Patienten, deren Geschichten wir erzählten, waren zuvor hohe Schwermetallwerte im Blut festgestellt worden.[17] Und das ist eigentlich auch gar kein Wunder; denn in teilweise jahrzehntealten epidemiologischen Studien konnte nachgewiesen werden, dass eine hohe Belastung durch Metalle wie Blei, Cadmium, Mangan und Quecksilber zu einem Abbau der kognitiven Fähigkeiten führen kann. Es gibt viele Gründe, warum diese Metalle für unser Gehirn so giftig sind. Zum Beispiel weiß man, dass sie die Signalnetzwerke innerhalb der Zellen und zwischen den Zellen »verstopfen«. Sie verstärken oxidativen Stress und stören die essenzielle Funktion der Metalle, die in unserem Körper vorhanden sein sollten. Sie lösen Entzündungen im Gehirn aus, verursachen vorzeitigen Zelltod und stören die epigenetischen Regulatoren der genetischen Aktivität und der zellulären Identität.[18] Und obwohl es sicherlich sinnvoll wäre, noch weitere Langzeitstudien zu den kognitiven Folgen dieser Exposition durchzuführen, gibt es über diesen Punkt unter Wissenschaftlern inzwischen eigentlich keine ernsthaften Debatten mehr: Schwermetallexposition ist eine große Belastung für unser Gehirn, die unsere kognitive Gesundheit zerstört.

Und diese Belastung beginnt bereits an unserem Wasserhahn. Wenn das Haus oder Gebäude, in dem Sie leben, vor Mitte der 1980er-Jahre gebaut wurde und Sie nicht sicher sind, ob darin inzwischen überall neue Rohrleitungen verlegt worden sind, könnten sich in diesem Haus immer noch Bleirohre befinden, durch die Ihr Trinkwasser hindurchfließt. Aber nicht nur Menschen in alten Häusern sind gefährdet. Viele Einwohner von Flint waren entsetzt, als sie erfuhren, dass das Wasserversorgungssystem ihrer Stadt immer noch mit Bleirohren ausgestattet war; doch in Wirklichkeit ist diese Stadt im Osten von Michigan kein Einzelfall. Jahrzehnte nachdem die US-Umweltbehörden die Installation neuer Bleirohre verboten haben, ist der Austausch der alten Rohre noch immer nicht abgeschlossen. Marc Edwards, der als Professor für Umwelt und Wasserressourcen an der Virginia Tech tätig ist und an der Aufdeckung der Wasserversorgungskrise in Flint mitwirkte, hat darauf hingewiesen, dass niemand genau weiß, wo sich die alten Bleiwasserleitungen befinden, da das Bundesgesetz nie eine gründliche Bestandsaufnahme vorgeschrieben hat.[19] (Auch in Deutschland sind Bleirohre in der Trinkwasserinstallation seit Januar 2026 verboten und müssen ausgetauscht oder stillgelegt werden. Anm. d. Red.) Und selbst wenn die Rohre nicht das Problem sind, können doch Schwermetalle in der Wasserquelle vorhanden sein, die in Wasseraufbereitungsanlagen nicht immer ausreichend aufgefangen werden.

Daher empfehle ich Ihnen dringend, Ihr Trinkwasser ungefähr einmal pro Jahr mit einem Testkit für Schwermetalle im Wasser zu untersuchen, um festzustellen, welche Metalle in Ihrem Trinkwasser enthalten sind. Wenn es Anzeichen dafür gibt, dass Ihr Wasser einen hohen Gehalt an Schwermetallen aufweist, sollten Sie es filtern. Aber um ganz sicherzugehen, sollten Sie das vielleicht ohnehin tun, zumal Tests nur eine Momentaufnahme der Wasserqualität zu einem bestimmten Zeitpunkt eines bestimmten Tages darstellen und diese Werte je nach Wasserquelle stark schwanken können.[20]

Aber natürlich ist Wasser nicht die einzige potenzielle Schwermetallquelle. Cadmium, Blei und Quecksilber gehören zu den häufigsten Luftschadstoffen, die von Fahrzeugen, Fabriken und Kraftwerken weltweit ausgestoßen werden. Oft können diese und andere Metalle, die in den Boden gelangt sind, durch Fahrzeuge oder starken Wind aufgewirbelt werden und in die Luft gelangen (Letzteres ist ganz besonders besorgniserregend, da manche Forschungsergebnisse darauf hindeuten, dass die Oberflächenwinde aufgrund steigender globaler Temperaturen zunehmen könnten[21]). Zwar werden Krebs und andere chronische Erkrankungen häufiger mit einer Exposition gegenüber solchen Partikeln in der Luft in Verbindung gebracht; doch in den letzten Jahren rücken in zunehmendem Maß auch die kognitiven Folgen dieser Luftverschmutzung in den Mittelpunkt der Aufmerksamkeit. Im Jahr 2021 warnte ein internationales Forscherteam beispielsweise davor, dass Menschen, die in der Metropole Mexiko-Stadt wohnen (die einst allgemein als der am stärksten verschmutzte Ort der Welt mit sehr hoher Schwermetallbelastung der Luft galt), viel häufiger unter kognitiven Beeinträchtigungen leiden, als man es bei Menschen erwarten würde, die in einer ähnlichen, aber weniger verschmutzten Umgebung leben. Forscher neigen normalerweise nicht zu Übertreibungen und andere von Mitgliedern dieses Forscherteams veröffentlichte Fachartikel zeigen auch keine besondere Vorliebe für theatralische Rhetorik. Doch in diesem Fall waren die Wissenschaftler äußerst alarmiert. »Unsere Ergebnisse sind beunruhigend«, schrieben sie. »Dieses Thema sollte für die Gesundheitsforschung eine hohe Priorität haben, und die Auswirkungen auf das Gesundheits-, Bildungs-, Sozial-, Wirtschafts- und Justizsystem sollten ein Grund zu großer Besorgnis sein.«[22]

Dem stimme ich voll und ganz zu. Es ist zwar vernünftig und meiner Meinung nach auch weitgehend richtig, zu sagen, dass wir bei vielen Lebensstilentscheidungen für uns selbst verantwortlich sind; doch im Hinblick auf die Luft, die wir atmen, haben wir keine große Entscheidungsfreiheit. Und für viele Menschen, die in Ländern mit hoher Luftverschmutzung leben, ist ein Umzug leider nicht möglich. Das Beste, was man tun kann, ist, bei hohen Schadstoffwerten eine qualitativ hochwertige Maske zu tragen (oder an Orten mit hoher Luftverschmutzung *ständig* so eine Maske zu tragen). Doch auch wenn Masken uns vor vielen der häufigsten Schadstoffe schützen können,[23] ist das langfristig gesehen keine akzeptable oder skalierbare Strategie. Für dieses Problem kann es nur eine kollektive Lösung geben; und da Luft eine Ressource ist, die sich alle Menschen auf diesem Planeten miteinander teilen, muss es sich dabei zwangsläufig auch um eine *globale* Lösung handeln.

Die meisten Menschen können sich vielleicht vor Schadstoffen schützen, wenn es um Fisch – eine der häufigsten Quellen für Schwermetalle, vor allem Quecksilber – geht. Ich möchte an dieser Stelle erwähnen, dass ich Meeresfrüchte liebe und dass eine der großen Freuden des Lebens in einem Küstenstaat für mich darin besteht, jederzeit frischen Fisch und frische Meeresfrüchte essen zu können. Es besteht kaum ein Zweifel daran, dass viele dieser Fische – vor allem solche mit einem hohen Gehalt an Omega-3-Fettsäuren wie beispielsweise Lachs, Makrelen, Sardellen, Sardinen und Heringe – sich positiv auf die Lebensdauer unseres Gehirns auswirken.[24] Es ist aber auch schon seit Langem bekannt, dass industrielle Aktivitäten, bei denen Quecksilber in die Atmosphäre ausgestoßen wird, einen überproportionalen negativen Einfluss auf unsere Ozeane haben, wo Pflanzen und Tiere aller trophischen Ebenen in einem Meer schwimmen, das mit diesem Schwermetall versetzt ist – einem Metall, das als einziges Element bei Normaltemperaturen flüssig ist und daher problemlos im Ozean zirkulieren kann. Wie wir bereits in Kapitel 7 besprochen haben, reichert sich dieses giftige Metall in lebendem Gewebe an, wenn kleine Tiere von größeren und größere von noch größeren Tieren gefressen werden, was dazu führt, dass Raubtiere an der Spitze der Nahrungskette *sehr viel* Quecksilber in ihrem Körper haben – und das bedeutet wiederum, dass sie es dann später auch an *unseren* Körper weitergeben können.

Quecksilberbelastung kann zu einer Alzheimer-Neuropathologie führen; und leider gibt es viele Möglichkeiten, uns mit diesem Schwermetall zu vergiften: Wir können sowohl organisches Quecksilber – aus langlebigen Fischen mit großen Mäulern wie Thunfisch, Hai und Schwertfisch – als auch anorganisches Quecksilber aus Zahnamalgam in uns aufnehmen. An dieser Stelle sollte ich erwähnen, dass APP – das Molekül, das für die Alzheimer-Krankheit eine besonders wichtige Rolle spielt, weil es das Amyloid bildet, das wir mit dieser Demenzform in Verbindung bringen – eigentlich ein metallbindendes Protein ist, das unter anderem mit Eisen, Kupfer und Zink interagiert. Somit besteht ein enger Zusammenhang zwischen der Belastung durch Metalle und der gestörten Signalübertragung im Gehirn bei der Alzheimer-Krankheit.

Wie die meisten belastenden Faktoren ist eine Ernährung mit hohem Quecksilbergehalt wahrscheinlich nicht das *einzige* Problem, das zu einer schnelleren Alterung und Degeneration des Gehirns führt (und sie wirkt sich auch nicht bei allen Menschen gleichermaßen negativ aus); aber sie ist doch bei vielen Menschen ein Co-Faktor, der das Demenzrisiko wahrscheinlich erhöht. Das gilt auch für Personen mit einer häufigen Genvariation namens Val66Met – das Gen, das für die Produktion des Wachstumsfaktors BDNF kodiert, der für die Erhaltung und das Überleben von Neuronen eine wichtige Rolle spielt.[25] Leider verfügen wir noch nicht über genügend genetische Tests, die auf Bevölkerungsebene eingesetzt werden können, um mit größerer Sicherheit sagen zu können, für welche Menschen die Quecksilberbelastung am gefährlichsten sein könnte. Daher rate ich zur Vorsicht beim Verzehr von Fischarten wie Wildthunfisch, Marlin, Hai, Schwertfisch, Stör und Heilbutt. Für die meisten Menschen scheint der gelegentliche Verzehr solcher Fische kein Problem zu sein; aber wir sollten nicht vergessen, dass *wir*, wenn wir diese Tiere essen, zu einem Spitzen-Bioakkumulator dieses Schwermetalls werden.

Mikroplastik ist ein Makroproblem

Toxische Metalle sind nicht die einzigen Stoffe, die sich in unserer Umwelt – und letztlich auch in unserem Körper und Gehirn – anreichern. Ein weiteres zunehmendes Problem ist Mikroplastik, also Plastikfragmente, die in immer kleinere Teile zerfallen sind – oft bis zu Nanoplastik oder mikroskopisch kleinen Fragmenten. In dieser Größe gelangen Mikroplastikpartikel leicht in Meeresfrüchte, verarbeitete Lebensmittel, abgefülltes Wasser und viele andere Dinge hinein. In einer Studie wurde festgestellt, dass fast 90 Prozent aller untersuchten Proteinquellen (einschließlich pflanzlicher Fleischalternativen) Mikroplastik enthielten. Die Autoren der Studie schätzten, dass amerikanische Erwachsene einzig und allein aus diesen Proteinquellen bis zu 3,8 Millionen Mikroplastikpartikel pro Jahr zu sich nehmen könnten.[26] Schon allein das wäre ein Grund zur Sorge, selbst wenn diese winzigen Plastikteilchen über unser Verdauungssystem in unseren Körper gelangen und ihn dann auch wieder verlassen würden; aber das ist leider nicht der Fall: Sie zirkulieren in unserem Körper. Eine Studie hat ergeben, dass Menschen mit Gefäßplaques ein sehr viel höheres Risiko für unerwünschte Herz-Kreislauf-Ereignisse haben, wenn diese Plaques Mikroplastik enthalten.[27] Und diese Partikel befinden sich auch in unseren Lungen: Eine Studie hat Mikroplastik tief in menschlichem Lungengewebe nachgewiesen,[28] wo es die Atmung erschweren und die Energieversorgung des Gehirns beeinträchtigen kann, die sehr wichtig ist, wenn wir im Vollbesitz unserer kognitiven Fähigkeiten bleiben wollen. Studien an Mäusen deuten darauf hin, dass diese winzig kleinen Teilchen auch problemlos die Blut-Hirn-Schranke durchdringen können. Schon nachdem die Tiere nur vier Wochen lang mit Mikroplastik kontaminiertes Wasser getrunken hatten (was der Wassermenge entspricht, die viele Menschen jede Woche zu sich nehmen), war Mikroplastik im Gehirn der Tiere nachweisbar.[29] Ein Forscherteam unter der Leitung von Jaime Ross, einer Neurowissenschaftlerin, die an der University of Rhode Island die Ursachen der Gehirnalterung untersucht, berichtete im Jahr 2023, dass solche Partikel kognitive und physiologische Veränderungen in den Gehirnen von Mäusen hervorrufen; unter anderem führen sie zu einer Abnahme des glialen fibrillären sauren Proteins (GFAP), das ich bereits in Kapitel 6 erwähnt habe und das als Marker für Entzündungen im Gehirn eine sehr wichtige Rolle spielt.[30]

Wissen wir alles über die Zusammenhänge zwischen Mikroplastik und unseren kognitiven Fähigkeiten? Bei Weitem nicht. Aber wissen wir wenigstens genug, um uns darüber im Klaren zu sein, dass wir unbedingt einen riesengroßen Bogen um dieses Toxin machen sollten? Zweifellos.

Und wie kann man das bewerkstelligen? Nun ja, anscheinend gelangen viele dieser Kunststoffe über unsere Nahrung und über die Verarbeitung und Verpackung dieser Lebensmittel in unseren Körper. Daher ist es ratsam, hauptsächlich Bio-Produkte und frische Lebensmittel zu konsumieren und auf verarbeitete und in Plastik verpackte Lebensmittel zu verzichten. (Außerdem empfehle ich, keine Plastikbehälter, Strohhalme und Plastiktüten zu benutzen. Erhitzen Sie Lebensmittel niemals in Plastikbehältern in der Mikrowelle und verwenden Sie für die Aufbewahrung und Zubereitung von Speisen und Getränken ausschließlich Glas oder Metall.) Eine vermehrte Zufuhr löslicher und unlöslicher Ballaststoffe – mindestens 30 Gramm pro Tag – kann ebenfalls hilfreich sein. Lebensmittel wie Blattgemüse, Hülsenfrüchte, Nüsse und Kerne, aber auch Nahrungsergänzungsmittel wie Bio-Flohsamenschalen oder Konjakwurzel können dazu beitragen, dass Mikroplastik nicht aus dem Magen-Darm-Trakt in den Blutkreislauf gelangt; und Kohlgemüse (zum Beispiel Rosenkohl und Blumenkohl) ist für seine entgiftende Wirkung bekannt.[31]

Man weiß zwar noch nicht genau, ob es einen besonders wirksamen Weg gibt, um das ganze Plastik loszuwerden, das sich in unserem Körper ansammelt; aber wir dürfen nicht vergessen, dass nicht nur das Plastik selber ein Problem ist, sondern auch die darin enthaltenen chemischen Substanzen wie beispielsweise Bisphenol-A (BPA), das nachweislich das Gedächtnis und die kognitiven Fähigkeiten beeinträchtigt und die Spiegel wichtiger Neurotransmitter verändert.[32] Zum Glück kann BPA aber aus unserem Körper ausgeschieden werden und Schwitzen ist vielleicht der beste Weg dazu. Aber Vorsicht – manche Hersteller haben BPA einfach durch andere, ähnlich toxische Chemikalien ersetzt![33] Tiefes Durchatmen kann dazu beitragen, Mikroplastik aus der Lunge zu entfernen. Ich empfehle, vier Sekunden lang durch die Nase einzuatmen, vier Sekunden lang die Luft anzuhalten und dann vier bis acht Sekunden lang langsam auszuatmen – eine Übung, die sich auch in anderer Hinsicht positiv auf unsere geistige und körperliche Gesundheit auswirkt. Und natürlich gibt es keinen besseren Weg, die Atemfrequenz zu erhöhen, als Sport zu treiben.

Mikroplastik ist inzwischen tatsächlich schon so allgegenwärtig, dass man seiner Aufnahme kaum noch aus dem Weg gehen kann. Leider handelt es sich dabei um eine Form von Umweltverschmutzung, die wir vielleicht nie wieder vollständig loswerden können. Aber auch wenn wir akzeptieren, dass ein Problem sich nicht völlig vermeiden lässt, brauchen wir deshalb noch lange nicht die Hände in den Schoß zu legen und zu sagen: »Da kann man halt nichts machen.« Denn das stimmt nicht. Wir können eine ganze Menge tun, um Mikroplastik zu vermeiden, diesen Schadstoff mitsamt den darin enthaltenen Chemikalien aus unserem Körper auszuscheiden – und uns dadurch ein Leben lang geistig fit zu halten. Um diesen Kampf kommen wir nicht herum!

Flüchtigen organischen Verbindungen den Kampf ansagen

Fast alle Fälle von kognitivem Abbau werden auf zwei verschiedenen Wegen diagnostiziert: Entweder gesteht die betroffene Person sich ein, dass die sich häufenden Anzeichen von Gedächtnisverlust, Planungs- und Wortfindungsschwierigkeiten, Problemen mit der Gesichtserkennung oder der Orientierung nicht mehr »normal« sind, und sucht aus eigenem Antrieb Hilfe; oder jemand aus ihrem Umfeld erkennt diese Symptome und kümmert sich darum, dass sie Hilfe bekommt.

Anders geht es nicht. Nur wenige Ärzte sprechen mit ihren Patienten von sich aus über kognitive Probleme, obwohl die meisten Menschen sagen, dass sie für diese wichtigen Gespräche durchaus offen wären;[34] und noch weniger Ärzte schlagen ihren Patienten aus eigener Initiative kognitive Tests vor. Es gibt auch keine flächendeckenden Vorsorgeuntersuchungen – in keinem Land der Welt! Das muss sich ändern, wenn wir der globalen Krankheitslast durch Demenzerkrankungen entgegenwirken wollen.

Doch als die US Preventive Services Task Force der Frage nachging, ob es solche Tests geben sollte, war die Antwort, zu der sie sich letztendlich durchrang, nur ein sehr zurückhaltendes »Vielleicht«.[35] Und das macht mich ziemlich sprachlos, denn es bedeutet, dass wir als Ärzte erst dann von der Erkrankung eines Menschen erfahren, wenn bereits kognitive Probleme bei ihm aufgetreten sind. Andererseits gebe ich zu, dass umfassende Tests für *alle Menschen* vorläufig zu ressourcenintensiv und daher nicht machbar sind. Selbst ein zehnminütiger MoCA-Test dauert länger, als manche Ärzte insgesamt für einen einzelnen Patientenbesuch aufwenden,[36] und das Lesen und Auswerten eines solchen Tests erfordert zusätzliche Zeit.

Vielleicht wird uns eines Tages klar werden, wie dumm es von uns war, nicht mehr für die Früherkennung von Demenzerkrankungen zu tun. Ein Forschungsteam des Xiangya-Krankenhauses in Changsha (China) hat eine sehr pragmatische Antwort auf folgende Frage gefunden: Was könnte in einem Land mit 1,4 Milliarden Einwohnern – einem Land, in dem die Anzahl der über 60-Jährigen größer ist als die Bevölkerung aller anderen Länder der Welt (bis auf drei) – die kostengünstigste Methode sein, um möglichst viele Menschen zu testen?

Eine Lösung, so schlagen diese Wissenschaftler vor, könnte darin bestehen, einen sehr kostengünstigen Atemtest auf flüchtige organische Verbindungen (im Englischen volatile organic compounds, abgekürzt: VOCs) durchzuführen – also Chemikalien, die normalerweise künstlich hergestellt werden, sich durch einen hohen Dampfdruck und eine geringe Wasserlöslichkeit auszeichnen und daher leicht in unserer Umwelt zirkulieren und ebenso leicht in unseren Körper gelangen können. Es gibt Tausende von VOCs; doch zu den häufigsten gehören Benzol (das zur Herstellung von Kunststoffen verwendet wird), Ethylenglykol (ein wichtiger Bestandteil von Polyester und vielen Frostschutzmitteln), Formaldehyd (das für alles Mögliche verwendet wird – von der Einbalsamierung von Leichen über das Färben von Textilien bis hin zur Verstärkung von Holzprodukten) und Methylenchlorid (zum Beispiel für die Farbabbeizung, Metallentfettung oder Herstellung pharmazeutischer Produkte). VOCs werden mit der Entstehung von Nasentumoren, Leukämie, Asthma und Nasopharynxkarzinomen und mit einer eingeschränkten Lungenfunktion in Verbindung gebracht;[37] allerdings liegen zu den Zusammenhängen zwischen diesen chemischen Substanzen und dem kognitiven Alterungsprozess bisher nur begrenzte Untersuchungsergebnisse vor, wobei Wissenschaftler VOCs in erster Linie als Teil eines breiten Spektrums von Luftschadstoffen betrachten, die zu einem Abbau der kognitiven Fähigkeiten beitragen können.[38] Als das oben erwähnte chinesische Forscherteam jedoch Atemproben von 1467 Personen entnahm, stellte es fest, dass diejenigen, bei denen zuvor ein kognitiver Abbau diagnostiziert worden war, mit überaus hoher Wahrscheinlichkeit auch eine hohe Konzentration von zehn VOCs in ihren Atemtests aufwiesen – Ergebnisse, die durch einen Neurofilament-Leichtketten-Test (einen der Tests, die ich in Kapitel 6 erwähnt habe) bestätigt wurden.[39] Dieses Ergebnis zeigt, dass es dringend notwendig ist, die Mechanismen, über die VOCs unsere kognitive Gesundheit gefährden, weiter zu untersuchen; und es gibt auch eine gute Nachricht: Dieser Test kann (und sollte) jetzt zur präventiven Beurteilung einer Neurodegeneration eingesetzt werden.

Die Untersuchung auf VOCs – entweder mit einem guten Messgerät oder durch einen professionellen Dienstleister – ist ein Schritt, den ich jedem Menschen mindestens alle paar Jahre empfehle. Zum Glück ist es relativ einfach, die VOC-Werte bei sich zu Hause niedrig zu *halten,* wenn sie erst einmal niedrig *sind* – indem Sie aufs Rauchen verzichten, natürliche, ungiftige Reinigungsmittel verwenden, Chemikalien und Pestizide außerhalb Ihres Hauses oder Ihrer Wohnung aufbewahren und sich nur neue Möbel, Einrichtungsgegenstände und Kleidungsstücke von schadstofffreien Marken anschaffen. Außerdem ist es für alle Menschen sinnvoll, HEPA-Filter mit Kartuschen zu verwenden, die sowohl Partikel als auch VOCs entfernen. Und falls bei Ihnen VOC-Werte nachweisbar sein sollten, ist es oft gar nicht so schwierig, etwas dagegen zu tun: Belüften Sie Ihr Haus oder Ihre Wohnung gut, entsorgen Sie Möbel, die auch lange nach dem Kauf noch VOCs ausgasen, und versiegeln Sie Wände, die zuvor mit VOC-freien Farben gestrichen worden sind.

Weg mit den Toxinen!

Wir leben in einer Welt voller Giftstoffe. Schon lange, bevor wir zu einer so beherrschenden Spezies auf diesem Planeten geworden sind, gab es hier bereits Pflanzen, Tiere, Pilze und Mikroorganismen, die bereit und in der Lage waren, ihr Überleben durch die Produktion von chemischen Substanzen zu sichern, die für andere Lebewesen giftig waren. Es gab Schwermetalle in der Erde und flüchtige Chemikalien in der Luft. Dass wir das alles überhaupt überlebt haben, ist ein Wunder – aber wir haben es geschafft.

Doch dann begannen wir (ohne genau zu wissen, was wir taten), noch weitere Zutaten in diese giftige Suppe hineinzuschütten. Und selbst später, als wir uns ein bisschen mit diesen »Zutaten« auskannten und es eigentlich hätten besser wissen müssen, machten wir immer noch weiter: Wir holten noch mehr Metalle aus der Erde, bliesen noch mehr Chemikalien in die Luft, vermüllten unsere Umgebung mit Plastik und produzierten noch mehr flüchtige organische Verbindungen, die wir in unsere Häuser hineinholten in einem Zwei-Schritte-vorwärts-und-wer-weiß-wie-viele-Schritte-zurück-Versuch, unser Leben ein bisschen angenehmer zu machen.

Doch diesen gefährlichen Tanz führen wir nicht nur mit den Giftstoffen auf, die wir versehentlich konsumieren und einatmen; manchmal nehmen wir sogar aktiv und absichtlich Dinge zu uns, die uns schaden, von Alkohol und Zigaretten bis hin zu illegalen Drogen und verschreibungspflichtigen Medikamenten (die uns auch dann schaden können, wenn wir sie genau nach Anweisung einnehmen). Was ist ein Arzneimittel, das mehr schädliche als nützliche Wirkungen hat? Es ist nichts weiter als *noch* ein Gift, das wir unserem Körper zuführen. Und was ist ein Arzneimittel, das anfangs zwar mehr nützt als schadet, sich im Lauf der Zeit aber in seiner ursprünglichen Form oder als Metabolit in Leber, Nieren, Blut und Gehirn anreichert und alle möglichen Systeme unseres Körpers zum Versagen bringt? Auch das ist nichts weiter als *noch* ein Gift!

Ich möchte an dieser Stelle noch einmal betonen, dass ich keineswegs gegen Medikamente bin – ich bin sogar davon überzeugt, dass unsere Zukunft in einer Kombination aus personalisierten, präzisionsmedizinischen Behandlungsprotokollen und zielgerichteten Arzneimitteln liegt. Doch Medikamente, die im Vergleich zu ihrer toxischen Wirkung auf unseren Körper und unser Gehirn (die ja ohnehin bereits mit Giftstoffen überflutet sind) nicht sehr gut oder gar nicht helfen, lehne ich entschieden ab. Wenn Menschen Arzneimittel so verstehen – als Quelle potenzieller Toxizität, die aber auch potenzielle Vorteile bieten –, sind sie eher in der Lage, gemeinsam mit ihren Ärzten eine Entscheidung zu treffen. Außerdem sind sie dann auch skeptischer gegenüber verschreibungspflichtigen Medikamenten, die zu kognitiven Beeinträchtigungen führen können.[40] Sie sollten Ihren Arzt stets nach den bekannten (oder potenziellen) negativen Auswirkungen eines Medikaments auf die kognitiven Fähigkeiten fragen und sich auch erkundigen, ob es einen Plan für das Absetzen des betreffenden Arzneimittels gibt.

Die negativen gesundheitlichen Auswirkungen des toxischen Abenteuers, auf das unsere Spezies sich eingelassen hat, nehmen immer mehr zu. Aber es hat keinen Sinn, sich darüber zu beklagen; denn was geschehen ist, ist geschehen und lässt sich nicht mehr rückgängig machen. Die Frage ist nur: Was können wir jetzt tun?

Und zum Glück können wir – selbst als Einzelpersonen – eine ganze Menge tun. Zunächst einmal können wir unsere Wohnungen und Arbeitsräume von den wichtigsten Toxinquellen befreien. Bevor wir umziehen, können wir uns unser neues Zuhause sehr genau anschauen. Wir können ab und zu Messungen in unserer häuslichen Umgebung durchführen, um sicherzugehen, dass wir uns Schwermetalle, VOCs und Biotoxine erfolgreich vom Leib halten, und uns über Forschungsergebnisse auf dem Laufenden halten, die neue Risiken wie beispielsweise Mikroplastik aufzeigen, und uns über neue Möglichkeiten zur Eindämmung dieser Gefahren informieren. Wir können uns gesund ernähren, oft Sport treiben, uns genügend erholsamen Schlaf gönnen und negative Stressquellen aus unserem Leben beseitigen, um unserem Körper die Ressourcen zur Entgiftung zu bieten, die er braucht. Obwohl das Saunieren als Entgiftungsmethode noch nicht gut erforscht ist, berichten viele Menschen, dass sie auch Saunen zu diesem Zweck nutzen.[41] Angesichts der bekannten positiven Auswirkungen des Saunierens auf unsere kognitiven Fähigkeiten[42] könnte es durchaus sein, dass diese Methode des »Ausschwitzens« tatsächlich eine entgiftende Wirkung hat.

Sollte das alles immer noch nicht ausreichen, können wir Ärzte konsultieren, die Verständnis für unsere Entgiftungsziele haben und uns darin unterstützen, um uns den Weg zu einem gesünderen Körper und einem alterslosen Gehirn zu ebnen. Sie sollten mit Ihrem Arzt auch Strategien zur Steigerung der Produktion von körpereigenem Glutathion (oder zur Einnahme entsprechender Nahrungsergänzungsmittel) besprechen; denn Glutathion kann zur Umwandlung von Giftstoffen in Mercaptursäure beitragen, die leichter aus dem Körper ausgeschieden werden kann. Außerdem ist es wichtig zu wissen, dass verschiedene Giftstoffe unterschiedlich lange in unserem Körper verbleiben; daher kann es durchaus sein, dass wir in verschiedenen Lebensphasen unterschiedliche Entgiftungsstrategien brauchen. Ein Beispiel dafür ist die Menopause – eine Zeit, in der sich der Knochenabbau bei den meisten Frauen erheblich beschleunigt. Und leider speichert der menschliche Körper in den Knochen einen Großteil der aufgenommenen Schwermetalle (daher können wir historische Veränderungen in der Bleiproduktion anhand von menschlichen Überresten aus Tausenden von Jahren zurückverfolgen[43]). Dieser beschleunigte Knochenabbau, durch den Giftstoffe wieder in den Körper freigesetzt werden, könnte erklären, warum das kognitive Wohlbefinden während der Wechseljahre oft so rasch nachlässt, vor allem im Hinblick auf die psychomotorische Geschwindigkeit,[44] die – wie man inzwischen weiß – stark mit der Bleibelastung zusammenhängt.[45] Wir können aktiv dazu beitragen, Toxizität in all diesen Lebensbereichen zu vermeiden bzw. zu bekämpfen.

Doch leider können wir das nicht alles alleine schaffen. Luft und Wasser sind wertvolle Ressourcen, die wir uns mit der ganzen Menschheit teilen; und diese Bestandteile unserer Welt können wir nur durch gemeinsames Handeln schützen. Wenn es etwas gibt, was meiner Meinung nach das Potenzial dazu hat, uns in einer Welt – in der es oft so scheint, als könnten wir uns über fast gar nichts einig werden – alle miteinander zu verbinden, dann ist es die Einsicht, dass das Wasser, das durch unsere Wasserhähne in unsere Häuser fließt, sauber sein sollte; dass die Luft, die in unsere Wohnungen hineinströmt, wenn wir die Fenster öffnen, nicht schädlich sein sollte; und dass wir niemandem erlauben sollten, seine Nachbarn zu vergiften, nur um sich zu bereichern. Und für dieses einfache, aber sinnvolle kollektive Prinzip können wir alle kämpfen.

Mir ist bewusst, dass Gespräche über Giftstoffe sehr entmutigend sein können. Wenn wir schon vor unserer Geburt in Hunderten von »ewigen Chemikalien« mariniert werden und auch im Lauf unseres Lebens ständig in Tausenden von chemischen Substanzen herumschwimmen – und wenn diese Toxine unser Gehirn zerstören können –, ist denn dann nicht alles andere, was wir zum Schutz unseres Gehirns tun, sinnlos?

Nein. Absolut nicht. Überhaupt nicht. Nicht im Geringsten.

Denn wir sind erstaunlich widerstandsfähige Geschöpfe. Unser Gehirn ist ein erstaunlich widerstandsfähiges Organ. Und angesichts all der Möglichkeiten, die uns offenstehen, um die Alterung dieses Gehirns auf andere Weise zu verhindern – und sogar den Abbau unserer kognitiven Fähigkeiten rückgängig zu machen, wenn er eintritt –, sollten wir uns nicht von der Angst leiten lassen, dass diese giftige Welt uns irgendwann umbringen wird. Wir sollten uns jedoch darüber im Klaren sein, wie hart wir alle daran arbeiten müssen, die schädlichen Faktoren, die wir beeinflussen können, unter Kontrolle zu bringen.

12

Mikroben: unsere fleißigen »Untermieter«

Unsere Mikrobiome sind so groß und so artenreich, dass man sich die enorme Vielfalt an Lebensformen, die auf und in unserem Körper leben, kaum vorstellen kann.

Unser Organismus bietet mehreren Billionen mikrobieller Lebewesen – zum Beispiel Bakterien, Viren, Pilzen und Archaeen (einzelligen, nichtbakteriellen Organismen) – ein Zuhause. Jeder Mensch beherbergt Tausende verschiedener Arten von Mikroorganismen auf seiner Haut, in seinem Mund, seinem Darm und seinen Lungen, ja sogar im Gehirn; und diese Mikroben können sowohl eine symbiotische als auch eine destruktive Rolle spielen.

Wir wissen schon seit Jahrhunderten von der Existenz des menschlichen Mikrobioms; und trotzdem fangen wir gerade erst an, seinen Einfluss auf unsere Verdauung, unseren Stoffwechsel und unsere Immunfunktion zu erforschen und herauszufinden, wie es sich auf den Verlauf bestimmter Erkrankungen auswirkt. Und obwohl mittlerweile feststeht, dass Mikroben sehr unterschiedliche Auswirkungen auf unsere Gesundheit haben können, sind viele Experten nach wie vor skeptisch im Hinblick auf die Frage, ob Mikroben für die Alterung und für Erkrankungen unseres Gehirns wirklich eine Rolle spielen.

Diese skeptische Einstellung der Mediziner gegenüber möglichen Zusammenhängen zwischen dem Mikrobiom und unseren kognitiven Fähigkeiten ist frustrierend. Unsere alten, binären Vorstellungen von Mikroben – entweder sie verursachen akute Erkrankungen oder es besteht überhaupt kein Grund zur Sorge – sind längst veraltet.

Denn heute weiß man, dass es sehr verschiedene Mikroben gibt, von denen manche sofort Schaden anrichten, andere aber zunächst harmlos sind und erst später enorme Probleme in unserem Körper und unserem Gehirn verursachen können.

Nehmen wir zum Beispiel die Parkinson-Krankheit. Jahrzehntelang war man allgemein der Auffassung, dass Parkinson entweder genetisch bedingt oder »idiopathisch« ist (was bedeutet, dass man die Ursache nicht genau kennt). Das ist schon eine ziemlich seltsame binäre Logik – denn letztendlich heißt das nichts anderes als: »Entweder wissen wir, wie Sie Ihre Erkrankung bekommen haben, oder wir wissen es nicht.« Aber nicht jeder Mensch, der ein erhöhtes genetisches Risiko für Parkinson hat, erkrankt auch tatsächlich daran. In Wirklichkeit war die Ursache dieser Krankheit also *immer* unklar; und obwohl es ein paar »übliche Verdächtige« gab, die das Parkinson-Risiko erhöhen könnten (zum Beispiel die negativen Auswirkungen von Pestiziden auf die Mitochondrienfunktion), wusste man in den meisten Fällen tatsächlich nicht, woher die Erkrankung kam.

Neueste wissenschaftliche Untersuchungen deuten jedoch darauf hin, dass das Darmmikrobiom bei der Entstehung dieser Krankheit eine wichtige Rolle spielt – hier haben wir also einen Faktor, an dem man vielleicht etwas ändern könnte, um der Entstehung einer Parkinson-Krankheit vorzubeugen. Die Daten deuten darauf hin, dass in den meisten Fällen ein einziger Bakterienstamm der Hauptverursacher sein könnte.

Auf den ersten Blick scheint das gut zu der im 20. Jahrhundert vorherrschenden medizinischen Sichtweise zu passen. Dass es nur eine einzige Krankheitsursache gibt, kommt bei Infektionserkrankungen häufig vor; tatsächlich ist ein Großteil der Behandlungserfolge des letzten Jahrhunderts darauf zurückzuführen, dass Gesundheitsforscher eine einzelne Ursache für eine Krankheit entdeckten und es ihnen anschließend gelungen ist, diese zu mildern oder zu beseitigen, so wie es beispielsweise bei Pocken und Polio der Fall war. Andererseits haben wir aber auch 100 Jahre lang versucht, diese Vorgehensweise auf chronische Krankheiten anzuwenden, und die Ergebnisse waren katastrophal (und im Fall von neurodegenerativen Erkrankungen sogar *absolut* katastrophal). Deshalb war ich zunächst skeptisch gegenüber der Annahme, dass hinter der Parkinson-Krankheit eine einzige mikrobielle Ursache stecken könnte.

Doch trotz gesunder Skepsis sollte man stets offen für Beweise sein. Und obwohl die wissenschaftlichen Erkenntnisse, auf denen der oben erwähnte Artikel beruht, nicht so eindeutig sind wie »X verursacht Y«, wiesen sie tatsächlich auf einen möglichen Hauptverursacher hin: nämlich auf die Bakteriengattung *Desulfovibrio* – stäbchenförmige, gekrümmte Mikroben, die Schwefel in Schwefelwasserstoff umwandeln. In dem Studienbericht beschrieb ein Team aus Neurologen und Mikrobiologen von der Universität Helsinki ihre Entdeckung, dass *Desulfovibrio*-Bakterien eine Ansammlung deformierter, Klumpen bildender Proteine namens Lewy-Körperchen verursachen. Diese Körperchen sind ein Marker für die Parkinson-Krankheit und auch für die nach ihnen benannte Lewy-Körperchen-Demenz, deren Symptome in vielerlei Hinsicht denen von Alzheimer ähneln (obwohl diese Demenzform auf andere Weise entsteht). Allerdings gibt es bei dieser Untersuchung eine wichtige Einschränkung: Sie wurde an Würmern durchgeführt.

Normalerweise ist die Forschung an Modellorganismen ein erster Schritt zu weiteren Untersuchungen an Tieren, die dem Menschen ein bisschen ähnlicher sind (wie beispielsweise Mäuse, Ratten, Schweine oder Affen); Erfolge bei Versuchen mit diesen Organismen motivieren uns dann schließlich dazu, Studien an Menschen durchzuführen. Das Interessante an diesem Bericht war jedoch, dass die Wissenschaftler *bereits wussten,* dass Parkinson-Patienten mit sehr viel höherer Wahrscheinlichkeit *Desulfovibrio*-Bakterien im Darm haben als Menschen mit normaler kognitiver Funktion. (Das hatten sie durch eine relativ einfache Untersuchung von Stuhlproben herausgefunden, deren Ergebnisse im Jahr 2021 veröffentlicht worden waren.[1]) Korrelation ist jedoch nicht gleichbedeutend mit Kausalität; daher konnten die Forscher einer Versuchsperson ohne *Desulfovibrio* natürlich nicht einfach eine große Dosis dieses Bakteriums verabreichen (das unter anderem auch mit Colitis ulcerosa und Reizdarmsyndrom in Verbindung gebracht wird[2]) und dann Jahre oder Jahrzehnte abwarten, um zu sehen, was passiert. Dagegen war es ziemlich einfach, dieses vermeintliche menschliche Parkinson-Bakterium an Würmer zu verabreichen. Als sie das taten, starben viele dieser Würmer sehr schnell – und als die Wissenschaftler die Gehirne der überlebenden Tierchen untersuchten, fanden sie darin Unmengen von Gebilden, die denen menschlicher Lewy-Körperchen entsprachen.[3] Zusammen deuten diese beiden Studien darauf hin, dass die Parkinson-Krankheit tatsächlich großteils durch diese eine Bakterienart verursacht werden könnte.

Bedeutet das, dass wir diese Erkrankung mit den gleichen Strategien ausmerzen könnten, mit denen wir bereits so viele Infektionskrankheiten erfolgreich bekämpft haben? Könnten wir der Entstehung von Parkinson vorbeugen, indem wir Menschen auf die schädlichen *Desulfovibrio*-Stämme screenen und diese Stämme dann einfach gezielt ausmerzen? Die Antwort lautet: Ganz so einfach ist das leider nicht. Denn wie bereits erwähnt, ist Parkinson keine Infektionskrankheit, sondern eine degenerative neurologische Erkrankung. Die Beseitigung von *Desulfovibrio* aus dem Darm könnte jedoch in ein optimales Protokoll zur Behandlung und Prävention der Parkinson-Krankheit aufgenommen werden und uns vielleicht auch den Weg zu Lösungen für die Behandlung anderer Erkrankungen weisen. Schließlich gibt es auffallende Parallelen zwischen Parkinson und Alzheimer. In beiden Fällen spielen antimikrobielle Proteine (Amyloid-beta und p-Tau bei Alzheimer und Alpha-Synuclein bei Parkinson) eine Rolle; und in beiden Fällen kommt es zu einer energetischen Unterversorgung (nämlich einer verringerten Sauerstoffversorgung bei Alzheimer und einer mitochondrialen Dysregulation bei Parkinson). Auch wenn wir noch nicht genau wissen, was für eine Rolle *Desulfovibrio* dabei spielt, könnte sich dieses Bakterium als wichtiger ursächlicher Faktor bei Parkinson erweisen und somit auch für unser Verständnis anderer neurodegenerativer Erkrankungen wichtig sein. Auf jeden Fall wird immer klarer, dass schädliche Mikroben häufig zu einer Beschleunigung der Alterung und Degeneration unseres Gehirns beitragen.

Obwohl wir erst noch weitere wissenschaftliche Untersuchungen durchführen müssen, um diese Zusammenhänge besser zu verstehen, ist es angesichts unseres derzeitigen Wissens über das menschliche Mikrobiom durchaus nachvollziehbar, dass Mikroben einen Beitrag zu einer beschleunigten Gehirnalterung und zur Entstehung neurologischer Erkrankungen leisten – vor allem, wenn man bedenkt, wie unser Körper auf einzellige Organismen reagiert, die unser Immunsystem als potenziell schädlich identifiziert. Bei dieser Immunreaktion entsteht nämlich fast immer eine lokale Entzündung, die sich – wenn sie über einen ausreichend langen Zeitraum durch ausreichend schädliche Mikroben hervorgerufen wird – auf dem Weg über Zytokine weiter ausbreiten kann. Zytokine sind kleine Proteine, die von einem Körpersystem zum anderen wandern und Entzündungen in Systemen auslösen können, die mit dem ursprünglich infizierten Bereich gar nichts zu tun haben, was zu einer Neuroinflammation führt;[4] und eine solche Entzündung im Bereich des zentralen Nervensystems ist, wie ich in diesem Buch schon mehrfach erwähnt habe, ein wichtiger Faktor, der zur Neurodegeneration beiträgt. Auf diese Weise könnte eine Schädigung im Darm sich beispielsweise negativ auf das Gehirn auswirken.

Und wir wissen auch, dass ein Ungleichgewicht im Darmmikrobiom – zu viel von einem kleinen Kerlchen und zu wenig von einem anderen – die Verstoffwechselung und Aufnahme von Nährstoffen beeinträchtigen und die Darmschleimhaut schädigen kann. Dadurch geht uns die Energie verloren, die unser Gehirn braucht, um zu gedeihen; außerdem können dadurch systemische Entzündungen entstehen.

Es ist also klar, dass diese winzig kleinen Organismen einen enormen Einfluss auf unser Wohlbefinden (und auch auf die Gesundheit unseres Gehirns) haben können. Und es liegt auch auf der Hand, dass wir noch eine Menge zu lernen haben. Das bedeutet aber nicht, dass wir diesen so wichtigen Aspekt unserer kognitiven Gesundheit ignorieren sollten. Denn wir verfügen inzwischen schon über genügend Informationen, um kluge Entscheidungen zum Schutz der gesunden Funktion dieser mikroskopisch kleinen Tierwelt zu treffen und damit einer der Hauptursachen für eine verstärkte Alterung des Gehirns (und für verschiedene Gehirnerkrankungen) entgegenzuwirken.

Mit deinem Darm auf du und du

Wie Sie ja inzwischen wissen, ist eine gesunde Ernährung für die Erhaltung eines gesunden Gehirns unerlässlich. Doch selbst wenn Sie sich streng an die bewährte, vorwiegend pflanzliche und leicht ketogene Ernährung halten, die ich empfehle, hat selbst die gesündeste Ernährungsweise keinen großen Wert, wenn Ihr Darmmikrobiom gestört ist. Denn die Bakterien, Archaeen, Pilze und Viren, die in unserem Verdauungstrakt leben, erfüllen Funktionen, die für unser Leben genauso wichtig sind wie Herz, Nieren und Lungen. Immerhin ist unser Mikrobiom der Ort, an dem viele wichtige Vitamine in ihre verwertbaren chemischen Formen umgewandelt werden. Außerdem werden dort essenzielle Aminosäuren synthetisiert und Kohlenhydrate in Energie umgewandelt; und auch viele Giftstoffe, die über Nahrung und Wasser in unseren Körper gelangen, werden erkannt und zerstört. Schätzungen zufolge beherbergt der Darm 70 bis 80 Prozent unserer

Immunzellen; und die Arbeit, die diese Zellen in Kooperation mit dem Darmmikrobiom leisten, wirkt sich nicht nur auf den fortwährenden Kampf um die Gesunderhaltung unseres Verdauungstrakts aus, sondern beeinflusst auch unsere systemische (Ganzkörper-)Immunität.[5]

Wie die renommierte Mikrobiologin Anne Maczulak immer wieder betont, würden wir nicht lange überleben, wenn plötzlich alle Mikroben aus unserem Körper verschwänden.[6] Doch wenn *die falschen Mikroben* in unseren Körper gelangen oder sich eine *falsche Mischung* aus Mikroorganismen in unserem Körper festsetzt, kann es mit unserer Gesundheit sehr schnell bergab gehen; oder diese Abwärtsspirale entsteht – im Fall unseres Gehirns – ganz langsam über viele Jahrzehnte hinweg, sodass sie uns erst dann auffällt, wenn infolge eines entzündlichen »Zytokinschauers« bereits enorme Schäden entstanden sind.

Leider reagiert das Mikrobiom selbst auf ganz normale Entzündungen sehr empfindlich. Schon durch eine einfache Fleischwunde kann sich die Zusammensetzung unseres Darmmikrobioms verändern und unausgewogen werden.[7] Das ist ein weiterer Grund, warum wir alle für unsere Gehirngesundheit schädlichen Faktoren unter Kontrolle bringen müssen, die wir beeinflussen können! Und daher ist es wichtig, bei unserer Ernährung nicht nur ein altersloses Gehirn, sondern auch einen alterslosen Darm im Hinterkopf zu haben. Das bedeutet, dass unsere Ernährung drei wichtige Kriterien erfüllen sollte: Sie sollte reich an Probiotika sein. (Dabei handelt es sich in der Regel um fermentierte Lebensmittel, die Mikroben enthalten.) Sie sollte einen hohen Gehalt an Präbiotika haben. (Das sind normalerweise ballaststoffreiche Lebensmittel, die diesen Mikroben als Nahrung dienen.) Und sie sollte die Bildung von Postbiotika fördern. (Dabei handelt es sich um Stoffwechselendprodukte wie beispielsweise Aminosäuren, Fettsäuren und bestimmte Vitamine.)

Probiotika stammen aus fermentierten Lebensmitteln wie Kimchi, Sauerkraut, sauren Gurken, Misosuppe, Kombucha und Joghurt – Produkten, die dazu beitragen, die Artenvielfalt in unserem Darm zu erhalten, wodurch sich unsere kognitive Funktion verbessert.[8] In einer Übersichtsarbeit über wissenschaftliche Untersuchungen zum Zusammenhang zwischen Probiotika und Kognition ergaben 21 von 25 Experimenten mit Erwachsenen positive Auswirkungen über Zeiträume von drei Wochen bis sechs Monaten (bei den anderen Untersuchungen waren die Zeiträume möglicherweise einfach zu kurz, um eine Wirkung festzustellen)[9]. Dabei scheinen die positiven Auswirkungen von Probiotika auf unsere Emotionen besonders stark zu sein – wahrscheinlich, weil Darmbakterien die Neurotransmitter Dopamin, Serotonin und Noradrenalin produzieren können, die bekanntermaßen einen tiefgreifenden Einfluss auf die Stimmung haben. (Wie bereits erwähnt, werden Emotionen in der Medizin oft als ein von der Kognition getrennter Bereich behandelt, obwohl sie eigentlich zusammengehören.)

Es spielt allerdings keine Rolle, ob wir weiterhin »gesunde« Bakterien zu uns nehmen, wenn weiter unten im Darm zu wenig Nahrung vorhanden ist, sodass sie ihre Aufgabe nicht erfüllen können. Denn wie jeder andere Organismus werden auch Mikroben ohne angemessene Nahrung funktionsunfähig und sterben ab. Inzwischen weiß man jedoch, dass die mit Abstand besten präbiotischen Lebensmittel diejenigen sind, die einen hohen Gehalt an Ballaststoffen haben: Wurzel- und Blattgemüse, Getreideprodukte und Algen. Und bei dieser »Mikrobennahrung« handelt es sich zufällig auch um Lebensmittel, die länger satt halten und uns somit die Kalorienrestriktion und die Fastenperioden ermöglichen, von denen man weiß, dass sie dazu beitragen, unser Gehirn ein Leben lang gesund zu erhalten.

Wenn wir genügend Probiotika und Präbiotika zu uns nehmen, stellen sich die postbiotischen Effekte normalerweise von selbst ein, sodass wir ausreichend mit mikrobiell produzierten Vitaminen (vor allem B-Vitaminen und Vitamin K_1 und K_2) versorgt sein dürften. Thiamin (Vitamin B_1) spielt bekanntlich eine sehr wichtige Rolle für den Energiestoffwechsel, die Funktion unseres Nervensystems und unsere kognitive Entwicklung.[10] Auch Riboflavin (Vitamin B_2) wirkt dank seiner antioxidativen und entzündungshemmenden Eigenschaften nachweislich kognitiven Beeinträchtigungen entgegen.[11] Niacin (Vitamin B_3) korreliert sehr stark mit der kognitiven Funktion älterer Menschen;[12] und auch Zusammenhänge zwischen einem Mangel an Pantothensäure (Vitamin B_5) und Neurodegeneration und Demenz sind mittlerweile erwiesen.[13] Eine ausreichende Versorgung mit Pyridoxin (Vitamin B_6) geht bekanntermaßen mit deutlich besseren Leistungen bei kognitiven Tests einher.[14] Umfangreiche Untersuchungen zu Folsäure (Vitamin B_9) deuten darauf hin, dass sie bei der Senkung des Homocysteinspiegels, der Verbesserung der Gefäßgesundheit und der Abschwächung von Entzündungsprozessen eine wichtige Rolle spielt und antioxidative Prozesse im Körper verstärkt, was ebenfalls zu einer Verbesserung der kognitiven Fähigkeiten führt.[15]

Eine Gruppe von Forschern hat eine Untersuchung an Patienten in den Frühstadien einer symptomatischen kognitiven Beeinträchtigung durchgeführt. Wie diese Wissenschaftler berichteten, ließen sich durch eine einfache Erhöhung des Cobalamin(Vitamin B_{12})-Spiegels bei drei Vierteln der untersuchten Probanden die Ergebnisse kognitiver Tests verbessern[16] – eine wichtige Erkenntnis, denn ein Mangel an Cobalamin (Vitamin B_{12}) kommt sehr häufig vor: Ungefähr 13 Prozent aller US-Bürger über 19 Jahren leiden darunter.[17] Außerdem konnten etliche Studien einen direkten und signifikanten Zusammenhang zwischen niedrigen Konzentrationen von Phyllochinon (Vitamin K_1) und einer Verschlechterung der kognitiven Gesundheit nachweisen.[18]

All diese Vitamine kann man über die Nahrung aufnehmen. Außerdem kann man sie seinem Körper (falls erforderlich) über Nahrungsergänzungsmittel zuführen und in vielen Fällen ist das auch tatsächlich empfehlenswert. Da das Verdauungssystem jedoch bei vielen Menschen Probleme damit hat, diese Vitamine richtig aufzunehmen, ist es ein Glück, dass unsere Darmmikroben sie ebenfalls produzieren können – und gerade deshalb sollten wir auch weiterhin auf eine ausreichende Zufuhr von Probiotika und Präbiotika achten, die uns dann als postbiotisches Resultat die Vitamine B und K liefern.

Was hat unser Mund mit unserem Gehirn zu tun?

Einer der wichtigsten Trends der letzten Jahre ist die Erkenntnis, dass unsere Mundgesundheit eng mit unserem kognitiven Wohlbefinden zusammenhängt. Zahnfleisch- und Zahnwurzelentzündungen, Parodontitis, okkulte Zahnabszesse, Amalgamplomben und Herpesbläschen erhöhen das Risiko für einen kognitiven Abbau. Doch zum Glück gibt es immer mehr hoch qualifizierte Zahnärzte und Spezialisten für integrative Zahnheilkunde, die sich mit der Diagnose und Behandlung solcher Erkrankungen sehr gut auskennen. In unseren klinischen Studien haben wir mit solchen Spezialisten zusammengearbeitet, um dafür zu sorgen, dass solche Probleme bei unseren Probanden erkannt und behoben wurden. Bei Speichel-DNA-Tests finden sich häufig Krankheitserreger wie *Porphyromonas gingivalis* und *Treponema denticola*, die mit einem kognitiven Abbau in Verbindung stehen könnten und die man ausmerzen kann. Auf dem Markt sind immer mehr (und auch sehr wirksame) orale Probiotika und Präbiotika erhältlich, ebenso wie Mundspülungen zur Eindämmung von Krankheitserregern wie beispielsweise Dentalcidin; man kann auch auf die ayurvedische Praxis des Ölziehens zurückgreifen. Und eine digitale Volumentomografie kann okkulte Abszesse aufdecken, die ohne Behandlung zu chronischen Entzündungen führen und die kognitiven Fähigkeiten beeinträchtigen können.

Als dieser Zusammenhang zwischen unserer Mundgesundheit und unserem Nervensystem erstmals festgestellt wurde, ging man davon aus, dass Zahnprobleme – von Karies über Zahnfleischentzündungen bis hin zu Mundgeruch – ein tertiäres Symptom des kognitiven Abbaus seien, da Menschen mit Gedächtnisproblemen eher dazu neigen, ihre Mundhygiene zu vernachlässigen. Im Lauf der Jahre wurde jedoch immer klarer, dass Zahnprobleme einem symptomatischen Abbau der kognitiven Fähigkeiten normalerweise vorausgehen; und man hat auch Mechanismen entdeckt, auf die diese Wechselwirkungen zurückzuführen sind.

Verantwortlich dafür sind Krankheitserreger, Toxine (wie beispielsweise Quecksilber) und eine eingeschränkte Energieversorgung (z. B. bei Menschen mit obstruktiver Schlafapnoe). Die Mundhöhle beherbergt zwar viele kommensale Bakterienarten, aber auch einige schädliche Arten, vor allem *Porphyromonas gingivalis,* ein weiteres stäbchenförmiges Bakterium, das, wenn es zu lange im Mund verbleibt, schwere Infektionen verursachen und zu Entzündungen führen kann. Und obwohl wir wissen, dass Entzündungen an allen Stellen des Körpers letztendlich zu einer Neuroinflammation führen können, sollte man bedenken, dass die Mundhöhle *wirklich* nah am Gehirn liegt.

Aber wir müssen uns nicht nur um Entzündungsprozesse Sorgen machen. *Porphyromonas gingivalis* setzt auch neurotoxische Enzyme namens Gingipaine frei; und solche Gingipaine haben die Forscher in über 90 Prozent der Gehirne von Menschen gefunden, die an Alzheimer gestorben sind.[19] Und nicht nur das: In wissenschaftlichen Untersuchungen konnte nachgewiesen werden, dass diese Enzyme auch die Durchlässigkeit der Blut-Hirn-Schranke erhöhen und anderen Toxinen auf diese Weise noch mehr Wege in unser Gehirn öffnen.[20] *Porphyromonas gingivalis* ist also wirklich ein Fluch, der weite Kreise zieht.

Zum Glück kann fast jeder seine Mundgesundheit durch tägliches Zähneputzen, Zahnseide und Mundspülungen, regelmäßige Besuche beim Zahnarzt, eine bewusste Ernährung (vor allem Verzicht auf Zucker) und die Anwendung oraler Probiotika verbessern. Immer mehr Zahnpasten (beispielsweise Revitin und Dentalcidin), die speziell zur Unterstützung einer gesunden Mundflora entwickelt wurden, enthalten solche Probiotika.

Es hat mich sehr beeindruckt, wie schnell Zahnärzte in den letzten Jahren erkannt haben, dass sie eine wichtige Rolle im Kampf gegen vorzeitige Gehirnalterung und Neurodegeneration spielen können. In einer Zeit, in der immer noch viele Ärzte mit ihren Patienten nur ungern über Maßnahmen zur Vorbeugung eines kognitiven Abbaus sprechen, füllen Zahnärzte wie Howard Hindin in dieser Hinsicht eine wichtige Lücke. Hindin (der Mitbegründer der American Academy of Physiological Medicine & Dentistry) ist nun schon seit über 50 Jahren als Zahnarzt tätig und sucht immer wieder nach neuen Möglichkeiten, seinen Patienten beim Gesundbleiben zu helfen. Als er erfuhr, dass die Mundgesundheit einen so wichtigen Einfluss auf die langfristige Gesundheit des Gehirns hat, gab er sich große Mühe, diese Informationen an die Familien weiterzugeben, die bei ihm in Behandlung sind.

Das müssen keineswegs todernste, beängstigende Gespräche sein. Hindin hat eher eine leutselige Ausstrahlung, mit der er seine Patienten dazu motiviert, über mehr als nur Zahnpflege und Kariesprophylaxe nachzudenken. »Mein Onkel hatte einen Chevy, der auch nach 25 Jahren immer noch so aussah, klang und fuhr, als käme er gerade aus dem Showroom. Das hat viel Zeit, Energie und ständige Sorgfalt gekostet«, erzählte er mir vor Kurzem. »Mit dem gleichen Aufwand können wir auch unser Gehirn ein Leben lang gesund erhalten, indem wir nicht nach den Symptomen, sondern nach den Ursachen kognitiver Probleme suchen und sie behandeln.«

Das hätte ich kein bisschen besser ausdrücken können! Wenn wir unser Gehirn 100 Jahre oder noch länger gesund erhalten wollen, müssen wir uns um *alle* Teile unseres Körpers kümmern – vor allem um unseren Mund.

Eine ansteckende Idee

Ungefähr ein Viertel der Weltbevölkerung trägt mindestens eine Kopie des ApoE4-Allels, und etwa 2,5 Prozent der Bevölkerung tragen zwei Kopien in sich – eine genetische Veranlagung, die in letzter Zeit fälschlicherweise als Schicksal bezeichnet wurde, das zwangsläufig zu Leid und Tod durch Alzheimer führt.

Es ist eine interessante Frage, wie sich solche Genvarianten in einer Population so weit verbreiten können. Denn wenn diese Variante wirklich so schädlich ist, entstehen durch sie keine besonders überlebensfähigen Individuen, sondern eher das Gegenteil. Daher könnte man vernünftigerweise erwarten, dass solche Varianten im Lauf der Zeit verschwinden, statt sich so weit zu verbreiten, dass praktisch jeder Mensch auf der Welt viele Personen mit zwei Kopien dieser Gensequenz kennt.

All das erscheint einem gleich viel logischer, wenn man ApoE4 nicht als »Alzheimer-Gen«, sondern als »Hyperimmunitätsgen« betrachtet. Für viele unserer Vorfahren wäre eine aggressivere Immunantwort und die dadurch entstehende Entzündung nämlich ein *Vorteil* gewesen, weil sie die Heilung von Infektionen in jungen Jahren (vor und während der fruchtbaren Phase) gegenüber den langfristigen Folgen eines zu starken Entzündungsprozesses priorisiert hätte; diese Folgen würden normalerweise erst später auftreten – nämlich nach Beginn der Elternschaft und nachdem die jungen Nachkommen die Möglichkeit hatten, heranzuwachsen und eigene Familien zu gründen.

Aber es sind nicht nur Menschen mit zwei ApoE4-Kopien, die mit 40, 50 oder 60 Jahren ein Leben voller Entzündungsprozesse hinter sich haben und daher anfälliger für eine Neuroinflammation sind, sondern auch Menschen, die schlicht und einfach mehr Krankheitserregern ausgesetzt waren. Selbst wenn Sie also nicht aufgrund eines Gens, das Ihre Immunantwort verstärkt, anfälliger für Neurodegeneration sind, könnten Sie trotzdem einem erhöhten Risiko ausgesetzt sein – nämlich dadurch, dass Ihr Körper immer wieder seine Abwehrkräfte gegen Infektionen mobilisieren musste. Einfach ausgedrückt: Mehr Infektionen bedeuten normalerweise mehr Entzündungen, und mehr Entzündungen bedeuten normalerweise mehr Neurodegeneration.

Daher war es eigentlich kein Wunder, dass Forscher bei der Auswertung der Daten von über sechs Millionen Menschen während des ersten Jahres der COVID-19-Pandemie in den USA feststellten, dass diejenigen, die an COVID erkrankt waren, ein deutlich erhöhtes Risiko hatten, innerhalb des nächsten Jahres eine neue Alzheimer-Diagnose zu erhalten.[21] Denn leider schienen Menschen, deren Gehirn schon sehr lange am äußersten Limit lief, einfach keine weitere Infektion mehr verkraften zu können.

Ich habe schon öfter Beispiele für dieses Phänomen gesehen – Menschen, deren Reserven an kognitiver Widerstandsfähigkeit durch eine akute Infektion offenbar erschöpft worden waren. Eine Patientin, die mir dabei sofort einfällt, weil ihre Geschichte so extrem war, ist Abigail. Wie viele Menschen hatte Abigail bereits mehr als eine COVID-Erkrankung überstanden und bald war diese Krankheit für sie kaum etwas anderes als eine ganz normale Erkältung. Doch als sie zum dritten Mal an COVID erkrankte, erging es der 53-jährigen Bauleiterin plötzlich ganz anders. »Diesmal hat mich diese Krankheit richtig umgehauen«, sagte sie. »Ich hatte schlimme Atembeschwerden, schon wenn ich die Treppe zu meinem Schlafzimmer hinaufstieg. Ich litt unter all den Symptomen, die ich bei anderen Menschen beobachtet hatte. Wahrscheinlich hatte ich einfach gedacht, dass mir das nicht passieren würde, weil ich immer ziemlich fit gewesen war.«

Die Symptome ließen mit der Zeit wieder nach, aber der Gehirnnebel blieb, und Abigail litt unter Gedächtnislücken und Konzentrationsschwierigkeiten. Sie ging davon aus, dass diese Beschwerden sich irgendwann wieder legen würden; doch ein Jahr später hatte sie immer noch

Probleme und musste sich von ihrer Arbeit freistellen lassen. Ein MoCA-Test ergab eine leichte kognitive Beeinträchtigung, während eine Blutuntersuchung einen erhöhten Spiegel an phosphoryliertem Tau zeigte, ähnlich wie bei einer Demenz im Anfangsstadium. Ein leicht erhöhter Wert im Neurofilament-Leichtketten-Test deutete darauf hin, dass bei ihr tatsächlich eine Neurodegeneration eingesetzt hatte.

Zum Zeitpunkt der Erstellung dieses Buches ist es ungefähr ein Jahr her, dass ihre Demenzsymptome erstmals auftraten, und ich bin froh darüber, dass sich viele ihrer Beschwerden durch gezielte Behandlungsmaßnahmen beheben ließen. Zum Beispiel leidet Abigail jetzt nicht mehr unter Gehirnnebel, ihr MoCA-Wert hat sich normalisiert und sie kann auch wieder arbeiten. Beunruhigend ist allerdings, dass sie im p-Tau217- und im NfL-Test nur minimale Verbesserungen gezeigt hat; aber zumindest haben ihre Testergebnisse sich nicht verschlechtert. Alles in allem ist sie also auf dem richtigen Weg.

Das Erschreckende an Abigails Fall ist die Häufigkeit dieses Phänomens. Im Jahr 2024 untersuchten brasilianische Forscher die Fälle von 63 Patienten im Alter von 18 bis 59 Jahren, die nach einer COVID-Erkrankung unter Gehirnnebel litten – einer Folge des Zytokinsturms, der durch dieses Virus und durch andere Viren, die akute Infektionserkrankungen verursachen, ausgelöst wird.[22] Selbst wenn die ursprüngliche Erkrankung Berichten zufolge mild verlaufen war, stellten die Wissenschaftler fest, dass der kognitive Abbau und die Verschlimmerung der Fatigue dieser Patienten auffallend mit höheren NfL-Werten korrelierten.[23] Ihre Hirnschäden hatten große Ähnlichkeit mit denjenigen, die oft erst nach einem jahrzehntelangen, sehr langsamen Neurodegenerationsprozess entstehen.

Das alles erzähle ich Ihnen nicht, um Ihnen Angst vor COVID einzujagen. Diese Infektion gehört nun mal leider zu unserer Welt, und das wird auch noch lange Zeit so bleiben; und die meisten Menschen, die sich damit infiziert haben, leiden ja auch nicht unter solchen Symptomen. Warum bei Abigail und anderen Patienten so gravierende Probleme aufgetreten sind, ist eine Frage, die uns in Zukunft wahrscheinlich noch etliche Jahre lang beschäftigen wird.

Doch ich möchte an diesem Beispiel verdeutlichen, wie stark Infektionserkrankungen unsere kognitive Gesundheit – entweder akut oder kumulativ im zeitlichen Verlauf – beeinträchtigen können. Man sollte Infektionen also nicht als harmlos abtun. Soweit wir sie vermeiden können, sollten wir das natürlich tun. Antibiotika sollten nicht im Übermaß verschrieben werden, da sie durch die Abtötung nützlicher Bakterien das Darmmikrobiom stören und schädigen können.

Bewährte Impfstoffe können ein wichtiger Bestandteil dieser Strategie sein, Infektionen nach Möglichkeit vorzubeugen. Es hat sich gezeigt, dass Impfungen gegen Grippe, Lungenentzündung, Tuberkulose und Gürtelrose das Risiko für neurodegenerative Erkrankungen senken – wahrscheinlich, weil die Vorbeugung oder Eindämmung dieser Infektionen unsere kumulative lebenslange Belastung durch Entzündungen (und damit auch den Neuroinflammationsprozess) abschwächt.[24] Das Gleiche gilt auch für Impfungen gegen bakterielle Infektionserkrankungen wie Tetanus, Diphtherie und Keuchhusten.[25] Selbst wenn wir die Ergebnisse wissenschaftlicher Untersuchungen zu diesem Thema um alle wichtigen Confounder (Störfaktoren) bereinigen, gibt es überzeugende Hinweise darauf, dass wir die Lebensdauer unseres Gehirns verlängern können, indem wir uns impfen lassen und unsere Anzahl akuter Infektionen und unsere kumulative lebenslange Belastung auf diese Weise verringern.

Zum Zeitpunkt der Abfassung dieses Buches verfügen wir leider noch nicht über genügend Beweise, um mit Sicherheit sagen zu können, ob die COVID-19-Impfung auch so einen langfristigen Schutz vor kognitiven Beeinträchtigungen bietet. Wir wissen aber, dass sie einen umfassenden Schutz vor den schwerwiegendsten *unmittelbaren* Folgen des Virus – zum Beispiel Zytokinsturm, Lungenversagen und Tod – bietet. Allerdings haben wir beobachtet, dass bei manchen Menschen nicht nur nach einer COVID-*Infektion*, sondern auch nach einer

COVID-*Impfung* ein kognitiver Abbau einsetzt oder sich ein bereits bestehender Abbauprozess zumindest beschleunigt – vielleicht, weil Impfstoffe aufgrund ihrer Adjuvanzien (Immunantwortverstärker) ein gewisses Entzündungsgeschehen verursachen. Der Zusammenhang zwischen COVID und einer erhöhten Inzidenz von kognitiven Beeinträchtigungen und Alzheimer-Diagnosen in den drei Monaten nach der Impfung wurde auch von Forschern aus den USA und Südkorea beschrieben, die deshalb eine kontinuierliche Überwachung und Untersuchung der langfristigen neurologischen Auswirkungen von Impfstoffen fordern.[26] Wir streben alle nach demselben Ziel – nämlich den besten Ergebnissen. Daher werden wir dieses Phänomen genau beobachten. Einstweilen heben Berichte ein wichtiges Prinzip unserer kognitiven Gesundheit hervor: Je näher wir unserem kognitiven Limit kommen, desto leichter kann etwas, das in den meisten Fällen nur eine sehr geringe Beeinträchtigung darstellt (oder sogar etwas, das uns normalerweise einen großen Nutzen bringt), uns über diese Grenze hinausschieben und in den Abgrund stürzen.

Sexuell übertragbare Infektionen und Gehirnalterung

Es gibt viele potenzielle Ursachen für Entzündungen, die den Prozess der Gehirnalterung beschleunigen können, zum Beispiel Parodontitis, Leaky-Gut-Syndrom, Mykotoxine, Viren wie COVID-19 – und noch eine weitere Ursache, die weltweit immer mehr zunimmt: nämlich sexuell übertragbare Infektionen (STIs).

In den letzten Jahren hat die Häufigkeit von Praktiken zum geschützten Geschlechtsverkehr in allen Bevölkerungsgruppen abgenommen. Einem Bericht zufolge verwenden nur ungefähr ein Drittel aller Frauen und etwas mehr als ein Viertel aller Männer bei sexuellen Aktivitäten, die mit einem Infektionsrisiko einhergehen,

Kondome.[27] Infolgedessen sind die Raten sexuell übertragbarer Infektionen in »unfassbarer« Weise gestiegen, wie Hilary Reno, Professorin an der Washington University School of Medicine in St. Louis, es ausdrückt. »Ich kann Ihnen gar nicht sagen, wie viele Hausärzte mich in letzter Zeit angerufen und mir erzählt haben: ›Ich habe dieses Jahr meinen ersten Syphilis-Fall gesehen‹«, klagte sie im Jahr 2022.[28]

Da Syphilis aufgrund guter Behandlungs- und Vorbeugungsmaßnahmen lange Zeit so selten war, wissen die meisten Menschen nicht, dass diese Infektionskrankheit während des größten Teils ihrer epidemiologischen Geschichte mit einer Form von Wahnsinn in Verbindung gebracht wurde, die man als allgemeine Parese bezeichnete und die durch eine Atrophie des Frontal- und Temporallappens im Gehirn entsteht. Heute gilt Syphilis, obwohl sie nicht unbekannt ist, eher als seltene Demenzursache.[29] Ich fürchte allerdings, dass nach dem Wiederauftreten von Syphilis, das wir in letzter Zeit beobachten, bei den Patienten, die sich mit dieser Krankheit infiziert haben, einige Jahre lang eine erhöhte Rate von Symptomen einer kognitiven Beeinträchtigung zu beobachten sein wird – vielleicht sogar in Fällen, in denen die Erkrankung schnell behandelt wurde, vor allem aber bei denen, die nicht sofort nach den ersten Anzeichen einer Infektion mit einer Therapie begonnen haben.

Zu den häufigsten sexuell übertragbaren Infektionen gehören verschiedene heilbare Erkrankungen wie Chlamydien, Gonorrhö, Syphilis und Trichomonaden, aber auch mehrere unheilbare, jedoch behandelbare Krankheiten wie Herpes simplex, HIV und humanes Papillomavirus. Es versteht sich von selbst, dass niemand diese Infektionen haben möchte, selbst wenn sie behandelbar oder sogar heilbar sind. Noch wichtiger ist jedoch zu wissen, dass diese und andere Infektionen – darunter Herpes, Chlamydien und Spirochäten – wahrscheinlich einen erheblichen Beitrag zur Alterung des Gehirns und zur Entstehung von Demenzerkrankungen leisten. »Manche Mikroben können im Körper latent vorhanden bleiben und sich möglicherweise reaktivieren, wobei die Auswirkungen manchmal erst Jahre nach der Erstinfektion auftreten«, erklärten über 30 Alzheimer-Forscher in einem Leitartikel, der 2016 im *Journal of Alzheimer's Disease* erschienen ist. »Diese Erreger können im Rahmen des Alterungsprozesses, bei einer Schwächung des Immunsystems und bei verschiedenen Arten von Stress im Gehirn reaktiviert werden.« Die dadurch entstehenden neuronalen Schäden treten immer wieder auf, schrieben die Forscher, und führen entweder direkt zu einer synaptischen Dysfunktion, einem Verlust an Nervenzellen und letztendlich zu Demenz, oder sie fungieren zumindest als Co-Faktoren dafür.[30]

Fast ein Jahrzehnt nach dem Erscheinen dieses Leitartikels besteht immer noch ein beklagenswerter Mangel an wissenschaftlichen Untersuchungen zu diesem Aspekt der beschleunigten Gehirnalterung und -erkrankung; und genau deshalb haben die meisten Menschen auch noch nichts von diesem wahrscheinlichen Zusammenhang gehört. Ich bin aber der Meinung, dass sie davon erfahren sollten. So wie Zahnärzte die Verantwortung übernommen haben, mit ihren Patienten über potenzielle Gefahren für ihre langfristige kognitive Gesundheit zu sprechen, sollten auch in einem verantwortungsbewussten Sexualkundeunterricht offene Diskussionen über die möglichen Folgen sexuell übertragbarer Infektionen für die Gesundheit und die Lebensdauer unseres Gehirns geführt werden.

Sex spielt in unserem Leben eine wichtige Rolle, und es steht mir sicherlich nicht zu, Menschen vorzuschreiben, wann und wie sie miteinander intim werden sollen. Ich möchte aber betonen, dass es bei *Safer-Sex*-Praktiken nicht nur darum geht, uns selbst zu schützen, sondern auch unsere Partner – und zwar womöglich für den Rest ihres Lebens.

Zecken – kleine Tierchen, die man nicht unterschätzen sollte

Im Jahr 2001 war Lyme (Connecticut) das Epizentrum der Lyme-Borreliose in den USA. Das Städtchen liegt in einer ungefähr 78.000 Quadratkilometer großen Region, die sich entlang der Ostküste der Vereinigten Staaten von Nord-Virginia bis Süd-Massachusetts erstreckt, wo Hirschzecken schon seit 60.000 Jahren die Bakterien übertragen, die die Krankheit *Borrelia burgdorferi* verursachen.[31] Während dieser ganzen Zeit hatten sich die Zecken mehr oder weniger in derselben Gegend aufgehalten.

Doch in den letzten 20 Jahren hat sich das Epizentrum der Lyme-Borreliose auf über 400.000 Quadratkilometer ausgedehnt und sich in Richtung Norden bis nach Maine und in Richtung Westen über ganz Pennsylvania und den Staat New York ausgebreitet. Außerdem hat sich ein Gebiet, in dem zuvor nur wenige Fälle aufgetreten waren – nämlich der Großraum Minneapolis und Umgebung –, zu einem eigenen Lyme-Epizentrum entwickelt und sich inzwischen bis auf fast ganz Minnesota und Wisconsin ausgedehnt. Und heute sind in gemäßigten Klimazonen weltweit – zum Beispiel in Japan, Kanada und auch in verschiedenen europäischen Ländern – diverse Arten von *Borrelia* (dem Spirochätenbakterium, das die Lyme-Borreliose verursacht) beheimatet; die Parallelen zwischen chronischer Neurosyphilis und chronischer Neuroborreliose (beides Erkrankungen, die durch Spirochäten verursacht werden) sind sehr besorgniserregend. Daher überprüfen wir bei unseren Patienten, die unter kognitivem Abbau leiden oder ein erhöhtes Risiko dafür haben, stets, ob bei ihnen Anzeichen für durch Zecken übertragene Co-Infektionen wie beispielsweise mit *Borrelia, Babesia, Bartonella, Ehrlichia* und *Anaplasma* vorliegen. Leider sind die derzeit verfügbaren diagnostischen Tests bei der Feststellung dieser Erreger chronischer Infektionen nicht sonderlich sensitiv, was zum Teil daran liegt, dass es so viele verschiedene Arten gibt, von denen in diesen Tests nur einige berücksichtigt werden.

Als globale Gemeinschaft scheinen wir uns dem Höhepunkt der Treibhausgasemissionen, die die Wärme in den unteren Schichten unserer Atmosphäre festhalten, zu nähern oder ihn sogar schon überschritten zu haben.[32] Dennoch werden die globalen Temperaturen wahrscheinlich noch jahrzehntelang deutlich über den vorindustriellen Durchschnittswerten bleiben, da das CO_2 in unserer Atmosphäre verbleibt.[33] Wie man inzwischen weiß, bevorzugen die Hirschzecken, die die Lyme-Borreliose übertragen, Wälder und Grasflächen, wo ihre Wirte – die Hirsche – leben. Manche Wissenschaftler sind der Meinung, dass der Klimawandel ihr Revier vergrößern und sich ihre Schreckensherrschaft dadurch noch weiter ausbreiten könnte.

Die Lyme-Borreliose lässt sich normalerweise durch eine Antibiotikatherapie heilen; doch wie COVID kann sie manchmal (und scheinbar zufällig) auch zu anhaltender Fatigue und dauerhaften kognitiven Funktionsstörungen führen. Diese Symptome sind durch eine Studie von Forschern der Johns Hopkins University School of Medicine erklärbar, die mithilfe einer neuartigen Gehirnscan-Technologie etwas sehr Wichtiges zeigen konnten: Zwölf Personen, die nach einer Infektion mit Lyme-Borreliose unter den oben beschriebenen Symptomen litten, wiesen allesamt erhöhte Werte eines chemischen Markers für eine Gehirnentzündung auf, die sich über große Teile ihres Gehirns ausgebreitet hatte, während bei den 19 Kontrollpersonen kaum Anstiege solcher Werte zu beobachten waren.[34]

Vor ein paar Jahren gab es eine Zeit lang Spekulationen darüber, dass dasselbe Bakterium, das die Lyme-Borreliose verursacht, auch für die Alzheimer-Krankheit verantwortlich sein könnte; manche Leute gingen sogar so weit, zu behaupten, dass es sich dabei womöglich um ein und dieselbe Erkrankung handelte. Das ist jedoch nicht der Fall, denn natürlich gibt es nicht nur *eine einzige* Ursache für Neurodegeneration. Das bedeutet aber nicht, dass durch Zecken übertragene

Infektionen bei der Beschleunigung des Neurodegenerationsprozesses keine Rolle spielen – denn es steht eindeutig fest, dass sie das tun. Andere Wissenschaftler werden jetzt vielleicht argumentieren: »Das ist kein Alzheimer, sondern nur Lyme«; aber wer so etwas sagt, ignoriert die vielen anderen durch Zecken übertragbaren Krankheiten, die zu einem kognitiven Abbau beitragen können – zum Beispiel Babesiose, Anaplasmose, Ehrlichiose, das Powassan-Virus, durch Zecken übertragenen Typhus, durch Zecken übertragene Enzephalitis und das Rocky-Mountain-Fleckfieber, die nachweislich die Blut-Hirn-Schranke durchbrechen und Entzündungsprozesse verstärken. Und selbst wenn es »nur Lyme« wäre, wäre ich deshalb auch nicht weniger besorgt – denn wir müssen alle Faktoren, die zum Gehirnalterungsprozess und zur Entstehung von Gehirnerkrankungen beitragen, erkennen und behandeln, um optimale Therapieerfolge zu erzielen.

Julie ist ein gutes Beispiel dafür. Sie war 44 Jahre alt, als sie von einer Zecke gebissen wurde und sich mit Lyme-Borreliose infizierte. Fünf Jahre nach der Behandlung dieser Krankheit traten bei ihr erste Symptome eines kognitiven Abbaus auf. Zum Glück wartete sie – im Gegensatz zu vielen anderen Menschen – nicht, bis sich diese Symptome verschlimmerten, sondern suchte sofort Hilfe. Sie sprach gut auf die Lebensstiländerungen an, die wir ihr empfahlen, und fühlte sich fünf Jahre lang geistig so fit, als wäre ihr Gehirn »wie neu«.

Mit 54 Jahren begann sie jedoch wieder Rückschritte zu machen; und weitere Tests ergaben, dass sie zwar keine Marker für eine Lyme-Borreliose mehr aufwies, aber dafür an einer Babesiose litt – wahrscheinlich eine Folge desselben Zeckenbisses, denn über 50 Prozent aller Menschen, die an Lyme-Borreliose erkranken, entwickeln auch eine Co-Infektion dieser Erkrankung. Sie wird also auch in Zukunft weiterhin gut auf sich achten müssen – ein wichtiger Teil jeder erfolgreichen Strategie für die Erhaltung unserer kognitiven Gesundheit, vor allem bei Menschen, die an Krankheiten gelitten haben, die durch Zecken übertragen werden.

Es ist wichtig, Vorsichtsmaßnahmen gegen Zeckenbisse zu treffen. Das heißt, man sollte in zeckenverseuchten Gebieten geschlossene Schuhe, langärmelige Hemden und lange Hosen tragen. Die Hemden sollten in die Hose und die Hose in Socken oder Stiefel gesteckt werden. Insektenschutzmittel sind ebenfalls empfehlenswert. Nach dem Aufenthalt in einem Zeckengebiet sollten Sie Ihren Körper (einschließlich Ihrer Kopfhaut und Ihrer Haare) inspizieren und alle Zecken, die Sie auf Ihrer Haut entdecken, sofort entfernen. Wenn Sie von einer Zecke gebissen worden sind, brauchen Sie nicht in Panik zu geraten. Ziehen Sie die Zecke mit einer Pinzette so nah wie möglich an deren Kopf heraus, waschen Sie die Stelle mit Seife und desinfizieren Sie sie anschließend mit Alkohol. Eine Ansteckung mit Lyme-Borreliose kann normalerweise nur dann erfolgen, wenn eine Zecke länger als 24 Stunden festgesaugt war. Wie schnell andere Krankheitserreger übertragen werden können, weiß man aber leider nicht so genau. Wenn Sie also gebissen wurden oder in einem Gebiet leben, in dem Zecken vorkommen, kann es sinnvoll sein, die Zecke zur Untersuchung an ein Labor zu schicken oder sich hin und wieder auf Marker dieser Krankheitserreger testen zu lassen. Und denken Sie vor allem daran, dass Zecken außer *Borrelia* auch noch viele andere Krankheitserreger übertragen! Daher sollten Sie sich auch auf diese anderen Erreger testen lassen, damit eine möglicherweise erforderliche Behandlung nicht verzögert wird. Wie bereits erwähnt, ziehen sich über 50 Prozent aller Menschen, die an Lyme erkranken, auch eine Lyme-Co-Infektion (beispielsweise mit *Babesia)* zu.

Eine Welt voller ansteckender Krankheiten

Zum Zeitpunkt der Erstellung dieses Buches gibt es keine allgemein verfügbare Methode, um Menschen auf die häufigsten Krankheitserreger zu testen, die durch Zeckenbisse übertragen werden können. Und was noch schlimmer ist: Allmählich wird immer klarer, dass wahrscheinlich nicht nur durch Zecken übertragene Infektionen, sondern auch andere Infektionserkrankungen zum Prozess der Neuroinflammation beitragen. Zum Beispiel wissen wir schon seit Jahren, dass eine Infektion mit Protozoen der Gattung *Plasmodium,* die durch den Stich der weiblichen Anopheles-Mücke übertragen werden, nicht nur zu Malaria führt, sondern dass diese Infektion auch kognitive Beeinträchtigungen nach sich zieht.[35] Und auch wenn wir jetzt vielleicht endlich auf dem besten Weg sind, Malaria auszurotten (was uns bis zur Mitte dieses Jahrhunderts gelingen könnte[36]), gibt es doch immer noch etliche andere durch Mücken übertragbare Krankheiten, die auf der ganzen Welt verbreitet sind und sich immer weiter ausbreiten: zum Beispiel das West-Nil-Virus, das Zika-Virus, die La-Crosse-Enzephalitis, das Chikungunya-Virus, Dengue-Fieber und Gelbfieber. Hinzu kommen die Katzenkratzkrankheit (Lymphoretikulose), die hauptsächlich durch das Bakterium *Bartonella henselae* verursacht wird; aber es gibt auch viele andere *Bartonella*-Arten, die diese Krankheit auslösen können.

Ich könnte noch viele weitere Beispiele nennen. Schätzungen zufolge gibt es mindestens eine Billion Mikrobenarten; wenn man alle einzelnen Mikroben aneinanderreihen würde, so würden sie sich über mehr als 100 Millionen Lichtjahre erstrecken.[37] Falls es Ihnen schwerfällt, sich solche Entfernungen vorzustellen, sollten Sie Folgendes bedenken: Der unserer Sonne am nächsten gelegene Stern ist nur ungefähr 4,25 Lichtjahre entfernt!

Natürlich gelangen nicht alle diese Organismen in unseren Körper, aber viele von ihnen schon. In Ihrem Körper befinden sich zurzeit ungefähr 40 Billionen von Mikroben. Aber von allen Arten da draußen – und *in unserem Körper* – ist nur eine kleine Minderheit (rund 1400) als Erreger von Infektionskrankheiten bekannt.[38] Wahrscheinlich gibt es noch viel mehr; doch zurzeit ist es nahezu unmöglich, Menschen auch nur auf die Mikroben zu testen, von denen wir bereits *wissen,* dass sie Krankheiten verursachen.

Daher betrachte ich Mikroben zumindest derzeit aus der gleichen Perspektive wie die vielen Giftstoffe, die in unserer heutigen Welt existieren und unser Nervensystem schädigen können: nämlich als unvermeidliche Belastung, der die meisten, wenn nicht sogar alle Menschen irgendwann ausgesetzt sein werden. Aber ich finde auch großen Trost darin, dass wir uns so rasch auf eine Welt zubewegen, in der wir Tausende und Abertausende von krankheitserregenden Mikroben im Körper eines Menschen blitzschnell nachweisen können. Der Genetiker David Sinclair von der Harvard Medical School ist zwar vor allem für seine Forschungsarbeit auf dem Gebiet der Epigenetik des Alterns bekannt, aber er bemüht sich auch um Methoden zum Nachweis solcher Mikroben. Auch bei der Hochdurchsatz-DNA-Sequenzierungstechnologie, die ihren Anfang in seiner Garage nahm, nachdem seine Tochter an Lyme-Borreliose erkrankt war und eine Woche auf die Ergebnisse der Laboruntersuchungen warten musste, während sie unter schweren, immer schlimmer werdenden Symptomen litt, ist Dr. Sinclair ganz vorne mit dabei.[39] Seine Forschungsarbeit ist nur eine von vielen weltweiten Bemühungen, die Entdeckung potenzieller Krankheitserreger (und somit auch krankheitserregerspezifischer Lösungen) zu vereinfachen, denn es gibt nun mal keine Einheitslösung für die Bekämpfung *aller* schädlichen Mikroben.

Ich bin davon überzeugt, dass wir schon bald über die nötigen Technologien verfügen werden, um mehr oder weniger alle Mikroben, die zu den vielen chronischen Infektionen führen, welche mit kognitivem Verfall in Zusammenhang stehen, schnell und kostengünstig identifizieren und bekämpfen zu können. Doch bis es so weit ist, können wir auch schon eine ganze Menge tun. Typische Tests auf diese Krankheitserreger arbeiten mit Antikörpertests und FISH (Fluoreszenz-in-situ-Hybridisierung, die die Nukleinsäuren der Krankheitserreger nachweist).

Wir können unser Darmmikrobiom durch gesunde Ernährung, Präbiotika und Probiotika stärken. Wir können uns besser um unsere

Mundgesundheit kümmern. Wir können sinnvolle Vorsichtsmaßnahmen treffen, um übertragbaren Viren aus dem Weg zu gehen, und fundierte Entscheidungen über Impfungen treffen, die nachweislich nicht nur akute Erkrankungen verhindern, sondern dadurch gleichzeitig auch unser Gehirn schützen. Wir können auf Safer Sex achten; und wir können uns vor Zecken schützen. Mit jedem dieser Schritte verschaffen wir uns ein bisschen Zeit und Spielraum, um später mit größerer Wahrscheinlichkeit von den Technologien und Interventionen profitieren zu können, die zurzeit noch in der Entwicklung begriffen sind.

13

Interessante Zukunftsperspektiven

Mittlerweile ist Ihnen vielleicht klar geworden, dass Ihre Lebensumstände und Ihr Lebensstil nicht unbedingt die besten Voraussetzungen dafür bieten, Sie heute und in Zukunft bei möglichst guter kognitiver Gesundheit zu halten. Das kann sicherlich sehr entmutigend sein, daher möchte ich Ihnen an dieser Stelle einen wichtigen Tipp geben: Sie müssen nicht unbedingt alle Probleme *sofort* in Angriff nehmen, um mit 100 Jahren ein gesundes Gehirn zu haben.

Natürlich sollte man sich lieber heute als morgen auf den Weg zu einer guten neurologischen Gesundheit machen. Aber konsequent so zu leben, dass Ihr Gehirn gesund bleibt, ist gar nicht immer so einfach. Deshalb haben Menschen, die versuchen, alle Lebensstiländerungen auf einmal durchzuführen, damit oft keinen Erfolg.

Aber keine Sorge: Wenn Sie sich zurzeit einer guten kognitiven Gesundheit erfreuen, haben Sie mit ziemlicher Sicherheit noch genügend Zeit, um die nötigen Veränderungen schrittweise vorzunehmen – auch wenn Sie bisher noch nicht alle in diesem Buch beschriebenen Maßnahmen ergriffen haben, um Ihr Gehirn jung und gesund zu erhalten. Und das gilt unabhängig davon, ob Sie 20, 40, 60 oder 80 Jahre alt sind. Ich weiß, dass das vielleicht fast schon ein bisschen zu optimistisch klingt; daher möchte ich es ein bisschen näher erläutern.

Angenommen, Sie sind 80 Jahre alt, und Ihr Gehirn ist bisher noch nicht in seiner Leistungsfähigkeit beeinträchtigt. Sie können sich an wichtige Dinge erinnern. Sie verlieren nicht so leicht den Überblick, verlaufen sich nicht und leiden auch nicht unter Verwirrtheitszuständen. Sie können sich auf die Aufgaben konzentrieren, die erledigt werden müssen, und sind im Großen und Ganzen ein zufriedener Mensch. Wenn das so ist, dann haben Sie wahrscheinlich (und vielleicht ohne bewusste Absicht) ein ziemlich gehirngesundes Leben geführt. Sie haben sich einigermaßen gesund ernährt. Sie haben Ihr Leben lang Sport getrieben. Sie haben immer wieder neue Dinge gelernt, soziale Kontakte gepflegt und dadurch etwas für die Plastizität Ihres Gehirns getan. Irgendwie ist es Ihnen gelungen, sich vor zu vielen Giftstoffen und Infektionen zu schützen. Und wenn Sie 80 Jahre alt geworden sind, ohne dass Ihr Gehirn übermäßig gealtert oder erkrankt ist, haben Sie wahrscheinlich auch ein bisschen Glück mit Ihrer genetischen Veranlagung gehabt. Aus Gründen, die nicht Ihr Verdienst sind, Ihnen das Leben aber wesentlich erleichtern, haben Sie kein erhöhtes genetisches Neurodegenerationsrisiko. Das bedeutet zwar nicht, dass bei Ihnen *gar kein* altersbedingter kognitiver Abbau stattgefunden hat; aber wenn es nichts Schwerwiegenderes ist als ein leichtes Nachlassen Ihrer kognitiven Fähigkeiten, dann haben Sie alles richtig gemacht. Jetzt ist eine Gehirnlebensdauer von 100 Jahren für Sie keine unerreichbare Illusion mehr, denn den größten Teil des Weges zu diesem Ziel haben Sie ja bereits zurückgelegt. Es fehlen nur noch 20 Jahre, dann haben Sie es erreicht!

Allerdings muss ich Ihnen sagen, dass es mit ziemlicher Sicherheit nicht ausreichen wird, einfach so weiterzumachen wie bisher. Dass Sie noch weitere 20 Jahre bei sehr guter Gehirngesundheit erleben werden, ist unwahrscheinlich, wenn Sie nicht ein paar gezielte und ziemlich einschneidende Veränderungen an Ihrem Lebensstil vornehmen. Wahrscheinlich müssen Sie etwas an Ihrer Ernährung und vielleicht auch an Ihrem Trainingsprogramm verbessern. Sie müssen anfangen, auch Ihr Gehirn bewusst zu trainieren, und ein bisschen mehr auf Ihren Schlaf achten. Das sind keine einfachen Schritte für eine 80-jährige Person; aber sie sind auch nicht unmöglich, vor allem, wenn Sie sie der Reihe nach angehen, indem Sie sich immer wieder neue Fähigkeiten aneignen, die aufeinander aufbauen und die Sie dann für Ihren jeweils nächsten Schritt nutzen können.

Wenn es Ihnen bis zu Ihrem 81. Geburtstag gelungen ist, auf eine vorwiegend pflanzliche und leicht ketogene Ernährung umzusteigen, die eine mindestens zwölfstündige Fastenphase pro Tag umfasst und genügend Nährstoffe liefert, um Ihr Gehirn mit der nötigen Energie zu versorgen, dann haben Sie in diesem einen Jahr wahrscheinlich bereits kognitive Fortschritte erzielt, die Ihnen helfen werden, bei guter geistiger Gesundheit 82 Jahre alt zu werden. Wenn Sie bis zu Ihrem 82. Geburtstag an den meisten Tagen eine Kombination aus Ausdauersport, Krafttraining und vielleicht auch ein bisschen Training mit Blutflussrestriktion und Sauerstofftherapie betreiben, haben Ihnen diese Maßnahmen wahrscheinlich eine Gehirnleistung verschafft, die ausreicht, um 83 Jahre alt zu werden. Und wenn Sie sich bis zu Ihrem 83. Geburtstag angewöhnt haben, sich tägliche, monatliche und jährliche kognitive Herausforderungen vorzunehmen, und gleichzeitig immer mehr soziale Kontakte pflegen, die die Neuroplastizität fördern, werden Sie wahrscheinlich auch 84 werden, und das bei besserer kognitiver Gesundheit als je zuvor. Wenn Sie auf diese Weise immer mehr gezielte Veränderungen und Korrekturen an Ihrem Lebensstil vornehmen, ihn immer weiter optimieren und sich dabei stets von den fundiertesten wissenschaftlichen Erkenntnissen leiten lassen, sind Sie auf dem besten Weg dazu, ein kognitives Vorbild für andere Menschen zu werden. Dann werden Sie auch mit 100 Jahren noch ein außergewöhnlich gesundes Gehirn haben.

Kann man diese Ziele auch schneller erreichen? Mit ziemlicher Sicherheit. Sollten Sie das tun? Wenn Sie dazu in der Lage sind, natürlich! Aber was ich damit sagen möchte, ist: Wenn Sie in guter kognitiver Verfassung ein relativ hohes Alter erreicht haben, müssen Sie jetzt nicht plötzlich in hektische Aktivität ausbrechen, um auf eine Gehirnlebensdauer von 100 Jahren zu kommen (auch dann nicht, wenn Sie bereits 80 Jahre alt sind). Stetiger Fortschritt ist der Schlüssel zum Erfolg.

Manch einer denkt nun vielleicht, dass man sich im Alter von 20 Jahren ja dann noch keine Sorgen zu machen braucht; denn schließlich kann man diese Veränderungen mit 80 Jahren immer noch vornehmen und anschließend mit einem gesunden Gehirn problemlos 100 Jahre alt werden. Also reicht es ja immer noch aus, sich erst später Gedanken darüber zu machen, nicht wahr?

Ganz so einfach ist es leider nicht. Denn wenn Sie mit einem sehr funktionsfähigen Gehirn 80 Jahre alt geworden sind, haben Sie in gewisser Hinsicht Glück gehabt und müssen jetzt nur noch weitere 20 Jahre lang auf diesem Glück aufbauen. Wenn Sie aber erst 20 sind, dann haben Sie noch *eine Menge* Leben vor sich – und somit auch viel Zeit, die Sie in einer Welt voller toxischer Belastungen und drohender Infektionen verbringen werden. Das sind weitere 80 Jahre voller unvorhersehbarer Stressfaktoren im Berufs- und Familienleben. Und wenn Sie dann zufällig auch noch eine ungünstige genetische Veranlagung haben, ist das eine sehr lange Zeit, in der sich immer mehr negative Einflussfaktoren summieren können, sodass Ihre Chancen auf eine lange Gehirnlebensdauer letztendlich dann doch nicht mehr so gut stehen. Weitere 80 Jahre bei sehr guter Gehirngesundheit zu überleben, ohne größere Anstrengungen dafür zu unternehmen, ist also leider ziemlich unwahrscheinlich. Wenn Sie sich aber mit 21 Jahren bereits gehirngesund ernähren, mit 22 Jahren jeden Tag Sport treiben (und zwar *richtig)* und sich mit 23 Jahren zusätzlich das kognitive Training verschaffen, das Ihr Gehirn braucht, dann sind Sie auf dem richtigen Weg, um mit einem jungen und gesunden Gehirn 100 Jahre alt zu werden; denn das sind Investitionen, die sich für den Rest Ihres Lebens auszahlen werden.

Ich sage das mit voller Überzeugung, denn in den kommenden Jahren werden viele neue Therapien und Strategien zum Schutz unseres Gehirns auf den Markt kommen. Wie schnell Sie sich diese Strategien zu eigen machen – und welchen Grad an Evidenz diese neuen Erkenntnisse für Sie haben müssen, damit Sie die betreffenden Praktiken in Ihr

Gehirn-Wellnessprogramm aufnehmen –, ist Ihre Entscheidung. Es hängt von Ihren persönlichen Lebensumständen, den Ratschlägen, die Sie von einem vertrauenswürdigen Arzt erhalten, und Ihrer Einschätzung der potenziellen Chancen und Risiken der betreffenden Maßnahmen ab. Ich kann Ihnen nicht sagen, wie Sie sich entscheiden sollen, habe aber den Eindruck, dass die meisten Menschen zumindest ein kleines bisschen risikoscheu sind – und das ist nicht unbedingt ein Nachteil.

Zum Beispiel nehmen viele Menschen Nahrungsergänzungsmittel (beispielsweise Nicotinamid-Ribosid oder Nicotinamid-Mononukleotid) ein, um ihre Versorgung mit dem Coenzym NAD+ zu verbessern. (Coenzym NAD+ ist eine vielversprechende Substanz zur Unterstützung unserer Energieversorgung.) Tatsächlich sind NAD+ und seine Vorläufer das wohl beliebteste Nahrungsergänzungsmittel weltweit für Menschen, die ihren Alterungsprozess im Allgemeinen und die Alterung ihres Gehirns im Besonderen verlangsamen möchten. Daher gehört es auch zu den am besten erforschten Substanzen; aber trotzdem stecken die Forschungsarbeiten zu NAD+ – die nach wie vor hauptsächlich an Tiermodellen durchgeführt werden – immer noch in den Kinderschuhen, und die Ergebnisse unterscheiden sich ziemlich stark voneinander; es gibt auch viele Berichte, denen zufolge diese Substanz gar keine oder sogar negative Auswirkungen hat.[1] Trotzdem kenne ich viele Ärzte, die ihren Patienten nach der Lektüre der Fachliteratur und der Abwägung der Risiken und möglichen Vorteile empfehlen, einen NAD+-Vorläufer einzunehmen, um einem etwaigen kognitiven Alterungsprozess entgegenzuwirken.

Bedeutet das, dass Sie *jetzt sofort* mit der Einnahme von NAD+ beginnen sollten? Vielleicht nicht.

Es bedeutet aber, dass es eine Menge vielversprechender gehirnschützender Maßnahmen gibt, die noch nicht allgemein bekannt und anerkannt sind, über die man aber wahrscheinlich bald sehr viel mehr wissen wird. Mit anderen Worten: Sie werden auf Ihrem Weg zu einer langen Gehirnlebensdauer in Zukunft eine Menge Hilfe bekommen!

Ich bin ein großer Science-Fiction-Fan und gebe mich immer wieder gerne Fantasien darüber hin, was uns wohl in 50 Jahren erwarten wird. Doch je weiter wir in die Zukunft blicken, desto spekulativer werden solche Überlegungen natürlich. Statt also Futuristen zu sein, wollen wir uns lieber mit der *nahen Zukunft* begnügen; das heißt, wir wollen uns über die Strategien und Therapien unterhalten, die entweder bereits verfügbar sind oder höchstwahrscheinlich »bald einsatzbereit« sein werden und die Chancen erhöhen dürften, dass jeder Mensch – unabhängig von seinem Alter – 100 Jahre lang (oder so lange, wie sein Leben eben dauert) frei von Gehirnalterung und Gehirnerkrankungen bleiben kann.

Bioidentische Hormone

Hormone – die allgegenwärtigen Botenstoffe unseres Körpers – sind für alle Aspekte unseres Lebens von entscheidender Bedeutung. Sie beeinflussen den Blutzucker und den Blutdruck, wirken sich auf den Stoffwechsel und den Schlaf, auf unsere Wünsche und Stimmungen aus.

Daher ist es nicht verwunderlich, dass Ärzt*innen wie Ann Hathaway (eine auf funktionelle Medizin spezialisierte Hausärztin), Prudence Hall (eine auf bioidentische Hormonersatztherapien spezialisierte Gynäkologin), Felice Gersh (eine Ärztin für Frauenheilkunde und Geburtshilfe und Spezialistin für integrative Medizin) und viele andere Mediziner*innen bioidentische Hormone so positiv sehen. (Dabei handelt es sich um Hormone, die chemisch mit den in unserem Körper gebildeten Hormonen identisch sind – im Gegensatz zu synthetischen Hormonen, die sich in ihrer chemischen Zusammensetzung von unseren natürlichen hormonellen Botenstoffen unterscheiden.) Bioidentische Hormone wie Östradiol und Progesteron können ein sehr wirksamer Bestandteil eines präzisionsmedizinischen Verfahrens zur

Behandlung von Menschen sein, die unter einem Abbau ihrer kognitiven Fähigkeiten leiden.

Das wissen wir nicht zuletzt deshalb, weil die Hormonersatztherapie (HET) in der Behandlung mancher gesundheitlicher Probleme – zum Beispiel des Alterungsprozesses – zwar nach wie vor eine marginale Rolle spielt, die Medizin in den letzten Jahrzehnten aber enorme Fortschritte in der Behandlung von Wechseljahrsbeschwerden durch Hormonersatz erzielt hat. In den meisten Fällen ist eine Verbesserung der kognitiven Fähigkeiten nicht das einzige Ziel der Ärzte, wenn sie Patientinnen, die vor, während und nach den Wechseljahren unter Beschwerden leiden, Hormone verschreiben; doch wie viele Frauen bestätigen werden, gehört Gehirnnebel auch zu den unerwünschten Wechseljahrssymptomen.

Das ist natürlich kein Zufall. Man weiß, dass es enge Zusammenhänge zwischen einem gesunden Östrogen- und Progesteronspiegel und unserem Gedächtnis, unserem räumlichen Vorstellungsvermögen, unserer Problemlösungsfähigkeit und unserer Feinmotorik gibt. Im Lauf der Jahre hat sich gezeigt, dass sich neurologische Probleme in diesen Bereichen durch eine bioidentische Hormonersatztherapie oft erheblich bessern.

Leider sind Mediziner dabei aber auch zu einer beunruhigenden Erkenntnis gekommen: Einige Studien haben nämlich gezeigt, dass Frauen, bei denen eine Hormonersatztherapie durchgeführt wurde, später häufiger an Demenz zu erkranken scheinen, während andere Studien genau das Gegenteil ergaben. Wie kann das sein? Nun ja, diese Zusammenhänge sind sehr kompliziert; Frauen, die unter stärkeren Wechseljahrsbeschwerden leiden, neigen naturgemäß auch eher dazu, sich einer Hormonersatztherapie zu unterziehen. Daher hat es einige Diskussionen über die Frage gegeben, was denn nun wirklich hinter diesen Zusammenhängen steckt.

Vor Kurzem hat ein Forscherteam unter der Leitung von Lisa Mosconi, der Direktorin des Alzheimer's Prevention Program und der Women's Brain Initiative am Weill Cornell Medical College in New York, eine mögliche Antwort auf die Frage gefunden, warum manche Studien zeigen, dass eine Hormonersatztherapie Demenzerkrankungen entgegenwirkt, während andere zu dem Ergebnis gekommen sind, dass sie das Risiko für altersbedingte neurologische Erkrankungen sogar erhöht. Es hat sich nämlich herausgestellt, dass es einen optimalen Zeitpunkt für die Hormonbehandlung geben könnte. Im Rahmen einer Analyse Zehntausender von Patientinnen, die an randomisierten, kontrollierten Studien teilnahmen, und Hunderttausender von Patientenakten stellte Mosconis Team fest, dass sich die Hormonersatztherapie am positivsten auf die Gehirngesundheit auswirkt, wenn sie möglichst bald nach dem Eintreten der Wechseljahrsbeschwerden begonnen und mindestens zehn Jahre lang fortgesetzt wird. In diesen Fällen nahm das Demenzrisiko fast um ein Drittel ab.[2] Eine weitere Studie an fast 400.000 Frauen ergab, dass eine bioidentische Hormonersatztherapie in der Demenzprävention wirksamer war als nichtbioidentische Hormone und dass diese Risikoreduktion sich nicht nur auf Alzheimer, sondern gleich auf mehrere neurodegenerative Erkrankungen erstreckte.[3]

Diese Erkenntnis entspricht genau unserer Sichtweise des Themas Gehirnalterung und Gehirnerkrankungen: Wir sind der Ansicht, dass solche Probleme durch eine Ansammlung von Schäden und Belastungen für das Gehirn entstehen. Wenn wir diese negativen Einflussfaktoren möglichst schnell nach ihrem Auftreten beheben, können wir zukünftigen Problemen dadurch vorbeugen.

Natürlich ist es besonders wichtig, dass sich Frauen über diesen Sachverhalt im Klaren sind; doch letztendlich sind diese Erkenntnisse für alle Menschen wichtig, denn es liegen nach wie vor nicht genügend Forschungsergebnisse darüber vor, wie sich eine Hormonersatztherapie auf andere Aspekte unserer Gesundheit auswirkt. Trotzdem verschreiben in den letzten Jahren immer mehr Ärzte ihren Patientinnen aufgrund ihrer Bedürfnisse und Daten bioidentische Hormone sowohl gegen wechseljahrsbedingte kognitive Probleme *als auch* zur Vorbeugung oder Behandlung eines kognitiven Abbaus, egal auf welche Ursachen dieser zurückzuführen ist.

Es gibt aber auch viele Ärzte, die einer solchen Hormonersatztherapie nach wie vor zurückhaltend gegenüberstehen und lieber erst einmal auf »weitere Forschungsergebnisse« warten, die vielleicht nie vorliegen werden – nicht, weil solche Untersuchungen nicht machbar wären, sondern weil sie keinen großen finanziellen Gewinn bringen, da Pharmaunternehmen keine Patente für bioidentische chemische Substanzen beantragen können. Und obwohl ich an dieser Stelle ausdrücklich betonen möchte, dass eine konservative Vorgehensweise in der Medizin nicht unbedingt etwas Schlechtes ist, frage ich mich doch: Wie lange sollen wir noch warten? Sollten wir angesichts der wichtigen Rolle, die Hormone für unseren Körper spielen, denn nicht unbedingt zu verstehen versuchen, wie sich Veränderungen der Spiegel dieser chemischen Substanzen im Lauf unseres Lebens auf unsere Gesundheit auswirken und wie eine bioidentische Hormonersatztherapie uns zu einem längeren, gesünderen Leben verhelfen könnte? Wenn Sie mit Experten wie Dr. Hathaway, Dr. Hall oder Dr. Gersh sprächen, würden diese Ihnen sagen, dass sie bei ihren Patientinnen, die sich einer bioidentischen Hormonersatztherapie unterziehen, häufig eine Verbesserung der kognitiven Fähigkeiten beobachten.

In den allermeisten Fällen bleibt Ärzten also nach wie vor nichts anderes übrig, als sich bei ihren Entscheidungen über Hormonersatztherapien an den bisher vorliegenden wissenschaftlichen Erkenntnissen und daran zu orientieren, was sie aufgrund ihrer Einschätzung der jeweiligen Patientinnen für sinnvoll halten, und zwar mit der gebotenen Vorsicht und Zurückhaltung. Aus all diesen Gründen habe ich mich entschlossen, zumindest auf diese Strategie zur Verbesserung der Gehirngesundheit vorläufig noch zu verzichten und mich lieber an die Devise »Abwarten und Tee trinken« zu halten. Denn obwohl wir inzwischen eigentlich schon mehr darüber wissen sollten, gibt es nach wie vor Kontroversen im Hinblick auf Hormonersatztherapien zur Verzögerung des Alterungsprozesses.

Es gibt mindestens 60 verschiedene Hormone. Gebildet werden sie in verschiedenen Drüsen unseres Körpers – vom Hypothalamus im hohen Norden bis zu den Eierstöcken und Hoden im tiefen Süden. Es mag zwar einfach erscheinen, die Spiegel dieser Hormone zu messen, zu beurteilen, welche im Vergleich zu einem standardisierten Schätzwert gesunder Hormonspiegel »niedrig« sind, und sie dann durch bioidentische chemische Substanzen zu ersetzen; doch in der Praxis hat jeder Mensch ein anderes inneres Milieu, und viele Hormone sind einfach noch nicht so gut erforscht, vor allem, wenn es um ihre Auswirkungen auf die Gesundheit unseres Gehirns geht. Außerdem korrigieren Hormonstörungen sich häufig von selbst, wenn man andere Maßnahmen zur Verlängerung der Gehirnlebensdauer ergreift. Eine gehirngesunde Ernährung liefert zum Beispiel die nötigen Nährstoffe für die Bildung und Funktion von Signalchemikalien;[4] und man weiß auch, dass Bewegung die Bildung und Aktivität von Hormonen fördert.[5] Ähnliches gilt auch für Maßnahmen zur Verbesserung des Schlafs, zum Abbau von negativem Stress und zur Bekämpfung von Giftstoffen und Infektionen. Daher muss eine Hormonersatztherapie bei den meisten Menschen nicht unbedingt die *erste* Maßnahme sein, die man ergreifen sollte, um den Hormonhaushalt wieder ins Lot zu bringen.

Das soll keinesfalls bedeuten, dass ich eine Hormonersatztherapie zum Zweck der gesundheitlichen Optimierung für schlecht halte. Aber bei den meisten Menschen sollte die bioidentische Hormonersatztherapie meiner Meinung nach eine ähnliche Rolle spielen wie die Einnahme von Medikamenten – als Maßnahme, zu der man im Rahmen einer Optimierung der Gehirngesundheit greifen kann (oder wenn der Spiegel eines Hormons so niedrig ist, dass eine sofortige Hormonersatztherapie dringend notwendig ist). Derzeit brauchen die meisten Menschen (außer Frauen in den Wechseljahren) keine

Hormongabe; die meisten von uns können sich also in aller Ruhe zurücklehnen und von den Erfahrungen von Ärzten und Patienten profitieren, die sich dafür entschieden haben, in dieser Hinsicht eine Vorreiterrolle zu spielen.

Mittlerweile liegen uns genügend Erfahrungen vor, sodass wir in Absprache mit einem Arzt unseres Vertrauens fundierte persönliche Entscheidungen treffen können. Das ist vor allem im Hinblick auf vier Hormone wichtig:

Melatonin wird in erster Linie mit seiner Bedeutung für den Schlaf in Zusammenhang gebracht; aber dieser Radikalfänger hat auch eine starke neuroprotektive Wirkung, vor allem gegen Neuroinflammation.[6] Wissenschaftliche Untersuchungen zeigen zudem, dass der Melatoninspiegel beim Menschen in einem umgekehrt proportionalen Verhältnis zu kognitiven Defiziten steht – je größer unser Mangel an diesem Hormon ist, desto mehr neigen wir zur Gehirnalterung und zu Gehirnerkrankungen.[7]

Das menschliche Wachstumshormon (auch unter dem Namen *Somatotropin* bekannt) wird vor allem mit der Stimulation des Zellwachstums (daher auch der Name) und mit den Prozessen der Zellvermehrung und -regeneration in Verbindung gebracht. Diese Eigenschaften sind für Neuronen natürlich genauso wichtig wie für jede andere Zelle unseres Körpers. Ein Rückgang des Wachstumshormonspiegels geht mit Einschränkungen in der exekutiven Funktion, Ausfällen im Kurzzeitgedächtnis und einer erhöhten Alzheimer-Rate einher.[8] Manche Menschen erhöhen ihren Wachstumshormonspiegel daher durch die Einnahme von oralen Sekretagoga, die die Hypophyse zu einer vermehrten Wachstumshormonproduktion anregen (obwohl die Wirkung von Sekretagoga nach sechs bis zwölf Monaten nachlassen kann).

Die meisten Menschen, die eine Testosteron-Supplementierung in Erwägung ziehen, tun das vor allem wegen der positiven Auswirkungen dieses Hormons auf die Energie, die Muskelkraft und die sexuelle

Funktion. Man weiß aber auch, dass es eine starke Korrelation zwischen einem niedrigen Testosteronspiegel und einer höheren Prävalenz von kognitivem Abbau und Demenz gibt.[9]

Und *Dehydroepiandrosteron* (kurz: DHEA) – eine wichtige Vorstufe von Testosteron und Östrogen – wird meist in der Absicht supplementiert, das Energieniveau zu steigern und/oder das Immunsystem und das sexuelle Verlangen zu stärken; eine Abnahme des DHEA-Spiegels kann aber auch zu einem kognitiven Abbau führen.[10]

Es gibt noch viele andere Hormone, die wahrscheinlich eine Rolle für unsere kognitive Gesundheit spielen – zum Beispiel die wichtigsten Schilddrüsenhormone wie Trijodthyronin und Thyroxin, aber auch Progesteron, Pregnenolon und Cortisol. Um optimale Ergebnisse zu erzielen, müssen wir dafür sorgen, dass all diese Hormonspiegel in einem optimalen Bereich liegen. Zurzeit laufen noch weitere Untersuchungen zu diesem Thema, sodass uns bald viel mehr Daten vorliegen werden, auf deren Basis wir Entscheidungen über die besten Methoden zur Aufrechterhaltung eines ausgewogenen Hormonhaushalts treffen können; und dann werden wir auch mehr darüber wissen, ob diese Methoden zu einer Verlangsamung des kognitiven Alterungsprozesses und zu einer Abnahme der Häufigkeit neurodegenerativer Erkrankungen führen könnten.

Senolytika

Zellen, die alt geworden sind und nicht mehr normal funktionieren, aber noch nicht abgestorben sind, werden häufig als »Zombie-Zellen« bezeichnet. Sie sind zu seneszenten Zellen geworden, und Spekulationen zufolge schützt uns dieses Phänomen davor, dass sie sich zu Krebszellen entwickeln. Diese Zellen senden im Rahmen des seneszenzassoziierten sekretorischen Phänotyps (SASP), der von der Biochemikerin Judith Campisi entdeckt wurde, bestimmte chemische Signale aus.

Solche Signale können dazu dienen, neue Ersatzzellen aus in der Nähe befindlichen Stammzelldepots herbeizurufen; doch unabhängig von seinem Daseinszweck geht der SASP mit Entzündungsprozessen einher, und die Beseitigung der seneszenten Zellen scheint dem Alterungsprozess entgegenzuwirken. (Die Forschungsarbeiten zu den Auswirkungen des SASP auf unser Gehirn sind leider noch nicht abgeschlossen.)

Daher hat man Therapeutika entwickelt, die seneszente Zellen zerstören. Diese sogenannten Senolytika scheinen nicht nur unsere allgemeine Lebensdauer, sondern auch die Lebensdauer unseres Gehirns zu verlängern. Interessanterweise ist Fasten eine Methode, die diesen senolytischen Effekt herbeiführt. Aber auch Nahrungsergänzungsmittel wie Fisetin und Quercetin haben eine senolytische Wirkung. Besonders bemerkenswert ist die Tatsache, dass Senolytika auch die Produktion eines Anti-Aging-Moleküls namens Klotho erhöhen,[11] das mit einer verbesserten Kognition in Verbindung gebracht wird.

Peptide

Ich bin mir nicht sicher, ob in den letzten Jahren auch nur ein einziger Tag vergangen ist, an dem mich nicht irgendjemand nach Peptiden gefragt hat – jenen kurzen Aminosäureketten, zu denen bestimmte Hormone, aber auch andere Signal- und Strukturmoleküle gehören. Aufgrund ihrer Kleinheit werden Peptide vom Körper leicht aufgenommen und integriert und können auch besonders leicht die Blut-Hirn-Schranke passieren. Mittlerweile sind Hunderte verschiedener Peptide mit vielen verschiedenen Funktionen auf dem Markt, und der relative Mangel an qualitativ hochwertigen Humanstudien hält viele Menschen nicht davon ab, mit diesen Substanzen zu experimentieren. Man geht davon aus, dass sie sich positiv auf die kognitiven Fähigkeiten auswirken, und immer mehr Ärzte bestärken ihre Patienten darin, das auszuprobieren, und beraten sie auch bei diesem Prozess.

Ich bin grundsätzlich für mehr Freiheit im Gesundheitswesen – natürlich nicht für einen uneingeschränkten Zugang zu allem, aber ich finde, dass man Ärzten und Patienten mehr Spielraum geben sollte, ihre eigenen Entscheidungen zu treffen. Allerdings scheinen viele Menschen Peptide für ein einfaches und schnelles Allheilmittel gegen die Gehirnalterung zu halten, und das sind sie nun einmal nicht. Die erste und beste Strategie zur Optimierung der Peptidbildung in unserem Körper besteht darin, die anderen in diesem Buch beschriebenen Maßnahmen zu ergreifen und darauf zu warten, dass sie ihre natürliche Wirkung entfalten.

Ich bin aber durchaus offen für die Möglichkeit, dass die Verabreichung von Peptiden als ergänzende Maßnahme in einem ärztlich überwachten Langzeitprogramm zur Erhaltung der Gehirngesundheit eine wichtige Rolle spielen könnte.

Zu den beliebtesten Peptiden zur Verbesserung der kognitiven Gesundheit gehört *Dihexa*, das in Studien an Nagetieren offenbar das Lernvermögen und andere geistige Funktionen verbesserte.[12] Trotz seiner zunehmenden Beliebtheit und obwohl manche Ärzte, die glauben, dass dieses Peptid das Fortschreiten von Alzheimer verlangsamen könnte, es immer häufiger einsetzen, wurde seine Wirkung beim Menschen bisher noch nicht ausreichend untersucht. Ein weiteres Peptid, das sich vor allem bei sehr gut situierten Menschen zunehmender Beliebtheit erfreut (während es für die meisten »Normalsterblichen« so gut wie unerschwinglich ist), ist *PE 22–28*. Dieses Peptid hat in Studien an Nagetieren ähnlich vielversprechende Ergebnisse gezeigt, und manche Nutzer berichten von einer starken antidepressiven Wirkung; doch über seine Wirksamkeit und Sicherheit beim Menschen ist nichts bekannt.[13] Weitaus kostengünstiger – und daher auch sehr viel beliebter – ist das Peptid *Pinealon*, mit dessen Hilfe Ratten sich offenbar erlernte Fähigkeiten wie das Durchlaufen von Labyrinthen besser einprägen können;[14] allerdings wurde es an Menschen noch nicht ausreichend untersucht, sodass wir über seine therapeutischen Wirkungen oder unerwünschten Nebenwirkungen nicht viel wissen. *Epitalon* ist ein weiteres synthetisches, aus der Zirbeldrüse gewonnenes Peptid, das nachweislich die Telomerlänge erhöht, was – wenn auch nur in bestimmten Patientengruppen – mit einem Anti-Aging-Effekt und der Eindämmung von Entzündungsprozessen einherzugehen scheint.[15]

Zwei weitere beliebte Peptide, *Thymosin alpha 1 (TA1)* und *Thymosin beta 4 (TB4)*, werden aus der Thymusdrüse gewonnen, die für die zelluläre Immunantwort eine wichtige Rolle spielt. TA1 verstärkt die Immunantwort auf Krankheitserreger, die in Zellen eindringen, wie beispielsweise Viren und manche Bakterien. Mit zunehmendem Alter lässt unsere spezifische Immunantwort normalerweise nach, während die unspezifische entzündliche Immunreaktion zunimmt. Daher ist die Verbesserung gezielter Immunreaktionen ein vielversprechender Weg zu einer dauerhaften Gehirngesundheit. In den USA wird TA1 normalerweise zweimal pro Woche in einer Dosis von 0,8 bis 6,4 Milligramm subkutan injiziert.[16] TB4 unterstützt die Geweberegeneration und ist daher eine besonders vielversprechende Option für Menschen, die wieder neue Synapsen in ihrem Gehirn bilden möchten.[17] In den USA werden normalerweise 0,25 Milliliter einmal täglich injiziert.

Ein Peptid, das ich sehr interessant finde, ist *Davunetide*, ein Oktapeptid – das heißt, es besteht aus acht Aminosäuren, die aus der Aminosäuresequenz eines hochwirksamen neurotrophen Faktors namens Activity Dependent Neurotrophic Peptide (ADNP) stammen. Es wird intranasal verabreicht und gelangt dadurch schnell und auf effiziente Weise ins Gehirn. In einer Studie wurde es – leider ohne Erfolg – als Monotherapie für die progressive supranukleäre Lähmung (PSP), eine parkinsonähnliche Erkrankung, untersucht.[18] Allerdings wurde Davunetide hier ähnlich wie in den meisten klinischen Studien zur Erforschung von Therapien für neurodegenerative Erkrankungen auf mechanistisch-naive Art und Weise verordnet: Es wurde kein Versuch unternommen, festzustellen, *warum* die Studienteilnehmer eine PSP entwickelt hatten, und es wurden auch keine anderen Faktoren (wie beispielsweise die Unterstützung der Mitochondrien) berücksichtigt. Trotz dieser fehlgeschlagenen klinischen Studie haben manche Ärzte Davunetide bereits im Rahmen eines umfassenden neuroprotektiven Behandlungsprotokolls eingesetzt – aber: Bisher gibt es noch nicht viele qualitativ hochwertige Humanstudien dazu.

Ich könnte noch viel mehr zu diesem Thema sagen, aber ich bin sicher, Sie verstehen, worauf ich hinauswill: Über viele neue Peptide, die sich immer größerer Popularität erfreuen, wissen wir leider noch kaum etwas.

Das soll nicht heißen, dass die Peptid-Supplementierung keine wichtige Rolle bei der Erhaltung der Gehirnfunktion spielen kann. Das wird sie sicherlich tun – und zwar schon sehr bald. Tatsächlich beruht das pathophysiologische Modell, das im Zentrum des ReCODE-Protokolls steht, auf der Theorie, dass die für die Alzheimer-Krankheit charakteristische Netzwerkinsuffizienz mit einem Ungleichgewicht zweier essenzieller Peptide zusammenhängt, die durch die Verarbeitung des Amyloid-Vorläuferproteins entstehen.[19] Für mich stellt sich nicht die Frage, *ob* Peptid-Ungleichgewichte eine Rolle beim kognitiven Abbau spielen (denn das steht ziemlich eindeutig fest), sondern *wie* man das Gleichgewicht auf eine möglichst ursachenorientierte, physiologische, sichere und effektive Weise wiederherstellen kann.

Mir ist durchaus bewusst, wie unbefriedigend es sein kann, wenn ein Arzt sagt: »Wir werden bald mehr wissen.« Aber jeder Arzt, der Ihnen über die Auswirkungen der meisten Peptide auf die kognitiven Fähigkeiten zurzeit etwas anderes sagen würde, ließe es an Transparenz fehlen. Ob Sie unter der Anleitung eines vertrauenswürdigen Arztes mit Peptiden experimentieren möchten, ist Ihre persönliche Entscheidung. Wenn Sie aber noch nicht bereit für so etwas sind, sollten Sie nicht das Gefühl haben, etwas zu versäumen. Verschaffen Sie Ihrem

Gehirn lieber Zeit, indem Sie die vielen anderen Maßnahmen ergreifen, die ich in diesem Buch beschrieben habe. Dann werden Sie – wenn und falls der momentane Hype durch seriöse Forschungsergebnisse bestätigt wird – in einer ausgezeichneten kognitiven Verfassung sein und können dann immer noch von diesen neuen Erkenntnissen profitieren.

Wachstumsfaktoren

Wachstumsfaktoren – auch trophische Faktoren genannt – stehen in engem Zusammenhang mit Hormonen und Peptiden. Dabei handelt es sich um natürlich vorkommende Chemikalien (normalerweise Proteine), von denen man weiß, dass sie eine stimulierende Wirkung auf die Zellproliferation und die Zelldifferenzierung (zum Beispiel von einer unreifen zu einer reifen Nervenzelle) haben und sich auch positiv auf das Überleben von Zellen auswirken. Es konnte gezeigt werden, dass sie in manchen Fällen eine wichtige Rolle für die lebenslange Gesundheit unseres Gehirns spielen.

Wahrscheinlich haben Sie schon einmal etwas von dem trophischen Faktor gehört, der am engsten mit der Alzheimer-Krankheit zusammenhängt: nämlich dem Wachstumsfaktor BDNF. Er bindet an einen Rezeptor, der aus zwei Proteinen – $p75^{NTR}$ und TrkB – besteht. Das erste dieser beiden Proteine, $p75^{NTR}$, interagiert mit dem Amyloid-Vorläuferprotein (APP), das für die Alzheimer-Krankheit eine zentrale Rolle spielt; und über diesen und andere Mechanismen scheint BDNF eine Anti-Alzheimer-Wirkung zu entfalten.[20] Die bekannteste (und empfehlenswerteste) Methode zur Erhöhung des BDNF-Spiegels ist Bewegung.[21] Es werden aber auch neue Medikamente entwickelt, die den Wachstumsfaktor BDNF nachahmen;[22] und außerdem kann man seinen BDNF-Spiegel durch die Einnahme eines Extrakts aus ganzen Kaffeefrüchten in einer Dosis von 100 bis 200 Milligramm pro Tag erhöhen.[23]

Ein weiteres Neurotrophin, das bei Alzheimer eine wichtige Rolle spielt, ist der Nervenwachstumsfaktor (NGF), der genau die cholinergen Neuronen unterstützt, die für das Gedächtnis zuständig sind und durch diese Demenzerkrankung stark in Mitleidenschaft gezogen werden. Es gibt verschiedene Strategien, um den NGF-Spiegel bei Alzheimer-Patienten zu erhöhen (zum Beispiel kann man Zellen, die NGF bilden und freisetzen, ins Gehirn einbringen);[24] doch zurzeit ist die naheliegendste Methode zur Erhöhung des NGF-Spiegels (wie Sie wahrscheinlich inzwischen schon erraten haben) ebenfalls Bewegung.[25] Es gibt auch ein paar Nahrungsergänzungsmittel, die den endogenen NGF-Spiegel erhöhen, zum Beispiel *Hericium erinaceus* (Löwenmähnenpilz) in einer Dosis bis zu drei Gramm pro Tag und Acetyl-L-Carnitin (ALCAR) in einer Dosis von 500 bis 1000 Milligramm dreimal täglich.

Die Vorteile, die das bringt, sind allerdings nicht immer linear. Einer der bekanntesten Wachstumsfaktoren ist zum Beispiel eine Klasse von Signalmolekülen, die wir in diesem Buch bereits mehrfach erwähnt haben: die Zytokine. Das sind wichtige Botenstoffe, die unserem Körper helfen, bei Bedarf eine systemweite Immunantwort auszulösen; sie können aber auch unkontrollierte und chronische Entzündungen verursachen und ein wahres Inferno anderer Krankheiten hervorrufen.[26]

Die meisten Menschen, die wissen, was »schlechte« Wachstumsfaktoren wie beispielsweise bestimmte Zytokine in unserem Gehirn anrichten können, wären sehr vorsichtig, wenn ihnen jemand vorschlagen würde, *noch mehr* von diesen Proteinen in ihren Körper zu injizieren. Doch bei manchen Substanzen dieser Art, die – aus welchen Gründen auch immer – in dem Ruf stehen, »gute« Wachstumsfaktoren zu sein, scheinen die Leute weitaus weniger Vorbehalte zu haben. Es gibt viele unbeantwortete Fragen darüber, wie ein »gesundes« Gleichgewicht dieser Faktoren zu verschiedenen Zeitpunkten in einem langen Menschenleben aussehen sollte.

Wir wissen zum Beispiel, dass der insulinähnliche Wachstumsfaktor (IGF-1) für eine gesunde Gehirnleistung eine wichtige Rolle spielt. Ein niedriger IGF-1-Spiegel erhöht das Risiko für Alzheimer und Hirnatrophie.[27] Andererseits wird ein hoher IGF-1-Spiegel mit Krebs in Verbindung gebracht. Welche IGF-1-Werte zu welchen Zeitpunkten des Lebens am vorteilhaftesten sind, weiß man nicht genau. Niedrige Werte erhöhen das Sterberisiko für jüngere Erwachsene, senken jedoch bei älteren Menschen die Gesamtsterblichkeit.[28] Interessanterweise haben Menschen, die sich irgendwo in der Mitte dieses pleiotropen Rätsels befinden (also Mitte 40 bis Anfang 60 Jahre alt sind), ein erhöhtes Demenzrisiko, wenn sie *entweder* sehr niedrige *oder* sehr hohe IGF-1-Werte haben.[29] Das könnte erklären, warum ein Forscherteam (zu dem auch die renommierten Alternsforscher Nir Barzilai und Sofiya Milman vom Albert Einstein College of Medicine in New York gehörten) diesen Wachstumsfaktor einmal als »Dr. Jekyll und Mr. Hyde des alternden Gehirns« bezeichnet hat.[30] Bei IGF-1 kommt es also eindeutig auf ein ausgewogenes Gleichgewicht an, und wir wissen noch nicht, wie dieses Gleichgewicht im individuellen Fall aussieht.

Wie bei vielen in diesem Kapitel behandelten Maßnahmen, die eigentlich noch »Zukunftsmusik« sind, bedeutet das aber nicht, dass ein Arzt, der feststellt, dass Ihr IGF-1-Spiegel sehr hoch oder sehr niedrig ist, und etwas dagegen tun möchte, damit unbedingt falsch liegt. Ganz im Gegenteil: Wenn bei jemandem in den meisten anderen Bereichen alles »normal« zu sein scheint, dieser Wachstumsfaktor jedoch außerhalb des gesunden Referenzbereichs liegt, könnte es tatsächlich die richtige Strategie sein, dieses Problem mithilfe einer Supplementierung zu beheben. Aber genau wie die anderen Hormonspiegel, über die wir gesprochen haben, kann man auch die IGF-1-Werte durch Lebensstiländerungen beeinflussen: Wenn man sich eiweißarm ernährt, ist der IGF-1-Spiegel normalerweise niedrig, während er durch eine eiweißreiche Kost ansteigt, wobei man inzwischen jedoch weiß, dass diese Zusammenhänge in hohem Maße vom biologischen Alter einer Person und von anderen Lebensstilfaktoren abhängen.[31] Sowohl Zink als auch der humane Wachstumsfaktor und Schlaf können den IGF-1-Spiegel erhöhen. Daher wäre ich misstrauisch gegenüber einem Arzt, der einfach nur einen Blick auf eine Tabelle wirft, einen niedrigen IGF-1-Wert sieht und daraufhin sofort ein Nahrungsergänzungsmittel verschreibt. Diese Skepsis würde jedoch deutlich abnehmen, wenn sich der Arzt mit diesem Patienten auch intensiv über Fragen wie körperliche Aktivität, Schlaf, Stress, Infektionen, Toxine, Genetik und Familienanamnese unterhalten würde.

Das Gleiche gilt auch für einen anderen Wachstumsfaktor, der, wie man inzwischen weiß, sehr komplexe Auswirkungen auf die lebenslange Gesundheit unseres Gehirns hat: den Glial Cell Line-Derived Neurotrophic Factor (GDNF). Wie Sie sich vielleicht noch erinnern, sind Gliazellen wichtige Bestandteile des glymphatischen Systems (jenes erst vor relativ kurzer Zeit entdeckten Mechanismus zur Entsorgung von Abfallstoffen aus unserem Gehirn und anderen Teilen des zentralen Nervensystems, über den wir in Kapitel 8 und 9 gesprochen haben). Ein aus diesen Zellen stammendes zirkulierendes Protein fördert nachweislich das Überleben von Neuronen und schützte in Tierversuchen vor kognitivem Abbau.[32] Hinsichtlich der Zusammenhänge zwischen GDNF und der Parkinson-Krankheit sind die Untersuchungen an Menschen am weitesten fortgeschritten; doch selbst in diesem Bereich liegen uns bisher nur begrenzte klinische Daten vor. Es würde mich jedoch in keiner Weise überraschen, wenn Forscher bereits in den nächsten fünf bis zehn Jahren herausfinden würden, wie hoch ein gesunder GDNF-Spiegel sein sollte und wie die besten Verabreichungsmechanismen aussehen müssten; denn es kann schwierig sein, solche chemischen Substanzen an die Stellen im Körper zu transportieren, wo sie am hilfreichsten sind. (Eine Strategie, die getestet wurde, besteht darin, ein Gerät ins Gehirn zu implantieren, das über einen längeren Zeitraum langsam GDNF freisetzt.[33] Bei Patienten, die an einer schnell fortschreitenden neurodegenerativen Erkrankung leiden, ist das sicherlich eine interessante Idee; aber es ist offensichtlich keine skalierbare Lösung für die vorbeugende Aufrechterhaltung eines gesunden GDNF-Spiegels.)

Ein weiteres Protein, das als frühzeitige Therapie bei Gehirnalterung und Gehirnerkrankungen ein bemerkenswertes Potenzial hat, ist der basische Fibroblasten-Wachstumsfaktor (bFGF). Obwohl dieses Eiweiß seinen Namen seiner wichtigen Rolle bei der Proliferation von Fibroblasten verdankt (jenen Zellen, die bei der Bildung von Bindegewebe den Löwenanteil der Arbeit leisten), hat sich in den letzten Jahrzehnten gezeigt, dass der bFGF an vielen zellulären Prozessen beteiligt ist – unter anderem auch am Schutz der Blut-Hirn-Schranke nach Organfunktionsstörungen oder Hirntraumata.[34] Oder um es anders auszudrücken: Dieser Wachstumsfaktor scheint zur Heilung der Struktur beizutragen, die unser Gehirn vor einer Vielzahl anderer Schädigungen (zum Beispiel Toxinen und Infektionen) schützt. Doch genau wie beim IGF-1 und GDNF herrscht auch beim bFGF noch Unklarheit im Hinblick auf den richtigen Zeitpunkt und den richtigen Ort. Ich bin jedoch überzeugt davon, dass wir bei der Lösung dieses Rätsels bald weiterkommen werden.

Reelin ist ein weiteres Protein, das aber normalerweise nicht als Wachstumsfaktor klassifiziert wird. Es soll das Wachstum bestimmter Arten von Immunzellen regulieren, eine Rolle bei der Proliferation anderer Zellen spielen, vielleicht auch die Wundheilung fördern und die Zelldifferenzierung regulieren – und damit zu einem großen Teil die gleichen Aufgaben erfüllen wie herkömmliche Wachstumsfaktoren. Angenommen, Sie versuchen sich einen Weg durch einen dichten Dschungel zu bahnen – da wäre es doch ungeheuer hilfreich, jemanden mit einer Machete dabeizuhaben, der das Gestrüpp ein bisschen lichtet, damit man besser durchkommt, oder nicht? Und genau das tut Reelin – es spaltet Proteine, die Zellen zusammenhalten (Zelladhäsionsmoleküle), sodass Gehirnzellen oder deren fingerartige Fortsätze ihren Weg zu ihren Bestimmungsorten finden können.

Im Jahr 2011 konnte gezeigt werden, dass eine Reelin-Supplementierung die kognitiven Fähigkeiten und die synaptische Plastizität bei Mäusen verbessert.[35] Und im Jahr 2023 hörten viele Menschen zum ersten Mal von Reelin, nachdem eine Fallstudie über einen Kolumbianer mit einer seltenen früh auftretenden Mutation veröffentlicht worden war, die bei ihm eigentlich schon mit Anfang 40 zum Vollbild einer Demenz hätte führen müssen. Trotzdem gelang es ihm, dieser Krankheit anschließend noch 20 Jahre lang ein Schnippchen zu schlagen – offenbar, weil er auch noch eine andere Mutation hatte, dank der sein Körper reichlich Reelin produzierte.[36] Diese Einzelfallstudie war sicherlich faszinierend und potenziell auch durchaus relevant, denn dieses Protein war zuvor mit mehreren für die Gesundheit unseres Gehirns sehr wichtigen Prozessen (zum Beispiel Gehirnentwicklung, psychiatrische Erkrankungen und synaptische Plastizität) in Verbindung gebracht worden; aber für sich genommen sagte sie nicht viel aus. Doch bald darauf veröffentlichten Wissenschaftler eine Analyse der Fälle von 400 Menschen, die sich bis ins hohe Alter hinein eine starke kognitive Funktion bewahrten – viele von ihnen hatten besonders viel Reelin im Gehirn.[37] Und nur wenige Monate später lieferte eine andere Studie weitere Belege für die wichtige Bedeutung dieses Proteins: In dieser Studie fanden sich in den Gehirnen mehrerer Menschen viele Amyloid-Plaques (die, wie man weiß, eng mit der Alzheimer-Krankheit in Zusammenhang stehen); diese Menschen wiesen aber trotzdem keinerlei Anzeichen einer Demenz auf. Auch in den Gehirnen dieser Probanden befanden sich große Mengen an Reelin.[38]

Angesichts dieser positiven Ergebnisse dürfte es niemanden überraschen, dass Wissenschaftler zurzeit versuchen, ein Medikament zu entwickeln, das die Reelin-Produktion anregt; sogar die Entwicklung eines Reelin-Präparats ist bereits im Gespräch. Doch eines möchte ich von vornherein klarstellen: Reelin ist ein Protein; daher wäre es bei oraler Einnahme nicht wirksam. Es müsste injiziert werden (so wie in den Studien an Mäusen). Außerdem gibt es bisher kaum Hinweise darauf, dass eine künstliche Erhöhung des Reelin-Spiegels beim Menschen die gleiche Wirkung hätte wie bei Mäusen.

Trotzdem ist Reelin wichtig – aber schauen wir uns einmal an, warum: Wenn das Gehirn von einem Zustand des Vertrauens und der Verbundenheit in einen Zustand überwechselt, in dem Schutz und Abwehr oberste Priorität haben, findet dabei eine elegant organisierte Reihe von Umstellungen statt: vom Aufbau von Synapsen (synaptoblastisch) zur Synapseneliminierung (synaptoklastisch) und zum Schutz des Gehirns; von entzündungshemmend zu entzündungsfördernd; von antithrombotisch zu prothrombotisch; von neurotrophisch zu antimikrobiell; und von der Stabilisation von Tau zu prionischem Phospho-Tau. Wie zu erwarten, findet im Rahmen dieses programmatischen Wechsels auch ein Übergang von Neuroplastizität (hoher Reelin-Spiegel) zu Rückzug (niedriger Reelin-Spiegel) statt. Dieser Wechsel umfasst also weit mehr als nur Reelin, auch wenn Reelin bei der Neuroplastizität eine Rolle spielt. In solchen Fällen ist es wichtig, herauszufinden, wodurch dieser Moduswechsel ausgelöst wird. Liegt es an der Exposition gegenüber einem neuen Pathogen oder Toxin, an einer verminderten Energieversorgung oder an irgendetwas anderem?

Stammzellen

Schon von der theoretischen Idee von Stammzellen in den 1900er-Jahren bis zu ihrer tatsächlichen Entdeckung in den 1960er-Jahren war man sich über das Potenzial solcher Zellen für die Bekämpfung von Krankheiten sehr genau im Klaren. Wenn Stammzellen in der Lage wären, nicht nur andere Zellen zu bilden, die genauso aussehen wie sie selbst, sondern auch viele andere Zelltypen unseres Körpers zu produzieren, dann könnte man sie wahrscheinlich dazu verwenden, gesunde Zellen als Ersatz für kranke Zellen zu erzeugen.[39] Und wenn dem so wäre, könnten wir auf diese Weise mehr oder weniger alle Krankheiten bekämpfen! Inzwischen arbeiten wir nach jahrzehntelanger Forschung immer noch daran, diese Theorie in die Realität umzusetzen – unter anderem auch deshalb, weil die Verwendung embryonaler Stammzellen (die am vielseitigsten verwendbar sind, weil sie sich in einem besonders undifferenzierten Zustand befinden) aus ethischen Gründen umstritten ist. Doch in den letzten 20 Jahren hat das Aufkommen induzierter pluripotenter Stammzellen – adulter Zellen, die durch genetische Manipulation in einen weniger differenzierten Zustand versetzt worden sind – dazu beigetragen, die Stammzellenforschung voranzutreiben; und es gibt viele experimentelle Anwendungen bei Patienten, die eine Knochenmarktransplantation oder eine Krebstherapie benötigen oder an Erkrankungen des Blut- und Immunsystems leiden. In den letzten Jahren sind jedoch weltweit viele unseriöse Kliniken aus dem Boden geschossen, die Stammzelltherapien anbieten – vor allem solche, die versprechen, beschädigte Gelenke zu reparieren, aber zunehmend auch zur Behandlung von anderen Problemen wie beispielsweise kognitivem Abbau und neurodegenerativen Erkrankungen. Und da manche Patienten keine Ärzte finden, die ihnen in ihrem eigenen Land Zugang zu Stammzellen verschaffen, ist eine florierende Medizintourismusbranche entstanden, die in fremden Ländern relativ kostengünstigen Zugang zu allen möglichen Therapien bietet, für deren Wirksamkeit es keinen Nachweis gibt[40] – mit Ergebnissen, die von scheinbaren »Wunderheilungen« bis hin zu lebensbedrohlichen und manchmal sogar tödlich verlaufenden Komplikationen reichen. Zum Beispiel ist es durch solche Stammzellentherapien schon zur Abstoßung von Zellen, zu einer raschen Vermehrung von Tumorzellen und zu Infektionen gekommen, die sich schnell ausbreiteten.[41]

Stammzellen finden in der Behandlung von Alterungsprozessen und altersbedingten Erkrankungen bereits breite Anwendung. Zum Beispiel laufen zurzeit Studien zum Einsatz von Stammzellen in der Alzheimer-Therapie.[42] Aber wie Sie ja inzwischen wissen, ist die Alzheimer-Krankheit ein dynamischer, kontinuierlicher Prozess; daher hat die Vorstellung, sie ausschließlich mit Stammzellen behandeln zu können, Ähnlichkeit mit dem Versuch, ein brennendes Haus wieder aufzubauen: Würde man in so einem Fall nicht lieber zuerst das Feuer löschen? Daher freue ich mich auf Stammzellenstudien, die moderne Bewertungsmethoden und personalisierte Therapien umfassen, statt sich einfach nur auf die Verabreichung von Stammzellen als Monotherapie zu beschränken. Stammzellenbasierte Behandlungen dürften bald zu einer Standardtherapie für neurologische Erkrankungen – und wahrscheinlich auch zu einer Präventionsmaßnahme – werden; denn schließlich schreiten die Forschungsarbeiten auf diesem Gebiet sehr schnell voran.

Innerhalb von nur wenigen Monaten – von Ende 2023 bis Anfang 2024 – konnten Forscher der University of California San Diego zum Beispiel nachweisen, dass Stammzelltransplantationen bei Mäusen, die an einer Nagetierversion der Alzheimer-Krankheit (»Mouzheimer«) litten, das Gedächtnis und die kognitiven Fähigkeiten der Tiere erhalten, der Neuroinflammation entgegenwirken und die Ansammlung von Amyloid deutlich verringern konnten.[43] Danach zeigte ein internationales Wissenschaftlerteam, dass Stammzelltherapien Patienten mit progressiver Multipler Sklerose vor weiteren Hirnschäden schützen können;[44] und kurz darauf konnte eine klinische Studie, die am Hadassah-Universitätsklinikum in Israel durchgeführt wurde, Berichten zufolge nachweisen, dass eine wiederholte Behandlung mit Stammzellen bei Patienten mit dieser Erkrankung zu einer Verbesserung der Mobilität und der kognitiven Fähigkeiten führte.[45] Ein paar Wochen später injizierte ein Team von Wissenschaftlern in Kalifornien in der ersten bekannten Humanstudie dieser Art Stammzellen direkt ins Gehirn eines Patienten mit leichter bis mittelschwerer Alzheimer-Krankheit.[46]

Bei manchen Stammzelltypen ist es wichtig, darauf zu achten, welche Typen gegen die Alterung des Gehirns und gegen bestimmte neurodegenerative Erkrankungen am wirksamsten sind. Mesenchymale Stammzellen (MSCs) werden am häufigsten verwendet und können als autologe Transplantate vom Empfänger gewonnen werden, was bedeutet, dass diese Zellen von ihm stammen und auch wieder zu ihm zurückkehren. Daher bestehen keine Bedenken hinsichtlich einer Exposition gegenüber exogenen Viren oder anderen Krankheitserregern. MSCs werden normalerweise aus dem Knochenmark gewonnen und zielen auf natürliche Weise auf geschädigte Körperbereiche ab, verbessern die Immunfunktion, wirken Entzündungen entgegen, unterstützen das Wachstum neuer Blutgefäße und tragen unter anderem auch zum Überleben von Zellen bei.

Aus Fettgewebe gewonnene regenerative Zellen (Adipose-derived regenerative cells, kurz: ADRCs) stellen eine weitere Methode zur Gewinnung autologer Stammzellen dar, da sie aus dem eigenen Körperfett gewonnen werden. Auch sie haben erstaunliche Auswirkungen auf die Immunregulation und auf Entzündungsprozesse, trophische Faktoren, die Gewebereparatur und das Überleben von Zellen. MSCs und ADRCs sind heute problemlos verfügbar.

Eine andere Vorgehensweise besteht darin, keine eigenen Stammzellen, sondern Allotransplantate von einer anderen Person zu verwenden, zum Beispiel aus der Nabelschnur oder dem (zwischen Plazenta und Nabelschnurgefäßen befindlichen) Wharton-Gel. Auch hierbei handelt es sich um mesenchymale Stammzellen; allerdings haben diese, da sie von jüngeren Menschen stammen, möglicherweise ein größeres Wachstums- und Teilungspotenzial. Diese MSCs sind mittlerweile ebenfalls verfügbar und könnten in Zukunft als autologe Transplantate noch leichter zu bekommen sein, da immer mehr Menschen die Nabelschnur ihrer Kinder für eine mögliche zukünftige Verwendung einfrieren lassen.

Eine weitere Methode ist die Verwendung induzierter pluripotenter Stammzellen (iPSCs), bei denen normalerweise Haut- oder Blutzellen genetisch so programmiert werden, dass sie in den Stammzellzustand zurückkehren. Bisher wurden solche Stammzellen hauptsächlich zur Schaffung von Modellen für bestimmte Erkrankungen verwendet – zum Beispiel werden einem Alzheimer-Patienten Hautzellen entnommen, zu iPSCs umprogrammiert und dann zu Neuronen ausdifferenziert, um die betreffende Krankheit zu untersuchen. Außerdem haben iPSCs ein großes Potenzial für die Behandlung von degenerativen und immunvermittelten Erkrankungen, Krebs, anderen Krankheiten und dem Alterungsprozess.

Es ist naheliegend, solche Entwicklungen spannend zu finden, auch wenn wir noch nicht sicher sein können, wohin sie führen werden. Das gilt natürlich vor allem für Menschen, die an einer akuten, fortschreitenden Neurodegeneration leiden. Solche Patienten haben oft das Gefühl, dass ihnen nichts anderes übrig bleibt, als jede für sie zurzeit verfügbare Therapie auszuprobieren; und das kann ich sehr gut verstehen. Man kann niemanden dafür verurteilen, dass er in seiner Verzweiflung nach jedem Strohhalm greift.

Patienten, die noch keine so starken kognitiven Probleme haben, sollten meiner Meinung nach aber zunächst einmal alle anderen Maßnahmen ergreifen, um das Fortschreiten kognitiver Einschränkungen und den kognitiven Alterungsprozess zu verlangsamen oder rückgängig zu machen, und dadurch Zeit gewinnen, bis diese noch relativ neuen Therapien ausgereifter sind.

Reprogrammierung

Der Name Jae-Hyun Yang ist vielen Menschen vielleicht noch kein Begriff; aber ich denke, das könnte sich bald ändern.

Im Jahr 2020 spielte dieser Koreaner, der an der Harvard Medical School forscht, eine Schlüsselrolle bei der Entdeckung eines Genmanipulationverfahrens, mit dessen Hilfe man das Sehvermögen von Mäusen wiederherstellen konnte, die an einer dem Glaukom bei Nagetieren entsprechenden Erkrankung litten. Diese bahnbrechende Studie deutete stark darauf hin, dass der biologische Alterungsprozess durch Veränderungen des Epigenoms (also jener chemischen Substanzen, die maßgeblich dafür verantwortlich sind, wie unsere DNA gelesen und exprimiert wird) entstehen könnte und dass es vielleicht sogar möglich ist, ein jugendliches Muster dieser chemischen Marker wiederherzustellen.[47] Drei Jahre später firmierte Yang als Erstautor eines Artikels in der Fachzeitschrift *Cell*, dem zufolge der gleiche Prozess, der das Sehvermögen dieser Mäuse wiederhergestellt hatte, auch die Symptome des biologischen Alterungsprozesses im ganzen Körper rückgängig machen und das Gedächtnis erheblich verbessern könnte.[48] Und ein paar Monate später konnten Yang und seine Mitarbeiter in der Fachzeitschrift *Aging* zeigen, dass es ohne genetische Manipulation – lediglich mithilfe bestimmter chemischer Substanzen – ziemlich einfach ist, eine genomweite Umkehrung der Alterungsmarker herbeizuführen.[49]

Die Idee einer solchen »Reprogrammierung« stößt verständlicherweise auf große Begeisterung, die ich durchaus teile. Aber natürlich ist es ein großer Unterschied, ob man die biologischen Verläufe und physiologischen Fähigkeiten bei Mäusen verändert oder bei Menschen. Wenn es überhaupt möglich ist, den Alterungsprozess beim Menschen durch Reprogrammierung rückgängig zu machen, dann sind wir meiner Meinung nach noch einige Jahrzehnte von dieser Realität entfernt.

Diese Idee begeistert mich nicht deshalb, weil ich davon überzeugt bin, dass eine solche Reprogrammierung irgendwann in Zukunft beim Menschen breite Anwendung finden wird. Vielmehr fasziniert mich das Tempo, in dem unsere Welt von einer innovativen Idee darüber, wie der biologische Alterungsprozess abläuft, zu einer neuen Realität übergegangen ist, in der Forscher stichhaltige Beweise dafür liefern konnten, dass dieser Prozess nicht unvermeidlich ist – und dass man ihn vielleicht sogar ziemlich leicht rückgängig machen kann! Denn das zeigt mir, dass es bestimmt auch noch andere Ideen dazu gibt, wie man dem Gehirnalterungsprozess entgegenarbeiten könnte – Ideen, auf die vielleicht erst noch jemand kommen muss und die unsere Sichtweise dessen, was in nur wenigen Jahren möglich sein wird, von Grund auf verändern könnten.

Wenn wir uns die Zukunft vorstellen, bleibt uns eigentlich nichts anderes übrig, als das, was wir aus der Vergangenheit und der Gegenwart wissen, zu extrapolieren. Aber obwohl es sehr schwierig ist, Ereignisse von großer Tragweite genau vorherzusagen, können wir mit ziemlicher Sicherheit wissen, dass solche Ereignisse eintreten *werden*. Sie werden oft als »Schwarzer-Schwan-Ereignisse« bezeichnet und gelten allgemein als negativ; aber ich bin der Meinung, dass die Wissenschaft sehr viel mehr »Weißer-Schwan-Ereignisse« kennt – Fälle, in denen eine Idee scheinbar aus dem Nichts auftaucht und unsere Vorstellung davon, was möglich ist, blitzschnell verändert. Daher ist jeder Tag, den Sie mit einem jugendlichen, gut funktionierenden Gehirn erleben, ein Tag, der Sie dem nächsten »Weißer-Schwan-Ereignis« für eine Verbesserung der kognitiven Gesundheit und eine Verlängerung der Gehirnlebensdauer näherbringt.

Und deshalb möchte ich noch einmal betonen: Tun Sie, was Sie können – und zwar jetzt. Arbeiten Sie weiter auf das Ziel einer 100-jährigen Gehirnlebensdauer hin und geben Sie nicht auf. Es gibt inzwischen schon so vieles, was Sie dafür tun können – viel mehr als noch vor ein paar Jahren! Und es werden auch immer mehr medizinische Innovationen entwickelt – einige davon sind bereits am Horizont zu erkennen, andere zurzeit noch unvorstellbar.

Diese neue Welt, in der wir mit einem gesunden, leistungsfähigen Gehirn alt werden können, ist bereits im Kommen – wir werden bestimmt nicht mehr lange darauf warten müssen.

14

Erfolgsrezept für ein altersloses Gehirn

In einem Punkt sind wir uns, glaube ich, alle einig: Ohne ein optimal funktionierendes Gehirn macht das Leben keinen großen Spaß. Bevor wir uns voneinander verabschieden, möchte ich Ihnen daher einen kleinen Überblick über mein Rezept für ein altersloses Gehirn geben: die erforderlichen Tests, die vorbeugenden Maßnahmen, die wir alle ergreifen können, die spezifischen Maßnahmen für die Patienten, deren Gehirn ein bisschen mehr Unterstützung braucht, und die noch im experimentellen Stadium begriffenen Maßnahmen, die man in Betracht ziehen sollte, wenn der richtige Zeitpunkt dafür gekommen ist.

Wann sollten Sie diese Tests durchführen lassen? Mit 35, 40, 45, 50, 55 und 60 Jahren und anschließend alle zwei Jahre. So gehen Sie sicher, dass Sie negative Entwicklungen frühzeitig erkennen und effektiv darauf reagieren können.

Als Nächstes sollten Sie das biologische Alter Ihres Gehirns und Ihres Körpers bestimmen. Zurzeit geht das am besten mit einem DNA-Methylierungstest, wie er beispielsweise von TruDiagnostic angeboten wird. (Bei Interesse können Sie auch das Alter anderer Organe wie beispielsweise Leber und Nieren bestimmen; aber überprüfen Sie zumindest das Alter Ihres Gehirns und Ihres Körpers.) Das Ziel besteht nun darin, in Ihren Vierzigern und Fünfzigern zehn Jahre, in Ihren Sechzigern und Siebzigern 15 Jahre und in Ihren Achtzigern und Neunzigern 20 Jahre jünger zu sein als Ihr chronologisches Alter. Wenn Sie das hinbekommen, dürfte Ihr Gehirn während Ihrer gesamten Lebensdauer recht gut funktionieren. Die gute Nachricht ist, dass man sein biologisches Alter tatsächlich reduzieren kann; das wurde inzwischen in mehreren Studien nachgewiesen.

Als Nächstes sollten Sie herausfinden, *ob* sich bei Ihnen schon die ersten Veränderungen zeigen, die eines Tages zu einem neurodegenerativen Prozess führen könnten – und, wenn ja, *warum* das so ist, damit Sie die Ursachen dieser krankhaften Veränderungen angehen können. Für die Frage nach dem *Ob* gibt es hervorragende neue Bluttests, dank denen heutzutage praktisch jeder auf eine invasive Lumbalpunktion und eine teure PET mit radioaktiven Tracern verzichten kann:

- p-Tau 217 zeigt die durch eine Alzheimer-Krankheit entstehenden biochemischen Veränderungen im Gehirn an. Es gibt einen hochsensitiven p-Tau-217-Test, für den ein spezielles Gerät von ALZpath mit SIMOA-Technologie verwendet wird und mit dessen Hilfe jeder medizinische Laie die ersten krankhaften Veränderungen bereits Jahre vor dem Auftreten von Alzheimer-Symptomen erkennen und auch seine Fortschritte während einer Behandlung verfolgen kann. Dieser Test verschafft uns einen enormen Vorteil, denn dadurch kann praktisch jeder Patient so früh wie möglich mit einer Therapie beginnen und verhindern, dass eine subjektive kognitive Beeinträchtigung (SCI) sich zu einer leichten kognitiven Beeinträchtigung (MCI) und schließlich zu einer Demenz auswächst. Dieser Test dürfte letztendlich Millionen von Menschen, bei denen diese Erkrankung sonst erst in einem relativ späten Stadium diagnostiziert worden wäre, das Leben retten; aber er zwingt uns alle dazu, unsere Vorstellung von »Alzheimer« zu überdenken. Viele Menschen sind verständlicherweise zunächst einmal konsterniert, wenn sie dieses Wort im Zusammenhang mit ihrem eigenen Gehirn hören, und kommen daher gar nicht auf den Gedanken, dass dieses Wissen dazu beitragen kann, einem alzheimerbedingten kognitiven Abbau vorzubeugen. Dieser Test ist also sehr wichtig für Sie, wenn Sie an einer lebenslangen optimalen kognitiven Leistungsfähigkeit interessiert sind!

- GFAP (gliales fibrilläres saures Protein) wird von den Astrozyten (auch Astroglia genannt) gebildet, die unsere Neuronen mit Nährstoffen versorgen, und gibt somit Aufschluss darüber, ob in unserem Gehirn Entzündungs- und Reparaturprozesse stattfinden. Im Gegensatz zu dem p-Tau-217-Test ist der GFAP-Test nicht spezifisch für die Alzheimer-Krankheit, aber dafür sehr sensitiv. Wenn wir also unter anhaltenden Belastungen wie beispielsweise chronischen Infektionen leiden, steigt der GFAP-Wert an; und er erhöht sich auch bereits Jahre, bevor neurodegenerative Erkrankungen symptomatisch werden. Somit ist er ein ausgezeichnetes Frühwarnsystem und eine sehr gute Ergänzung für den p-Tau-217-Test.
- Der NfL-Test (Neurofilament-Leichtketten-Test) ist eine weitere Ergänzung zu p-Tau 217 und GFAP, da er neuronale Schäden jeglicher Ursache (wie beispielsweise traumatische Hirnverletzungen, Gefäßerkrankungen oder einen Neurodegenerationsprozess) anzeigt.
- Das Amyloid-beta-Verhältnis 42:40 ist ein alzheimerspezifischer Marker, der mit fortschreitender Alzheimer-Krankheit abnimmt.
- Syn-One ist ein Hautbiopsietest, der das Vorliegen von drei verschiedenen Erkrankungen anzeigt: Parkinson, Lewy-Körperchen-Demenz und MSA (Multisystematrophie). Die Parkinson-Krankheit und die Lewy-Körperchen-Demenz kommen sehr häufig vor; es gibt über eine Million Amerikaner mit Parkinson und über eine Million, die an einer Lewy-Körperchen-Demenz leiden. Auch bei diesen Erkrankungen ist eine Früherkennung sehr vorteilhaft, weil man dann die Möglichkeit hat, dem Auftreten schwerer Symptome vorzubeugen.

Diese Tests sind in Tabelle 1 zusammengefasst.

Wenn Sie einen anormalen Testwert erhalten, möchten Sie sicherlich herausfinden, welche Ursachen dahinterstecken. Ebenso möchten Sie, wenn Ihre Testergebnisse normal sind, wissen, warum Sie vielleicht trotzdem ein erhöhtes Demenzrisiko haben könnten. Die Tests, die Ihnen diese Fragen beantworten, finden Sie in Tabelle 2. Aber bitte machen Sie sich keine Sorgen – mithilfe eines optimalen, personalisierten Behandlungsprotokolls dürfte es Ihnen gelingen, diese Testwerte wieder zu normalisieren und dafür zu sorgen, dass Ihr Zustand sich nicht noch weiter verschlechtert.

Die *Warum*-Tests zeigen Ihnen, welche Faktoren zur Alterung und Degeneration Ihres Gehirns beitragen könnten, und bieten Ihnen die besten Chancen für eine lebenslange kognitive Gesundheit. Wie Sie sicherlich bereits wissen, kann jedes Risiko sowohl mit den Genen als auch mit der Umwelt zusammenhängen; daher untersuchen diese Tests sowohl genetische als auch biochemische Aspekte. Denn wie Lee Hood ganz richtig festgestellt hat, geht es nicht nur um das Genom, sondern auch um das Phänom.

Wenn bei diesen Tests unerklärliche Ergebnisse herauskommen sollten, gibt es Folgeuntersuchungen (ebenfalls in Tabelle 2 aufgelistet), die zur Klärung beitragen können – denn bei der Medizin des 21. Jahrhunderts geht es darum, so lange nach dem *Warum* zu fragen, bis alles einen Sinn ergibt. Wir erkranken nicht ohne Grund – eine Diagnose zu stellen und dem Patienten dann irgendetwas zu verschreiben, entsprach der medizinischen Vorgehensweise des 20. Jahrhunderts. Inzwischen sind wir zum Glück einen Schritt weiter. Die Pathophysiologie des Menschen ist kompliziert; aber zu verstehen, warum Sie ein erhöhtes Risiko für Gehirnalterung und -degeneration haben (oder warum dieser Prozess bei Ihnen womöglich bereits eingesetzt hat), ist sehr wichtig, denn dadurch kann man noch nie da gewesene Erfolge erzielen.

Statt eines generischen Ansatzes, der vielleicht für manche, aber nicht für alle Patienten hilfreich ist, können wir einen personalisierten

Ansatz verfolgen, der aus drei Teilen besteht: Grundlagen (Tabelle 3), Besonderheiten (Tabelle 4) und zu berücksichtigende Experimente (Tabelle 4).

Tabelle 1: Nichtinvasive Tests zur Früherkennung einer Neurodegeneration

Test	Begründung	Zielwert*	Anmerkungen
p-Tau 217	Früher Alzheimer-Marker; ermöglicht weitere Tests im zeitlichen Verlauf	Hängt vom Labor ab; <0,34 ng/l bei Neurocode	Gerät von ALZpath und SIMOA-Technologie (ist zurzeit am sensitivsten)
GFAP	Früher Marker für Entzündungs- und Reparaturprozesse	0–120 ng/l	Wird von aktivierten Astroglia gebildet; nicht spezifisch für Alzheimer
NfL	Marker für neuronale Schäden	Altersabhängig**	Wert kann durch Verletzungen, Gefäßerkrankungen oder neuronale Schäden jeglicher Ursache ansteigen
Amyloid-beta-Verhältnis 40:42	Marker für Amyloid im Gehirn	>0,170:1 (Quest)	Nimmt bei Alzheimer ab
Syn-One (Hautbiopsietest)	Marker für Parkinson, Lewy-Körperchen-Demenz oder MSA	Negativ	Zeigt Alpha-Synuclein-Aggregation an

* Hinweis: Die Angaben in den Spalten »Zielwerte« in den Tabellen beziehen sich auf Angaben von US-amerikanischen Laboren. Sie müssen nicht mit den Angaben von Laboren in anderen Ländern übereinstimmen.
** Altersbezogene NfL-Normwerte, je nach Altersgruppe:

20–29 (≤ 8,4 ng/l)
30–39 (≤ 11,4 ng/l)
40–49 (≤ 15,4 ng/l)
50–59 (≤ 20,8 ng/l)
60–69 (≤ 28,0 ng/l)
70–79 (≤ 37,9 ng/l)
≥ 80 (≤ 51,2 ng/l)

Tabelle 2: Zielwerte einiger biochemischer und physiologischer Untersuchungen der kognitiven Fähigkeiten (adaptiert aus »Die Alzheimer-Revolution – Das Praxisbuch«)

	Wichtige Untersuchungen	Zielwerte	Anmerkungen
ENTZÜNDUNGS-PROZESSE, SCHUTZ, GEFÄSSE	hs-CRP	<0,9 mg/dl	Systemische Entzündung
	Nüchterninsulin Nüchternblutzucker HbA1c HOMA-IR	3,0–5,5 µIU/ml 70–90 mg/dl 4,0–5,3 % <1,3	Glukotoxizität und Insulinresistenzmarker
	Body-Mass-Index (BMI)	18,5–25	Körpergewicht (in kg) geteilt durch Körpergröße (in m^2)
	Taille-Hüfte-Verhältnis (Frauen) Taille-Hüfte-Verhältnis (Männer)	<0,85 <0,9	
	Homocystein	≤7 µmol/l	Der Wert gibt Aufschluss über Methylierung, Entzündung und Entgiftung
	Vitamin A (Retinol)	38–98 µg/dl	Höhere Werte können toxisch sein
	Vitamin B_6 Vitamin B_9 (Folsäure) Vitamin B_{12}	25–50 µg/l (PP) 10–25 ng/ml 500–1500 pg/ml	Alle drei Vitamine verbessern die Methylierung und senken den Homocysteinspiegel
	Vitamin C Vitamin D Vitamin E	1,3–2,5 mg/dl 50–80 ng/ml 12–20 mg/l	
	Verhältnis von Omega-6- zu Omega-3-Fettsäuren	1:1 bis 4:1 (Achtung Werte <0,5:1 können mit erhöhter Blutungsneigung einhergehen)	Verhältnis zwischen entzündungsfördernden und entzündungshemmenden Omega-Fetten

	Wichtige Untersuchungen	Zielwerte	Anmerkungen
	Omega-3-Index	≥10 % (ApoE4+) 8–10 % (ApoE4-)	Anteil entzündungshemmender Omega-3-Fette
	Verhältnis von AA zu EPA (Arachidonsäure zu Eicosapentaensäure)	<3:1	Verhältnis zwischen entzündungsfördernder AA und entzündungshemmender EPA
	A/G-Quotient (Albumin/Globulin-Quotient) Albumin	≥1,8:1 4,5–5,4 g	Marker für Entzündung, Lebergesundheit und Amyloid-Clearance
	LDL-P Kleine, dichte LDL Oxidierte LDL	700–1200 nM <28 mg/dl <60 ng/ml	»LDL-P« bedeutet »Anzahl der LDL-Partikel«
	Gesamtcholesterin HDL-Cholesterin Triglyzeride TG-zu-HDL-Verhältnis	150–225 mg/dl 50–100 mg/dl 40–90 mg/dl <1,3	
	ApoB	40–90 mg/dl	Ein Maß für atherogene Partikel
	CoQ10	1,1–2,2 µg/ml	Wird durch den Cholesterinspiegel beeinflusst
	Glutathion	>250 µg/ml (>814 µm)	Hat eine starke antioxidative und entgiftende Wirkung
	Leaky Gut (durchlässiger Darm), undichte Blut-Hirn-Schranke, Glutensensitivität, Autoantikörper	Negativ	
MINERALSTOFFE	RBC-Magnesium	5,2–6,5 mg/dl	Vorzuziehen gegenüber Serum-Magnesium
	Kupfer Zink	90–110 µg/dl 90–110 µg/dl	
	Selen	110–150 ng/ml	
	Kalium	4,5–5,5 mEq/l	

	Wichtige Untersuchungen	Zielwerte	Anmerkungen
TROPHISCHE FAKTOREN	Vitamin D	50–80 ng/ml	(25-Hydroxy-Vitamin D3)
	Östradiol Progesteron	80–250 pg/ml 1–20 ng/dl (P)	Frauen; altersabhängig
	Pregnenolon Cortisol (morgens) DHEA-S (Frauen) DHEA-S (Männer)	100–250 ng/dl 10–18 µg/dl 100–380 µg/dl 150–500 µg/dl	Altersabhängig
	Testosteron Freies Testosteron	500–1000 ng/dl 18–26 pg/ml	Männer; altersabhängig
	Freies T3 Freies T4 Reverses T3 TSH Verhältnis von freiem T3 zu reversem T3 Anti-Thyreoglobulin-Antikörper Anti-TPO	3,2–4,2 pg/ml 1,3–1,8 ng/dl <20 ng/dl <2,0 mIU/l >0,02:1 Negativ Negativ	Milli-internationale Einheit pro Liter (mIU/l) = Mikro-internationale Einheit pro Milliliter (µIU/ml)
	BDNF	>90 pg/ml	Vom Gehirn abgeleiteter neurotropher Faktor
TOXINE	Quecksilber Blei Arsen Kadmium	<5 µg/l <2 µg/dl <7 µg/l <2,5 µg/dl	Schwermetalle (es werden auch Provokationstests und Urinuntersuchungen durchgeführt)
	Quecksilber-Tri-Test	<50. Perzentil	Haare, Blut, Urin
	Organische Toxine (Urin)	Negativ	Benzol, Toluol usw.
	Glyphosat (Urin)	<1,0 µg/g Kreatinin	Herbizid
	Verhältnis von Kupfer zu Zink	0,8–1,2:1	Ein höheres Verhältnis kann ein Anzeichen für Demenz sein
	C4a TGF beta 1 MMP-9 MSH	<2830 ng/ml <2380 pg/ml 85–332 ng/ml 35–81 pg/ml	Hängen mit Entzündungsreaktionen zusammen

	Wichtige Untersuchungen	Zielwerte	Anmerkungen
	Mykotoxine im Urin	Negativ	Im Urin können inhalierte oder über den Mund aufgenommene Mykotoxine und Infektionen nachweisbar sein
	BUN Kreatinin	<20 mg/dl <1,0 mg/dl	Marker für die Nierenfunktion
	AST ALT	<25 U/l <25 U/l	Marker für Leberschäden
	VCS (visuelle Kontrastempfindlichkeit)	Test bestanden	Geringe visuelle Kontrastempfindlichkeit kann auf Biotoxin-Exposition hindeuten
	ERMI-Test	<2	Dient zum Nachweis von Schimmelbefall in Gebäuden
	HERTSMI-2-Test	<11	Dient zum Nachweis der meisten toxischen Schimmelarten
PATHOGENE	CD57	60–360 Zellen/µl	Werte sind bei Lyme-Borreliose niedriger
	MARCoNS	Negativ	Multiresistente Koagulase-negative Staphylokokken
	Test auf Antikörper gegen von Zecken übertragene Krankheitserreger und FISH-Test	Negativ	*Borrelia, Babesia, Bartonella, Ehrlichia, Anaplasma*
	Antikörper gegen *Herpes*-Viren	Negativ	*HSV-1, HSV-2, HHV-6A, EBV, CMV*
	Antikörper gegen *Chlamydia pneumoniae*	Negativ	

	Wichtige Untersuchungen	Zielwerte	Anmerkungen
NEUROPHYSIOLOGISCHE UNTERSUCHUNGEN	Maximum der Alpha-Frequenz im quantitativen EEG	8,9–11 Hz	Nimmt bei kognitivem Abbau ab; Untersuchung eignet sich gut für die Dokumentation von Fortschritten
	P300b bei Messung evozierter Potenziale	<450 ms	Verzögert sich bei kognitivem Abbau; Untersuchung eignet sich gut für die Dokumentation von Fortschritten
BILDGEBENDE UNTERSUCHUNGEN	Hirnvolumetrie	Negativ für Atrophie, Gefäßerkrankung, Erkrankung der weißen Substanz, Hydrozephalus, Neoplasma und andere Erkrankungen	ASL sensitiv für Alzheimer
	Digitale Volumentomografie	Negativ für Mundabszesse	Wichtig für Patienten mit Zahnwurzelentzündung
	Amyloid-PET	Negativ für Amyloid	
	PET (FDG)	Normale Glukoseaufnahme	Glukoseaufnahme im Temporal- und Parietallappen ist bei Alzheimer vermindert
	PET (F-DOPA)	Normale F-DOPA-Aufnahme	F-DOPA-Aufnahme ist bei Parkinson vermindert
SONSTIGE UNTERSUCHUNGEN	MoCA (Montreal Cognitive Assessment) oder SLUMS (St. Louis University Mental Status)	28–30	

	Wichtige Untersuchungen	Zielwerte	Anmerkungen
	Nächtliche Sauerstoffsättigung (SpO_2)	96–98 %	Beeinflusst durch das Leben in großer Höhe
	Schlafuntersuchung (oder Daten via Wearable)	Gesamtschlaf 7–9 Std.; REM-Schlaf ≥1,5 Std.; Tiefschlaf ≥1 Std.	
	AHI (Apnoe-Hypopnoe-Index)	<5	Wert >5 ist ein Zeichen für Schlafapnoe
	Speichel-DNA-Test	Negativ für pathogene Keime	*P. gingivalis, T. denticola* usw.
	Stuhlanalyse	Keine pathogenen Keime, keine Dysbiose	
	ImmuKnow (CD4-Funktion, gemessen anhand ATP-Produktion; dieser Test ist in Deutschland nicht ohne Weiteres erhältlich)	≥525 ng/ml	Zeigt die Funktionsfähigkeit der Helferzellen des zellulären adaptiven Immunsystems an
	Epigenetische Tests (z. B. TruDiagnostic)	Biologisches Alter und Alter des Gehirns < chronologisches Alter	
	Gentests (z. B. IntellxxDNA, 3 × 4 Genetics, DNA Life)	Negativ für ApoE4, TREM2-Mutationen, LRRK2-Mutationen und andere Mutationen, die das Neurodegenerationsrisiko erhöhen; beeinträchtigte Entgiftung,	Vollständige Genomsequenzierung wird angeboten von: Nebula, HLI und Sequencing

	Wichtige Untersuchungen	Zielwerte	Anmerkungen
		Entzündungsprozesse, Proteinumsatzstörungen und Hyperkoagulabilität, heterozygot für Klotho-VS	

Abkürzungen: AA = Arachidonsäure; AHI = Apnoe-Hypopnoe-Index; ALT = Alaninaminotransferase; ASL = Arterial Spin Labeling; AST = Aspartataminotransferase; BMI = Body-Mass-Index; BUN = Blut-Harnstickstoff; C4a = Komplement-Spaltprodukt 4a; CD57 = CD57-Antigen (Cluster of Differentiation 57); CoQ10 = Coenzym Q10 (Ubichinon); DHEA-S = Dehydroepiandrosteronsulfat; DNA = Desoxyribonukleinsäure; DOPA = Dihydroxyphenylalanin; EEG = Elektroenzephalogramm; EPA = Eicosapentaensäure; ERMI = Environmental Protection Agency Relative Mold Index; FISH = Fluoreszenz-in-situ-Hybridisierung; HERTSMI-2 = Health Effects Roster of Type-Specific Forms of Mycotoxins and Inflammagens – 2. Version; HOMA-IR = Homeostatic Model Assessment of Insulin Resistance (HOMA-Index für die Insulinresistenz); hs-CRP = hochsensitives C-reaktives Protein; LDL = Low-Density-Lipoprotein (Lipoprotein niedriger Dichte); MARCoNS = multiresistente Koagulase-negative Staphylokokken; MMP-9 = Matrix-Metalloproteinase-9; MoCA = Montreal Cognitive Assessment; MSH = Alpha-Melanozyten-stimulierendes Hormon; P300b = positive Welle bei 300 Millisekunden (ereigniskorreliertes Potenzial), Komponente B; PP = Pyridoxalphosphat; RBC = rote Blutkörperchen; SpO_2= periphere kapillare Sauerstoffsättigung; T3 = Trijodothyronin; T4 = Thyroxin; TG = Triglyzeride; TGF beta 1 = transformierender Wachstumsfaktor beta 1; TPO = Thyreoperoxidase; TSH = Thyrotropin (auch: Thyreoidea-stimulierendes Hormon)

Tabelle 3: Die sieben wichtigsten Modalitäten für ein jugendliches Gehirn

Modalität	Ziel	Begründung	Anmerkungen
ERNÄHRUNG	Vorwiegend pflanzliche, leicht ketogene Ernährung	Metabolisch flexibler werden, Energieversorgung optimieren, Entzündungsprozesse und Toxizität minimieren	Metabolisches Syndrom lässt sich dadurch oft rückgängig machen; viele Menschen brauchen keine blutdrucksenkenden Medikamente, Statine oder Antidiabetika mehr
KÖRPERLICHE AKTIVITÄT	Kombination aus Ausdauer- und Krafttraining	Verschiedene positive Auswirkungen: Durchblutung, Mitochondrienfunktion, Insulinsensitivität, besserer Schlaf usw.	Evtl. in Kombination mit Blutflussrestriktionstraining zwecks Vermehrung der Muskelmasse, mit EWOT für eine bessere Durchblutung und Sauerstoffversorgung, mit kaltem Wasser für eine bessere Mitochondrienfunktion
SCHLAF	7–8 Std.; ≥ 1 Std. Tiefschlaf; ≥1,5 Std. REM-Schlaf; SpO_2 >94 %	Verschiedene positive Auswirkungen: Kognition, Entgiftung, Reparatur, Immunsystem usw.	Tiefschlaf ist wichtig für Entgiftung; REM-Schlaf und Non-REM-Schlaf sind wichtig für das Gedächtnis
STRESSMANAGEMENT	Optimale Herzfrequenzvariabilität je nach Alter (>70 mit 35, >65 mit 55, >60 mit 65+)	Verschiedene positive Auswirkungen: Cortisol, Blutzucker, Durchblutung usw.	Verbesserungen im Hinblick auf limbisches System, Vagotonus, Immunsystem usw.
HIRNSTIMULATION	Kontinuierliche Verbesserung; >75. Perzentil für Alter	Regt die Bildung und Instandhaltung von Synapsen an	Verschiedene Methoden: Gehirntraining, PBM, MeRT, Mikrostrom usw.

Modalität	Ziel	Begründung	Anmerkungen
ENTGIFTUNG	<50. Perzentil für anorganische und organische Giftstoffe und Biotoxine	Wirkt einer Beeinträchtigung der Energieversorgung und Entzündungsprozessen entgegen	Verschiedene Methoden, z. B. Sauna, Verzehr von Kohlgemüse, Säurebinder wie Kohle und Heilerde
GEZIELTE EINNAHME VON NAHRUNGS-ERGÄNZUNGS-MITTELN	Optimale Spiegel für Nährstoffe, Hormone, trophische Faktoren usw.	Beugen Nährstoffmangel vor; sorgen für einen optimalen Ablauf biochemischer Prozesse	Siehe Tabelle 4

Tabelle 4: Beispiele für spezielle Behandlungsmaßnahmen, die Ihr Gehirn jung und gesund erhalten

Art der Intervention	Behandlungsmaßnahme	Begründung	Anmerkungen
NAHRUNGS-ERGÄNZUNGS-MITTEL: VITAMINE	Vitamin A	Fördert die Neuroplastizität, senkt das Risiko für Makuladegeneration	Typische Dosis: 900 µg/Tag
	Vitamin B_1 (Thiamin)	Ist wichtig für die Energiegewinnung im Körper und verbessert das Gedächtnis	Typische Dosis: 5–100 mg/Tag (als Benfotiamin: 150–600 mg/Tag)
	Biotin (Vitamin B_7)	Hilft gegen Depressionen, ist wichtig für eine gesunde Haut	Typische Dosis: 50–100 µg/Tag
	Methyl-B_{12}, Methylfolat, P5P	Senken den Homocysteinspiegel	Manche Patienten, die an einer Hypermethylierung (z. B. COMT-Mutationen) leiden, benötigen nichtmethylierte Formen
	Vitamin C	Wasserlösliches Antioxidans, das im Zellinneren wirkt	Typische Dosis: 500–1000 mg/Tag

Art der Intervention	Behandlungsmaßnahme	Begründung	Anmerkungen
	Vitamin D and K2	Vitamin D hat verschiedene positive Wirkungen: Hält Gehirn und Herz-Kreislauf-System gesund, hemmt das Tumorwachstum, stärkt die Knochen usw.	Bei Vitamin-D-Dosen >1000 IU sollte man zusätzlich auch 100 µg Vitamin K2 einnehmen
	Vitamin E	Fettlösliches Antioxidans, das in Zellmembranen wirkt	400–800 IU als Kombination aus Tocopherolen and Tocotrienolen
NAHRUNGS-ERGÄNZUNGS-MITTEL: MINERALSTOFFE	Magnesium (als Citrat, Glycinat, Threonat oder Chelat)	Verschiedene Wirkmechanismen: Verbessert die Darmmotilität, beruhigt das Nervensystem, verbessert die Insulinsensitivität usw.	Mg-Citrat hilft gegen Verstopfung; Mg-Threonat kann die Blut-Hirn-Schranke überwinden und auf diese Weise ins Gehirn gelangen. Typische Dosis: 500 mg/Tag (für Mg-Threonat: 150 mg/Tag)
	Zink (als Picolinat oder in anderer Form)	Verschiedene Wirkmechanismen: Verstärkt die Insulinausschüttung, stärkt das Immunsystem usw.	Typische Dosis: 15–50 mg/Tag
	Jod	Ist wichtig für eine gesunde Schilddrüsenfunktion	Meeresalgen sind gute Jodquellen; empfohlene Tagesdosis (RDA): 150 µg/Tag
	Kupfer	Ist ein wichtiger Bestandteil vieler Enzyme	Zink und Kupfer konkurrieren miteinander um die Aufnahme im Körper, also von beidem bitte nicht zu viel einnehmen
	Kalium	Senkt das Risiko für Vorhofflimmern; ist wichtig für die Muskel- und Nervenfunktion	Kaliummangel erhöht das Demenzrisiko

Art der Intervention	Behandlungsmaßnahme	Begründung	Anmerkungen
	Kalzium	Stärkt die Knochen	Insgesamt sollte man 2–2,5 g/Tag aufnehmen (das meiste davon wird dem Körper über die Nahrung zugeführt)
	Eisen	Ist ein Bestandteil des roten Blutfarbstoffs Hämoglobin, der für den Sauerstofftransport im Körper zuständig ist; wichtig für die Funktion vieler Enzyme	In hohen Dosen toxisch, vor allem in Kombination mit Vitamin C
NAHRUNGSERGÄNZUNGSMITTEL: HEILPFLANZEN u.Ä.	Kurkumin	Wirkt entzündungshemmend; bindet stark an Amyloid und Tau	Typische Dosis: 0,5–1,5 g/Tag; manche Menschen nehmen bis zu 10 g/Tag ein
	Ashwagandha	Trägt zum Abbau von Amyloid-Plaques bei; wirkt beruhigend	Es kann zu Wechselwirkungen mit Schilddrüsenhormonen kommen
	Bacopa monnieri (Brahmi, Kleines Fettblatt)	Erhöht den Acetylcholinspiegel im Gehirn und wirkt sich dadurch positiv auf das Gedächtnis aus	Typische Dosis: 250–500 mg zu den Mahlzeiten
	Rosenwurz *(Rhodiola)*	Wirkt sich positiv auf die Nebennierenfunktion aus	Typische Dosis: 200–600 mg/Tag
	Gotu Kola	Stärkt das Konzentrationsvermögen	Typische Dosis: 500 mg zweimal täglich
	Shankhpushpi	Wirkt sich positiv auf Gedächtnis und Konzentrationsvermögen aus	Typische Dosis: 250–500 mg/Tag
	Mucuna pruriens (Juckbohne)	Wirkt sich positiv auf den Dopaminspiegel aus	Wird oft gegen die Parkinson-Krankheit eingenommen
	Triphala (Amalaki, Haritaki und Bibhitaki)	Ist gesund für den Darm	

Art der Intervention	Behandlungsmaßnahme	Begründung	Anmerkungen
	Guduchi (*Tinospora cordifolia*)	Stärkt das Immunsystem	Hilft oft gegen Pilzinfektionen
	Ginkgo biloba	Ist gesund für die Gefäße	Hat sich in einer Studie als Monotherapie gegen Alzheimer als wirkungslos erwiesen
ENERGIE UND STRUKTUR	Kreatin	Liefert Energie	Normalerweise als Monohydrat; typische Dosis: 5 g/Tag
	Nicotinamid-Ribosid (NR), Nicotinamid-Mononucleotid (NMN) oder Niacinamid	Erhöhen den NAD+-Spiegel, liefern Energie	Manche Menschen wenden NAD+ auch i. v. an; hilft besonders gut gegen kognitiven Abbau nach einer Chemotherapie (»Chemobrain«)
	Ketonsalze, -ester oder -mischungen	Erhöhen den Ketonspiegel	Werden bei Erreichung einer endogenen Ketose häufig abgesetzt
	MCT-Öl, Kokosöl	Erhöhen den Ketonspiegel	Können Fettstoffwechselstörungen verschlimmern
	Kollagen	Liefert Aminosäuren für die Proteinsynthese	
	Molkenprotein	Liefert Aminosäuren für Proteinsynthese und Muskelaufbau	
	Glycin	Spielt eine wichtige Rolle bei der Proteinsynthese	Typische Dosis: 5 g/Tag
	Urolithin A	Ist an der Erneuerung der Mitochondrien beteiligt und verbessert die Energie	Typische Dosis: 250–1000 mg/Tag
	EWOT, HBOT	Verbessern Durchblutung und Sauerstoffversorgung	Besonders hilfreich für Patienten mit Gefäßerkrankungen oder traumatischer Gehirnverletzung

Art der Intervention	Behandlungsmaßnahme	Begründung	Anmerkungen
NAHRUNGSERGÄNZUNGSMITTEL ZUR ENTGIFTUNG	S-Acetylglutathion oder liposomales Glutathion	Erhöht den Glutathionspiegel und hat dadurch eine entgiftende und antioxidative Wirkung	Bei Menschen mit erheblicher Toxinbelastung ist eine i. v. oder intranasale Anwendung von Glutathion zu erwägen
	N-Acetylcystein (NAC)	Glutathion-Vorläufer	Typische Dosis: 500–600 mg, ein- bis zweimal täglich
	Sulforaphan	Erhöht den Spiegel des entgiftenden Glutathions	Typische Dosis: 400 µg/Tag
	Bio-Flohsamenschalen, Konjakwurzel oder andere Ballaststoffe	Wirken sich positiv auf das Darmmikrobiom aus, unterstützen die Entgiftung	Man sollte eine Gesamtballaststoffaufnahme von >30 g/Tag mit der Nahrung anstreben
	Chlorella	Binden Toxine und tragen zu ihrer Beseitigung aus dem Körper bei	Wird häufig bei Belastung mit toxischen Metallen eingenommen
	Säurebinder (Colestyramin, Welchol, Aktivkohle, Heilerde usw.)	Binden verschiedene Toxine und tragen zu ihrer Beseitigung aus dem Körper bei	Bitte beachten: Durch zu schnelle Entgiftung kann sich ein kognitiver Abbau verschlimmern
	Nrf2-Aktivatoren	Aktivieren endogene Entgiftungsmechanismen	Werden in Zyklen eingenommen
NAHRUNGSERGÄNZUNGSMITTEL FÜR EINEN GESUNDEN DARM	Probiotika, Präbiotika, fermentiertes Gemüse	Wirken sich positiv auf das Darmmikrobiom aus	Ein vielfältiges Darmmikrobiom verbessert den Gesundheitszustand und die kognitiven Fähigkeiten
	Saccharomyces boulardi	Wirkt sich positiv auf das Darmmikrobiom aus, hilft gegen Dysbiose und SIBO	Wird häufig bei Pilz-Dysbiose eingenommen
	Knochenbrühe	Heilt den Darm	Marke Kettle & Fire o. Ä. (oder selbst gemacht)

Art der Intervention	Behandlungsmaßnahme	Begründung	Anmerkungen
	ProButyrate	Ist gesund für den Darm und wirkt sich positiv auf die Darm-Hirn-Verbindung aus	Postbiotika wie Butyrat wirken sich positiv auf die kognitiven Fähigkeiten aus
	Atrantil	Hilft gegen SIBO (bakterielle Fehlbesiedlung des Dünndarms)	
BLUTZUCKEREIN-STELLUNG	Berberin	Aktiviert AMPK	Bei den meisten Menschen, die sich an eine vorwiegend pflanzliche, ketogene Ernährung halten, sind keine zusätzlichen Maßnahmen zur Blutzuckereinstellung erforderlich
	Metformin	Aktiviert AMPK	Metformin kann das Risiko für Alzheimer und Parkinson erhöhen
	Semaglutid, Tirzepatid	GLP-1-Agonisten	Führen auch zu einem raschen Sättigungsgefühl und helfen bei der Gewichtsabnahme; werden zurzeit in Studien gegen Alzheimer untersucht
	Viele Nahrungsergänzungsmittel: Zimt, Chrom, Portulak, Mariendistel, Bitterstoffe, Glycin, Bockshornklee usw.	Verschiedene Wirkmechanismen	

Art der Intervention	Behandlungsmaßnahme	Begründung	Anmerkungen
	Bergamotte	AMPK	Wird auch häufig zur Senkung der Blutfettwerte eingenommen
FÜR GESUNDE GEFÄSSE	Nattokinase, Lumbrokinase, Pycnogenol	Wirken Gerinnselbildung entgegen	Hoch dosierte Nattokinase führte zu einem Rückgang arterieller Plaques
	Stickstoffmonoxid (über Vorläufer wie L-Arg, Rote-Bete-Saft oder über Arzneimittel wie Sildenafil)	Erweitert die Blutgefäße, verbessert die Durchblutung	Einnahme senkt das Alzheimer-Risiko
	Arterosil HP	Erhält die endotheliale Glykokalyx gesund	Trägt zur Heilung von Blutgefäßen bei
	Ginkgo biloba	Verbessert die Durchblutung	
MUNDPFLEGE	Probiotische Zahnpasta	Kann das orale Mikrobiom verbessern	
	Mundspülungen (z. B. Dentalcidin)	Können das orale Mikrobiom verbessern	
	Munddusche	Trägt zur Beseitigung von Speiseresten und Vorbeugung von Plaquebildung bei	
	Entfernung von Amalgamfüllungen	Reduziert die Quecksilberbelastung	Sollte von einem guten Zahnarzt durchgeführt werden

Art der Intervention	Behandlungsmaßnahme	Begründung	Anmerkungen
	Behandlung von Zahnwurzelentzündungen oder Zahnabszessen	Wirkt Entzündungen entgegen	Viele Zahnwurzelentzündungen sind ständige Entzündungsherde
ANTIMIKROBIELL, GEGEN ENTZÜNDUNGSPROZESSE UND FÜR EIN STÄRKERES IMMUNSYSTEM	DHA/EPA (Omega-3)	Entzündungshemmend	Typische Dosis: 1 g/Tag
	Krillöl	Entzündungshemmend	Enthält Omega-3-Phospholipide
	Resolvine	Dämmen akute Entzündungsprozesse ein	SPM Active oder ähnliche
	Modifiziertes Zitruspektin	Wirkt über Blockade von Gal-3 entzündungshemmend	Marke PectaSol oder andere
	Glycin	Verschiedene Wirkmechanismen: entzündungshemmend, liefert Aminosäuren für die Proteinsynthese, verbessert die Blutzuckereinstellung usw.	Häufige Dosis: 5 g/Tag
	Niedrig dosiertes Naltrexon (LDN)	Wirkt Autoimmunprozessen entgegen	Typische Dosis: 1–6 mg zur Nacht; bitte beachten: Möglicherweise muss die Dosis von Schilddrüsenmedikamenten gesenkt werden
	Valaciclovir	Virostatikum zur Behandlung von *Herpes*-Viren (wirkt gegen Ausbrüche von *Herpes*-Infektionen und unterdrückt *Herpes*-Viren)	Mögliche Alternativen: Aciclovir, Lysin, Monolaurin u. a.
	Zink	Stärkt das Immunsystem	Typische Dosis: 15–50 mg

Art der Intervention	Behandlungsmaßnahme	Begründung	Anmerkungen
	AHCC (Active Hexose Correlated Compound), Transferfaktor Plasmyc, Huminsäure, Fulvosäure und andere antivirale Präparate und Substanzen	Stärken das Immunsystem im Kampf gegen Viren	
	Plasmaaustausch	Entzündungshemmend, entgiftend	Verbessert nachweislich die kognitiven Fähigkeiten
	IVIG	Entzündungshemmend, stärkt das Immunsystem	
	Hydrogenwasser		Wirkung nicht erwiesen
SONSTIGE ERGÄNZUNGSMITTEL	Cholin (als Citicolin oder α-GPC)	Erhöht den Acetylcholinspiegel (Acetylcholin ist ein für das Gedächtnis wichtiger Neurotransmitter)	Angestrebte Aufnahme über die Nahrung: 450–550 mg/Tag
	Huperzin A	Verlangsamt den Abbau von Acetylcholin und verbessert dadurch häufig das Gedächtnis	Typische Dosis: 100–200 µg
	Extrakt aus ganzen Kaffeefrüchten	Erhöht den BDNF-Spiegel	Typische Dosis: 100–200 mg
	ALCAR	Erhöht den NGF-Spiegel	Typische Dosis: 500 mg/Tag
	Phosphatidylserin	Verschiedene Wirkmechanismen	Typische Dosis: 300–800 mg/Tag
	Homotaurin	Hemmt die Amyloid-beta-Oligomerisierung	Vielversprechend, vor allem für Menschen mit ApoE4

Art der Intervention	Behandlungsmaßnahme	Begründung	Anmerkungen
	Plasmalogene	Wichtige Lipidbestandteile von Zellmembranen	Spiegel ist bei Alzheimer deutlich niedriger
	Quercetin, Fisetin	Verschiedene Wirkmechanismen, u. a. senolytisch	Zerstören seneszente Zellen, verbessern die Glukoseverwertung, stärken das Immunsystem usw. Typische Dosis: 500 mg/Tag (Quercetin), 300 mg/Tag (Fisetin)
	Nootropika (Aniracetam, Piracetam u. Ä.)	Verschiedene Wirkmechanismen, aktivieren v. a. Glutamatrezeptoren	Gemischte Ergebnisse; zeigten in manchen Studien keine Wirkung
	Amphetamine	Konzentrationsvermögen	Langfristiger Einsatz wird nicht empfohlen; hilfreich für Menschen, die unter ADHS oder ADS leiden
BIOIDENTISCHE HORMONERSATZ-THERAPIE	Östradiol, Progesteron, Testosteron	Binden an intrazelluläre Rezeptoren, wirken auf viele Gene; wirken sich positiv auf die kognitiven Fähigkeiten aus	Zielwert für Östradiol: 50–100 pg/ml bei postmenopausalen Frauen; Zielwert für Progesteron: 2–20 ng/ml
	Testosteron	Wirkt sich u. a. positiv auf die kognitiven Fähigkeiten und auf die Muskulatur aus	Zielwert: 500–1000 ng/dl (Männer)
	Pregnenolon	Master-Steroidhormon; Vorläufer von Geschlechts- und Stresshormonen	Zielwert: 100–250 ng/dl; typische Dosis: 10–100 mg/Tag
	DHEA	Unterstützt bei Stressreaktionen (Anti-Stress-Hormon)	Zielwert: 100–350 µg/dl; typische Dosis: 25–100 mg/Tag
	Schilddrüsenhormone	Wirken auf viele Gene, regen den Stoffwechsel an und wirken sich positiv auf die kognitiven Fähigkeiten aus	Kombipräparate wie Armour Thyroid sind physiologischer als Thyroxin

Art der Intervention	Behandlungsmaßnahme	Begründung	Anmerkungen
	Melatonin	Gleicht die altersbedingte Abnahme der Melatoninausschüttung aus	Häufige Dosis: 1–3 mg täglich zur Nacht
SCHLAFAPNOE-BEHANDLUNG	CPAP oder BiPAP	Positiver Atemwegsdruck beugt Kollaps der oberen Atemwege und Hypoxämien vor	Für beste Ergebnisse muss die Druckeinstellung optimiert werden. 80 % alle Schlafapnoe-Fälle werden nicht diagnostiziert!
	Unterkieferprotrusionsschiene	Hält den Unterkiefer vorne und verhindert auf diese Weise einen Kollaps der oberen Atemwege	Eignet sich am besten für Patienten mit nur leichter Schlafapnoe
	Beatmungsgerät	Vergrößert die Atemwege, um ein Kollabieren zu verhindern	Vivo o. Ä.
	Chirurgische Verfahren	Erweitern die oberen Atemwege	Uvulektomie usw.
GEHIRNSTIMULATION	Gehirntraining	Verbessert die kognitiven Fähigkeiten und senkt das Risiko für kognitiven Abbau	BrainHQ, Elevate usw.
	Photobiomodulation (PBM)	Verbessert Studien zufolge die kognitiven Fähigkeiten	Gamma-Frequenz ist möglicherweise am wirksamsten
	Magnetstimulation	Ähnliche Wirkung wie PBM	TCMS, MeRT und ähnliche Verfahren
	Mikrostromstimulation	Ähnliche Wirkung wie PBM	
	Schallwellen	Wird zurzeit noch untersucht	Optimale Frequenz könnte im Bereich von 40 Hz liegen

Art der Intervention	Behandlungsmaßnahme	Begründung	Anmerkungen
STAMMZELLEN	ADRCs (aus Fettgewebe gewonnene regenerative Zellen)	Verschiedene Wirkmechanismen: trophische Faktoren, Unterstützung des Immunsystems usw.	Könnten gegen den Alterungsprozess und gegen verschiedene neurodegenerative Erkrankungen helfen
	Knochenmarkstammzellen	Ähnliche Wirkung wie ADRCs	Autolog
	Nabelschnurblutstammzellen	Ähnliche Wirkung wie ADRCs	Allogen
	iPSC (induzierte pluripotente Stammzellen)	Theoretisches Potenzial zur Behandlung vieler Erkrankungen	Experimentell, noch in der Entwicklung begriffen
	Laserverfahren in der Stammzelltherapie		*Wirkung nicht erwiesen
PEPTIDE	Epitalon, Pinealon, Cerebrolysin, Davunetide, Thymosin alpha 1, Thymosin beta 4 und unzählige andere	Verschiedene Wirkmechanismen, von trophischen bis hin zu entzündungshemmenden und regenerierenden Wirkungen usw.	Großes Potenzial; mit manchen Peptiden konnten hervorragende Behandlungserfolge erzielt werden; es wird empfohlen, sich stets von einem Arzt oder einem qualifizierten Fachmann hinsichtlich der Art des Peptits und Dosierung beraten zu lassen

Im Laufe meiner Karriere habe ich leider schon oft erlebt, dass Patienten mit kognitiven Beeinträchtigungen erst dann zu mir kamen, wenn sie bereits unter schweren Symptomen litten. Diese Menschen hätten alles dafür gegeben, wenn ihnen unsere heutigen Möglichkeiten – Früherkennung, präzise Diagnostik und Maßnahmen zum Schutz ihres Gehirns – offengestanden hätten, mit denen man der Tragik einer vorzeitigen Gehirnalterung und Neurodegeneration vorbeugen kann. Lassen Sie uns nun ein paar Beispiele betrachten, die zeigen, warum wir bereits in mittleren Jahren anfangen sollten, uns um die Gesundheit unseres Gehirns zu kümmern.

Susan war voller Lebensfreude und feierte gerne; doch als sie im Alter von 35 Jahren die wichtigsten Untersuchungen absolvierte, die Auskunft über unsere Gehirnlebensdauer geben, musste sie leider feststellen, dass sie als Trägerin der *ApoE 3/4*-Genvariante ein erhöhtes Alzheimer-Risiko hatte. Ihr p-Tau 217-Wert war normal, aber ihr GFAP-Wert war leicht erhöht (was darauf hindeutete, dass in ihrem Gehirn gewisse Entzündungs- und Reparaturprozesse abliefen); und ihr biologisches Alter war mit 39 ein bisschen zu hoch. Ihr HOMA-IR (HOMA-Index für die Insulinresistenz) lag bei 2,0 (was auf eine leichte Insulinresistenz hindeutete), sie hatte mit 139/90 einen grenzwertigen Bluthochdruck und ihr ApoB lag bei 105. Das deutete darauf hin, dass sie – wie über 80 Millionen Amerikaner – im Begriff war, ein metabolisches Syndrom (einen sehr häufigen Risikofaktor für frühzeitige Gehirnalterung) zu entwickeln.

Susan atmete einmal tief durch und beschloss, sich deshalb keine Sorgen zu machen, da sie wusste, dass es inzwischen viele Möglichkeiten gibt, den Alterungsprozess des Gehirns zu verlangsamen. Sie begann, sich an eine vorwiegend pflanzliche, leicht ketogene Ernährung mit 14 bis 16 Stunden Fasten pro Nacht zu halten, und verzichtete auf Getreide- und Milchprodukte und einfache Kohlenhydrate. Sie fing an, ihren Blutzuckerspiegel mithilfe eines rezeptfreien kontinuierlichen Glukosemonitoring-Geräts (CGM) zu überwachen, und überprüfte einen Monat lang ihren Ketonspiegel. Dabei stellte sie fest, dass ihr Beta-Hydroxybutyrat-Spiegel in der Regel zwischen 0,5 und 1,5 mmol/l lag. Ein- bis zweimal pro Woche unterbrach sie die Ketose, indem sie eine kleine Portion Süßkartoffel hinzufügte oder den Anteil an resistenten Stärken in ihrer Ernährung erhöhte.

Außerdem steigerte Susan ihr sportliches Trainingspensum auf fünfmal pro Woche und integrierte sowohl Ausdauer- als auch Krafttraining in ihr Sportprogramm. Sie verwendete Okklusionsbänder, um ihre Kraft schneller zu steigern, nahm siebeneinhalb Kilo ab, ihr Blutdruck sank auf 118/74, ihr HOMA-IR auf 1,2 und ihr ApoB-Wert auf 82. Nach einem Jahr hatte sich ihr GFAP-Wert wieder normalisiert, was auf eine Abheilung des leichten Entzündungsprozesses in ihrem Gehirn hindeutete.

Ihre Laborwerte im Alter von 40 Jahren waren gut: Ihr biologisches Alter lag bei 35, ihr Blutdruck war normal und sie litt nicht an einer Insulinresistenz. Auch ihre Blutfettwerte und ihre Gehirn-Biomarker waren normal. Danach erkrankte sie jedoch dreimal hintereinander – im Alter von 42, 43 und 45 Jahren – an COVID-19 und stellte fest, dass ihr allgemeines Energieniveau abnahm. Sie litt unter Stress am Arbeitsplatz, und als sie ihren Schlafstatus anhand eines Wearables überprüfte, stellte sie fest, dass sie normalerweise nur sechs Stunden pro Nacht schlief – mit nur 20 Minuten Tiefschlaf und 60 Minuten REM-Schlaf, allerdings mit einem guten SpO_2-Wert von 95 Prozent. Ihr GFAP-Wert war wieder gestiegen, und ihr p-Tau 217-Wert lag nun im Grenzbereich, jedoch bei einem normalen NfL-Wert. Susan bekämpfte ihren Stress, indem sie sich eine Auszeit nahm, Shinrin-Yoku praktizierte und jeden Morgen mit einer Achtsamkeitsmeditation begann. Daraufhin kehrte ihre Energie wieder zurück, ihr Tiefschlafanteil stieg auf fast 60 Minuten pro Nacht, ihr REM-Schlafanteil auf über 90 Minuten und ihre Gesamtschlafdauer auf etwas mehr als sieben Stunden. Nach einem Jahr hatten sich ihr GFAP- und ihr p-Tau-Wert wieder normalisiert und ihr biologisches Alter lag bei 40 Jahren.

Mit 50 Jahren ließ sie sich auf eine bioidentische Hormonersatztherapie (BHRT) einstellen und fühlte sich großartig. Sie ließ eine *Herz*-CT-Untersuchung durchführen, um ihren Koronarkalk-Score (also das Ausmaß von Kalziumablagerungen in den Herzkranzgefäßen) zu ermitteln, und dabei ergab sich ein Wert von acht, der auf ein geringes Risiko hindeutete. Auch ihre Knochendichtemessung ergab einen hervorragenden Wert.

Doch mit 55 fiel ihr auf, dass sich bei ihr etwas verändert hatte: Plötzlich fiel es ihr schwer, ihre Arbeit zu organisieren und zu planen, und als sie sich ein neues Mobiltelefon kaufte, brauchte sie länger als sonst, um sich mit den verschiedenen Funktionen vertraut zu machen. Daraufhin nahm sie an einem kostenlosen Onlinetest zur Beurteilung ihrer kognitiven Fähigkeiten teil und erzielte ein normales Ergebnis, spürte aber trotzdem, dass bei ihr eine gewisse subjektive kognitive Beeinträchtigung (SCI) vorlag. Ihr GFAP-Wert war mit 150 ng/l erhöht, ebenso ihr p-Tau-Wert, der bei 0,50 ng/l lag. Susan fragte sich, warum bei ihr im Alter von nur 55 Jahren bereits Alzheimer-Frühstadien auftraten; ihr Neurologe fand rasch heraus, woher das kam: Ihre Urin-Mykotoxinwerte waren erhöht, und zwar sowohl für Trichothecene (produziert vom giftigen Schwarzschimmel *Stachybotrys*) als auch für Gliotoxin (produziert durch *Aspergillus*). Der Neurologe beruhigte sie: Sie solle sich keine Sorgen machen, denn obwohl Alzheimer früher als unheilbar galt, hatte er persönlich schon bei Dutzenden von Patienten beobachtet, dass sich die Verschlechterung ihrer kognitiven Fähigkeiten wieder rückgängig machen ließ, vor allem in der frühen SCI-Phase. Susan wurde dann mit dem von Ritchie Shoemaker entwickelten Entgiftungsprotokoll behandelt und durchlief das DNRS-Programm (Dynamic Neural Retraining System) von Annie Hopper; und in den darauffolgenden zwölf Monaten stellte sie fest, dass sich ihr Zustand normalisierte: Sie konnte wieder organisieren und planen wie früher und hatte keine Probleme mehr mit Handy, Computer oder anderen technischen Geräten. Ihr p-Tau- und ihr GFAP-Wert hatten sich fast völlig normalisiert und zwei Jahre später waren diese Werte wieder ganz normal. Im Alter von 60 Jahren betrug ihr biologisches Alter Untersuchungen zufolge 49 Jahre und es ging ihr hervorragend.

In den nächsten zehn Jahren setzte sie ihre vorwiegend pflanzliche Ernährung fort, trieb an den meisten Tagen Sport, baute hin und wieder EWOT (Training plus Sauerstofftherapie) in ihr Sportprogramm ein, führte ein Tagebuch über ihren Schlaf und praktizierte Square Breathing und meditierte, um ihren Stress besser zu bewältigen. Außerdem begann sie mit einem Gehirntraining, und es fiel ihr nicht schwer, ihre Scores im Lauf der nächsten Monate zu verbessern. Sie begann sich einer Photobiomodulation mit einem Gamma-Gerät zu unterziehen, setzte ihr Entgiftungsprogramm fort und nahm zusätzlich zu ihrer BHRT auch noch mehrere Nahrungsergänzungsmittel ein: Vitamin D (in Kombination mit 100 µg Vitamin K2), um ihren Spiegel im Bereich von 50 bis 80 ng/ml zu halten, Ashwagandha 500 mg zweimal täglich zu den Mahlzeiten, DHA/EPA 1 g/Tag, Nicotinamid-Ribosid 250 mg/Tag, ProButyrate 600 mg, Urolithin A 500 mg und Zinkpicolinat 20 mg. Sie stellte fest, dass die Einnahme von Magnesiumcitrat Verstopfung vorbeugte und ihre Schlafqualität verbesserte. Außerdem nahm sie jeden Abend 1 mg Melatonin ein. Sie ließ ihren Darm untersuchen, und dabei stellte sich heraus, dass sie nicht an einem Leaky-Gut-Syndrom, aber an einer leichten SIBO (bakteriellen Fehlbesiedlung des Dünndarms) litt, die auf eine mehrwöchige Behandlung mit *Saccharomyces boulardi* und Atrantil gut ansprach.

Mit 70 hatte sie ein biologisches Alter von 55 Jahren und ihr p-Tau- und ihr GFAP-Wert lagen im Normbereich. Sie erfreut sich nach wie vor ausgezeichneter kognitiver Fähigkeiten, spielt gerne Pickleball und steht in regem SMS-Austausch mit ihren Familienangehörigen (vor allem, um niedliche Tiervideos zu teilen).

Als Susan 80 Jahre alt war, stellte ihr Arzt fest, dass ihr Koronarkalk-Score auf 15 angestiegen war, was auf eine leichte Plaquebildung hindeutete. Also nahm sie drei Präparate zur Verbesserung ihrer Herz-Kreislauf-Gesundheit in ihr Programm auf: Nattokinase 4000 Einheiten/Tag, Stickstoffmonoxid (unter Verwendung eines aus roten Beten gewonnenen Nahrungsergänzungsmittels) und Arterosil HP. Sie führte auch regelmäßigere EWOT-Trainingssitzungen durch und stellte fest, dass das Alter ihrer Gefäße (gemessen anhand der Gefäßelastizität) dadurch rapide abnahm. Ihre Netzhautuntersuchung ergab keinerlei Anzeichen für eine altersbedingte Makuladegeneration, und der Augenarzt erklärte ihr, dass ihre ApoE4-Genvariante zwar das Alzheimer-Risiko erhöhte, aber dafür das Risiko für eine Makuladegeneration senkte. Trotzdem trug sie Blaulichtfilterbrillen und mied nachts helles Licht. Als sie 85 Jahre alt wurde, war ihr Kalziumwert wieder auf 7 gesunken, und ihr biologisches Alter betrug 67.

Mit über 90 Jahren begann sie, alles ein bisschen ruhiger anzugehen. Sie dachte über ihr Leben nach, genoss das Zusammensein mit Familie und Freunden und setzte das gleiche Behandlungsprotokoll fort, das sie bereits jahrzehntelang befolgt hatte. Mit ihrem Arzt sprach sie darüber, dass sie Alzheimer besiegt und einer Demenz entgangen war, indem sie frühzeitig begonnen hatte, ihr Gehirn gesund zu erhalten und seiner Alterung entgegenzuwirken. Sie achtete darauf, ihrem Gehirn stets genügend Energie zu liefern, tat etwas gegen Entzündungsprozesse und Toxinbelastungen, bewältigte ihren Stress gut und suchte immer sofort Hilfe, wenn sich bei ihr erste Symptome einer Verschlechterung ihrer kognitiven Fähigkeiten bemerkbar machten. Als sie 99 Jahre alt war, fragte eine Freundin sie, wie lange sie denn noch leben wolle, und sie antwortete: »Solange ich etwas habe, wofür es sich zu leben lohnt.«

Ein Freund ihrer Familie namens Carlton hatte sich ebenfalls vorgenommen, mit ausgezeichneter Gehirnfunktion so alt wie möglich zu werden, und begann tatsächlich bereits im Alter von 30 Jahren, an der Umsetzung dieses Plans zu arbeiten. Er ernährte sich so ähnlich wie Susan, erfreute sich eines ausgezeichneten Schlafs (der durch ein Wearable dokumentiert war), trieb an fünf Tagen pro Woche Sport, beschränkte seinen Stress auf ein Minimum und sorgte auch dafür, dass sich sein Gewicht stets in einem optimalen Bereich bewegte. Sein Blutdruck lag bei 110/70, sein BMI bei 22, sein HOMA-IR bei 1,0, sein ApoB-Wert bei 65, sein hs-CRP-Wert bei 0,3 und sein p-Tau-Wert bei

217; GFAP und NfL waren normal. Er hielt sich in seinen Dreißigern, Vierzigern und bis in seine Fünfziger hinein in ausgezeichneter Form und ließ alle fünf Jahre sämtliche Werte überprüfen, die seine Gehirnlebensdauer betrafen. Sein Blutdruck blieb bis ins Alter hinein hervorragend, ebenso seine Insulinsensitivität; sein ApoB-Wert lag normalerweise im Bereich von 60 bis 70, sein Koronarkalk-Score bei 0, und sein biologisches Alter lag in der Regel 15 Jahre unter seinem chronologischen Alter.

Doch als er 57 Jahre alt war, passierte etwas Merkwürdiges: Seine Frau erzählte ihm, dass er im Schlaf wie wild mit den Armen gestikuliert hatte. Ein Blick auf seinen Schlaftracker verriet ihm, dass das während einer REM-Schlafphase passiert war (was gut zu seinen Armbewegungen passte – er hatte nämlich davon geträumt, mit einem Drachen zu kämpfen). Nachdem das zum dritten Mal passiert war und seine Frau ihm gedroht hatte, ihn auf die Couch zu verbannen, damit sie keine blauen Flecken bekam, konsultierte er einen Neurologen, der ihm eröffnete, dass bei ihm eine REM-Schlaf-Verhaltensstörung (RBD) aufgetreten war, unter der ungefähr drei Millionen Amerikaner leiden. Carlton informierte sich über die RBD und stellte fest, dass es sich dabei um ein Frühsymptom einer Parkinson-Krankheit oder Lewy-Körperchen-Demenz handelt. Außerdem erfuhr er, dass eine RBD oft in Kombination mit zwei weiteren Parkinson-Frühwarnsignalen auftritt: Verstopfung und Anosmie (Verlust des Geruchssinns). Tatsächlich hatte er bei sich in den letzten Jahren eine gewisse Neigung zu Verstopfung beobachtet und auch sein Geruchssinn war nicht mehr so gut wie früher.

Daraufhin unterzog er sich einer Syn-One-Hautbiopsie, mit der das Protein Alpha-Synuclein nachgewiesen wird, das sowohl mit Parkinson als auch mit einer Lewy-Körperchen-Demenz in Zusammenhang steht. An drei Hautstellen wurde bei ihm eine Biopsie durchgeführt und an zwei Stellen war tatsächlich Alpha-Synuclein nachweisbar. Überrascht und auch ein bisschen niedergeschlagen fragte Carlton seinen Arzt, wo denn die Ursache für dieses Problem liegen und was man dagegen tun könne. »Was meinen Sie mit ›Wo liegt die Ursache?‹«, antwortete der Arzt. »Die Ursache ist eine Parkinson-Krankheit, und wir können Ihnen eine Kombination aus Levodopa und Carbidopa verschreiben, wenn Sie unter stärkeren Symptomen leiden. Bitte warten Sie ab und machen Sie in der Zwischenzeit keine langfristigen Pläne.«

Nachdem Carlton das gehört hatte, suchte er sich einen anderen Arzt, der sich auf die Feststellung der Ursachen von chronischen Erkrankungen wie Parkinson und Lewy-Körperchen-Demenz spezialisiert hatte. Dieser neue Arzt stellte fest, dass sein Patient jahrelang intensiv mit Pestiziden wie Paraquat und Herbiziden wie Acrolein und Glyphosat in Kontakt gekommen war und dass er – was vielleicht am wichtigsten war und was ihm bis dahin niemand gesagt hatte – in unmittelbarer Nähe eines Altlastensanierungsstandorts lebte, an dem giftige Chemikalien entsorgt worden waren. Erschwerend kam hinzu, dass er von seiner genetischen Veranlagung her besonders anfällig für toxische Erkrankungen war, da einige seiner Gene, die mit Glutathion (einem für die Entgiftung wichtigen Peptid) in Verbindung stehen, Deletionen aufwiesen. Und daher war er, obwohl er sich alles in allem bester Gesundheit erfreute, im Begriff, eine neurodegenerative Erkrankung zu entwickeln, die seinen Gehirnalterungsprozess beschleunigen und letztendlich ein Todesurteil für ihn sein würde.

Sein Arzt erklärte ihm, es sei wirklich ein großes Glück, dass er sich rechtzeitig untersuchen ließ, bevor die typischen motorischen Parkinson-Symptome (Zittern, Steifheit, verlangsamte oder instabile Bewegungsabläufe) und die typischen Anzeichen einer Lewy-Körperchen-Demenz (visuelle Halluzinationen, Wahnvorstellungen und Demenz) aufgetreten waren. Der Arzt untersuchte auch sein Darmmikrobiom; doch im Gegensatz zu vielen anderen Patienten hatte er nicht die *Desulfovibrio*-Bakterien im Darm, die bei Parkinson so häufig vorkommen.

Carlton beschloss, die verschiedenen Faktoren anzugehen, die zu seinem Problem beitrugen: Er zog aus der Nähe des Altlastensanierungsstandorts weg, erhöhte seine Glutathionzufuhr (zunächst durch intravenöses Glutathion und dann mit oralem S-Acetylglutathion 300 mg täglich), achtete darauf, nur noch Bio-Obst und -Gemüse zu sich zu nehmen, und nahm täglich folgende Nahrungsergänzungsmittel ein: 20 mg PQQ, um die Anzahl seiner Mitochondrien zu erhöhen, 500 mg Urolithin A, um seinen mitochondrialen Umsatz und die Funktionstüchtigkeit seiner Mitochondrien zu verbessern, und 500 mg Coenzym Q.

Außerdem setzte er sein Trainingsprogramm fort, in das er auch einige Koordinationsübungen einbaute. Er ging fünfmal pro Woche in die Infrarotsauna, um mehr für seine Entgiftung zu tun, und duschte gleich danach mit einer Kastilienseife, die keinerlei Toxine enthält. Er erhöhte seine Ballaststoffzufuhr auf 35 bis 40 Gramm pro Tag (was er mithilfe einer App verfolgte); um auf diese tägliche Ballaststoffaufnahme zu kommen, nahm er zusätzlich Bio-Flohsamenschalen ein. Außerdem baute er Kohlgemüse wie Rosen- und Blumenkohl in seinen Speiseplan ein und nahm täglich Sulforaphan ein. Und nicht zuletzt achtete er auf eine ausreichende Flüssigkeitszufuhr mit drei bis vier Litern gefiltertem Wasser pro Tag (einschließlich der Flüssigkeit, die er über Obst und Gemüse zu sich nahm).

Da er noch nicht unter motorischen Symptomen litt, verzichtete er auf die Einnahme von hoch dosiertem Thiamin, Methylenblau und *Mucuna pruriens*. Er machte sich jedoch so große Sorgen um seine Zukunft, dass er mit seinem Arzt über ADRCs sprach – aus Fettgewebe gewonnenen (autologen) Stammzellen, die man ihm entnehmen und dann wieder injizieren würde, um das Risiko einer Infektion durch Krankheitserreger von anderen Spendern zu umgehen.

Nach Rücksprache mit seiner Familie und seinem Arzt entschied Carlton, dass seine größte Chance auf ein langes Leben ohne Symptome einer neurodegenerativen Erkrankung darin bestand, es mit der

ADRC-Therapie zu versuchen. Wie sich herausstellte, war das ein relativ einfacher Eingriff, bei dem die Ärzte etwas mehr als 100 Millionen Stammzellen aus seinem eigenen Fettgewebe isolierten und ihm anschließend wieder injizierten. Zusätzlich verabreichten sie ihm Mannitol, um seine Blut-Hirn-Schranke vorübergehend zu öffnen und den Zugang der Stammzellen zu seinem Gehirn zu verbessern. Dafür brauchte er nur eine kurze Anästhesie; er erhöhte aber trotzdem seine Glutathionzufuhr, nahm Vitamin C ein und ging in der Woche nach der Narkose jeden Tag in die Sauna, um für eine schnelle Entgiftung von dem Betäubungsmittel zu sorgen.

In den nächsten zehn Jahren setzte er sein Entgiftungsprogramm fort, optimierte weiterhin seinen Glutathion-Spiegel, ging jede Woche in die Sauna und achtete insgesamt auf einen gesunden Gehirnalterungsprozess, indem er sich vorwiegend pflanzlich ernährte und sich jeden Tag bewegte, seinen Schlaf optimierte, seinen Stress auf ein Minimum beschränkte, Gehirntraining praktizierte und Nahrungsergänzungsmittel zur Entgiftung und Optimierung seiner Mitochondrien einnahm. Und das mit großem Erfolg: Seine Verstopfung verschwand, sein Geruchssinn verbesserte sich und seine REM-Verhaltensstörungs-Episoden gingen von mehrmals pro Woche auf zweimal pro Woche und dann auf einmal alle paar Wochen zurück. Schließlich fanden sie nur noch ungefähr einmal pro Jahr statt und blieben in manchen Jahren sogar völlig aus.

Carlton erreichte sein 70. Lebensjahr bei guter Gesundheit und führte ein langes Gespräch mit dem Arzt, der ihm den gefürchteten Abstieg in ein Leben mit Behinderungen durch Parkinson erspart hatte. Denn zum Glück hatte er nie das Zittern, die winzige Schrift, die Sprach- und Schluckprobleme, die Gehschwierigkeiten oder andere häufige Parkinson-Symptome entwickelt. Er unterzog sich erneut einer Syn-One-Hautbiopsie, die nur einen minimalen möglicherweise positiven Befund an einer von drei Stellen ergab – eine deutliche Verbesserung. Und sein biologisches Alter lag jetzt bei 54 Jahren.

Die kurze Begegnung mit den allerersten Parkinson-Symptomen hatte ihn gelehrt, dass er Giftstoffe vermeiden, sein aus genetischen Gründen nicht optimal funktionierendes Entgiftungssystem weiterhin unterstützen und seinen gesunden Lebensstil beibehalten musste. Obwohl ihm die schweren Parkinson-Symptome erspart geblieben waren, wurde ihm klar, dass bei ihm wahrscheinlich ein leichter oder sogar mittelschwerer Mangel in seinem wichtigsten Dopaminweg vorlag. Denn schwere Parkinson-Symptome treten erst dann auf, wenn ungefähr 80 Prozent des Dopamins aus dem wichtigsten motorischen Modulationsweg, dem nigrostriatalen Weg (der von der Substantia nigra im Hirnstamm zum Striatum verläuft, das tief in beiden Gehirnhälften liegt), verloren gegangen sind, sodass Carlton durchaus einen Dopaminmangel von zehn Prozent, 20 Prozent oder sogar 50 Prozent haben könnte und sein Gehirn dementsprechend schützen muss. Die RBD war also auf jeden Fall ein lebensverändernder Weckruf für ihn gewesen.

Als er 77 Jahre alt war, zeigte eine Ultraschalluntersuchung der Halsschlagader, dass seine linke Karotis aufgrund einer leichten arteriosklerotischen Plaque um 25 Prozent verengt war. Daraufhin begann er, Nattokinase einzunehmen, und stieß im Rahmen seiner Recherchen auf eine Studie, die besagte, dass Plaques sich durch 10.000 Einheiten Nattokinase zurückbildeten, ohne dass es zu Blutungskomplikationen kam. Aus Vorsichtsgründen nahm er nur 6000 Einheiten pro Tag ein, aber die Nachuntersuchungen in den nächsten zehn Jahren zeigten keine Zunahme, glatte Plaques und keinen turbulenten Blutfluss. Mit diesem Ergebnis war er sehr zufrieden.

Mit 82 Jahren traten bei Carlton Schwierigkeiten beim Wasserlassen auf, die, wie sich herausstellte, auf eine Prostatahypertrophie zurückzuführen waren. Sein PSA-Wert war normal. Der Arzt empfahl ihm eine TURP (transurethrale Resektion der Prostata), um seinen Harnfluss zu verbessern, und Carlton fragte, ob dieser Eingriff auch unter Spinalanästhesie durchgeführt werden könne, um eine Vollnarkose zu vermeiden. Der Eingriff verlief ohne Zwischenfälle, und der Anästhesist fügte seiner Infusion am Ende Glutathion hinzu, um eine möglichst schnelle Entgiftung von der Spinalanästhesie zu bewirken. In den darauffolgenden sechs Monaten traten bei ihm zwei REM-Schlaf-Verhaltensstörungs-Episoden auf; danach kam es jedoch zu keinen weiteren RBD-Episoden mehr.

Mit 88 Jahren litt Carlton unter vorübergehenden Episoden von Herzrasen, die, wie sich herausstellte, auf Vorhofflimmern zurückzuführen waren. Dieses Problem wurde mit einer Kombination aus 1000 mg Taurin und Elektrolyten (500 mg Kalium und 1000 mg Magnesium) allabendlich behandelt. Dank dieser Therapie traten keine weiteren Episoden mehr auf. Wie sich herausstellte, waren sie durch eine leichte Schlafapnoe ausgelöst worden, die durch eine einfache Schienentherapie behoben werden konnte.

Mit über 90 Jahren genoss Carlton vor allem die Spaziergänge mit seiner Frau am Wasser, und ihm wurde klar, dass er ohne seine frühzeitige Behandlung nicht in der Lage wäre, dieser entspannenden Freizeitbeschäftigung nachzugehen. Er erklärte mir, wie froh er darüber war, sein Gehirn gerettet zu haben, nach wie vor geistig fit zu sein und ohne kognitive Beeinträchtigungen leben zu können. »Der Zeitaufwand für Früherkennung und für umfassende Maßnahmen zur Gesunderhaltung des Gehirns lohnt sich auf jeden Fall, wenn man dadurch einem ins Stolpern geratenen, verwirrten Gehirn vorbeugen kann. Dass ich mir ein jugendliches Gehirn bewahren konnte, hat mein Leben von Grund auf verändert, Herr Dr. Bredesen. Könnten Sie diese Botschaft bitte an möglichst viele Menschen weitergeben?«

Prima Idee, Carlton! Das werde ich auf alle Fälle tun.

Danksagungen

Ich bin dankbar für meine Frau Aida, der es stets darum geht, das Leben ihrer Patienten zu verbessern – und für meine geliebten Töchter Tara and Tess. Ein ganz besonderes Dankeschön geht an Diana Merriam und die Evanthea Foundation: Danke für euren Weitblick, euer Engagement, eure Begeisterungsfähigkeit und eure kompetente Beratung bei der Durchführung von zwei klinischen Studien. Phyllis und dem verstorbenen Jim Easton danke ich dafür, dass sie sich so sehr für Menschen eingesetzt haben, die unter der Alzheimer-Krankheit leiden. Außerdem möchte ich mich bei Katherine Gehl, Jessica Lewin, Wright Robinson, Dr. Patrick Soon-Shiong, Cary und Will Singleton, Douglas Rosenberg, Beryl Buck, Dagmar und David Dolby, Stephen D. Bechtel jr., Lucinda Watson, Tom Marshall und der Joseph Drown Foundation, Bill Justice, Dave und Sheila Mitchell, Josh Berman, Ben und Shelly Chigier, Hideo Yamada und Jeffrey Lipton bedanken.

Ich hatte das Glück, von Wissenschaftlern und Medizinern ausgebildet worden zu sein, die führende Kapazitäten auf ihrem Gebiet sind: den Professoren Stanley Prusiner, Mark Wrighton (Universitätskanzler), Roger Sperry, Robert Collins, Robert Fishman, Roger Simon, Vishwanath Lingappa, William Schwartz, Kenneth McCarty jr., J. Richard Baringer, Neil Raskin, Robert Layzer, Seymour Benzer, Erkki Ruoslahti, Lee Hood und Mike Merzenich.

Ganz besonders herzlich danke ich dem Regisseur Hideyuki Tokigawa, dem Sprecher Michael Bublé und dem Kameramann Ivan Kovac für ihre Mitwirkung an dem Dokumentarfilm *Memories for Life – Reversing Alzheimer's*.

Außerdem bin ich dankbar für die Pioniere auf dem Gebiet der funktionellen Medizin und für die Experten, die unsere Medizin und unsere Gesundheitsversorgung revolutionieren: Drs. Jeffrey Bland, David Perlmutter, Mark Hyman, Dean Ornish, Ritchie Shoemaker, Neil Nathan, Joseph Pizzorno, Sara Gottfried, David Jones, Robert Lustig, Patrick Hanaway, Terry Wahls, Stephen Gundry, Ari Vojdani, Prudence Hall, Tom O'Bryan, Chris Kresser, Mary Kay Ross, Ann Hathaway, Kathleen Toups, Deborah Gordon, Jeralyn Brossfield, Kristine Burke, Jill Carnahan, Susan Sklar, Mary Ackerley, Sunjya Schweig, Sharon Hausman-Cohen, Nate Bergman, David Haase, Kim Clawson Rosenstein, Wes Youngberg, Craig Tanio, Hans Frykman, Jan Venter, Dave Jenkins, Miki Okuno, Elroy Vojdani, Chris Shade und die Gesundheitscoaches Kerry und Timothy Rutland, Judy Benjamin, Robyn Albaum, Lisa Carson, Karen Malkin, Amylee Amos, Aarti Batavia, Tess Bredesen und die über 2000 Ärzte aus zehn Ländern und verschiedenen Bundesstaaten der USA, die an dem Kurs mitgewirkt haben, bei dem es um das in diesem Buch beschriebene Behandlungsprotokoll geht. Zu Dank verbunden bin ich außerdem Lance Kelly, Julie Gregory, Sho Okada, Bill Lipa, Scott Grant, Ryan Morishige, Ekta Agrawal, Christine Coward, Jane Connelly, Lucy Kim, Melissa Manning, Casey Currie, Chase Kennedy, Gahren Markarian und den Mitarbeitern von Apollo Health für ihre hervorragende Arbeit am Algorithmus, an der Codierung und den Berichten von ReCODE. Außerdem danke ich Craig Weston, Deb Geihsler, Howard Burde, Will Nields und dem Team von Grey Matters; Darrin Peterson und dem Team von LifeSeasons; und Taka Kondo und dem Team von Yamada Bee.

Für unsere 30-jährige experimentelle Arbeit, die dazu geführt hat, dass es uns erstmals gelungen ist, Symptome eines kognitiven Abbaus rückgängig zu machen, bedanke ich mich bei Shahrooz Rabizadeh, Patrick Mehlen, Varghese John, Rammohan Rao, Patricia Spilman, Jesus Campagna, Rowena Abulencia, Kayvan Niazi, Litao Zhong, Alexei Kurakin, Darci Kane, Karen Poksay, Clare Peters-Libeu, Veena Theendakara, Veronica Galvan, Molly Susag, Alex Matalis und allen anderen Mitgliedern des Bredesen Laboratory, aber auch meinen Kollegen vom Buck Institute for Research on Aging, von der UCSF, vom Sanford Burnham Prebys Medical Discovery Institute und von der UCLA. Außerdem möchte ich mich bei Dan Kelly, David Merrill, Neil Martin und den hervorragenden Mitarbeitern des Pacific Neuroscience Institute für den Weitblick bedanken, mit dem sie mich bei der Schaffung eines Programms für präzisionsmedizinische Neurologie unterstützt haben.

Für ihre Freundschaft und für viele Diskussionen im Lauf unserer jahrelangen Zusammenarbeit danke ich Shahrooz Rabizadeh, Patrick Mehlen, Edwin und Chris Amos, Michael Ellerby, David Greenberg, John Reed, Guy Salvesen, Tuck Finch, Nuria Assa-Munt, Kim und Rob Rosenstein, Eric Tore und Carol Adolfson, Akane Yamaguchi, Judy und Paul Bernstein, Beverly und Roldan Boorman, Sandy und Harlan Kleiman, Philip Bredesen und Andrea Conte, Deborah Freeman, Peter Logan, Sandi und Bill Nicholson, Stephen und Mary Kay Ross, Mary McEachron und Douglas Green.

Und nicht zuletzt bin ich dankbar für das großartige Team, mit dem ich an diesem Buch gearbeitet habe: Für die redaktionelle Bearbeitung danke ich Matthew LaPlante; außerdem bedanke ich mich bei meinen Agent*innen John Maas und Celeste Fine von Park & Fine, dem Team von Amy Stanton & Co. und der Redakteurin Julie Will von Flatiron Books.

Anmerkungen

Kapitel 1: Leistungsfähigkeit und Schutz

1. Lawrence Growbel, »The Remarkable Dr. Feynman: Caltech's Eccentric Richard P. Feynman Is a Nobel Laureate, a Member of the Shuttle Commission, and Arguably the World's Best Theoretical Physicist«, *Los Angeles Times*, April 20, 1986, https: //www.latimes.com/archives/la-xpm-1986–04–20-tm-1265-story.html.
2. Kat Toups et al., »Precision Medicine Approach to Alzheimer's Disease: Successful Pilot Project«, *Journal of Alzheimer's Disease* 88, no. 4 (2022): 1411–1421.
3. Kinga Igloi et al., »Interactions between Physical Exercise, Associative Memory, and Genetic Risk for Alzheimer's Disease«, *Cerebral Cortex* 34, no. 5 (2024):bhae205.
4. L. Hood and N. Price, The Age of Scientific Wellness: Why the Future of Medicine Is Personalized, Predictive, Data-Rich, and in Your Hands (Harvard University Press, 2023).
5. A. Bonneville-Roussy et al., »Music through the Ages: Trends in Musical Engagement and Preferences from Adolescence through Middle Adulthood«,*Journal of Personality and Social Psychology* 105, no. 4 (2013): 703.
6. Blue Cross Blue Shield, »Early-Onset Dementia and Alzheimer's Rates Grow for Younger Americans«, February 27, 2020, https://www.bcbs.com/dA%20/bb22aac725/fileAsset/HOA-Early-Onset-Dementia-Alzheimers_2020.pdf.
7. W. R. Powell et al., »Association of Neighborhood-Level Disadvantage with Alzheimer Disease Neuropathology«, *JAMA Network Open 3*, no. 6 (2020):e207559.
8. S. Hendriks et al., »Global Prevalence of Young-Onset Dementia: A Systematic Review and Meta-Analysis«, *JAMA Neurology* 78, no. 9 (2021): 1080–1090.
9. C. Delaby et al., »Overview of the Blood Biomarkers in Alzheimer's Disease: Promises and Challenges«, *Revue Neurologique* 179, no. 3 (2023): 161–172.

10. L. A. Manwell et al., »Digital Dementia in the Internet Generation: Excessive Screen Time during Brain Development Will Increase the Risk of Alzheimer's Disease and Related Dementias in Adulthood«, *Journal of Integrative Neuroscience* 21, no. 1 (2022): 28.
11. C. L. Tsai et al., »Differences in Neurocognitive Performance and Metabolic and Inflammatory Indices in Male Adults with Obesity as a Function of Regular Exercise«, *Experimental Physiology* 104, no. 11 (2019): 1650–1660.
12. Richard Dawkins, *The Selfish Gene* (Oxford University Press, 2016).
13. George C. Williams, »Pleiotropy, Natural Selection, and the Evolution of Senescence«, *Evolution* 11 (1957): 398–411, republished in *Science of Aging Knowledge Environment* 2001, no. 1 (2001): cp13.
14. Josh Mitteldorf, »What Is Antagonistic Pleiotropy?«, *Biochemistry* (Moscow) 84, no. 12 (2019): 1458–1468.
15. Richard Feynman, *The Character of Physical Law* (BBC, 1965; repr., Cox and Wyman Ltd., 1967).
16. Bastiaan R. Bloem and Tjitske A. Boonstra, »The Inadequacy of Current Pesticide Regulations for Protecting Brain Health: The Case of Glyphosate and Parkinson's Disease.« *Lancet Planetary Health* 7, no. 12 (2023): e948–e949.
17. Burak Yulug et al., »Combined Metabolic Activators Improve Cognitive Functions in Alzheimer's Disease Patients: A Randomised, Double-Blinded, Placebo-Controlled Phase-II Trial«, *Translational Neurodegeneration* 12, no. 1 (2023): 4.
18. Jing Yuan et al., »Is Dietary Choline Intake Related to Dementia and Alzheimer's Disease Risks? Results from the Framingham Heart Study«, *American Journal of Clinical Nutrition* 116, no. 5 (2022): 1201–1207.
19. Dennis J. Selkoe and John Hardy, »The Amyloid Hypothesis of Alzheimer's Disease at 25 Years«, *EMBO Molecular Medicine* 8, no. 6 (2016): 595–608, https: //doi .org/10.15252/emmm.201606210.

Kapitel 2: Warum der Alterungsprozess unseres Gehirns sich durch zusätzliche Belastungen beschleunigt

1. Raymond D. Palmer, »Three Tiers to Biological Escape Velocity: The Quest to Outwit Aging«, *Aging Medicine* 5, no. 4 (2022): 281–286, https: //doi.org/10.1002/agm2.12231.
2. M. Ackermann et al., »On the Evolutionary Origin of Aging«, *Aging Cell* 6, no. 2 (2007): 235–244.

3. F. William Danby, »Nutrition and Aging Skin: Sugar and Glycation«, *Clinics in Dermatolog y* 28, no. 4 (2010): 409–411.
4. Pouya Saeedi et al., »Global and Regional Diabetes Prevalence Estimates for 2019 and Projections for 2030 and 2045: Results from the International Diabetes Federation Diabetes Atlas, 9th edition«, *Diabetes Research and Clinical Practice* 157 (2019): 107843, https://doi.org/10.1016j.diabres.2019.107843.
5. Gary Taubes, »Is Sugar Toxic?«, *New York Times Magazine*, April 13, 2011.
6. D. Kellar and S. Craft, »Brain Insulin Resistance in Alzheimer's Disease and Related Disorders: Mechanisms and Therapeutic Approaches«, *Lancet Neurolog y* 19, no. 9 (2020): 758–766.
7. C. B. Amidei et al., »Association between Age at Diabetes Onset and Subsequent Risk of Dementia«, *JAMA* 325, no. 16 (2021): 1640–1649.
8. Richard J. Johnson et al., »Could Alzheimer's Disease Be a Maladaptation of an Evolutionary Survival Pathway Mediated by Intracerebral Fructose and Uric Acid Metabolism?«, *American Journal of Clinical Nutrition* 117, no. 3 (2023): 455–466, https: //doi.org/10.1016/j.ajcnut.2023.01.00.
9. Alejandro Gugliucci, »Formation of Fructose-Mediated Advanced Glycation End Products and their Roles in Metabolic and Inflammatory Diseases«, *Advances in Nutrition* 8, no. 1 (2017): 54–62, https: //doi.org/10.3945/an.116.013912.
10. B. Manivannan et al., »Assessment of Persistent, Bioaccumulative and Toxic Organic Environmental Pollutants in Liver and Adipose Tissue of Alzheimer's Disease Patients and Age-Matched Controls«, *Current Alzheimer Research* 16, no. 11 (2019): 1039–1049.
11. Jae-Hyun Yang et al., »Loss of Epigenetic Information As a Cause of Mammalian Aging«, *Cell* 186, no. 2 (2023): 305–326.
12. M. Manikkam et al., »Transgenerational Actions of Environmental Compounds on Reproductive Disease and Identification of Epigenetic Biomarkers of Ancestral Exposures«, *PLoS One* 7, no. 2 (2012): e31901.
13. S. C. Burgess and D. J. Marshall, »Adaptive Parental Effects: The Importance of Estimating Environmental Predictability and Offspring Fitness Appropriately«, *Oikos* 123, no. 7 (2014): 769–776.
14. S. Jiang et al., »Epigenetic Modifications in Stress Response Genes Associated with Childhood Trauma«, *Frontiers in Psychiatry* 10 (2019): 808.
15. Germán Alberto Nolasco-Rosales et al., »Aftereffects in Epigenetic Age Related to Cognitive Decline and Inflammatory Markers in Healthcare

Personnel with Post-COVID-19: A Cross-Sectional Study«, *International Journal of General Medicine* 16 (2023): 4953–4964.

16. Natalie C. Silmon de Monerri and Kami Kim, »Pathogens Hijack the Epigenome: A New Twist on Host-Pathogen Interactions«, *American Journal of Patholog y* 184, no. 4 (2014): 897–911.
17. S. Dubey et al., »The Effects of SARS-CoV-2 Infection on the Cognitive Functioning of Patients with Pre-Existing Dementia«, *Journal of Alzheimer's Disease Reports* 7, no. 1 (2023): 119–128.
18. A. H. Bayat et al., »COVID-19 Causes Neuronal Degeneration and Reduces Neurogenesis in Human Hippocampus«, *Apoptosis* 27, nos. 11–12 (2022): 852–868.
19. Thiruselvam Viswanathan et al., »Structural Basis of RNA Cap Modification by SARS-CoV-2«, *Nature Communications* 11, no. 1 (2020): 3718, https: //doi.org/10.1038/s41467–020–17496–8.
20. Leah S. Richmond-Rakerd et al., »Associations of Hospital-Treated Infections with Subsequent Dementia: Nationwide 30-Year Analysis«, *Nature Aging* 4, no. 6 (2024): 1–8, https: //doi.org/10.1038/s43587–024–00621–3.
21. P. S. Stein et al., »Serum Antibodies to Periodontal Pathogens Are a Risk Factor for Alzheimer's Disease«, *Alzheimer's & Dementia* 8, no. 3 (2012): 196–203.
22. R. Sender, S. Fuchs, and R. Milo, »Revised Estimates for the Number of Human and Bacteria Cells in the Body«, *PLoS Biolog y* 14, no. 8 (2016): e1002533.
23. R. Khan, F. C. Petersen, and S. Shekhar, »Commensal Bacteria: An Emerging Player in Defense against Respiratory Pathogens«, *Frontiers in Immunology* 10 (2019): 1203, https://doi.org/10.3389/fimmu.2019.01203.
24. J. A. Gilbert and J. D. Neufeld, »Life in a World without Microbes«, *PloS Biolog y* 12, no. 12 (2014): https://doi.org/10.1371/journal.pbio.1002020.
25. Andrei B. Borisov, Shi-Kai Huang, and Bruce M. Carlson, »Remodeling of the Vascular Bed and Progressive Loss of Capillaries in Denervated Skeletal Muscle«, *Anatomical Record* 258, no. 3 (2000): 292–304, https: //doi.org/10.1002/(SICI)1097–0185(20000301)258:3<292::AID-AR9>3.0.CO;2-N.
26. Sabrina S. Salvatore, Kyle N. Zelenski, and Ryan K. Perkins, »Age-Related Changes in Skeletal Muscle Oxygen Utilization«, *Journal of*

Functional Morpholog y and Kinesiolog y 7, no. 4 (2022): 87, https: //doi.org/10.3390/jfmk7040087.

27. Dimitry A. Chistiakov et al., »Mitochondrial Aging and Age-Related Dysfunction of Mitochondria«, special issue, *BioMed Research International* (2014), https://doi.org/10.1155/2014/238463.
28. Paolo Tessari, »Changes in Protein, Carbohydrate, and Fat Metabolism with Aging: Possible Role of Insulin«, *Nutrition Reviews* 58, no. 1 (2000): 11–19, https: //doi.org/10.1111/j.1753–4887.2000.tb01819.x.
29. A. Miller, »Clear Lake Man Finds ›Freedom‹ from ALS from Cycling«, *Des Moines Register*, July 4, 2014. *Note*: Humberg died on September 20, 2021, at his home in Clear Lake, Iowa, surrounded by family and friends, more than fifteen years after his ALS diagnosis.
30. W. Barrie et al., »Elevated Genetic Risk for Multiple Sclerosis Emerged in Steppe Pastoralist Populations«, *Nature* 625, no. 7994 (2024): 321–328, https: //doi .org/10.1038/s41586–023–06618-z.
31. Tobias V. Lanz et al., »Clonally Expanded B Cells in Multiple Sclerosis Bind EBV EBNA1 and GlialCAM«, *Nature* 603, no. 7900 (2022): 321–327, https: //doi .org/10.1038/s41586–022–04432–7.
32. Andreas Yiallouris et al., »Adrenal Aging and Its Implications on Stress Responsiveness in Humans«, *Frontiers in Endocrinolog y* 10 (2019): 54, https: //doi .org/10.3389/fendo.2019.00054.

Kapitel 3: Was ist ab einem Alter von 100 Jahren noch alles möglich?

1. Juan Fortea et al., »APOE4 Homozygozity Represents a Distinct Genetic Form of Alzheimer's Disease«, *Nature Medicine* 30 (2024): 1284–1291, https://doi.org/10.1038/s41591–024–02931-w.
2. David A. Sinclair and Matthew D. LaPlante, *Lifespan: Why We Age—And Why We Don't Have To* (Atria Books, 2019).
3. Peter Diamandis, »Living to 200 Years Old: Unlocking the Secrets of the Bowhead Whale«, Diamandis .com, June 11, 2023, https: //www.diamandis.com/blog/bowhead-whale.
4. Michael Keane et al., »Insights into the Evolution of Longevity from the Bowhead Whale Genome«, *Cell Reports* 10, no. 1 (2015): 112–122, https: //linkinghub .elsevier.com/retrieve/pii/S2211–1247(14)01019–5.
5. Julius Nielsen et al., »Eye Lens Radiocarbon Reveals Centuries of Longevity in the Greenland Shark (*Somniosus microcephalus*)«, *Science*

353, no. 6300 (2016): 702–704, https: //www.science.org/doi/abs/10.1126/science.aaf1703.

6. Barry E. Flanary and Gunther Kletetschka, »Analysis of Telomere Length and Telomerase Activity in Tree Species of Various Life-Spans, and with Age in the Bristlecone Pine Pinus longaeva«, *Biogerontology* 6 (2005): 101–111, https://doi.org/10.1007/s10522–005–3484–4.
7. A. A. Lisenkova et al., »Complete Mitochondrial Genome and Evolutionary Analysis of *Turritopsis dohrnii*, the ›Immortal‹ Jellyfish with a Reversible Life-Cycle«, *Molecular Phylogenetics and Evolution* 107 (2017): 232–238, https://doi.org/10.1016/j.ympev.2016.11.007.
8. Linda Dieckmann et al., »Characteristics of Epigenetic Aging across Gestational and Perinatal Tissues«, *Clinical Epigenetics* 13, no. 1 (2021): 1–17, https://doi.org/10.1186/s13148–021–01080-y.
9. D. William Molloy and Timothy I. M. Standish, »A Guide to the Standardized Mini-Mental State Examination«, *International Psychogeriatrics* 9, no. S1 (1997): 87–94, https: //doi.org/10.1017/S1041610297004754.
10. N. Beker et al., »Neuropsychological Test Performance of Cognitively Healthy Centenarians: Normative Data from the Dutch 100-Plus Study«, *Journal of the American Geriatrics Society* 67, no. 4 (2019): 759–767.
11. Harrison Jones, »Hanover's Iron Man: Les Savino Still Going Strong at 100«, *Evening Sun* (Hanover, PA), August 30, 2022, https: //www.eveningsun.com/story/news/local/2022/08/30/100th-birthday-hanover-pa-les-savino-celebrated-longevity-hanover-ymca/65461530007/.
12. Kayleigh Johnson, »100-Year-Old Man Refuses to ›Give Up,‹ Works Out at YMCA Every Day«, FOX43, September 7, 2022, https: //www.fox43.com/video/news/local/york-county/100-year-old-man-works-out-hanover-ymca-les-savino/521–955e311a -7384–4d8–9fc9–0ea877d21990.
13. Gretchen Cuda Kroen, »At 100 and Recognized as the World's Oldest Practicing Physician, This Cleveland Doctor Is Still Going Strong«, Cleveland.com, September 17, 2022, https: //www.cleveland.com/news/2022/09/at-100-and-recognized-as-the-worlds-oldest-practicing-physician-this-cleveland-doctor-is-still-going-strong.html.
14. Ester Bloom, »100-Year-Old Sisters Share 4 Tips for Staying Mentally Sharp As You Age—and They Don't Say Crossword Puzzles«, CNBC, March 27, 2023, https: //www.cnbc.com/2023/03/27/100-year-old-sisters-share-tips-for-staying-mentally-sharp-as-you-age.html.

15. Katherine Schaeffer, »U.S. Centenarian Population Is Projected to Quadruple over the Next 30 Years«, Pew Research Center, January 9, 2024, https: //www.pewresearch.org/short-reads/2024/01/09/us-centenarian-population-is-projected-to-quadruple-over-the-next-30-years/#:~:text=Centenarians%20around%20the%20world,than%20 the%20Census%20Bureau's%20estimate\.
16. Tiia Ngandu et al., »A 2 Year Multidomain Intervention of Diet, Exercise, Cognitive Training, and Vascular Risk Monitoring versus Control to Prevent Cognitive Decline in At-Risk Elderly People (FINGER): A Randomised Controlled Trial«, *Lancet* 385, no. 9984 (2015): 2255–2263, https://doi.org/10.1016/S0140–6736(15)60461–5.
17. Andrew Sommerlad et al., »Social Participation and Risk of Developing Dementia«, *Nature Aging* 3, no. 5 (2023): 532–545, https://doi.org/10.1038/s43587–023–00387–0.
18. Oliver M. Shannon et al., »Mediterranean Diet Adherence Is Associated with Lower Dementia Risk, Independent of Genetic Predisposition: Findings from the UK Biobank Prospective Cohort Study«, *BMC Medicine* 21, no. 1 (2023): 1–13, https://doi.org/10.1186/s12916–023–02772–3.
19. May A. Beydoun, H. A. Beydoun, and Youfa Wang, »Obesity and Central Obesity As Risk Factors for Incident Dementia and Its Subtypes: A Systematic Review and Meta-Analysis«, *Obesity Reviews* 9, no. 3 (2008): 204–218, https://doi.org/10.1111/j.1467–789X.2008.00473.x.
20. Soo Borson et al., »Improving Dementia Care: The Role of Screening and Detection of Cognitive Impairment«, *Alzheimer's & Dementia* 9, no. 2 (2013): 151–159, https://doi.org/10.1016/j.jalz.2012.08.008.
21. Joseph E. Ebinger et al., »Association of Blood Pressure Variability during Acute Care Hospitalization and Incident Dementia«, *Frontiers in Neurology* 14 (2023): 1085885, https://doi.org/10.3389/fneur.2023.1085885.
22. David A. Sbarra, Rita W. Law, and Robert M. Portley, »Divorce and Death: A Meta-Analysis and Research Agenda for Clinical, Social, and Health Psychology«, *Perspectives on Psychological Science* 6, no. 5 (2011): 454–474, https://doi.org/10.1177/1745691611414724.
23. M. G. Griswold et al., »Alcohol Use and Burden for 195 Countries and Territories, 1990–2016: A Systematic Analysis for the Global Burden of Disease Study 2016«, *Lancet*, 392, no. 10152 (2018): 1015–1035, https://doi.org/10.1016/S0140–6736(18)31310–2.

24. Carl Haub, »How Many People Have Ever Lived on Earth?«, *Population Today* 23, no. 2 (1995): 4–5, https: //www.safetylit.org/citations/index.php?fuseaction=citations.viewdetails&citationIds[]=citjournalarticle_209327_38.
25. Anthony Medford and James W. Vaupel, »Human Lifespan Records Are Not Remarkable but Their Durations Are«, *PloS One* 14, no. 3 (2019): e0212345, https://doi.org/10.1371/journal.pone.0212345.
26. Vyara Todorova and Arjan Blokland, »Mitochondria and Synaptic Plasticity in the Mature and Aging Nervous System«, *Current Neuropharmacolog y* 15, no. 1 (2017): 166–173, https: //doi.org/10.2174/1570159 x 14666160414111821.
27. Soyon Hong et al., »Complement and Microglia Mediate Early Synapse Loss in Alzheimer Mouse Models«, *Science* 352, no. 6286 (2016): 712–716, https: //doi.org/10.1126/science.aad8373.
28. Donna Vickroy, »›The Things You Remember‹: Centenarians Share What It's Like to Be 100«, *Chicago Tribune*, October 23, 2017, https: //www.chicagotribune.com/2017/10/23/the-things-you-remember-centenarians-share-what-its-like-to-be-100/.
29. Dylan Loeb McClain, »Yuri Averbakh, Chess's First Centenarian Grandmaster, Dies at 100«, *New York Times*, May 9, 2022, https: //www.nytimes.com/2022/05/09/sports/yuri-averbakh-dead.html.
30. Peter Doggers, »Yuri Averbakh, the Oldest Living Grandmaster, Turns 100«, Chess, February 8, 2022, https: //www.chess.com/news/view/yuri-averbakh-100-years.
31. »100 Years Young and Still Going Strong . . . Thanks to her Nintendo! Pensioner Clocks Up a Century and Put Her Quick Wits Down to Handheld Console«, *Daily Mail*, February 1, 2012, https: //www.dailymail.co.uk/health/article-2094402/Kathleen-Connell-100-puts-quick-wits-Nintendo-DS-Lite.html.
32. Philip Townsend, »Norfolk's Stanley Sacks Is the Oldest Practicing Attorney in the Country«, 13newsnow, January 20, 2023, https: //www.13newsnow.com/article/features/norfolks-stanley-sacks-oldest-practicing-attorney/291–146cacd2–3497–4060–89c2–66b95dfbb384.
33. Paul Laity, »The 100-Year-Old Couple—Still Married, Still Going Strong«, *Guardian*, February 11, 2017, https: //www.theguardian.com/lifeandstyle/2017/feb/11/the-100-year-old-couple-still-married-still-going-strong.

34. Jasmin Aline Persch, »At Age 102, This Therapist Is Still Psyched«, *Today*, November 14, 2011, https: //www.today.com/news/age-102-therapist-still-psyched-wbna45293812.
35. A. Pawlowski, »At 100, She Loves to Dance the Tush Push, Do Yoga, Eat Chocolate Every Day«, *Today*, https: //www.today.com/health/womens-health/longevity-advice-dancing-nana-100-years-old-rcna77660.
36. Simona Lattanzi et al., »Blood Pressure Variability Predicts Cognitive Decline in Alzheimer's Disease Patients«, *Neurobiolog y of Aging* 35, no. 10 (2014): 2282–2287, https://doi.org/10.1016/j.neurobiolaging.2014.04.023.

Kapitel 4: Tod durch Profitgier

1. Cameron Langford, »Fifth Circuit Rejects Lyme Disease Patients' Coverage Denial Conspiracy Claims«, Courthouse News Service, November 16, 2023, https: //www.courthousenews.com/fifth-circuit-rejects-lyme-disease-patients-coverage-denial-conspiracy-claims.
2. Kaare Christensen et al., »Ageing Populations: The Challenges Ahead«, *Lancet* 374, no. 9696 (2009): 1196–1208, https://doi.org/10.1016/S0140–6736(09)61460–4.
3. Vasilis Kontis et al., »Future Life Expectancy in 35 Industrialised Countries: Projections with a Bayesian Model Ensemble«, *Lancet* 389, no. 10076 (2017):1323–1335, https://doi.org/10.1016/S0140–6736(16)32381–9.
4. Dale Bredesen, *The First Survivors of Alzheimer's: How Patients Recovered Life and Hope in Their Own Words* (Avery, 2021).
5. Markku Kurkinen, »Lecanemab (Leqembi) Is Not the Right Drug for Patients with Alzheimer's Disease«, *Advances in Clinical and Experimental Medicine* 32, no. 9 (2023): 943–947, https://doi.org/10.17219/acem/171379.
6. Dale E. Bredesen et al., »Reversal of Cognitive Decline in Alzheimer's Disease«, *Aging* (Albany, NY) 8, no. 6 (2016): 1250, https://doi.org/10.18632/aging.100981.
7. Melody Petersen, »Inside the Plan to Diagnose Alzheimer's in People with No Memory Problems and Who Stands to Benefit«, *Los Angeles Times*, February 19, 2024, https: //www.latimes.com/science/story/2024–02–14/inside-controversial-plan-to-diagnose-alzheimers-in-people-without-symptoms.

8. Tom Nicholson, »Where Is Painkiller's Richard Sackler Now?«, *Esquire*, August 10, 2023.
9. Evan Hughes, »The Pain Hustlers«, *New York Times Magazine*, May 2, 2018, https://www.nytimes.com/interactive/2018/05/02/magazine/money -issue-insys-opioids-kickbacks.html.
10. Theodore J. Cicero et al., »The Changing Face of Heroin Use in the United States: A Retrospective Analysis of the Past 50 Years«, *JAMA Psychiatry* 71, no. 7 (2014): 821–826, https://doi.org/10.1001/jamapsychiatry.2014.366.
11. Catherine Shoard, »Back to the Future Day: What Part II Got Right and Wrong about 2015—an A–Z«, *Guardian*, October 20, 2015, https://www.theguardian.com/film/filmblog/2015/jan/02/what-back-to-the-future-part-ii-got-right-and-wrong-about-2015-an-a-z.
12. Mark Erickson, »The Science of Doctor Who«, in *Doctor Who and Science: Essays on Ideas, Identities and Ideologies in the Series*, ed. Marcus K. Harmes and Lindy A. Orthia (TK McFarland, 2021), 205.

Kapitel 5: Werden Sie sich über Ihr Warum klar

1. Caroline A. Koch, Emilie W. Kjeldsen, and Ruth Frikke-Schmidt, »Vegetarian or Vegan Diets and Blood Lipids: A Meta-Analysis of Randomized Trials«, *European Heart Journal* 44, no. 28 (2023): 2609–26122, https://doi.org/10.1093/eurheartj/ehad211.
2. Byron J. Hoogwerf, »Statins May Increase Diabetes, but Benefit Still Outweighs Risk«, *Cleveland Clinic Journal of Medicine* 90, no. 1 (2023): 53–62.
3. Evelyn Medawar et al., »The Effects of Plant-Based Diets on the Body and the Brain: A Systematic Review«, *Translational Psychiatry* 9, no. 1 (2019): 226.
4. Seung Hee Lee et al., »Adults Meeting Fruit and Vegetable Intake Recommendations—United States, 2019«, *Morbidity and Mortality Weekly Report* 71, no. 1 (2022): 1, https://www.cdc.gov/mmwr/volumes/71/wr/mm7101a1.htm.
5. Alana Rhone et al., »Low-Income and Low-Supermarket-Access Census Tracts, 2010–2015«, *Economic Information Bulletin* 165 (USDA, Economic Research Service, January 2017).
6. Andrea Carlson and Elizabeth Frazão, »Are Healthy Foods Really More Expensive? It Depends on How You Measure the Price«, *Economic*

Information Bulletin 96 (USDA, Economic Research Service, May 2012).

7. Martin Loef and Harald Walach, »Midlife Obesity and Dementia: Meta-Analysis and Adjusted Forecast of Dementia Prevalence in the United States and China«, *Obesity* 21, no. 1 (2013): E51–E55.
8. Maria Ly et al., »Neuroinflammation: A Modifiable Pathway Linking Obesity, Alzheimer's Disease, and Depression«, *American Journal of Geriatric Psychiatry* (2023): 853–856, https: //doi.org/10.1016/j.jagp.2023.06.001.
9. Milad Kheirvari et al., »The Changes in Cognitive Function Following Bariatric Surgery Considering the Function of Gut Microbiome«, *Obesity Pillars* 3 (2022): 100020.
10. Moein Askarpour et al., »Effect of Bariatric Surgery on Serum Inflammatory Factors of Obese Patients: A Systematic Review and Meta-Analysis«, *Obesity Surgery* 29 (2019): 2631–2647, https://doi.org/10.1007/s11695–019–03926–0.
11. Mohammed S. Ellulu et al., »Obesity and Inflammation: The Linking Mechanism and the Complications«, *Archives of Medical Science* 13, no. 4 (2017): 851–863.
12. Jefferson W. Kinney et al., »Inflammation as a Central Mechanism in Alzheimer's Disease«, *Alzheimer's & Dementia* 4, no. 1 (2018): 575–590.
13. Andrew Steptoe, Mark Hamer, and Yoichi Chida, »The Effects of Acute Psychological Stress on Circulating Inflammatory Factors in Humans: A Review and Meta-Analysis«, *Brain, Behavior, and Immunity* 21, no. 7 (2007): 901–912.
14. Michael R. Irwin, Richard Olmstead, and Judith E. Carroll, »Sleep Disturbance, Sleep Duration, and Inflammation: A Systematic Review and Meta-Analysis of Cohort Studies and Experimental Sleep Deprivation«, *Biological Psychiatry* 80, no. 1 (2016): 40–52.
15. Armin Imhof et al., »Effect of Alcohol Consumption on Systemic Markers of Inflammation«, *Lancet* 357, no. 9258 (2001): 763–767.
16. Priyanka Chatterjee et al., »Evaluation of Anti-Inflammatory Effects of Green Tea and Black Tea: A Comparative *in vitro* Study«, *Journal of Advanced Pharmaceutical Technology & Research* 3, no. 2 (2012): 136.
17. Charles N. Serhan, »Pro-Resolving Lipid Mediators Are Leads for Resolution Physiology«, *Nature* 510, no. 7503 (2014): 92–101, https: //doi.org/10.1038/nature13479.

18. Sonya R. Hardin, »Cat's Claw: An Amazonian Vine Decreases Inflammation in Osteoarthritis«, *Complementary Therapies in Clinical Practice* 13, no. 1 (2007): 25–28, https: //doi.org/10.1016/j.ctcp.2006.10.003.
19. Subathra Murugan et al., »The Neurosteroid Pregnenolone Promotes Degradation of Key Proteins in the Innate Immune Signaling to Suppress Inflammation«, *Journal of Biological Chemistry* 294, no. 12 (2019): 4596–4607, https: //doi .org/10.1074/jbc.RA118.005543.
20. Jiao Wang et al., »Poor Pulmonary Function Is Associated with Mild Cognitive Impairment, Its Progression to Dementia, and Brain Pathologies: A Community-Based Cohort Study«, *Alzheimer's & Dementia* 18, no. 12 (2022): 2551–2559.
21. Qing Meng, Muh-Shi Lin, and I-Shiang Tzeng, »Relationship between Exercise and Alzheimer's Disease: A Narrative Literature Review«, *Frontiers in Neuroscience* 14 (2020): 131.
22. Camilla Pellegrini et al., »A Meta-Analysis of Brain DNA Methylation across Sex, Age, and Alzheimer's Disease Points for Accelerated Epigenetic Aging in Neurodegeneration«, *Frontiers in Aging Neuroscience* 13 (2021): 639428.
23. Gregory M. Fahy et al., »Reversal of Epigenetic Aging and Immunosenescent Trends in Humans«, *Aging Cell* 18, no. 6 (2019): e13028, https: //doi.org/10.1111/acel.13028.
24. Kara N. Fitzgerald et al., »Potential Reversal of Epigenetic Age Using a Diet and Lifestyle Intervention: A Pilot Randomized Clinical Trial«, *Aging* (Albany, NY) 13, no. 7 (2021): 9419, https: //doi.org/10.18632/aging.202913.
25. Borut Poljšak et al., »The Central Role of the NAD+ Molecule in the Development of Aging and the Prevention of Chronic Age-Related Diseases: Strategies for NAD+ Modulation«, *International Journal of Molecular Sciences* 24, no. 3 (2023): 2959.
26. Oprah Winfrey, »Every Person Has a Purpose«, *O, The Oprah Magazine*, October 2009, https: //www.oprah.com/spirit/how-oprah-winfrey-found-her-purpose.
27. Hanns Hippius and Gabriele Neundörfer, »The Discovery of Alzheimer's Disease«, *Dialogues in Clinical Neuroscience* 5, no. 1 (2003): 101–108, https: //doi.org/10.31887/DCNS. 2003.5.1/hhippius.

28. Filippo Cieri and Roberto Esposito, »Psychoanalysis and Neuroscience: The Bridge between Mind and Brain«, *Frontiers in Psycholog y* 10 (2019): 465260, https: //doi.org/10.3389/fpsyg.2019.01983.
29. Nicholas G. Norwitz et al., »Ketogenic Diet as a Metabolic Treatment for Mental Illness«, *Current Opinion in Endocrinolog y, Diabetes and Obesity* 27, no. 5 (2020): 269–274, https: //doi.org/10.1097/MED.0000000000000564.
30. Oleg Yerstein et al., »Benson's Disease or Posterior Cortical Atrophy, Revisited«, *Journal of Alzheimer's Disease* 82, no. 2 (2021): 493–502.
31. »Posterior Cortical Atrophy«, Mayo Clinic, https: //www.mayoclinic.org/diseases-conditions/posterior-cortical-atrophy/diagnosis-treatment/drc-20376563.
32. Dale E. Bredesen, »Inhalational Alzheimer's Disease: An Unrecognized—and Treatable—Epidemic«, *Aging* (Albany, NY) 8, no. 2 (2016): 304, https: //doi.org/10.18632/aging.100896.
33. Sarah E. Jackson, Andrew Steptoe, and Jane Wardle, »The Influence of Partner's Behavior on Health Behavior Change: The English Longitudinal Study of Ageing«, *JAMA Internal Medicine* 175, no. 3 (2015): 385–392.

Kapitel 6: Eine wohlüberlegte Vorgehensweise

1. Shridhara Alva et al., »Feasibility of Continuous Ketone Monitoring in Subcutaneous Tissue Using a Ketone Sensor«, *Journal of Diabetes Science and Technology* 15, no. 4 (221): 768–774, https: //www.ncbi.nlm.nih.gov/pmc/articles/PMC8252149/.
2. Stephen Cunnane, »Brain Energy Rescue with Ketones Improves Cognitive Outcomes in MCI«, *Alzheimer's & Dementia* 18 (2022): e059627, https://doi.org/10.1002/alz.059627.
3. Bing Zhu et al., »HbA1c as a Screening Tool for Ketosis in Patients with Type 2 Diabetes Mellitus«, *Scientific Reports* 6, no. 1 (2016): 39687, https://doi.org/10.1038/srep39687.
4. Chochanon Moonla et al., »Continuous Ketone Monitoring Via Wearable Microneedle Patch Platform«, *ACS Sensors* 9, no. 2 (2024): 1004–1013, https: //doi .org/10.1021/acssensors.3c02677.
5. Johannes Attems and Kurt A. Jellinger, »The Overlap between Vascular Disease and Alzheimer's Disease-Lessons from Pathology«, *BMC Medicine* 12 (2014): 1–12, https://doi.org/10.1186/s12916–014–0206–2.

6. D. S. Knopman, »Cerebrovascular Disease and Dementia«, special issue, *British Journal of Radiology* 80, no. 2 (2007): S121–S127, https://doi.org/10.1259/bjr/75681080.
7. Wiesje M. van der Flier et al., »Vascular Cognitive Impairment«, *Nature Reviews Disease Primers* 4, no. 1 (2018): 1–16, https://doi.org/10.1038/nrdp.2018.3.
8. Jennifer Behbodikhah et al., »Apolipoprotein B and Cardiovascular Disease: Biomarker and Potential Therapeutic Target«, *Metabolites* 11, no. 10 (2021): 690, https://doi.org/10.3390/metabo11100690.
9. Sara Kaffashian et al., »Predictive Utility of the Framingham General Cardiovascular Disease Risk Profile for Cognitive Function: Evidence from the Whitehall II Study«, *European Heart Journal* 32, no. 18 (2011): 2326–2332, https://doi.org/10.1093/eurheartj/ehr133.
10. Amanda M. Perak et al., »Trends in Levels of Lipids and Apolipoprotein B in US Youths Aged 6 to 19 Years, 1999–2016«, *JAMA* 321, no. 19 (2019): 1895–1905, https://doi.org/10.1001/jama.2019.4984.
11. Ian Galea, »The Blood–Brain Barrier in Systemic Infection and Inflammation«, *Cellular & Molecular Immunolog y* 18, no. 11 (2021): 2489–2501, https://doi.org/10.1038/s41423–021–00757-x.
12. Lilly Shanahan, Jason Freeman, and Shawn Bauldry, »Is Very High C-Reactive Protein in Young Adults Associated with Indicators of Chronic Disease Risk?«, *Psychoneuroendocrinolog y* 40 (2014): 76–85, https://doi.org/10.1016/j.psyneuen.2013.10.019.
13. Simona Luzzi et al., »Homocysteine, Cognitive Functions, and Degenerative Dementias: State of the Art«, *Biomedicines* 10, no. 11 (2022): 2741, https://doi.org/10.3390/biomedicines10112741.
14. Ahmed Abdelhak et al., »Blood GFAP As an Emerging Biomarker in Brain and Spinal Cord Disorders«, *Nature Reviews Neurology* 18, no. 3 (2022): 158–172.
15. Charlotte Johansson et al., »Plasma Biomarker Profiles in Autosomal Dominant Alzheimer's Disease«, *Brain* 146, no. 3 (2023): 1132–1140, https://doi.org/10.1093/brain/awac399.
16. Tingting Liu et al., »Cerebrospinal Fluid GFAP Is a Predictive Biomarker for Conversion to Dementia and Alzheimer's Disease-Associated Biomarkers Alterations among de novo Parkinson's Disease Patients: A Prospective Cohort Study«, *Journal of Neuroinflammation* 20, no. 1 (2023): 167.

17. Nicholas J. Ashton et al., »Diagnostic Accuracy of a Plasma Phosphorylated Tau 217 Immunoassay for Alzheimer Disease Pathology«, *JAMA Neurology* 81, no. 3 (2024): 255–263, https://doi.org/10.1001/jamaneurol.2023.5319.
18. Matt Vasilogambros, »The NFL's Concussion Cover-Up«, *Atlantic*, May 23, 2016.
19. Leah H. Rubin et al., »NFL Blood Levels Are Moderated by Subconcussive Impacts in a Cohort of College Football Players«, *Brain Injury* 33, no. 4 (2019): 456–462.
20. Lenise A. Cummings-Vaughn et al., »Veterans Affairs Saint Louis University Mental Status Examination Compared with the Montreal Cognitive Assessment and the Short Test of Mental Status«, *Journal of the American Geriatrics Society* 62, no. 7 (2014): 1341–1346, https: //doi.org/10.1111/jgs.12874.

Kapitel 7: Die richtige Ernährung für ein altersloses Gehirn

1. S. E. Jacobsen and S. Sherwood, *Cultivo de granos andinos en Ecuador: Informe sobre los rubros quinua, chocho y amaranto* (Quito, Ecuador: Centro Internacional de la Papa, 2002), cited in Catherine Greene, »Organic Market Overview« (USDA, Economic Research Service, 2012).
2. Lindsay J. Collin et al., »Association of Sugary Beverage Consumption with Mortality Risk in US Adults: A Secondary Analysis of Data from the REGARDS Study«, *JAMA Network Open* 2, no. 5 (2019): e193121, https://doi.org/10.1001/jamanetworkopen.2019.3121.
3. Carrie H. S. Ruxton and Madeleine Myers, »Fruit Juices: Are They Helpful or Harmful? An Evidence Review«, *Nutrients* 13, no. 6 (2021): 1815, https://doi.org/10.3390/nu13061815.
4. Belinda S. Lennerz et al., »Behavioral Characteristics and Self-Reported Health Status among 2029 Adults Consuming a ›Carnivore Diet,‹« *Current Developments in Nutrition* 5, no. 12 (2021): nzab133, https: //doi.org/10.1093/cdn/nzab133.
5. Serge H. Ahmed, Karine Guillem, and Youna Vandaele, »Sugar Addiction: Pushing the Drug-Sugar Analogy to the Limit«, *Current Opinion in Clinical Nutrition & Metabolic Care* 16, no. 4 (2013): 434–439, https: //doi.org/10.1097/MCO.0b013e328361c8b8.
6. Barry Reisberg et al., »Clinical Symptoms Accompanying Progressive Cognitive Decline and Alzheimer's Disease«, *Alzheimer's Dementia: Dilemmas in Clinical Research* (1985): 19–39.

7. Ramón Estruch et al., »Primary Prevention of Cardiovascular Disease with a Mediterranean Diet«, *New England Journal of Medicine* 368, no. 14 (2013): 1279–1290, https://doi.org/10.1056/NEJMoa1200303.
8. Serena Tonstad et al., »Type of Vegetarian Diet, Body Weight, and Prevalence of Type 2 Diabetes«, *Diabetes Care* 32, no. 5 (2009): 791–796, https://doi.org/10.2337/dc08–1886.
9. Mary Ann S. Van Duyn and Elizabeth Pivonka, »Overview of the Health Benefits of Fruit and Vegetable Consumption for the Dietetics Professional: Selected Literature«, *Journal of the American Dietetic Association* 100, no. 12 (2000): 1511–1521, https: //doi.org/10.1016/S0002–8223(00)00420-X.
10. Ambika Satija and Frank B. Hu, »Plant-Based Diets and Cardiovascular Health«, *Trends in Cardiovascular Medicine* 28, no. 7 (2018): 437–441, https: //doi.org/10.1016/j.tcm.2018.02.004.
11. Yoko Brigitte Wang et al., »The Association between Diet Quality, Plant-Based Diets, Systemic Inflammation, and Mortality Risk: Findings from NHANES«, *European Journal of Nutrition* 62, no. 7 (2023): 2723–2737, https: //doi .org/10.1007/s00394–023–03191-z.
12. Kyung Hee Lee, Myeounghoon Cha, and Bae Hwan Lee, »Neuroprotective Effect of Antioxidants in the Brain«, *International Journal of Molecular Sciences* 21, no. 19 (2020): 7152, https://doi.org/10.3390/ijms21197152.
13. Nour Yahfoufi et al., »The Immunomodulatory and Anti-Inflammatory Role of Polyphenols«, *Nutrients* 10, no. 11 (2018): 1618, https://doi.org/10.3390/nu10111618.
14. Giuseppe Caruso et al., »Polyphenols and Neuroprotection: Therapeutic Implications for Cognitive Decline«, *Pharmacolog y & Therapeutics* 232 (2022): 108013, https: //doi.org/10.1016/j.pharmthera.2021.108013.
15. Atul Bali and Roopa Naik, »The Impact of a Vegan Diet on Many Aspects of Health: The Overlooked Side of Veganism«, *Cureus* 15, no. 2 (2023), https://doi .org/10.7759/cureus.35148.
16. Hideaki Sato et al., »Protein Deficiency-Induced Behavioral Abnormalities and Neurotransmitter Loss in Aged Mice Are Ameliorated by Essential Amino Acids«, *Frontiers in Nutrition* 7 (2020): 510349, https: //doi.org/10.3389/fnut.2020.00023.
17. Harris R. Lieberman, »Amino Acid and Protein Requirements: Cognitive Performance, Stress and Brain Function«, in Committee on Military Nutrition Research, *The Role of Protein and Amino Acids in*

Sustaining and Enhancing Performance (National Academy Press, 1999), 289–307.

18. Yoshitaka Kondo et al., »Moderate Protein Intake Percentage in Mice for Maintaining Metabolic Health during Approach to Old Age«, *GeroScience* 45, no. 4 (2023): 2707–2726, https: //doi.org/10.1007/s11357-023-00797-3.
19. There are many BMI calculators online, including one from the National Heart, Lung, and Blood Institute: https: //www.nhlbi.nih.gov/health/educational/losewt/BMI/bmicalc.htm.
20. A. David Smith et al., »Homocysteine-Lowering by B Vitamins Slows the Rate of Accelerated Brain Atrophy in Mild Cognitive Impairment: A Randomized Controlled Trial«, *PLoS One* 5, no. 9 (2010): e12244, https://doi.org/10.1371/journal.pone.0012244.
21. Nikolaj Travica et al., »Vitamin C Status and Cognitive Function: A Systematic Review«, *Nutrients* 9, no. 9 (2017): 960, https://doi.org/10.3390/nu9090960.
22. Liang Shen and Hong-Fang Ji, »Vitamin D Deficiency Is Associated with Increased Risk of Alzheimer's Disease and Dementia: Evidence from Meta-Analysis«, *Nutrition Journal* 14 (2015): 1–5, https://doi.org/10.1186/s12937-015-0063-7.
23. Tom C. Russ et al., »Geographical Variation in Dementia Mortality in Italy, New Zealand, and Chile: The Impact of Latitude, Vitamin D, and Air Pollution«, *Dementia and Geriatric Cognitive Disorders* 42, no. 1–2 (2016): 31–41, https://doi.org/10.1159/000447449.
24. Maricruz Sepulveda-Villegas, Leticia Elizondo-Montemayor, and Victor Trevino, »Identification and Analysis of 35 Genes Associated with Vitamin D Deficiency: A Systematic Review to Identify Genetic Variants«, *Journal of Steroid Biochemistry and Molecular Biolog y* 196 (2020): 105516, https: //doi.org/10.1016/j.jsbmb.2019.105516.
25. Claudia L. Satizabal et al., »Association of Red Blood Cell Omega-3 Fatty Acids with MRI Markers and Cognitive Function in Midlife: The Framingham Heart Study«, *Neurolog y* 99, no. 23 (2022): e2572–e2582, https://doi .org/10.1212/WNL.0000000000201296.
26. Khawlah Alateeq, Erin I. Walsh, and Nicolas Cherbuin, »Dietary Magnesium Intake Is Related to Larger Brain Volumes and Lower White Matter Lesions with Notable Sex Differences«, *European Journal of Nutrition* 62, no. 5 (2023): 2039–2051, https://doi.org/10.1007/s00394-023-03123-x.

27. Maureen M. Black, »The Evidence Linking Zinc Deficiency with Children's Cognitive and Motor Functioning«, *Journal of Nutrition* 133, no. 5 (2003): 1473S–1476S, https://doi.org/10.1093/jn/133.5.1473S.
28. Zhe Li et al., »The Important Role of Zinc in Neurological Diseases«, *Biomolecules* 13, no. 1 (2022): 28, https://doi.org/10.3390/biom1301 0028.
29. Cristina Fernández-Portero et al., »Coenzyme Q10 Levels Associated with Cognitive Functioning and Executive Function in Older Adults«, *Journals of Gerontology: Series A* 78, no. 1 (2023): 1–8, https://doi.org/10.1093/gerona/glac152.
30. Diana Cardenas, »Let Not Thy Food Be Confused with Thy Medicine: The Hippocratic Misquotation«, *e-SPEN Journal* 8, no. 6 (2013): e260–e262, https: //doi .org/10.1016/j.clnme.2013.10.002.
31. Martha N. Gardner and Allan M. Brandt, »›The Doctors‹ Choice Is America's Choice‹: The Physician in US Cigarette Advertisements, 1930–1953«, *American Journal of Public Health* 96, no. 2 (2006): 222–232, https://doi.org/10.2105/AJPH.2005.066654.
32. Erik Peper and Richard Harvey, »Are Food Companies Responsible for the Epidemic in Diabetes, Cancer, Dementia and Chronic Disease and Do Their Products Need to Be Regulated Like Tobacco? Is It Time for a Class Action Suit?«, *Townsend Letter*, January 13, 2024, https: //www.townsendletter.com/e-letter-26-ultra-processed-foods-and-health-issues/.
33. Natalia Gomes Gonçalves et al., »Association between Consumption of Ultraprocessed Foods and Cognitive Decline«, *JAMA Neurolog y* 80, no. 2 (2023): 142–150, https://doi.org/10.1001/jamaneurol.2022.4397.
34. Virginie Mansuy-Aubert and Yann Ravussin, »Short Chain Fatty Acids: The Messengers from Down Below«, *Frontiers in Neuroscience* 17 (2023): 1197759, https://doi.org/10.3389/fnins.2023.1197759.
35. Katie Meyer et al., »Association of the Gut Microbiota with Cognitive Function in Midlife«, *JAMA Network Open* 5, no. 2 (2022), https://doi.org/10.1001/jamanetworkopen.2021.43941.
36. Vanessa Ridaura and Yasmine Belkaid, »Gut Microbiota: The Link to Your Second Brain«, *Cell* 161, no. 2 (2015): 193–194, https://doi.org/10.1016/j.cell.2015.03.033.
37. Jessica Eastwood et al., »The Effect of Probiotics on Cognitive Function across the Human Lifespan: A Systematic Review«, *Neuroscience & Biobehavioral Reviews* 128 (2021): 311–327, https://doi.org/10.1016/j.neubiorev.2021.06.032.

38. Åsa Hammar and Guro Årdal, »Cognitive Functioning in Major Depression— A Summary«, *Frontiers in Human Neuroscience* 3 (2009): 728, https://doi.org/10.3389/neuro.09.026.2009.
39. Robert B. McGandy, D. Mark Hegsted, and F. J. Stare, »Dietary Fats, Carbohydrates and Atherosclerotic Vascular Disease«, *New England Journal of Medicine* 277, no. 4 (1967): 186–192, https: //www.nejm.org/doi/pdf/10.1056/NEJM196707272770405.
40. Cristin E. Kearns, Laura A. Schmidt, and Stanton A. Glantz, »Sugar Industry and Coronary Heart Disease Research: A Historical Analysis of Internal Industry Documents«, *JAMA Internal Medicine* 176, no. 11 (2016): 1680–1685, https://doi.org/10.1001/jamainternmed.2016.5394.
41. Anahad O'Connor, »Coca-Cola Funds Scientists Who Shift Blame for Obesity Away from Bad Diets«, *New York Times*, August 9, 2015, https: //archive.nytimes.com/well.blogs.nytimes.com/2015/08/09/coca-cola-funds-scientists-who-shift-blame-for-obesity-away-from-bad-diets/.
42. Candice Choi, »How Candy Makers Shape Nutrition Science«, Associated Press, June 2, 2016, https: //apnews.com/d90190c4a77e470ca0ebd332f3b049fd.
43. David Merritt Johns and Gerald M. Oppenheimer, »Was There Ever Really a ›Sugar Conspiracy‹?«, *Science* 359, no. 6377 (2018): 747–750, https://doi.org/10.1126/science.aaq1618.
44. Sebastian Brandhorst et al., »Fasting-Mimicking Diet Causes Hepatic and Blood Markers Changes Indicating Reduced Biological Age and Disease Risk«, *Nature Communications* 15, no. 1 (2024): 1309, https://doi.org/10.1038/s41467–024–45260–9.
45. Dara L. James et al., »Impact of Intermittent Fasting and/or Caloric Restriction on Aging-Related Outcomes in Adults: A Scoping Review of Randomized Controlled Trials«, *Nutrients* 16, no. 2 (2024): 316, https://doi.org/10.3390/nu16020316.
46. Jip Gudden, Alejandro Arias Vasquez, and Mirjam Bloemendaal, »The Effects of Intermittent Fasting on Brain and Cognitive Function«, *Nutrients* 13, no. 9 (2021): 3166, https: //doi.org/10.3390/nu13093166.
47. Kirrilly M. Pursey et al., »The Prevalence of Food Addiction As Assessed by the Yale Food Addiction Scale: A Systematic Review«, *Nutrients* 6, no. 10 (2014): 4552–4590, https: //doi.org/10.3390/nu6104552.
48. Amy L. McKenzie and Shaminie J. Athinarayanan, »Impact of Glucagon-Like Peptide 1 Agonist Deprescription in Type 2 Diabetes in a Real-World Setting: A Propensity Score Matched Cohort Study«,

Diabetes Therapy 15, no. 4 (2024): 843–853, https: //doi.org/10.1007/s13300–024–01547–0.

Kapitel 8: Das Gehirnlebensdauer-Training

1. J. Wilde-Frenz and H. Schulz, »Rate and Distribution of Body Movements during Sleep in Humans«, *Perceptual and Motor Skills* 56, no. 1 (1983): 275–283, https://doi.org/10.2466/pms.1983.56.1.275.
2. Dennis Muñoz-Vergara et al., »Prepandemic Physical Activity and Risk of COVID-19 Diagnosis and Hospitalization in Older Adults«, *JAMA Network Open* 7, no. 2 (2024): e2355808, https://doi.org/10.1001/jamanetworkopen.2023.55808.
3. Helen Shinru Wei et al., »Erythrocytes Are Oxygen-Sensing Regulators of the Cerebral Microcirculation«, *Neuron* 91, no. 4 (2016): 851–862, https://doi.org/10.1016/j.neuron.2016.07.016.
4. Aaron A. Phillips et al., »Neurovascular Coupling in Humans: Physiology, Methodological Advances and Clinical Implications«, *Journal of Cerebral Blood Flow & Metabolism* 36, no. 4 (2016): 647–664, https://doi.org/10.1177/0271678X15617954.
5. Michelle E. Watts, Roger Pocock, and Charles Claudianos, »Brain Energy and Oxygen Metabolism: Emerging Role in Normal Function and Disease«, *Frontiers in Molecular Neuroscience* 11 (2018): 216, https://doi.org/10.3389/fnmol.2018.00216.
6. Teresa Liu-Ambrose et al., »Aerobic Exercise and Vascular Cognitive Impairment: A Randomized Controlled Trial«, *Neurolog y* 87, no. 20 (2016): 2082–2090, https://doi.org/10.1212/WNL.0000000000003332.
7. Jun Mu, Paul R. Krafft, and John H. Zhang, »Hyperbaric Oxygen Therapy Promotes Neurogenesis: Where Do We Stand?« *Medical Gas Research* 1 (2011): 1–7, https://doi.org/10.1186/2045–9912–1-14.
8. J. Eric Ahlskog et al., »Physical Exercise As a Preventive or Disease-Modifying Treatment of Dementia and Brain Aging«, Mayo Clinic Proceedings 86, no. 9 (2011): 876–884, https://doi.org/10.4065/mcp.2011.0252.
9. Mark Evans, Karl E. Cogan, and Brendan Egan, »Metabolism of Ketone Bodies during Exercise and Training: Physiological Basis for Exogenous Supplementation«, *Journal of Physiolog y* 595, no. 9 (2017): 2857–2871, https://doi.org/10.1113/JP273185.
10. Stephanie von Holstein-Rathlou, Nicolas Caesar Petersen, and Maiken Nedergaard, »Voluntary Running Enhances Glymphatic Influx in

Awake Behaving, Young Mice«, *Neuroscience Letters* 662 (2018): 253–258, https://doi.org/10.1016/j.neulet.2017.10.035.

11. Christopher Ingraham, »Actually, You Do Have Enough Time to Exercise, and Here's the Data to Prove It«, *Washington Post*, October 30, 2019, https://www.washingtonpost.com/business/2019/10/30/actually-you-do-have-enough-time-exercise-heres-data-prove-it/.
12. Roland Sturm and Deborah A. Cohen, »Peer Reviewed: Free Time and Physical Activity among Americans 15 Years or Older: Cross-Sectional Analysis of the American Time Use Survey«, *Preventing Chronic Disease* 16 (2019), https://doi.org/10.5888/pcd16.190017.
13. Kathryn M. Broadhouse et al., »Hippocampal Plasticity Underpins Long-Term Cognitive Gains from Resistance Exercise in MCI«, *NeuroImage: Clinical* 25 (2020): 102182, https://doi.org/10.1016/j.nicl.2020.102182.
14. Zhihui Li et al., »The Effect of Resistance Training on Cognitive Function in the Older Adults: A Systematic Review of Randomized Clinical Trials«, *Aging Clinical and Experimental Research* 30 (2018): 1259–1273, https://doi.org/10.1007/s40520–018–0998–6.
15. McKayla J. Niemann et al., »Strength Training and Insulin Resistance: The Mediating Role of Body Composition«, *Journal of Diabetes Research* (2020), https://doi.org/10.1155/2020/7694825.
16. Jorge L. Ruas et al., »A PGC-1α Isoform Induced by Resistance Training Regulates Skeletal Muscle Hypertrophy«, *Cell* 151, no. 6 (2012): 1319–1331, https://doi.org/10.1016/j.cell.2012.10.050.
17. Gary Sweeney and Juhyun Song, »The Association between PGC-1αand Alzheimer's Disease«, *Anatomy & Cell Biolog y* 49, no. 1 (2016): 1, https://doi.org/10.5115/acb.2016.49.1.1.
18. Elena Volpi, Reza Nazemi, and Satoshi Fujita, »Muscle Tissue Changes with Aging«, *Current Opinion in Clinical Nutrition & Metabolic Care* 7, no. 4 (2004): 405–410, https://doi.org/10.1097/01.mco.0000134362.76653.b2.
19. T. N. Ziegenfuss et al., »Effects of an Amylopectin and Chromium Complex on the Anabolic Response to a Suboptimal Dose of Whey Protein«, *Journal of the International Society of Sports Nutrition* 14, no. 1 (2017): 6, https://doi.org/10.53520/jen2021.10394.
20. Gabriel J. Wilson, Jacob M. Wilson, and Anssi H. Manninen, »Effects of Beta-Hydroxy-Beta-Methylbutyrate (HMB) on Exercise Performance and Body Composition across Varying Levels of Age, Sex, and Training

Experience: A Review«, *Nutrition & Metabolism* 5 (2008): 1–17, https://doi.org/10.1186/1743–7075–5-1.

21. Regina G. Belz and Stephen O. Duke, »Herbicides and Plant Hormesis«, *Pest Management Science* 70, no. 5 (2014): 698–707, https://doi.org/10.1002/ps.3726.
22. R. Waziry et al., »Effect of Long-Term Caloric Restriction on DNA Methylation Measures of Biological Aging in Healthy Adults from the CALERIE Trial«, *Nature Aging* 3, no. 3 (2023): 248–257, https://doi.org/10.1038/s43587–022–00357-y.
23. David A. Sinclair and Matthew D. LaPlante, *Lifespan: Why We Age—and Why We Don't Have To* (Atria Books, 2019).
24. Matthew M. Robinson et al., »Enhanced Protein Translation Underlies Improved Metabolic and Physical Adaptations to Different Exercise Training Modes in Young and Old Humans«, *Cell Metabolism* 25, no. 3 (2017): 581–592, https://doi.org/10.1016/j.cmet.2017.02.009.
25. Khatija Bahdur et al., »Efecto de HIIT en el rendimiento cognitivo y físico«, *Apunts Medicina de l'Esport* 54, no. 204 (2019): 113–117, https://doi.org/10.1016/j.apunts.2019.07.001.
26. Said Mekari et al., »Effect of High Intensity Interval Training Compared to Continuous Training on Cognitive Performance in Young Healthy Adults: A Pilot Study«, *Brain Sciences* 10, no. 2 (2020): 81, https://doi.org/10.3390/brainsci10020081.
27. J. P. Loenneke et al., »Blood Flow Restriction Pressure Recommendations: The Hormesis Hypothesis«, *Medical Hypotheses* 82, no. 5 (2014): 623–626, https://doi.org/10.1016/j.mehy.2014.02.023.
28. Yudai Takarada et al., »Effects of Resistance Exercise Combined with Moderate Vascular Occlusion on Muscular Function in Humans«, *Journal of Applied Physiolog y* 88, no. 6 (2000): 2097–2106, https://doi.org/10.1152/jappl.2000.88.6.2097.
29. Matthew Futterman, »A Hot Fitness Trend Among Olympians: Blood Flow Restriction«, *New York Times*, July 21, 2021.
30. Yudai Takarada et al., »Rapid Increase in Plasma Growth Hormone after Low-Intensity Resistance Exercise with Vascular Occlusion«, *Journal of Applied Physiolog y* 88, no. 1 (2000): 61–65, https://doi.org/10.1152/jappl.2000.88.1.61.
31. Alexander Törpel et al., »Strengthening the Brain—Is Resistance Training with Blood Flow Restriction an Effective Strategy for

Cognitive Improvement?«, *Journal of Clinical Medicine* 7, no. 10 (2018): 337, https://doi.org/10.3390/jcm7100337.

32. Takeshi Sugimoto et al., »Blood Flow Restriction Improves Executive Function after Walking«, *Medicine & Science in Sports & Exercise* 53, no. 1 (2021): 131–138, https://doi.org/10.1249/MSS. 00000000 00002446.
33. Amir Kargaran et al., »Effects of Dual-Task Training with Blood Flow Restriction on Cognitive Functions, Muscle Quality, and Circulatory Biomarkers in Elderly Women«, *Physiolog y & Behavior* 239 (2021): 113500, https://doi.org/10.1016/j.physbeh.2021.113500.
34. Helen Shinru Wei et al., »Erythrocytes Are Oxygen-Sensing Regulators of the Cerebral Microcirculation«, *Neuron* 91, no. 4 (2016): 851–862, https://doi.org/10.1016/j.neuron.2016.07.016.
35. Ling Yan, Ting Liang, and Oumei Cheng, »Hyperbaric Oxygen Therapy in China«, *Medical Gas Research* 5 (2015): 1–6, https://doi.org/10.1186/s13618–015–0024–4.
36. Irit Gottfried, Nofar Schottlender, and Uri Ashery, »Hyperbaric Oxygen Treatment—from Mechanisms to Cognitive Improvement«, *Biomolecules* 11, no. 10 (2021): 1520, https://doi.org/10.3390/biom11101520.
37. Enya Daynes et al., »Early Experiences of Rehabilitation for Individuals Post-COVID to Improve Fatigue, Breathlessness Exercise Capacity and Cognition—a Cohort Study«, *Chronic Respiratory Disease* 18 (2021): 14799731211015691, https://doi.org/10.1177/14799731211015691.
38. Julie Gregory, »My Experience with EWOT«, Apollo Health, March 18, 2024, https://www.apollohealthco.com/my-experience-with-ewot/.
39. Diogo S. Teixeira et al., »Enjoyment As a Predictor of Exercise Habit, Intention to Continue Exercising, and Exercise Frequency: The Intensity Traits Discrepancy Moderation Role«, *Frontiers in Psycholog y* 13 (2022): 780059, https://doi.org/10.3389/fpsyg.2022.780059.
40. Scott M. Lephart et al., »An Eight-Week Golf-Specific Exercise Program Improves Physical Characteristics, Swing Mechanics, and Golf Performance in Recreational Golfers«, *Journal of Strength & Conditioning Research* 21, no. 3 (2007): 860–869.
41. Ashley K. Williams, Jonathan Glen, and Graeme G. Sorbie, »The Effect of Upper Body Sprint Interval Training on Golf Drive Performance«, *Journal of Sports Medicine and Physical Fitness* 62, no. 11 (2022): 1427–1434, https://doi.org/10.23736/S0022–4707.22.12944–0.

42. Hyun Ahn, Sea-Hyun Bae, and Kyung-Yoon Kim, »Effects of Left Thigh Blood Flow Restriction Exercise on Muscle Strength and Golf Performance in Amateur Golfers«, *Journal of Exercise Rehabilitation* 19, no. 4 (2023): 237, https://doi.org/10.12965/jer.2346302.151.
43. Chen-Yu Chen et al., »Early Recovery of Exercise-Related Muscular Injury by HBOT«, *BioMed Research International* (2019), https://doi.org/10.1155/2019/6289380.9:

Kapitel 9: Reinigung und Regeneration

1. »Percentage of Adults Aged ≥ 18 Years Who Sleep < 7 Hours on Average in a 24-Hour Period, by Sex and Age Group—National Health Interview Survey, United States, 2020«, *Morbidity and Mortality Weekly Report* 71, no. 10 (2022): 393, https://doi.org/10.15585/mmwr.mm7110a6.
2. Caroline Schmidt et al., »Progressive Encephalomyelitis with Rigidity and Myoclonus Preceding Otherwise Asymptomatic Hodgkin's Lymphoma«, *Journal of the Neurological Sciences* 291, no. 1–2 (2010): 118–120, https://doi.org/10.1016/j.jns.2009.12.025.
3. Howard S. Kirshner, »Primary Progressive Aphasia and Alzheimer's Disease: Brief History, Recent Evidence«, *Current Neurology and Neuroscience Reports* 12 (2012): 709–714, https://doi.org/10.1007/s11910–012–0307–2.
4. Till Roenneberg, »How Can Social Jetlag Affect Health?«, *Nature Reviews Endocrinology* 19, no. 7 (2023): 383–384, https: //doi.org/10.1038/s41574–023–00851–2.
5. Leah C. Hibel, Evelyn Mercado, and Jill M. Trumbell, »Parenting Stressors and Morning Cortisol in a Sample of Working Mothers«, *Journal of Family Psychology* 26, no. 5 (2012): 738, https: //doi.org/10.1037/a0029340.
6. Christian Jones et al., »The Impact of Courteous and Discourteous Drivers on Physiological Stress«, *Transportation Research Part F: Traffic Psychology and Behaviour* 82 (2021): 285–296, https://doi.org/10.1016/j.trf.2021.08.015.
7. Denise Albieri Jodas Salvagioni et al., »Physical, Psychological and Occupational Consequences of Job Burnout: A Systematic Review of Prospective Studies«, *PLoS One* 12, no. 10 (2017): e0185781, https://doi.org/10.1371/journal.pone.0185781.

8. Kjeld Møllgård et al., »A Mesothelium Divides the Subarachnoid Space into Functional Compartments«, *Science* 379, no. 6627 (2023): 84–88, https://doi.org/10.1126/science.adc8810.
9. Kenneth I. Hume, Mark Brink, and Mathias Basner, »Effects of Environmental Noise on Sleep«, *Noise and Health* 14, no. 61 (2012): 297–302, https: //journals.lww.com/nohe/fulltext/2012/14610/effects_of_environmental_noise_on_sleep.6.aspx.
10. Tae-Yoon S. Park et al., »Brain and Eyes of Kerygmachela Reveal Protocerebral Ancestry of the Panarthropod Head«, *Nature Communications* 9, no. 1 (2018): 1019, https://doi.org/10.1038/s41467–018–03464-w.
11. Simon Neubauer, Jean-Jacques Hublin, and Philipp Gunz, »The Evolution of Modern Human Brain Shape«, *Science Advances* 4, no. 1 (2018): eaao5961, https://doi.org/10.1126/sciadv.aao5961.
12. Richard G. Stevens and Yong Zhu, »Electric Light, Particularly at Night, Disrupts Human Circadian Rhythmicity: Is That a Problem?«, *Philosophical Transactions of the Royal Society B: Biological Sciences* 370, no. 1667 (2015): 20140120, https://doi.org/10.1098/rstb.2014.0120.
13. John Marshall, »The Blue Light Paradox: Problem or Panacea«, *Points de Vue—International Review of Ophthalmic Optics* (2017).
14. Marin Vogelsang et al., »Prenatal Auditory Experience and Its Sequelae«, *Developmental Science* 26, no. 1 (2023): e13278, https: //doi.org/10.1111/desc.13278.
15. Thomas Schreiner et al., »Respiration Modulates Sleep Oscillations and Memory Reactivation in Humans«, *Nature Communications* 14, no. 1 (2023): 8351, https://doi.org/10.1038/s41467–023–43450–5.
16. Karl A. Franklin and Eva Lindberg, »Obstructive Sleep Apnea Is a Common Disorder in the Population—a Review on the Epidemiology of Sleep Apnea«, *Journal of Thoracic Disease* 7, no. 8 (2015): 1311, https://doi.org/10.3978/j.issn.2072–1439.2015.06.11.
17. Nico J. Diederich et al., »Sleep Apnea Syndrome in Parkinson's Disease. A Case–Control Study in 49 Patients«, *Movement Disorders* 20, no. 11 (2005): 1413–1418, https://doi.org/10.1002/mds.20624.
18. Omonigho M. Bubu et al., »Obstructive Sleep Apnea, Cognition and Alzheimer's Disease: A Systematic Review Integrating Three Decades of Multidisciplinary Research«, *Sleep Medicine Reviews* 50 (2020): 101250, https://doi.org/10.1016/j.smrv.2019.101250.

19. Wei Xu et al., »Sleep Problems and Risk of All-Cause Cognitive Decline or Dementia: An Updated Systematic Review and Meta-Analysis«, *Journal of Neurolog y, Neurosurgery & Psychiatry* 91, no. 3 (2020): 236–244, https://doi.org/10.1136/jnnp-2019–321896.
20. Kevin K. Motamedi, Andrew C. McClary, and Ronald G. Amedee, »Obstructive Sleep Apnea: A Growing Problem«, *Ochsner Journal* 9, no. 3 (2009): 149–153, https://www.ochsnerjournal.org/content/9/3/149.full.
21. Jana R. Cooke et al., »Sustained Use of CPAP Slows Deterioration of Cognition, Sleep, and Mood in Patients with Alzheimer's Disease and Obstructive Sleep Apnea: A Preliminary Study«, *Journal of Clinical Sleep Medicine* 5, no. 4 (2009): 305–309, https://doi.org/10.5664/jcsm.27538.
22. Atul Malhotra et al., »Tirzepatide for the Treatment of Obstructive Sleep Apnea and Obesity«, *New England Journal of Medicine* (2024), http://doi.org/10.1056/NEJMoa2404881.
23. Yi Xie et al., »Effects of Exercise on Sleep Quality and Insomnia in Adults: A Systematic Review and Meta-Analysis of Randomized Controlled Trials«, *Frontiers in Psychiatry* 12 (2021): 664499, https://doi.org/10.3389/fpsyt.2021.664499.
24. Nuria Martinez-Lopez et al., »System-Wide Benefits of Intermeal Fasting by Autophagy«, *Cell Metabolism* 26, no. 6 (2017): 856–871, https://doi.org/10.4161/auto.6.6.12376.
25. J. F. Pagel and Bennett L. Parnes, »Medications for the Treatment of Sleep Disorders: An Overview«, *Primary Care Companion to the Journal of Clinical Psychiatry* 3, no. 3 (2001): 118, https://doi.org/10.4088/pcc.v03n0303.
26. Christopher N. Kaufmann et al., »Declining Trend in Use of Medications for Sleep Disturbance in the United States from 2013 to 2018«, *Journal of Clinical Sleep Medicine* 18, no. 10 (2022): 2459–2465, https://doi.org/10.5664/jcsm.10132.
27. Donald Givler et al., »Chronic Administration of Melatonin: Physiological and Clinical Considerations«, *Neurolog y International* 15, no. 1 (2023): 518–533, https://doi.org/10.3390/neurolint15010031.
28. Anahad O'Connor, »Can Magnesium Supplements Really Help You Sleep?«, *New York Times*, August 31, 2021, https://www.nytimes.com/2021/08/31/well/mind/magnesium-supplements-for-sleep.html.
29. Clarinda N. Sutanto, Wen Wei Loh, and Jung Eun Kim, »The Impact of Tryptophan Supplementation on Sleep Quality: A Systematic Review,

Meta-Analysis, and Meta-Regression«, *Nutrition Reviews* 80, no. 2 (2022): 306–316,https: //doi.org/10.1093/nutrit/nuab027.

30. Tayebeh Barsam et al., »Effect of Extremely Low Frequency Electromagnetic Field Exposure on Sleep Quality in High Voltage Substations«, *Iranian Journal of Environmental Health Science & Engineering* 9 (2012): 1–7, https://doi.org/10.1186/1735–2746–9-15.
31. E. Díaz-Del Cerro et al., »Improvement of Several Stress Response and Sleep Quality Hormones in Men and Women after Sleeping in a Bed that Protects against lectromagnetic Fields«, *Environmental Health* 21, no. 1 (2022): 72, https://doi.org/10.1186/s12940–022–00882–8.
32. Madhav Goyal et al., »Meditation Programs for Psychological Stress and Well-Being: A Systematic Review and Meta-Analysis«, *JAMA Internal Medicine* 174, no. 3 (2014): 357–368, https://doi.org/10.1001/jamainternmed.2013.13018.
33. Kathleen C. Spadaro et al., »Effect of Mindfulness Meditation on Short-Term Weight Loss and Eating Behaviors in Overweight and Obese Adults: A Randomized Controlled Trial«, *Journal of Complementary and Integrative Medicine* 15, no. 2 (2018), https://doi.org/10.1515/jcim-2016–0048.
34. Heather L. Rusch et al., »The Effect of Mindfulness Meditation on Sleep Quality: A Systematic Review and Meta-Analysis of Randomized Controlled Trials«, Annals of the New York Academy of Sciences 1445, no. 1 (2019): 5–16, https://doi .org/10.1111/nyas.13996.
35. Tim Gard, Britta K. Hölzel, and Sara W. Lazar, »The Potential Effects of Meditation on Age-Related Cognitive Decline: A Systematic Review«, *Annals of the New York Academy of Sciences* 1307, no. 1 (2014): 89–103, https://doi.org/10.1111/nyas.12348.
36. Melanie Curtin, »Neuroscience Reveals 50-Year-Olds Can Have the Brains of 25-Year-Olds If They Do This 1 Thing«, *Inc.*, October 23, 2018, https://www.inc.com/melanie-curtin/neuroscience-shows-that-50-year-olds-can-have-brains-of-25-year-olds-if-they-do-this.html.
37. Sara W. Lazar et al., »Meditation Experience Is Associated with Increased Cortical Thickness«, *Neuroreport* 16, no. 17 (2005): 1893–1897, https://doi.org/10.1097/01.wnr.0000186598.66243.19.
38. Gretchen A. Brenes et al., »The Effects of Yoga on Patients with Mild Cognitive Impairment and Dementia: A Scoping Review«, *American Journal of Geriatric Psychiatry* 27, no. 2 (2019): 188–197, https://doi.org/10.1016/j.jagp.2018.10.013.

39. Peter H. Canter and Edzard Ernst, »The Cumulative Effects of Transcendental Meditation on Cognitive Function—a Systematic Review of Randomised Controlled Trials«, *Wiener Klinische Wochenschrift* 115 (2003): 758–766, https://doi.org/10.1007/BF03040500.
40. Jingjing Yang et al., »Tai Chi Is Effective in Delaying Cognitive Decline in Older Adults with Mild Cognitive Impairment: Evidence from a Systematic Review and Meta-Analysis«, *Evidence-Based Complementary and Alternative Medicine* (2020), https: //doi.org/10.1155/2020/3620534.
41. Chiew Jiat Rosalind Siah et al., »The Effects of Forest Bathing on Psychological Well-Being: A Systematic Review and Meta-Analysis«, *International Journal of Mental Health Nursing* 32, no. 4 (2023): 1038–1054, https://doi.org/10.1111/inm.13131.

Kapitel 10: Die Flexibilität unseres Gehirns

1. Kat Toups et al., »Precision Medicine Approach to Alzheimer's Disease: Successful Pilot Project«, Journal of Alzheimer's Disease 88, no. 4 (2022): 1411–1421, http://doi.org/10.3233/JAD-215707.
2. Heather Sandison et al., »Observed Improvement in Cognition during a Personalized Lifestyle Intervention in People with Cognitive Decline«, Journal of Alzheimer's Disease 94, no. 3 (2023): 993–1004, https://doi.org/10.3233/JAD-230004
3. Tara John, »Brain Game App Lumosity to Pay $2 Million Fine for ›Deceptive Advertising,‹« Time, January 6, 2016, https://time.com/4169123/lumosity-2-million-fine/.
4. Glenn E. Smith et al., »A Cognitive Training Program Based on Principles of Brain Plasticity: Results from the Improvement in Memory with Plasticity-Based Adaptive Cognitive Training (IMPACT) Study«, Journal of the American Geriatrics Society 57, no. 4 (2009): 594–603, https://doi.org/10.1111/j.1532–5415.2008.02167.x.
5. Dale E. Bredesen, »Reversal of Cognitive Decline: A Novel Therapeutic Program,» Aging (Albany, NY) 6, no. 9 (2014): 707, https://doi.org/10.18632/aging.100690.
6. Michael M. Merzenich et al., »Progression of Change Following Median Nerve Section in the Cortical Representation of the Hand in Areas 3b and 1 in Adult Owl and Squirrel Monkeys«, Neuroscience 10, no. 3 (1983): 639–665, https://doi.org/10.1016/0306-4522(83)90208-7.

7. Jerri D. Edwards et al., »Speed of Processing Training Results in Lower Risk of Dementia«, Alzheimer's & Dementia: Translational Research & Clinical Interventions 3, no. 4 (2017): 603–611, https://doi.org/10.1016/j.trci.2017.09.002.
8. Kat Toups et al., »Precision Medicine Approach to Alzheimer's Disease: Successful Pilot Project«, Journal of Alzheimer's Disease 88, no. 4 (2022): 1411–1421, https://doi.org/10.3233/JAD-215707
9. Jia You et al., »40-Hz Rhythmic Visual Stimulation Facilitates Attention by Reshaping the Brain Functional Connectivity«, *2020 42nd Annual International Conference of the IEEE Engineering in Medicine & Biology Society* (EMBC), Montreal, QC, Canada, 2873–2876, https://doi.org/10.1109/EMBC44109.2020.9175356.
10. Diane Chan et al., »Gamma Frequency Sensory Stimulation in Mild Probable Alzheimer's Dementia Patients: Results of Feasibility and Pilot Studies«, *PLoS One* 17, no. 12 (2022): e0278412, https://doi.org/10.1371/journal.pone.0278412.
11. Derek J. Hoare, Peyman Adjamian, and Magdalena Sereda, »Electrical Stimulation of the Ear, Head, Cranial Nerve, or Cortex for the Treatment of Tinnitus: A Scoping Review«, *Neural Plasticity* (2016), https://doi.org/10.1155/2016/5130503.
12. Sophie M.D.D. Fitzsimmons et al., »Repetitive Transcranial Magnetic Stimulation-Induced Neuroplasticity and the Treatment of Psychiatric Disorders: State of the Evidence and Future Opportunities«, *Biological Psychiatry* 95, no. 6 (2023): 592–600, https://doi.org/10.1016/j.biopsych.2023.11.016.
13. Débora Buendía et al., »The Transcranial Light Therapy Improves Synaptic Plasticity in the Alzheimer's Disease Mouse Model«, *Brain Sciences* 12, no. 10 (2022): 1272, https://doi.org/10.3390/brainsci12101272.
14. Jee Wook Kim et al., »Spouse Bereavement and Brain Pathologies: A Propensity Score Matching Study«, *Psychiatry and Clinical Neurosciences* 76, no. 10 (2022): 490–504, https://doi.org/10.1111/pcn.13439.
15. Maria C. Norton et al., »Greater Risk of Dementia When Spouse Has Dementia? The Cache County Study«, *Journal of the American Geriatrics Society* 58, no. 5 (2010): 895–900, https://doi.org/10.1111/j.1532-5415.2010.02806.x.
16. Yuan Chang Leong et al., »Conservative and Liberal Attitudes Drive Polarized Neural Responses to Political Content«, *Proceedings of the*

National Academy of Sciences 117, no. 44 (2020): 27731–27739, https://doi.org/10.1073/pnas.200853011.

17. Noreena Hertz, The Lonely Century: *How to Restore Human Connection in a World That's Pulling Apart*, (Crown Currency, 2021).
18. Eunju Jin and Samuel Suk-Hyun Hwang, »A Preliminary Study on the Neurocognitive Deficits Associated with Loneliness in Young Adults«, *Frontiers in Public Health* 12 (2024): 1371063, https://doi.org/10.3389/fpubh.2024.1371063.
19. Jennie Allen, *Find Your People: Building Deep Community in a Lonely World* (WaterBrook, 2022).
20. Marisa G. Franco, *Platonic: How the Science of Attachment Can Help You Make—and Keep—Friends* (Penguin, 2022).
21. Andy Field, *Encounterism: The Neglected Joys of Being in Person* (W. W. Norton, 2023).
22. Oscar Ybarra et al., »Friends (and Sometimes Enemies) with Cognitive Benefits: What Types of Social Interactions Boost Executive Functioning?«, *Social Psychological and Personality Science* 2, no. 3 (2011): 253–261, https://doi.org/10.1177/19485506103868.
23. Jamie Waters, »›The Assignment Made Me Gulp‹: Could Talking to Strangers Change My Life?«, *Guardian*, July 31, 2021, https://www.theguardian.com/lifeandstyle/2021/jul/31/the-assignment-made-me-gulp-could-talking-to-strangers-change-my-life.
24. Robert Plutchik, »The Nature of Emotions: Human Emotions Have Deep Evolutionary Roots, a Fact That May Explain Their Complexity and Provide Tools for Clinical Practice«, *American Scientist* 89, no. 4 (2001): 344–350, https://www .jstor.org/stable/27857503.
25. Holly Elser et al., »Association of Early-, Middle-, and Late-Life Depression with Incident Dementia in a Danish Cohort«, *JAMA Neurolog* y 80, no. 9 (2023): 949–958, https://doi.org/10.1001/jamaneurol.2023.2309.
26. Joe Curran et al., »How Does Therapy Harm? A Model of Adverse Process Using Task Analysis in the Meta-Synthesis of Service Users' Experience«, *Frontiers in Psychology* 10 (2019): 347, https://doi.org/10.3389/fpsyg.2019.00347.

Kapitel 11: Das toxische Abenteuer

1. Ritchie C. Shoemaker, Dennis House, and James C. Ryan, »Defining the Neurotoxin Derived Illness Chronic Ciguatera Using Markers of Chronic Systemic Inflammatory Disturbances: A Case/Control Study«, *Neurotoxicology and Teratology* 32, no. 6 (2010): 633–639, https://doi.org/10.1016/j.ntt.2010.05.007.
2. Dale E. Bredesen, »Inhalational Alzheimer's Disease: An Unrecognized—and Treatable—Epidemic«, *Aging* (Albany, NY) 8, no. 2 (2016): 304, https://doi .org/10.18632/aging.100896.
3. Jotin Gogoi et al., »Switching a Conflicted Bacterial DTD-tRNA Code Is Essential for the Emergence of Mitochondria«, *Science Advances* 8, no. 2 (2022): eabj7307, https://doi.org/10.1126/sciadv.abj7307.
4. Hussein S. Hussein and Jeffrey M. Brasel, »Toxicity, Metabolism, and Impact of Mycotoxins on Humans and Animals«, *Toxicology* 167, no. 2 (2001): 101–134, https://doi.org/10.1016/S0300-483X(01)00471-1.
5. J. W. Bennett and M. Klich, »Mycotoxins«, *Clinical Microbiology* Reviews 16, no. 3 (2003): 497, https://doi.org/10.1128/CMR.16.3.497-516.2003.
6. Diana Pisa et al., »Different Brain Regions Are Infected with Fungi in Alzheimer's Disease«, *Scientific Reports* 5, no. 1 (2015): 1–13, https://doi.org/10.1038/srep15015.
7. Xi-Dai Long et al. »Polymorphisms in the Coding Region of X-Ray Repair Complementing Group 4 and Aflatoxin B1-Related Hepatocellular Carcinoma«, *Hepatology* 58, no. 1 (2013): 171–181, https://doi.org/10.1002/hep.26311.
8. Rachel Morello-Frosch et al., »Environmental Chemicals in an Urban Population of Pregnant Women and Their Newborns from San Francisco«, *Environmental Science & Technology* 50, no. 22 (2016): 12464–12472, https://doi.org/10.1021/acs.est.6b03492.
9. Matthew D. LaPlante, »Families Blame Illnesses on Mold in Their Hill Air Force Base Housing«, *Salt Lake Tribune*, April 20, 2007, https://archive.sltrib.com/story.php?ref=/news/ci5710890.
10. John M. Donnelly, »Members Irate As Some Military Tenants' Rights Ignored«, *Roll Call*, Oct. 6, 2022, https://rollcall.com/2022/10/06/members-irate-as-some-military-tenants-rights-ignored/.
11. Maryam Vasefi et al., »Environmental Toxins and Alzheimer's Disease Progression«, *Neurochemistry International* 141 (2020): 104852, https://doi.org/10.1016/j.neuint.2020.104852.

12. Jovana Kos et al. »Climate Change and Mycotoxins Trends in Serbia and Croatia: A 15-Year Review«, *Foods* 13, no. 9 (2024): 1391, https://doi.org/10.3390/foods13091391.
13. Maja Peraica, Darko Richter, and Dubravka Rašić, »Mycotoxicoses in Children.« *Archives of Industrial Hygiene and Toxicology* 65, no. 4 (2014): 347–363. https://doi.org/10.2478/10004-1254-65-2014-2557.
14. Wieslaw Jedrychowski et al., »Cognitive Function of 6-Year-Old Children Exposed to Mold-Contaminated Homes in Early Postnatal Period. Prospective Birth Cohort Study in Poland«, *Physiology & Behavior* 104, no. 5 (2011): 989–995, https://doi.org/10.1016/j.physbeh.2011.06.019.
15. Barbara De Santis et al., »Role of Mycotoxins in the Pathobiology of Autism: A First Evidence«, *Nutritional Neuroscience* 22, no. 2 (2019): 132–144, https://doi.org/10.1080/1028415X.2017.1357793.
16. Dylan Goetz, »Flint Lost 20% of Its Population in Past Decade, Census Data Shows«, *MLive*, August 13, 2021, https://www.mlive.com/news/flint/2021/08/flint-lost-20-of-its-population-in-past-decade-census-data-shows.html.
17. Dale E. Bredesen et al., »Reversal of Cognitive Decline: 100 Patients«, *Journal of Alzheimer's Disease and Parkinsonism* 8, no. 450 (2018): 2161–0460, https://doi.org/10.4172/2161-0460.1000450.
18. Kelly M. Bakulski et al., »Heavy Metals Exposure and Alzheimer's Disease and Related Dementias«, *Journal of Alzheimer's Disease* 76, no. 4 (2020): 1215–1242, https://doi.org/10.3233/JAD-200282.
19. Allison Kite, »›Time Bomb‹ Lead Pipes Will Be Removed. But First Water Utilities Have to Find Them«, *NPR*, July 20, 2022, https://www.npr.org/sections/health-shots/2022/07/20/1112049811/lead-pipe-removal.
20. T. Maphanga, et al., »The Interplay between Temporal and Seasonal Distribution of Heavy Metals and Physiochemical Properties in Kaap River«, *International Journal of Environmental Science and Technology* 21 (2024): 6053–6064, https:/doi .org/10.1007/s13762-023-05401-x.
21. Zhenzhong Zeng et al., »A Reversal in Global Terrestrial Stilling and Its Implications for Wind Energy Production«, *Nature Climate Change* 9, no. 12 (2019): 979–985, https://doi.org/10.1038/s41558-019-0622-6.
22. Lilian Calderón-Garcidueñas et al., »Metals, Nanoparticles, Particulate Matter, and Cognitive Decline«, *Frontiers in Neurology* 12 (2022): 794071, https://doi.org/10.3389/fneur.2021.794071.

23. John K. Kodros et al., »Quantifying the Health Benefits of Face Masks and Respirators to Mitigate Exposure to Severe Air Pollution«, *GeoHealth* 5, no. 9 (2021): e2021GH000482, https://doi.org/10.1029/2021GH000482.
24. Francine K. Welty, »Omega-3 Fatty Acids and Cognitive Function«, *Current Opinion in Lipidology* 34, no. 1 (2023): 12–21, https://doi.org/10.1097/MOL.0000000000000862.
25. Diana Echeverria et al., »Chronic Low-Level Mercury Exposure, BDNF Polymorphism, and Associations with Cognitive and Motor Function«, *Neurotoxicology and Teratology* 27, no. 6 (2005): 781–796, https://doi.org/10.1016/j.ntt.2005.08.001.
26. Madeleine H. Milne et al., »Exposure of U.S. Adults to Microplastics from Commonly-Consumed Proteins«, *Environmental Pollution* 343 (2024): 123233, https://doi.org/10.1016/j.envpol.2023.123233.
27. Karina Huynh, »Presence of Microplastics in Carotid Plaques Linked to Cardiovascular Events«, *Nature Reviews Cardiology* 21, no. 5 (2024): 279, https://doi.org/10.10
28. Lauren C. Jenner et al., »Detection of Microplastics in Human Lung Tissue Using μFTIR Spectroscopy«, *Science of the Total Environment* 831 (2022): 154907, https://doi.org/10.1016/j.scitotenv.2022.154907.
29. Marcus M. Garcia et al., »In Vivo Tissue Distribution of Polystyrene or Mixed Polymer Microspheres and Metabolomic Analysis after Oral Exposure in Mice«, *Environmental Health Perspectives* 132, no. 4 (2024): 047005, https://doi.org/10.1289/EHP13435.
30. Lauren Gaspar et al., »Acute Exposure to Microplastics Induced Changes in Behavior and Inflammation in Young and Old Mice«, *International Journal of Molecular Sciences* 24, no. 15 (2023): 12308, https://doi.org/10.3390/ijms241512308.
31. Romilly E. Hodges and Deanna M. Minich, »Modulation of Metabolic Detoxification Pathways Using Foods and Food-Derived Components: A Scientific Review with Clinical Application«, *Journal of Nutrition and Metabolism* 2015, no. 1 (2015): 760689, https://doi.org/10.1155/2015/760689.
32. Swathi Suresh, Ankul Singh, and Chitra Vellapandian, »Bisphenol A Exposure Links to Exacerbation of Memory and Cognitive Impairment: A Systematic Review of the Literature«, *Neuroscience & Biobehavioral Reviews* 143 (2022): 104939, https://doi.org/10.1016/j.neubiorev.2022.104939.

33. Stephen J. Genuis et al., »Human Excretion of Bisphenol A: Blood, Urine, and Sweat (BUS) Study«, *Journal of Environmental and Public Health* 2012, no. 1 (2012): 185731, https://doi.org/10.1155/2012/185731.
34. Nikki L. Hill et al., »Patient-Provider Communication about Cognition and the Role of Memory Concerns: A Descriptive Study«, *BMC Geriatrics* 23, no. 1 (2023): 342, https://doi.org/10.1186/s12877-023-04053-3.
35. Douglas K. Owens et al., »Screening for Cognitive Impairment in Older Adults: U.S. Preventive Services Task Force Recommendation Statement«, *JAMA* 323, no. 8 (2020): 757–763, https://doi.org/10.1001/jama.2020.0435.
36. Hannah T. Neprash et al., »Association of Primary Care Visit Length with Potentially Inappropriate Prescribing«, *JAMA Health Forum* 4, no. 3 (2023): e230052, https://doi.org/10.1001/jamahealthforum.2023.0052.
37. Vipin Soni et al., »Effects of VOCs on Human Health«, in *Air Pollution and Control*, ed. Nikhil Sharma, Avinash Kumar Agarwal, Peter Eastwood, Tarun Gupta, and Akhilendra P. Singh (Springer, Signapore, 2018), 119–142, https://doi.org/10.1007/978-981-10-7185-0.
38. Jason Kilian and Masashi Kitazawa, »The Emerging Risk of Exposure to Air Pollution on Cognitive Decline and Alzheimer's Disease—Evidence from Epidemiological and Animal Studies«, *Biomedical Journal* 41, no. 3 (2018): 141–162, https://doi.org/10.1016/j.bj.2018.06.001.
39. Bin Jiao et al., »A Detection Model for Cognitive Dysfunction Based on Volatile Organic Compounds from a Large Chinese Community Cohort«, *Alzheimer's & Dementia* 19, no. 11 (2023): 4852–4862, https://doi.org/10.1002/alz.13053.
40. Lisa L. von Moltke et al., »Cognitive Toxicity of Drugs Used in the Elderly«, *Dialogues in Clinical Neuroscience* 3, no. 3 (2001): 181–190, https://doi.org/10.31887/DCNS.2001.3.3/llvonmoltke.
41. Joy N. Hussain, Ronda F. Greaves, and Marc M. Cohen, »A Hot Topic for Health: Results of the Global Sauna Survey«, *Complementary Therapies in Medicine* 44 (2019): 223–234, https://doi.org/10.1016/j.ctim.2019.03.012.
42. Paul Knekt et al., »Does Sauna Bathing Protect against Dementia?«, *Preventive Medicine Reports* 20 (2020): 101221, https://doi.org/10.1016/j.pmedr.2020.101221.
43. Yigal Erel et al., »Lead in Archeological Human Bones Reflecting Historical Changes in Lead Production«, *Environmental Science & Technology* 55, no. 21 (2021): 14407–14413, https://doi.org/10.1021/acs.est.1c00614.

44. Stephanie Than et al., »Cognitive Trajectories during the Menopausal Transition«, *Frontiers in Dementia* 2 (2023): 1098693, https://doi.org/10.3389/frdem.2023.1098693.
45. Margit L. Bleecker et al., »The Association of Lead Exposure and Motor Performance Mediated by Cerebral White Matter Change«, *Neurotoxicology* 28, no. 2 (2007): 318–323, https://doi.org/10.1016/j.neuro.2006.04.008.

Kapitel 12: Mikroben: unsere fleißigen »Untermieter«

1. Kari E. Murros et al., »*Desulfovibrio* Bacteria Are Associated with Parkinson's Disease«, *Frontiers in Cellular and Infection Microbiology* 11 (2021): 652617, https://doi.org/10.3389/fcimb.2021.652617.
2. Sudha B. Singh, Amanda Carroll-Portillo, and Henry C. Lin, »*Desulfovibrio* in the Gut: The Enemy Within?«, *Microorganisms* 11, no. 7 (2023): 1772, https://doi .org/10.3390/microorganisms11071772.
3. Vy A. Huynh et al., »*Desulfovibrio* Bacteria Enhance Alpha-Synuclein Aggregation in a *Caenorhabditis Elegans* Model of Parkinson's Disease«, *Frontiers in Cellular and Infection Microbiology* 13 (2023): 1181315, https://doi.org/10.3389/fcimb.2023.1181315.
4. Friedrich Leblhuber et al., »The Immunopathogenesis of Alzheimer's Disease Is Related to the Composition of Gut Microbiota«, *Nutrients* 13, no. 2 (2021): 361, https://doi.org/10.3390/nu13020361.
5. Selma P. Wiertsema et al., »The Interplay between the Gut Microbiome and the Immune System in the Context of Infectious Diseases throughout Life and the Role of Nutrition in Optimizing Treatment Strategies«, *Nutrients* 13, no. 3 (2021): 886, https://doi.org/10.3390/nu13030886.
6. Anne Maczulak, *Allies and Enemies: How the World Depends on Bacteria* (FT Press, 2010).
7. Tatsuya Dokoshi et al., »Dermal Injury Drives a Skin to Gut Axis That Disrupts the Intestinal Microbiome and Intestinal Immune Homeostasis in Mice«, *Nature Communications* 15, no. 1 (2024): 3009, https://doi.org/10.1038/s41467-024-47072-3.
8. Katie Meyer et al., »Association of the Gut Microbiota with Cognitive Function in Midlife«, *JAMA Network Open* 5, no. 2 (2022): e2143941, https://doi.org/10.1001/jamanetworkopen.2021.43941.
9. Jessica Eastwood et al., »The Effect of Probiotics on Cognitive Function across the Human Lifespan: A Systematic Review«, *Neuroscience &*

Biobehavioral Reviews 128 (2021): 311–327, https://doi.org/10.1016/j.neubiorev.2021.06.032.

10. Weiai Jia et al., »Association between Dietary Vitamin B1 Intake and Cognitive Function among Older Adults: A Cross-Sectional Study«, *Journal of Translational Medicine* 22, no. 1 (2024): 165, https://doi.org/10.1186/s12967-024-04969-3.
11. Mengran Zhang et al., »Biomimetic Remodeling of Microglial Riboflavin Metabolism Ameliorates Cognitive Impairment by Modulating Neuroinflammation«, *Advanced Science* 10, no. 12 (2023): 2300180, https://doi.org/10.1002/advs.202300180.
12. Kai Zhang et al., »Association between Dietary Niacin Intake and Cognitive Impairment in Elderly People: A Cross-Sectional Study«, *European Journal of Psychiatry 38*, no. 3 (2024): 100233, https://doi.org/10.1016/j.ejpsy.2023.100233.
13. Jingshu Xu et al., »Cerebral Deficiency of Vitamin B5 (d-pantothenic acid; pantothenate) As a Potentially-Reversible Cause of Neurodegeneration and Dementia in Sporadic Alzheimer's Disease«, *Biochemical and Biophysical Research Communications* 527, no. 3 (2020): 676–681, https://doi.org/10.1016/j.bbrc.2020.05.015.
14. Hui Xu et al., »Vitamin B6, B9, and B12 Intakes and Cognitive Performance in Elders: National Health and Nutrition Examination Survey, 2011–2014.« *Neuropsychiatric Disease and Treatment* 18 (2022): 537–553, https://doi.org/10.2147/NDT.S337617.
15. Athena Enderami, Mehran Zarghami, and Hadi Darvishi-Khezri, »The Effects and Potential Mechanisms of Folic Acid on Cognitive Function: A Comprehensive Review«, *Neurological Sciences* 39 (2018): 1667–1675, https://doi.org/10.1007/s10072-018-3473-4.
16. Shazia Jatoi et al., »Low Vitamin B12 Levels: An Underestimated Cause of Minimal Cognitive Impairment and Dementia«, *Cureus* 12, no. 2 (2020), https://doi.org/10.7759/cureus.6976.
17. Ying Zhou et al., »Folate and Vitamin B12 Usual Intake and Biomarker Status by Intake Source in United States Adults Aged ≥ 19 y: NHANES 2007–2018«, *American Journal of Clinical Nutrition* 118, no. 1 (2023): 241–254, https://doi.org/10.1016/j.ajcnut.2023.05.016.
18. Ludovico Alisi et al., »The Relationships between Vitamin K and Cognition: A Review of Current Evidence«, *Frontiers in Neurology* 10 (2019): 416803, https://doi.org/10.3389/fneur.2019.00239.

19. Stephen S. Dominy et al., »*Porphyromonas Gingivalis* in Alzheimer's Disease Brains: Evidence for Disease Causation and Treatment with Small-Molecule Inhibitors«, *Science Advances* 5, no. 1 (2019): eaau3333, https://doi.org/10.1126/sciadv.aau3333.
20. Saori Nonaka, Tomoko Kadowaki, and Hiroshi Nakanishi, »Secreted Gingipains from *Porphyromonas Gingivalis* Increase Permeability in Human Cerebral Microvascular Endothelial Cells through Intracellular Degradation of Tight Junction Proteins«, *Neurochemistry International* 154 (2022): 105282, https://doi.org/10.1016/j.neuint.2022.105282.
21. Lindsey Wang et al., »Association of COVID-19 with New-Onset Alzheimer's Disease«, *Journal of Alzheimer's Disease* 89, no. 2 (2022): 411–414, https://doi.org/10.3233/JAD-220717.
22. Christian Zanza et al., »Cytokine Storm in COVID-19: Immunopathogenesis and Therapy«, *Medicina* 58, no. 2 (2022): 144, https://doi.org/10.3390/medicina58020144.
23. Elisa Gouvea Gutman et al., »Long COVID: Plasma Levels of Neurofilament Light Chain in Mild COVID-19 Patients with Neurocognitive Symptoms«, *Molecular Psychiatry* 29 (2024): 3106–3116, https://doi.org/10.1038/s41380-024-02554-0.
24. Steven Lehrer and Peter H. Rheinstein, »Vaccination Reduces Risk of Alzheimer's Disease, Parkinson's Disease, and Other Neurodegenerative Disorders«, *Discovery Medicine* 34, no. 172 (2022): 97–101, https://www.discoverymedicine.com/Steven-Lehrer/2022/10/vaccination-reduces-risk-alzheimers-disease-parkinsons-disease-neurodegeneration/.25.
25. Jeffrey F. Scherrer et al., »Lower Risk for Dementia Following Adult Tetanus, Diphtheria, and Pertussis (Tdap) Vaccination«, *Journals of Gerontology: Series A* 76, no. 8 (2021): 1436–1443, https://doi.org/110.1093/gerona/glab115.
26. Jee Hoon Roh et al., »A Potential Association between COVID-19 Vaccination and evelopment of Alzheimer's Disease«, *Q JM: An International Journal of Medicine* (2024): hcae103, https://doi.org/10.1093/qjmed/hcae103.
27. Muazzam Nasrullah et al., »Factors Associated with Condom Use among Sexually Active U.S. Adults, National Survey of Family Growth, 2006–2010 and 2011–2013«, *Journal of Sexual Medicine* 14, no. 4 (2017): 541–550, https://doi.org/10.1016/j.jsxm.2017.02.015.
28. Kim Tingley, »Why Are Sexually Transmitted Infections Surging?«, *New York Times Magazine*, May 17, 2022, https://www.nytimes.

com/2022/05/17/magazine/sexually-transmitted-infections-surging.html.

29. Avinash Rao et al., »Neurosyphilis: An Uncommon Cause of Dementia«, *Journal of the American Geriatrics Society* 63, no. 8 (2015), https://doi.org/10.1111/jgs.13571.
30. Ruth F. Itzhaki et al., »Microbes and Alzheimer's Disease«, *Journal of Alzheimer's Disease* 51, no. 4 (2016): 979–984, https://doi.org/10.3233/JAD-160152.
31. Katharine S. Walter et al., »Genomic Insights into the Ancient Spread of Lyme Disease across North America«, *Nature Ecology & Evolution* 1, no. 10 (2017): 1569–1576, https://doi.org/10.1038/s41559-017-0282-8.
32. Germán Bersalli, Tim Tröndle, and Johan Lilliestam, »Most Industrialised Countries Have Peaked Carbon Dioxide Emissions during Economic Crises through Strengthened Structural Change«, *Communications Earth & Environment* 4, no. 1 (2023): 44, https://doi.org/10.1038/s43247-023-00687-8.
33. M. T. Dvorak et al., »Estimating the Timing of Geophysical Commitment to 1.5 and 2.0 C of Global Warming«, *Nature Climate Change* 12, no. 6 (2022): 547–552, https://doi.org/10.1038/s41558-022-01372-y.
34. Jennifer M. Coughlin et al., »Imaging Glial Activation in Patients with Post-Treatment Lyme Disease Symptoms: A Pilot Study Using [11 C] DPA-713 PET«, *Journal of Neuroinflammation* 15 (2018): 1–7, https://doi.org/10.1186/s12974-018-1381-4.
35. Sumadhya D. Fernando, Chaturaka Rodrigo, and Senaka Rajapakse, »The 'Hidden' Burden of Malaria: Cognitive Impairment Following Infection«, *Malaria Journal* 9 (2010): 336, https://doi.org/10.1186/1475-2875-9-366.
36. Apoorva Mandavilli, »At Long Last, Can Malaria Be Eradicated?«, *New York Times*, October 4, 2022, https://www.nytimes.com/2022/10/04/health/malaria-vaccines.html.
37. »Editorial: Microbiology by Numbers«, *Nature Reviews Microbiology* 9, no. 628 (2011), https://doi.org/10.1038/nrmicro2644.
38. Rino Rappuoli et al., »Save the Microbes to Save the Planet. A Call to Action of the International Union of the Microbiological Societies (IUMS)«, *One Health Outlook* 5, no. 1 (2023): 5, https://doi.org/10.1186/s42522-023-00077-2.
39. David A. Sinclair and Matthew D. LaPlante, *Lifespan: Why We Age—and Why We Don't Have To* (Atria Books, 2019).

Kapitel 13: Interessante Zukunftsperspektiven

1. Jared M. Campbell, »Supplementation with NAD+ and Its Precursors to Prevent Cognitive Decline across Disease Contexts«, *Nutrients* 14, no. 15 (2022): 3231, https://doi.org/10.3390/nu14153231.
2. Matilde Nerattini et al., »Systematic Review and Meta-Analysis of the Effects of Menopause Hormone Therapy on Risk of Alzheimer's Disease and Dementia«, *Frontiers in Aging Neuroscience* 15 (2023): 1260427, https://doi.org/10.3389/fnagi.2023.1260427.
3. Yu Jin Kim et al., »Menopausal Hormone Therapy and Risk of Neurodegenerative Diseases: Implications for Precision Hormone Therapy«, *Alzheimer's & Dementia: Translational Research & Clinical Interventions* 7, no. 1 (2021): e12174, https://doi.org/10.1002/trc2.12174.
4. Karen K. Ryan and Randy J. Seeley, »Food As a Hormone«, *Science* 339, no. 6122 (2013): 918–919, https://doi.org/10.1126/science.123406.
5. Anthony C. Hackney and Amy R. Lane, »Exercise and the Regulation of Endocrine Hormones«, *Progress in Molecular Biolog y and Translational Science* 135 (2015): 293–311, https://doi.org/10.1016/bs.pmbts.2015.07.001.
6. Dun-Xian Tan, »Editorial [Hot Topic: Melatonin and Brain (Guest Editor: Dun-Xian Tan)]«, *Current Neuropharmacology* 8, no. 3 (2010): 161, https://doi.org/10.2174/157015910792246263.
7. Dewan Md Sumsuzzman et al., »Neurocognitive Effects of Melatonin Treatment in Healthy Adults and Individuals with Alzheimer's Disease and Insomnia: A Systematic Review and Meta-Analysis of Randomized Controlled Trials«, *Neuroscience & Biobehavioral Reviews* 127 (2021): 459–473, https://doi.org/10.1016/j.neubiorev.2021.04.034.
8. Laura D. Baker et al., »Effects of Growth Hormone–Releasing Hormone on Cognitive Function in Adults with Mild Cognitive Impairment and Healthy Older Adults: Results of a Controlled Trial«, *Archives of Neurology* 69, no. 11 (2012): 1420–1429, https://doi.org/10.1001/archneurol.2012.1970.
9. Bu B. Yeap and Leon Flicker, »Testosterone, Cognitive Decline and Dementia in Ageing Men«, *Reviews in Endocrine and Metabolic Disorders* 23, no. 6 (2022): 1243–1257, https://doi.org/10.1007/s11154-022-09728-7.
10. Trey Sunderland et al., »Reduced Plasma Dehydroepiandrosterone Concentrations in Alzheimer's Disease«, *Lancet* 334, no. 8662 (1989): 570, https://doi.org/10.1016/S0140–6736(89)90700-9.

11. Yi Zhu et al, »Orally-Active, Clinically-Translatable Senolytics Restore α-Klotho in Mice and Humans«, *Lancet* 77 (2022), https://www.thelancet.com/journals/ebiom/article/PIIS2352-3964(22)00096-2/fulltext.
12. Xiaojin Sun et al., »AngIV-Analog Dihexa Rescues Cognitive Impairment and Recovers Memory in the APP/PS1 Mouse via the PI3K/AKT Signaling Pathway«, *Brain Sciences* 11, no. 11 (2021): 1487, https://doi.org/10.3390/brainsci11111487.
13. Alaeddine Djillani et al., »Shortened Spadin Analogs Display Better TREK-1 Inhibition, In Vivo Stability and Antidepressant Activity«, *Frontiers in Pharmacology* 8 (2017): 643, https://doi.org/10.3389/fphar.2017.00643.
14. G. V. Karantysh et al., »Effect of Pinealon on Learning and Expression of NMDA Receptor Subunit Genes in the Hippocampus of Rats with Experimental Diabetes«, *Neurochemical Journal* 14, no. 3 (2020): 314–320, https://doi.org/10.1134/S181971242003006X.
15. Tetsuo Shoji et al., »Clinical Availability of Serum Fructosamine Measurement in Diabetic Patients with Uremia: Use As a Glycemic Index in Uremic Diabetes«, *Nephron* 51, no. 3 (1989): 338–343, https://doi.org/10.1159/000185319.
16. Asimina Dominari et al., »Thymosin Alpha 1: A Comprehensive Review of the Literature«, *World Journal of Virology* 9, no. 5 (2020): 67, http://doi.org/10.5501/wjv.v9.i5.67.
17. Ye Xiong et al., »Neuroprotective and Neurorestorative Effects of Thymosin β4 Treatment Following Experimental Traumatic Brain Injury«, *Annals of the New York Academy of Sciences* 1270, no. 1 (2012): 51–58, https://doi.org/10.1111/j.1749-6632.2012.06683.x.
18. Adam L. Boxer et al., »Davunetide in Patients with Progressive Supranuclear Palsy: A Randomised, Double-Blind, Placebo-Controlled Phase 2/3 Trial«, *Lancet Neurology* 13, no. 7 (2014): 676–685, https://doi.org/10.1016/S1474-4422(14)70088-2.
19. Dale E. Bredesen, »Reversal of Cognitive Decline: A Novel Therapeutic Program«, *Aging* (Albany, NY) 6, no. 9 (2014): 707, https://doi.org/10.18632/aging.100690.
20. Bin Xue et al., »Brain-Derived Neurotrophic Factor: A Connecting Link Between Nutrition, Lifestyle, and Alzheimer's Disease«, *Frontiers in Neuroscience* 16 (2022): 925991, https://doi.org/10.3389/fnins.2022.925991.

21. Fernando Gómez-Pinilla et al., »Voluntary Exercise Induces a BDNF-Mediated Mechanism That Promotes Neuroplasticity«, *Journal of Neurophysiology* 88, no. 5 (2002): 2187–2195, https://doi.org/10.1152/jn.00152.2002.
22. Chun Chen et al., »Optimized TrkB Agonist Ameliorates Alzheimer's Disease Pathologies and Improves Cognitive Functions via Inhibiting Delta-Secretase«, *ACS Chemical Neuroscience* 12, no. 13 (2021): 2448–2461, https://doi.org/10.1021/acschemneuro.1c00181.
23. Jennifer L. Robinson et al., »Neurophysiological Effects of Whole Coffee Cherry Extract in Older Adults with Subjective Cognitive Impairment: A Randomized, Double-Blind, Placebo-Controlled, Cross-Over Pilot Study«, *Antioxidants* 10, no. 2 (2021): 144, https://doi.org/10.3390/antiox10020144.
24. Helga Eyjolfsdottir et al., »Targeted Delivery of Nerve Growth Factor to the Cholinergic Basal Forebrain of Alzheimer's Disease Patients: Application of a Second-Generation Encapsulated Cell Biodelivery Device«, *Alzheimer's Research & Therapy* 8 (2016): 30, https://doi.org/10.1186/s13195-016-0195-9.
25. Chang-Hun Chae and Hyun-Tae Kim, »Forced, Moderate-Intensity Treadmill Exercise Suppresses Apoptosis by Increasing the Level of NGF and Stimulating Phosphatidylinositol 3-Kinase Signaling in the Hippocampus of Induced Aging Rats«, *Neurochemistry International* 55, no. 4 (2009): 208–213, https://doi.org/10.1016/j.neuint.2009.02.024.
26. Thulasi Ramani et al., »Cytokines: The Good, the Bad, and the Deadly«, *International Journal of Toxicology* 34, no. 4 (2015): 355–365, https://doi.org/10.1177/1091581815584918.
27. Andrew J. Westwood et al., »Insulin-Like Growth Factor-1 and Risk of Alzheimer Dementia and Brain Atrophy«, *Neurology* 82, no. 18 (2014): 1613–1619, https://doi.org/10.1212/WNL.0000000000000382.
28. William B. Zhang et al., »The Antagonistic Pleiotropy of Insulin-Like Growth Factor 1«, *Aging Cell* 20, no. 9 (2021): e13443, https://doi.org/10.1111/acel.13443.
29. Zhi Cao et al., »Circulating Insulin-Like Growth Factor-1 and Brain Health: Evidence from 369,711 Participants in the UK Biobank«, *Alzheimer's Research & Therapy* 15, no. 1 (2023): 140, https://doi.org/10.1186/s13195-023-01288-5.
30. Sriram Gubbi et al., »40 YEARS of IGF1: IGF1: The Jekyll and Hyde of the Aging Brain«, *Journal of Molecular Endocrinology* 61, no. 1 (2018): T171–T185, https://doi.org/10.1530/JME-18-0093.

31. Asma Kazemi et al., »Effect of Calorie Restriction or Protein Intake on Circulating Levels of Insulin Like Growth Factor I in Humans: A Systematic Review and Meta-Analysis«, *Clinical Nutrition* 39, no. 6 (2020): 1705–1716, https://doi.org/10.1016/j.clnu.2019.07.030.
32. Sumonto Mitra et al., »Increased Endogenous GDNF in Mice Protects against Age-Related Decline in Neuronal Cholinergic Markers«, *Frontiers in Aging Neuroscience* 13 (2021): 714186, https://doi.org/10.3389/fnagi.2021.714186.
33. Alan L. Whone et al., »Extended Treatment with Glial Cell Line-Derived Neurotrophic Factor in Parkinson's Disease«, *Journal of Parkinson's Disease* 9, no. 2 (2019): 301–313, https://doi.org/10.3233/JPD-191576.
34. Peng Chen et al., »Basic Fibroblast Growth Factor (bFGF) Protects the Blood–Brain Barrier by Binding of FGFR1 and Activating the ERK Signaling Pathway after Intra-Abdominal Hypertension and Traumatic Brain Injury«, *Medical Science Monitor: International Medical Journal of Experimental and Clinical Research* 26 (2020): e922009–1, https://doi.org/10.12659/MSM.922009.
35. Justin T. Rogers et al., »Reelin Supplementation Enhances Cognitive Ability, Synaptic Plasticity, and Dendritic Spine Density«, *Learning & Memory* 18, no. 9 (2011): 558–564, https://doi.org/10.1101/lm.2153511.
36. Francisco Lopera et al., »Resilience to Autosomal Dominant Alzheimer's Disease in a Reelin-COLBOS Heterozygous Man«, *Nature Medicine* 29, no. 5 (2023): 1243–1252, https://doi.org/10.1038/s41591-023-02318-3.
37. Hansruedi Mathys et al., »Single-Cell Atlas Reveals Correlates of High Cognitive Function, Dementia, and Resilience to Alzheimer's Disease Pathology«, *Cell* 186, no. 20 (2023): 4365–4385, https:/doi.org/10.1016/j.cell.2023.08.039.
38. Hansruedi Mathys et al., »Single-cell Multiregion Dissection of Alzheimer's Disease«, *Nature* 632 (2024): 858–868, https://doi.org/10.1038/s41586-024-07606-7.
39. Miguel Ramalho-Santos and Holger Willenbring, »On the Origin of the Term ›Stem Cell,‹« *Cell Stem Cell* 1, no. 1 (2007): 35–38, https://doi.org/10.1016/j.stem.2007.05.013.
40. Samantha Lyons, Shival Salgaonkar, and Gerard T. Flaherty, »International Stem Cell Tourism: A Critical Literature Review and Evidence-Based Recommendations«, *International Health* 14, no. 2 (2022): 132–141, https://doi.org/10.1093/inthealth/ihab050.

41. Dominique S. McMahon, »The Global Industry for Unproven Stem Cell Interventions and Stem Cell Tourism«, *Tissue Engineering and Regenerative Medicine* 11 (2014): 1–9, https://doi.org/10.1007/s13770-013-1116-7.
42. Xin-Yu Liu, Lin-Po Yang, and Lan Zhao, »Stem Cell Therapy for Alzheimer's Disease«, *World Journal of Stem Cells* 12, no. 8 (2020): 787, https://doi.org/10.4252%2Fwjsc .v12.i8.787.
43. Priyanka Mishra et al., »Rescue of Alzheimer's Disease Phenotype in a Mouse Model by Transplantation of Wild-Type Hematopoietic Stem and Progenitor Cells«, *Cell Reports* 42, no. 8 (2023), https://doi.org/10.1016/j.celrep.2023.11295.
44. Maurizio A. Leone et al., »Phase I Clinical Trial of Intracerebroventricular Transplantation of Allogeneic Neural Stem Cells in People with Progressive Multiple Sclerosis«, *Cell Stem Cell* 30, no. 12 (2023): 1597–1609, https://doi.org/10.1016/j.stem.2023.11.001.
45. Petrou Panayiota et al., »Effects of Repeated Autologous Mesenchymal Stem Cells Transplantation on Cognition and Serum Biomarkers in Progressive Multiple Sclerosis: Interim Analysis of an Open Label Extension Trial«, *Multiple Sclerosis Journal* 29 (2023): 1066–1067.
46. Abigail Beaney, »Alzheimer's Trial Doses Patients with Stem Cell Treatment Directly to Brain«, Clinical Trials Arena, April 4, 2024, https://www.clinicaltrialsarena.com/news/alzhimers-trial-stem-cells-directly-brain/.
47. Yuancheng Lu et al., »Reprogramming to Recover Youthful Epigenetic Information and Restore Vision«, *Nature* 588 (2020): 124–129, https://doi.org/10.1038/s41586-020-2975-4.
48. Jae-Hyun Yang et al., »Loss of Epigenetic Information As a Cause of Mammalian Aging«, *Cell* 186, no. 2 (2023): 305–326, https://doi.org/10.1016/j.cell.2022.12.027.
49. Jae-Hyun Yang et al., »Chemically Induced Reprogramming to Reverse Cellular Aging«, *Aging* (Albany, NY) 15, no. 13 (2023): 5966–5989, https://doi.org/10.18632/aging.204896.

Register

Kursiv gesetzte Seitenzahlen beziehen sich auf Tabellen.

F

G

H

I

K

N

O

P

Q

R

S

T

U

V

W

Y

Z

Über den Autor

Dr. Dale E. Bredesen ist international als Experte für die Mechanismen neurodegenerativer Erkrankungen wie beispielsweise Alzheimer anerkannt. Er absolvierte sein Studium am Caltech und erwarb anschließend seinen Doktortitel am Duke University Medical Center. Dann war er als Chefarzt der Neurologie an der University of California in San Francisco tätig, bevor er als NIH-Postdoktorand im Labor des Nobelpreisträgers Stanley Prusiner an der UCSF zur arbeiten begann.

Dr. Bredesen hatte Lehrstühle an der UCSF, der UCLA und der UCSD inne. Er leitete das Development, Aging and Regeneration Program am Sanford Burnham Prebys, bevor er im Jahr 1998 als Gründungspräsident und CEO zum Buck Institute wechselte. Zurzeit ist er Senior Director des Precision Brain Health Program – des ersten Programms dieser Art – am Pacific Neuroscience Institute in Los Angeles.